3rd Edition

병원미생물학

Medical Microbiology

최승구 · 신영순 · 강태숙 · 김선희 · 김철승 · 김충환 · 류재기 · 문 철 · 박상묵 · 박창은
박훈희 · 성지연 · 송현제 · 양병선 · 엄용빈 · 육근돌 · 윤 현 · 은종영 · 이광배 · 이동석
이재상 · 이재식 · 이진화 · 장경수 · 최원창 · 허성호 · 현성희 · 홍승복 · 홍연란 공 저

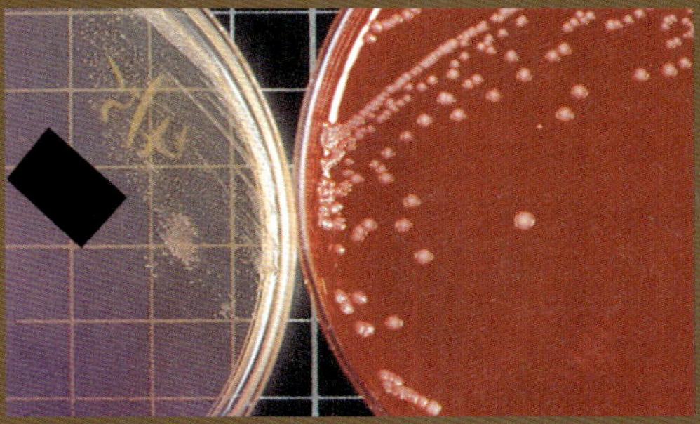

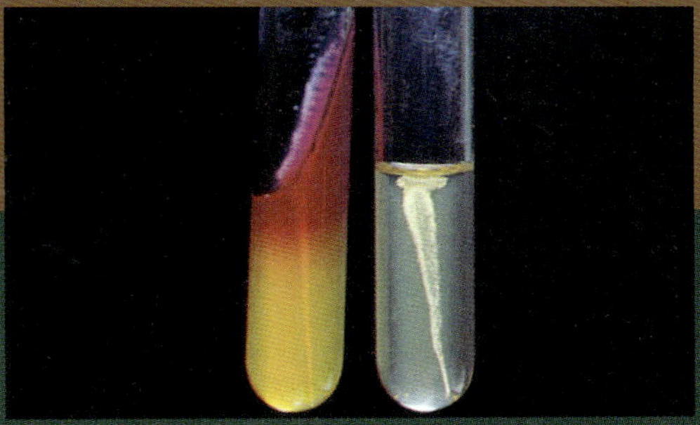

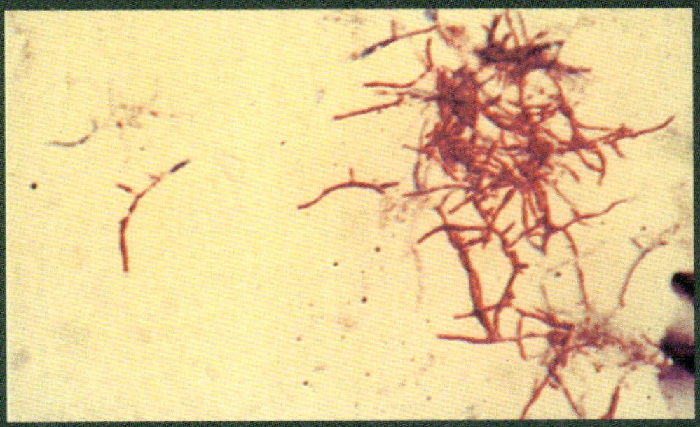

청구문화사

머리말

영국의 Robert Hooke가 미생물의 존재를 처음으로 확인한 이래 수많은 학자들의 노력에 의하여 다양한 미생물이 발견됨으로써 병원미생물학은 급진적인 발전을 이룩하였으며 나아가서 인류의 복지에도 크게 기여하게 되었다.

병원미생물학은 세균학, 진균학, 바이러스학을 비롯하여 면역학, 세포학, 분자생물학 및 유전학의 발달과 더불어 눈부시게 발전하고 있는 학문이며 분야 역시 매우 광범위하기 때문에 더욱 관심의 대상이 되는 학문이다.

본서는 병원미생물의 대사, 유전, 화학요법, 면역 등의 기초부분과 질병의 원인병원체 · 증상, 질병의 특징, 치료, 동정방법 등으로 서술함으로써 의학 · 간호학 · 임상병리학 · 미생물학을 공부하려는 학생들이 이해하기 쉽도록 간결하게 정리하였다.

그러나 주워진 짧은 시간 내에 수많은 병원미생물들을 계통별로 이해하고 습득하기에는 내용이 너무 많고 어려운 것이 현실이다. 따라서 저자는 학생들이 병원미생물과 감염질환의 특성을 좀 더 쉽게 이해하고 학습할 수 있도록 가능한 관련 내용과 일치하는 그림을 최대한 많이 삽입했다. 또한 균종명은 원칙적으로 학명을 사용하였고 의학용어는 대한의학협회 발간 의학용어집을 참고했다.

교정을 끝내고 보니 부족한 점이 많음을 절감하며, 미처 발견하지 못한 오류도 상당히 많을 것으로 생각된다. 이러한 점들은 지속적으로 여러분들의 도움을 받아 수정 · 보완할 것을 다짐드리며 각별하신 성원과 지도편달을 기대해본다.

끝으로 본서가 출간되기까지 많은 지도편달과 도움을 아끼지 않으신 여러 선배제현들게 감사를 드리며, 특히 후학교육에 바쁜 중에서도 원고정리와 교정은 물론 여러모로 협조해준 신영순 교수에게 고마운 마음을 전한다.

또한 본서의 출판을 맡아 오랜 기간 동안 수고하여주신 청구문화사 이상태 사장님과 편집부 직원 여러분께도 감사드리며 본 서가 미생물학을 접하는 많은 분들에게 조금이나마 도움이 된다면 저자로서 커다란 기쁨과 보람이 될 것이다.

저자 일동

『목 차』

1 병원미생물학의 역사

1. 개요 · 15
2. 현미경과 미생물의 관찰 · 15
3. 미생물과 자연발생설 · 16
4. 미생물학 발달의 황금시대 · 17
5. 미생물과 질병 · 20
6. 감염성 질병의 조절 · 21
1) 화학요법 / 21
2) 면역학 / 22
3) 바이러스학 / 23
4) 분자생물학 / 24
5) 간호학과 나이팅게일 / 24

2 미생물의 관찰

1. 개요 · 27
2. 측정단위 · 28
3. 현미경 사용법 · 29
1) 광학 현미경 / 30
2) 암시야 현미경 / 30
3) 형광 현미경 / 32
4) 전자 현미경 / 32
4. 도말 및 염색 · 35
1) 도말 표본준비와 염색 / 35
2) 단순 염색 / 36
3) 감별 염색 / 36
4) 특수 염색 / 39

3 미생물의 구조

1. 개요 · 41
2. 원핵세포 · 41
1) 세균의 형태와 배열 / 42
2) 세포벽 외부구조 / 44
3) 세포벽 / 48
3. 세포벽 내부구조 · 50
1) 원형질막 / 50
2) 메소좀 / 51
3) 세포질 / 51
4) 핵 / 51
5) 리보솜 / 52
6) 저장물질 / 52
7) 내생포자 / 53

4 미생물의 대사

1. 개요 · 55
2. 효소 · 56
1) 효소의 작용 / 56
2) 효소작용의 기전 / 57
3) 효소의 종류 / 57
3. 이화작용 · 59
1) 해당작용 / 59
2) 호흡 / 61
3) 발효 / 65
4) 지질이화작용 / 66
5) 단백질 이화작용 / 68
4. 동화작용 · 69
1) 다당류의 합성작용 / 69
2) 지질의 합성작용 / 69
3) 아미노산의 합성작용 / 71
4) 퓨린과 피리미딘의 합성작용 / 72

5 미생물의 증식환경

1. 개요 · 73
2. 미생물증식에 필요한 조건 · 74
1) 물리적 조건 / 74
2) 화학적 조건 / 76
3. 세균의 증식 · 78
1) 세균분열 / 78
2) 세대시간 / 78
3) 세균의 증식단계 / 79
4. 배양에 필요한 배지 · 80
1) 복합배지 또는 합성배지 / 81
2) 환원배지 / 81
3) 선택 및 감별배지 / 81
4) 증균배지 / 82

6 미생물에 대한 감염관리

1. 개요 · 83
2. 물리적 방법 · 83
1) 멸균 / 83
2) 여과법 / 86
3) 건조 / 86
4) 삼투압 / 87
5) 방사선조사 / 83
3. 화학적 방법 · 88
1) 소독제 / 88
2) 소독제 평가 / 88
3) 소독제 종류 / 89

7 미생물의 유전

1. 개요 · 95
2. DNA의 구조 · 95

3. DNA의 기능 · 98

4. 돌연변이 · 99

1) 염기쌍 치환 / 99
2) 염기의 결손 또는 삽입 / 99

5. 유전정보의 전달 · 99

1) 형질전환 / 99
2) 형질도입 / 100
3) 접합 / 101

6. Plasmid유전자에 의해 결정되는 세포의 특성 · 103

1) 약제내성 plasmid / 103
2) 병원성에 관여하는 plasmid / 103
3) 항생물질의 생성 plasmid / 103
4) 대사활성에 관여하는 plasmid / 104
5) 염색체전달에 관여하는 plasmid / 104

8 미생물의 분류

1. 개요 · 105

2. 미생물의 분류법 · 105

3. 세균의 분류 · 106

1) 명명법 / 106
2) 분류계통 / 107

4. 세균의 분류 및 동정방법 · 107

1) 형태적 특성 / 107
2) 감별 염색 / 108
3) 생화학적 시험 / 108
4) 혈청학적 검사 / 109
5) 파아지 타이핑 / 110
6) 아미노산 서열결정 / 111
7) 단백질 분석 / 111
8) 핵산의 염기구성 / 111
9) 컴퓨터 동정법 / 113

9 세균

1. 개요 · 115

2. 분류 · 115

3. 그람양성구균 · 115

1) *Peptostreptococcus* / 115
2) *Staphylococcus* / 116
3) *Streptococcus* / 117

4. 그람음성구균 · 120

1) *Moraxella catarrhalis* / 120
2) *Neisseria* / 120

5. 그람양성간균 · 122

1) *Actinomyces israeli* / 122
2) *Bacillus anthracis* / 122
3) *Bacillus cereus* / 123
4) *Clostridium botulinum* / 123
5) *Clostridium difficile* / 124
6) *Clostridiam perfringens* / 124
7) *Clostridium tetani* / 124
8) *Corynebacterium diphtheriae* / 125
9) *Lactobacillus acidophilus* / 126
10) *Listeria monocytogenes* / 126
11) *Nocardia asteroides* / 127
12) *Rhodococcus equi* / 127

6. 그람음성간균 · 128
1) *Aeromonas hydrophila* / 128
2) *Bacteroides fragilis* / 128
3) *Fusobacterium* / 128
4) *Bordetella spp* / 129
5) *Campylobacter jejuni* / 130
6) *Escherichia coli* / 131
7) *Enterobacter* / 131
8) *Gardnerella* / 132
9) *Hemophilus* / 133
10) *Klebsiella pneumoniae* / 134
11) *Legionella pneumophila* / 134
12) *Pasteurella* / 135
13) *Proteus mirabilis* / 135
14) *Pseudomonas aeruginosa* / 136
15) *Salmonella typhi* / 136
16) *Serratia* / 137
17) *Shigella dysenteriae* / 137
18) *Vibrio cholera* / 138
19) *Vibrio parahaemolyticus* / 139
20) *Vibrio vulnificus* / 140
21) *Yersinia enterocolitica* / 140
22) *Yersiniq pestis* / 141
7. Spirochetes · 141
1) *Borrelia burgdorferi* / 141
2) *Borrelia hermsii* / 141
3) *Helicobacter pylori* / 142
4) *Leptospira interrogans* / 142
5) *Treponema pallidum* / 143
8. 기타 · 143
1) *Chlamydia pneumoniae* / 143
2) *Chlamydia psittaci* / 144
3) *Chlamydia trachomatis* / 144
4) *Coxiella burnetii* / 144
5) *Mycobacterium leprae* / 145
6) *Mycobacterium tuberculosis* / 146
7) *Mycoplasma pneumoniae* / 148
8) *Rickettsia prowazekii* / 148
9) *Rickettsia rickettsiei* / 149
10) *Rickettsia tsutsugamushi* / 149

10 진균

1. 개요 · 151
2. 분류 · 151
1) 조균류 / 151
2) 담자균류 / 152
3) 자낭균류 / 152
4) 불완전균류 / 152
3. 형태 · 152
1) 형태의 관찰법 / 152
2) 균사 / 152
3) 포자 / 153
4. 진단 · 154
5. 치료 · 157
1) Amphotericin B / 157
2) Azoles / 157
3) Griseofulvin / 157
4) 5-Fluorocytosine / 157
6. 질병 유발 진균 · 158
1) 조균류 / 158
2) 자낭균류 / 160
3) 불완전균류 / 163

11 바이러스

1. 개요 · 173

2. 바이러스의 일반적 특징 · 173

1) 바이러스의 숙주 / 174
2) 바이러스의 크기 / 174

3. 바이러스의 구조 · 174

1) 핵산 / 176
2) 캡시드와 외피 / 176
3) 일반적인 형태 / 176

4. 바이러스의 분류 · 177

5. 바이러스의 배양 · 177

1) 동물접종에 의한 배양 / 179
2) 부화란을 사용한 배양 / 179
3) 세포배양 / 179
4) 바이러스 접종 및 관찰 / 180

6. 바이러스 감염증의 진단법 · 177

1) 바이러스의 분리 / 181
2) 바이러스, 바이러스항원 또는 핵산의 직접 검색법 / 181
3) 면역학적 진단 / 182

7. 바이러스 증식 · 182

1) 세균파지의 증식 / 182
2) 용원성 파지 / 185

8. 바이러스와 암 · 185

9. DNA virus · 186

1) Adenovirus / 186
2) Cytomegalovirus / 186
3) Epstein Barr virus / 188
4) Hepatitis B virus / 188
5) Papilloma virus / 189
6) Smallpox virus / 190
7) Varicella-zoster virus 190

10. RNA virus · 191

1) 토가 바이러스 / 191
2) 일본뇌염 바이러스 / 192
3) 황열 바이러스 / 193
4) 코로나 바이러스 / 193
5) 한타 바이러스 / 194
6) 인플렌자 바이러스 / 195
7) 홍역 바이러스 / 195
8) Mumps virus / 196
9) 풍진 바이러스 / 197
10) 광견병 바이러스 / 197
11) HIV / 198
12) Poliovirus / 199
13) Rotavirus / 200

12 화학요법

1. 개요 · 201

2. 항생물질 · 201

3. 세균감염의 치료효과 · 203

4. 작용기전 · 204
1) 세포벽 합성 저해 / 204
2) 단백질 합성 저해 / 205
3) 원형질막의 손상 / 205
4) 핵산 합성 저해 / 206
5) 효소 활성 저해 / 206
5. 주요항균제 · 207
1) 합성 항균제 / 207
2) 항생물질 / 208
3) 항진균제 / 210
4) 항바이러스제 / 212
5) 항원충제 / 213
6. 화학요법제의 효과 · 213
1) 항생제 내성 / 213
2) 항생물질간의 상호작용 / 214
7. 항생제 감수성 검사 · 215
1) 디스크 확산법 / 215
2) 희석법 / 215

13 질병과 미생물의 관계

1. 개요 · 221
2. 미생물의 질병유발인자 · 222
1) 침입경로 / 222
2) 침입하는 미생물의 수 / 222
3) 부착인자 / 222
4) 식균작용의 저지 / 222
5) 효소 / 225
6) 독소 / 226
3. 질병의 감염경로 · 230
1) 공기 매개질환 / 232
2) 절지동물 매개질환 / 232
3) 식품 매개질환 / 233
4) 물 매개질환 / 234
5) 성 매개질환 / 234
6) 직접접촉에 의한 피부질환 / 234
4. 역학 · 234
5. 병원감염 · 235
1) 병원 내 미생물 / 236
2) 숙주의 면역결핍 / 236
3) 전파사슬 / 236
4) 효율적인 감염 관리 / 237

14 감염에 대한 숙주의 방어기전

1. 개요 · 239
2. 비특이 면역 · 239
3. 특이 면역 · 241
1) 면역계의 세포 / 242
2) 체액성 면역 / 243
3) 세포성 면역 / 243
4. 세균에 대한 면역 · 244
1) 세균의 체외독소에 대한 체액성 면역 / 244
2) 세균에 대한 체액성 면역 / 245
3) 세포 내 통성 혐기성세균에 대한 세포성 면역 / 245

5. 바이러스에 대한 면역 · 246
1) 바이러스에 대한 체액성 면역 / 246
2) 바이러스에 대한 세포성 면역 / 247
6. 원충류에 대한 면역 · 249

15 피부의 감염질환

1. 개요 · 251
2. 피부의 구조와 기능 · 251
3. 피부의 정상상재균 · 252
4. 피부의 감염증 · 253
1) 세균성 질환 / 253
2) 바이러스성 감염질환 / 258
3) 진균성 질환 / 264

16 심장혈관계와 림프계의 감염질환

1. 심장혈관계 및 림프계의 구조와 기능 · 267
2. 순환계의 세균성 질병 · 268
1) 패혈증 / 268
2) 산욕열 / 269
3) 세균성 심내막염 / 270
4) 류머티스열 / 270
5) 야토병 / 271
6) 페스트 / 272
7) 재귀열 / 272
8) 가스괴저 / 273
9) 라임병 / 274
10) 장티푸스 / 275
11) Toxic Shock Syndrome / 275
12) 발진티푸스 / 276
13) 발진열 / 276
14) 쓰쓰가무시병, 양충병 / 277
15) 록키산 홍반열 / 277
3. 순환계의 바이러스성 질병 · 278
1) 심근염 / 278
2) 전염성 단핵증 / 278
3) 황열 / 279
4) 뎅기열 / 280
4. 순환계의 원충류 질병 · 281
1) 톡소플라스마증 / 281
2) 아메리카 트리파노소마증 / 282
3) 말라리아 / 282
4) 주혈흡충증 / 283
5) 상피증 / 284

17 호흡기계 감염질환

1. 호흡기계의 구조와 기능 · 287
2. 호흡기계의 정상 상재균 · 288
3. 호흡기계의 세균성 감염 · 289
1) 인두염 / 289
2) 성홍열 / 290
3) 디프테리아 / 290
4) 백일해 / 291

5) 결핵 / 291
6) 세균성 폐렴 / 292
7) 재향군인회병 / 294
8) 앵무새병 / 295
9) Q열 / 296
4. 호흡기계의 바이러스성 감염 · 296
1) 바이러스성 폐렴 / 296
2) 독감 / 297
3) 감기 / 298
5. 진균성 질환 · 299
1) 히스토플라즈마증 / 299
2) 콕시디오이데스 진균증 / 299
3) 분아진균증, 북미분아구증 / 300
4) 기타 / 301
6. 원충류 질환 · 301
1) 카리니 폐렴 / 301

18 소화기계의 감염질환

1. 소화기계의 구조와 기능 · 303
2. 소화기계의 정상 상재균 · 305
3. 구강 감염증 · 305
1) 치아우식증 / 306
2) 아구창 / 307
3) 치주염 / 307
4. 세균성 식중독 · 307
1) 포도상 구균에 의한 식중독 / 307
2) 살모넬라 식중독 / 309
3) 세균성 이질 / 310
4) 콜레라 / 310
5) 장염비브리오에 의한 위장염 / 311
6) Escherichia coli 위장염 / 311
7) Campylobacter에 의한 위장염 / 312
8) Yersinia 위장염 / 312
9) Hellcobacter pylorl에 의한 위장염 / 312
5. 바이러스성에 의한 질병 · 313
1) 유행성 이하선염 / 313
2) Cytomegalovirus에 의한 감염증 / 314
3) A형 간염 / 314
4) 급성로타바이러스(위)장염 / 315
5) 충수염 / 316
6. 원충에 의한 질환 · 317
1) 아메바성 이질 / 317
2) 람블편모충증 / 317
3) 대장 발란티듐증 / 318

19 비뇨생식기계와 성매개 감염질환

1. 비뇨생식기계의 구조와 기능 · 319
1) 비뇨기계 / 319
2) 생식기계 / 320
2. 비뇨생식기계 정상 상재균 · 322

3. 비뇨기계 감염 · 323

1) 세균매개 감염증 / 323

4. 생식기계 감염 · 326

1) 세균매개 감염증 / 326
2) 바이러스성 매개질환 / 334
3) 진균성 매개질환 / 335
4) 트리코모나스증 / 336

20 중추신경계의 감염질환

1. 중추신경계의 구조 · 337
2. 중추신경계의 방어 · 338
3. 중추신경계의 감염질환 · 338

1) 바이러스에 의한 질병 / 338
2) 세균에 의한 중추신경계 감염증 / 342
3) 진균류에 의한 중추신경계 감염증 / 345
4) 원충류에 의한 중추신경계 감염증 / 346

21 눈, 귀의 감염질환

1. 눈의 구조 · 349
2. 눈의 방어기구 · 350
3. 눈의 감염질환 · 350

1) 결막염 / 350
2) 신생아 결막염 / 351
3) 각막염 / 352
4) 트라코마 / 352
5) 안와봉소염 / 353

4. 귀의 구조 · 353
5. 귀의 방어기구 · 354
6. 귀의 감염질환 · 355

1) 외이염 / 355
2) 중이염 / 355
3) 급성 중이염 / 356
4) 삼출성 중이염 / 356
5) 만성 중이염 / 357
6) 진주종성 중이염 / 358
7) 메니에르씨병 / 358

chapter 1 병원미생물학의 역사
History of Microbiology

1. 개요

미생물(microorganism)이란 아주 작아서 육안으로 관찰할 수 없는 작은 생명체를 의미하며 **세균**(bacteria), **진균**(fungi), **원충**(protozoa), **조류**(algae), **리켓치아**(Rickettsia), **클라미디아**(Chlamydia), **바이러스**(virus) 등이 포함된다. 이러한 미생물은 AIDS와 같이 치명적인 감염증을 유발시킬 수 있으며 음식물을 부패시키기도 한다. 그러나 대다수의 미생물은 환경 속에 살아 있는 개체와 균형을 유지함으로써 지구의 생물체 번영에 결정적인 공헌을 한다.

해양과 담수의 미생물은 바다, 연못, 강물 속의 먹이사슬의 기본을 형성한다. 토양 미생물은 폐기물을 분해하고, 대기 중의 질소가스를 유기화합물로 전환시킴으로써 토양, 물, 공기 속의 화학물질을 재순환하게 한다. 일부 세균과 조류는 지구상의 생명체에 필수적인 영양분과 산소를 생성하는 광합성에 중요한 역할을 한다. 사람 및 동물의 체내에 정상적으로 살고 있는 **정상 상재균**(normal microflora)은 각종 대사작용을 촉진하며 외부 병원성 미생물이 침범하는 것을 방어하여 건강을 유지시킨다. 미생물은 아세톤, 글리세린, 유기산, 효소, 알콜 그리고 많은 약제와 같은 화학산물의 합성에 이용된다. 이는 식품산업에서도 많이 응용되는데 식초, 피클, 알콜성 음료, 요구르트, 간장, 버터, 치즈와 빵 등은 이와 같은 미생물에 의하여 만들어지고 있다.

현재 미생물학(microbiolyogy)은 의학 뿐 아니라 생화학, 유전학, 동물학, 식물학, 생태학, 약리학, 식품과학, 농업과학, 산업과학, 환경과학, 면역학, 감염관리학, 분자생물학 등과 밀접한 관련이 있다. 따라서 미생물학의 역사적 발달과정을 이해함으로써 미생물학에 대한 개념을 좀더 이해하는데 도움이 될 수 있다.

2. 현미경과 미생물의 관찰

미생물학 역사상 가장 중요한 발명 중의 하나가 1675년 현미경을 개발한 것이다. 영국인 Robert Hooke는 생명체의 가장 작은 구조 단위를 "little box" 또는 **"세포(cell)"**라고 보고하였으며 그가 발명한 현미경으로 각각의 세포들을 관찰하였다. Hooke의 발견은 사람의 감염성 질병도 미생물에 의해 발생된다는 세포성이론의 기초가 되었으며 그 후 세포의 구조와 기

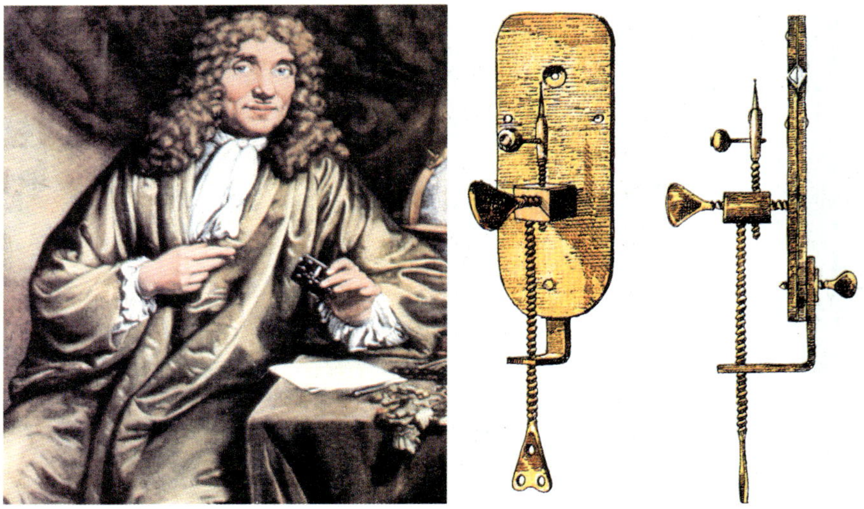

그림 1-1. Leeuwenhoek가 제작한 최초의 현미경

능에 대한 연구들이 활발하게 진행되도록 역할을 하였다. 비록 Hooke가 현미경을 이용하여 원충과 세균을 관찰하였지만 작은 미생물을 선명하게 관찰할 수 있는 염색기술은 발달하지 못했다.

네덜란드 상인이자 아마츄어 과학자인 Anton van Leeuwenhoek(1632~1723)는 확대된 렌즈를 통해 실제적으로 미생물을 관찰한 첫 번째 사람이다(그림1-1). Van Leeuwenhoek는 1676년 오수, 타액 및 치석 등에서 여러 형태의 세균(간균, 구균, 나선균), 기생충, 진균 등을 50~250배로 확대하여 관찰하고 이들을 극미세동물(animalcules)이라고 보고했다.

3. 미생물과 자연발생설

19세기 중반까지 많은 과학자와 철학자는 생명체가 무생물로부터 자연적으로 발생된다고 믿었다. Aristoteles는 동물이 토양으로부터 발생한다고 믿었으며 썩어 가는 고기에서 미생물이 자연적으로 발생한다고 생각했다. 이러한 과정을 **자연발생설**(spontaneous generation theory)이라고 한다.

이태리 의사인 Francesco Redi는 1668년 (Van Leeuwenhoke의 미생물의 발견이 있기 전) 모든 사람들이 믿었던 것처럼 구더기가 썩은 고기로부터 자연적으로 발생되지 않는다는 것을 증명하기 위하여 실험을 했다. 그러나 미생물이 자연발생적으로 생성되었는지 또는 공기 중 감염성 물질로부터 발생했는지에 대한 논쟁은 계속되었다. 특히 미생물의 자연발생설은 1745년 영국인 John Needham에 의하여 강력하게 주장되었다. 20년 후 이태리 과학자인 Lazzaro Spallanzani는 플라스크에 영양물질을 첨가한 후 밀봉하여 액체를 가열하면 미생물의 성장이 억제된다는 사실을 증명함으로써 자연발생설을 부정했다.

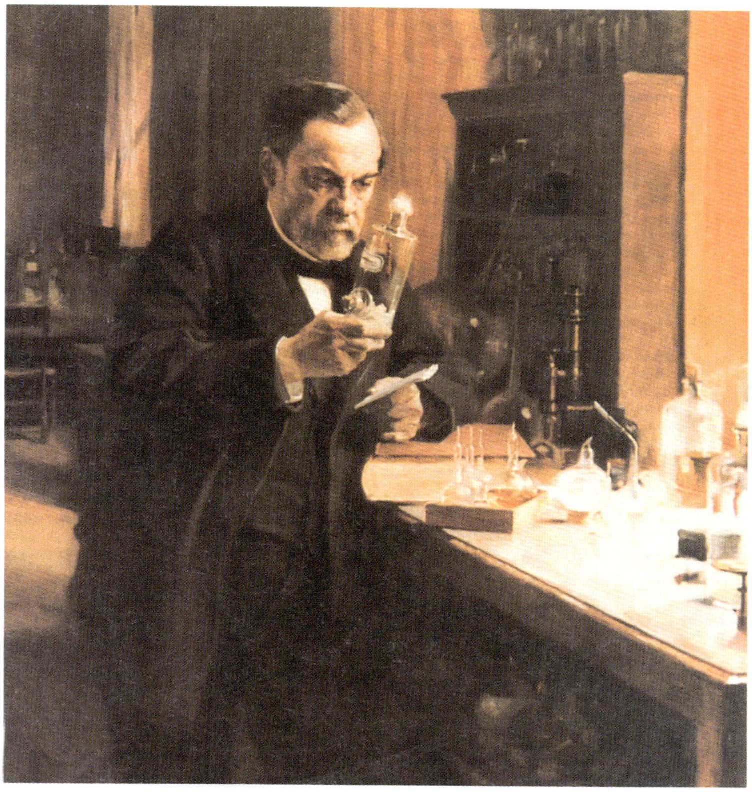

그림 1-2. Louis Pasteur(1822-1895)

자연발생설에 대한 논쟁은 프랑스 과학자 **Louis Pasteur**(1822~1895)의 S자형 플라스크 실험으로 확실하게 부정되었다(그림1-2). Pasteur에 의해 미생물은 실제적으로 공기 중에 존재하므로 멸균된 용액을 공기 중에 노출하면 용액은 오염되고 공기 중 미생물과의 접촉을 차단하면 멸균된 용액이 공기 중에 노출되어도 부패하지 않음을 증명함으로써 자연발생설을 부정했다(그림1-3). 그는 가열에 의해 미생물을 사멸할 수 있으며 공기매개 미생물을 억제할 수 있는 방법을 고안함으로써 **멸균**(sterilization)의 개념을 기초했다.

영국의 물리학자 John Tyndall(1820~1893)은 먼지가 미생물을 운반한다는 것을 증명함으로써 Pasteur의 자연발생설 부정을 뒷받침했으며 그후에 **간헐멸균법**(tyndallization)이라는 멸균법도 고안했다.

4. 미생물학 발달의 황금시대

Pasteur의 실험 이후 약 60여년 동안 미생물학 분야는 폭발적인 발달을 가져왔다. 따라서 1857년부터 1914년까지의 기간은 미생물학 발달의 황금시대라고 한다. 이 기간 동안 Louis Pasteur와 Robert Koch의 업적에 의하여 눈부신 발전을 거듭하게 되었으며 생명과학과 관

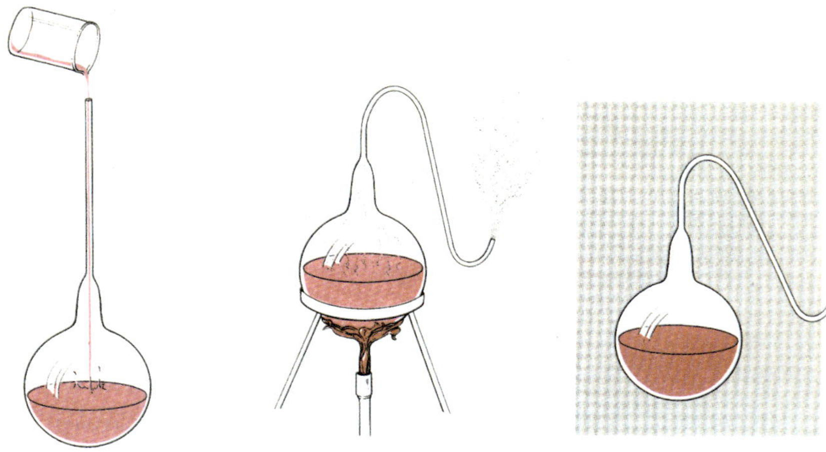

그림 1-3. Pasteur's의 자연발생설 부정에 대한 실험
목이 긴 플라스크에 액체육즙을 넣고 공기의 접촉을 차단하기 위하여
백조의 목처럼 구부린 후 가열하면 미생물의 오염을 최대한으로 막을 수 있다.

련된 미생물과학으로 자리잡게 되었다(표 1-1). 이 시기에 많은 병원미생물이 발견되었으며 미생물과 질병, 예방과 질병치료에서의 면역반응 등의 기전이 새로이 밝혀지게 되었다. 미생물학자들은 미생물의 화학적 활성, 현미경개발, 미생물 배양법, 백신개발 그리고 외과적 수술기법 등을 연구 개발하였다.

Pasteur는 공기가 없는 상태에서 효모라고 불리는 미생물들이 당을 알콜로 전환 시킨다는 것을 발견하였다. 또한 일부 막대모양의 세균은 포도주가 신맛을 내도록 Lactic acid을 생성하여 발효에 관여한다는 사실도 증명하였다. 그는 우유의 신맛은 미생물의 작용에 의해 야기된다는 사실을 증명했으며, **저온살균법**이라는 방법으로 우유와 몇몇 알콜성 음료에 존재하는 병원성 미생물을 사멸하는데 이용했다. 음식물이 부패하는 것과 미생물과의 관계는 질병과 미생물과의 관계를 입증하는데 중요한 단서가 되었다.

Robert Koch는 한천(agar)을 첨가한 고형배지를 만들어 세균의 **순수배양법(pure culture method)**을 개발하고 세균의 분리배양법을 확립했다. 그는 탄저균(*Bacillus anthracis*)을 비롯한 결핵균, 콜레라균, 디프테리아균(Klebs&Loeffler), 파상품균(Nicolaier), 가스괴저균(Welch), 이질균(Shiga), 장티프스균(Salmon)을 발견했으며, 병소에서 분리된 세균이 그 질병을 유발하는 병원체임을 증명했다. 또한 그는 Mantoux 반응을 관찰함으로써 면역학의 발전에도 이바지하였다. 그의 업적에 의하여 1905년 노벨상을 수상했으며, 그를 **세균기술학의 아버지(Father of Bacteriological Technology)**라고 부른다.

표 1-1. 미생물학 발달의 황금시대(1857~1914)

과학자(국적)	업 적
Louis Pasteur(프랑스)	탄저병, 광견병 백신개발 효모가 발효에 원인이 된다는 것을 증명 자연 발생설 부정 면역 기법 개발 폐렴 원인균 *Streptococcus pneumoniae* 발견 멸균법 개발(고압증기멸균, 건열멸균)
Joseph Lister(영국)	무균적 외과수술 기법 개발(1867)
Ernst Abbe(독일)	복합현미경에 사용되는 집광렌즈와 oil immersion 대물렌즈 개발(1870)
Robert Koch(독일)	질병의 germ theory 증명(1876) 탄저균 원인균 *Bacillus anthracis* 발견(1877) 순수 배양법과 염색 기법의 개발(1881) 결핵 원인균 *Mycobacterium tuberculosis* 발견(1882) 콜레라 원인균 *Vibrio cholerae* 발견(1879)
Albert Neisser(독일)	임질의 원인균 *Neisseria gonorrhoeae* 발견(1879)
Marinus Beijerinck (네덜란드)	식물 뿌리에서 질소 고정 세균 발견(1880)
Edwin Klebs & Friedrich Loeffler(독일)	디푸테리아 원인균 *Corynebacterium diphtheriae* 발견(1884) 순수 분리배양
Elie Metchnikoff(러시아)	식균작용 증명 및 세포성면역 제안
Hans Christian Gram(덴마크)	미생물관찰을 위한 Gram 염색의 감별염색법 개발(1884)
Arthur Nicolaier(독일)	파상풍 원인균 *Clostridium tetani* 발견(1884)
Shibasavuro Kitasato(일본)	디푸테리아 항독소(antitoxin), 혈청요법(1891)
Theodor Escherich(독일)	요도감염과 여행자 설사원인균 *Escherichia coli* 발견(1885)
Richard Julius Petri	미생물을 배양하기 위한 Petri dish개발
Emil von Behring	디푸테리아 항독소 개발(1890년대)
Dmitri Iwanowski	담배모자이크 질병을 일으키는 여과성 미생물(바이러스) 발견(1892)
Sergei Winogradsky(소련)	황 순환 세균분리증 ; 질소고정 Clostridia의 분리(1893)
Kiyoshi Shiga(일본)	간균에 의한 이질 원인균 *Shigella dysenteriae* 발견
Walter Reed(미국)	모기가 황열병을 전이시킨다는 것을 입증(1900)
Howard T. Ricketts(미국)	Rocky산 반점열 원인균 *Rickettsia rikettsii* 발견과 진드기가 이 질병을 전이시킨다는 것을 증명(1909)
Paul Ehrlich(독일)	항체가 면역에 필수적이라는 체액성면역을 제안(1890년대) 매독에 대한 “마술의 탄환” Salvarsan합성(1910)

5. 미생물과 질병

사람은 태어날 때부터 죽을 때까지 미생물의 세계에 살고 있으며 신체 표면과 내부에 수많은 미생물 또는 **정상 상재균**(normal flora)과 접하고 있다. 비록 이러한 정상 상재균이 보통 우리에게 이익을 준다 할지라도 어떤 경우에는 질병을 일으키거나 이와 접촉한 사람들을 감염시킬 수 있다. 건강과 질병사이의 관계는 보통 신체의 자연방어능력과 질병을 일으키는 미생물의 특성에 달려있다. 미생물은 우리가 호흡하고 피부에 상처가 나거나 사람 또는 동물과 접촉할 때 몸 안으로 침입할 수 있다. 미생물은 신체 조직을 침범하여 질병을 일으키며 다른 것들은 독소를 분비함으로써 간접적으로 공격한다. 특정 미생물의 감염으로부터 건강을 유지할 수 있는 것은 개인의 체질 및 저항성과 관련이 있다. 미생물에 대한 사람의 저항성은 피부, 점막, 섬모, 위산, 인터페론 등에서 일차적으로 담당한다. 미생물은 백혈구, 염증, 발열과 같은 강력한 면역 기관에 의해 파괴될 수 있다. 그러나 사람의 자연적인 방어 기능이 강하지 못할 경우 항생제나 다른 약제를 사용함으로써 침입한 미생물을 제거할 수 있다.

1835년 Agostino Bassi 는 누에 질병이 진균에 의해 야기된다는 것을 증명했다. 1840년대 헝가리 외과의사인 Ignaz semmelweis는 산모의 산욕열이 의사나 간호사의 손을 통하여 또는 환자로부터 다른 환자에게로 전파되므로 의사나 간호사의 손을 소독하므로써 산욕열을 감소시킬수 있다고 주장했다. 이는 오늘날의 **무균조작**(aseptic technique)의 기초가 되었다. 1860년대 Lister(그림 1-4)는 석탄산(현재 페놀이라고 불림)을 이용하여 세균을 사멸하는데 이용했으며 수술장비는 약한 석탄수에 담구어 사용했다.

미생물이 질병을 야기 시킨다는 최초의 증거는 1876년 Robert Koch(그림 1-5)가 증명했다. 독일의사 Koch는 유럽내의 소와 양을 괴멸시켰던 탄저병의 원인균 *Bacillus anthracis*를 탄저병으로 죽은 소의 혈액내에서 발견함으로써 병원 미생물과 질병의 관계를 증명했다.

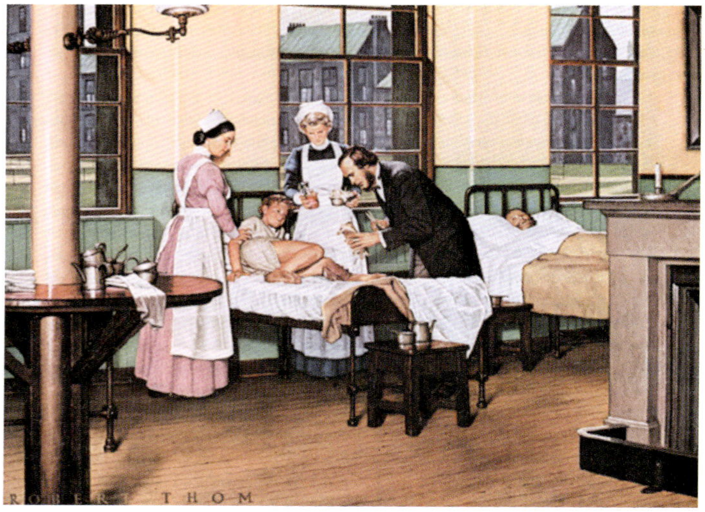

그림 1-4. Joseph Lister(1827-1912)

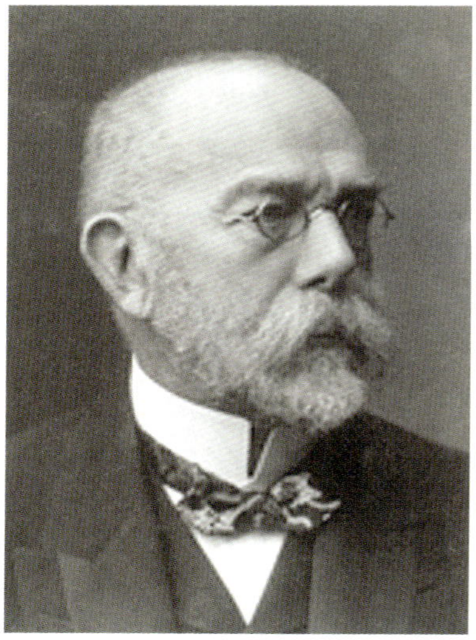

그림 1-5. Robert Koch(1843~1910)

Koch는 특정한 질병에는 특정한 미생물이 직접적으로 관여함을 동물실험을 통하여 증명했으며 이를 **코호의 가설**(Koch' s posturate)이라고 한다.

Koch의 질병에 대한 병인학적 4가지의 가설은 다음과 같으며 현대 역학의 기초가 되었다.

1) 병원체는 그 질병을 앓고 있는 모든 동물에서 검출되어야 하며 건강한 동물에서는 검출되지 않아야 한다.
2) 병원체는 질병에 걸린 동물로부터 분리되어야 하고 순수배양(pure culture)되어야 한다.
3) 분리된 균은 건강하고 감수성있는 동물에 접종했을 때 동일한 질병을 일으켜야 한다.
4) 병원체는 재접종되었던 동물로부터 동일균종이 분리되어야 한다.

6. 감염성 질병의 조절

1) 화학요법

미생물과 질병사이의 관계가 입증된 후 의학 미생물학자들은 감염된 동물 또는 인간에 해를 주지 않고 병원성 미생물을 파괴시킬 수 있는 물질을 찾는데 연구를 집중했다. 화학물질에 의해 질병을 치료하는 것을 **화학요법**(chemotherpy)이라고 하며 실험실내에서 화학물질로 만들어진 것을 **화학요법제**(synthetic drug)라고 한다. 세균과 진균에 의해 만들어지며 다른 미생물에 반작용을 하는 화학물질을 **항생제**(antibiotics)라고 한다. 화학요법의 성공은 몇몇 화학물질들이 미생물에 감염된 숙주보다는 미생물에 선택적으로 독성이 있다는 사실에 바탕을 두고 있다.

최초의 화학요법제는 독일 의사인 Paul Ehrlich(그림 1-6)가 화학요법 혁명에 최초로 불을 당겼으며 1910년 Ehrlich는 감염된 숙주에게는 해를 끼치지 않고 병원체를 추적하여 박멸시

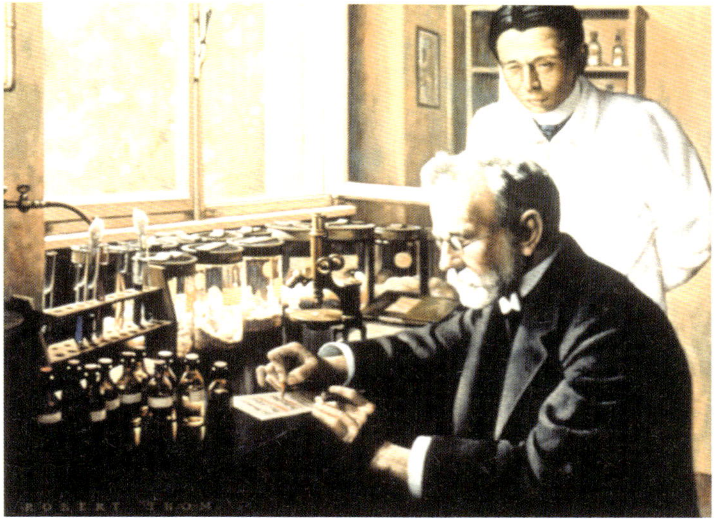

그림 1-6. Paul Ehrlich(1854~1915)

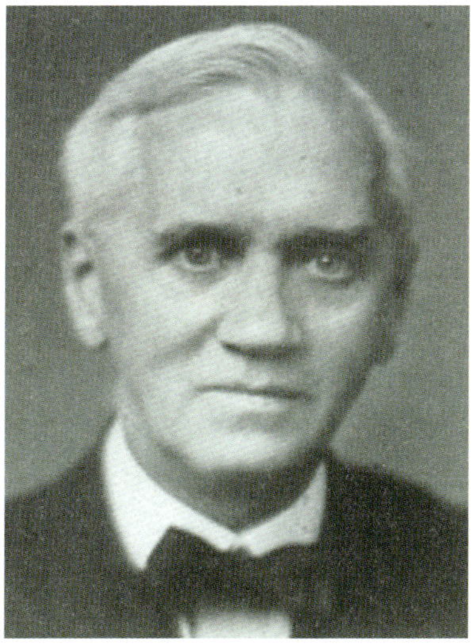

그림 1-7. Alexander Fleming

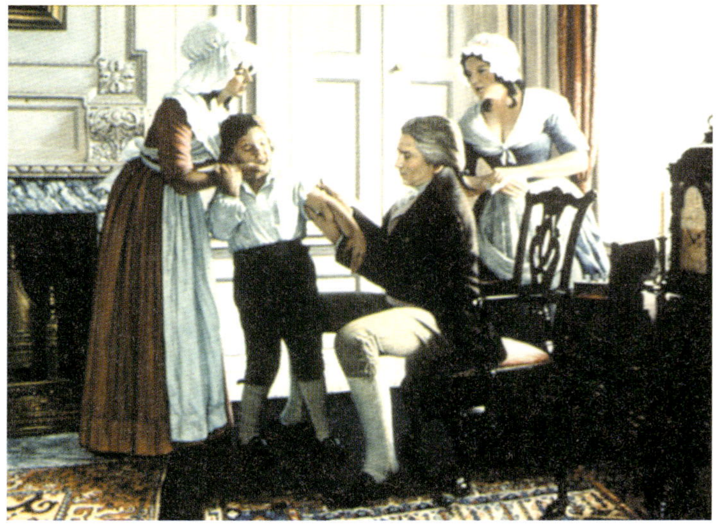

그림 1-8. Edward Jenner(1749~1823)

킬 수 있는 **"마술의 탄환(magic bullets)"** 즉 매독에 효과적인 비소의 유도체인 Salvarsan 606이라고 불리는 화학요법제를 개발하였다. 이러한 발견이 있기 전 유럽에서 유일하게 알려진 화학물질은 스페인 정복자들이 말라리아를 치료하기 위하여 사용하였던 남미의 타무 껍질로부터 추출한 퀴닌이다. 1930년 말까지 연구자들은 미생물을 사멸할 수 있는 몇몇 다른 화학요법제를 개발하였다. 이들 약제의 대부분은 염색물질의 유도체였으며 설파제(Sulfonamide)계통의 약들은 이 시기에 발견된 중요한 화학요법제이다.

일련의 산업 화학물질로부터 의도적으로 개발되었던 설파계통의 약품과는 달리 최초의 항생제는 우연히 발견되었다. 스코틀랜드의 외과의사이자 세균학자인 Alexander Fleming(그림 1-7)은 세균의 성장을 억제시키는 물질을 진균에서 추출하였다. 그 진균은 후에 *Penicillium notatum*으로 명명되었으며 1928년 Fleming은 *P. notatum*으로부터 추출된 항생제를 penicillin이라고 명명했다. Penicillin의 치료효과는 1940년대에 증명되었다.

1943년 Waksman은 토양미생물에서 streptomycin을 발견하여 결핵치료제로 사용하게 되었다. 그 이후 기타 많은 항생제들이 발견되어 임상에서 환자를 치료하는데 유용하게 사용하고 있다.

2) 면역학

면역학(Immunology)은 숙주(host)가 외부의 침입을 효율적으로 방어하기 위하여 필요한 기구 및 그 작용 기전을 연구하는 학문이다.

영국의 Edward Jenner가 최초의 천연두 백신을 개발하여 천연두를 예방하는데 공헌을 했다(그림 1-8). 그 이후로 면역계에 대한 지식이 점차적으로 축적되었으며 20세기에 와서는 빠르게 발전하였다. 백신은 현재 홍역, 이하선염, 소아마비, 풍진, B형 간염을 포함한 수많은

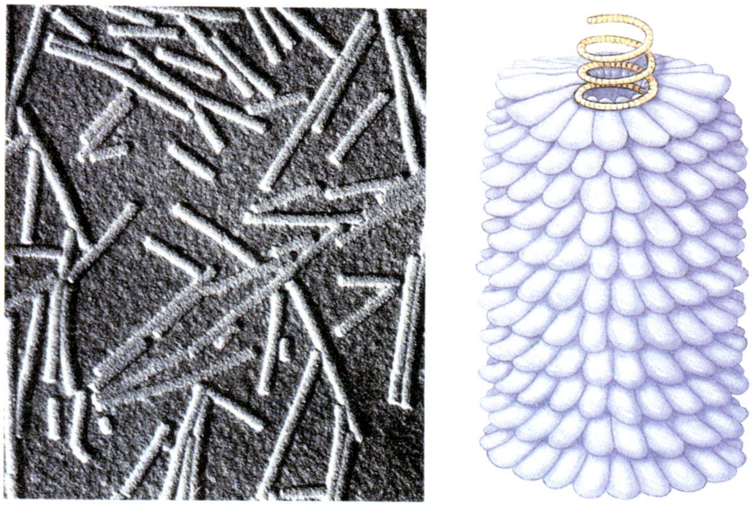

그림 1-9. Dmitri Iwanowski가 발견한 담배모자이크병 바이러스 및 구조

질병에 사용되고 있다. 천연두 백신은 매우 효과적이어서 1977년 이후로 전 세계에서 단 한 건도 발표되지 않아 지구상에서 근절되었다. 이는 질병에 대한 인류의 위대한 승리이다. Pasteur는 면역현상을 과학적인 관점에서 접근했으며 닭 콜레라, 탄저병에 대한 약독성 백신 개발에 성공하여 가축의 질병을 해결하였다. 또한 면역학적방법은 세균 및 바이러스의 질병을 진단하는 기술로 매우 중요한 위치를 담당하고 있다.

3) 바이러스학

바이러스 연구 분야인 바이러스학은 실제적으로 미생물의 황금시기 동안 시작되었다. 1892년 Dmitri Iwanowski는 담배의 모자이크 병을 일으키는 여과성 미생물을 발견했다(그림 1-9). 이 발견은 1899년 Beijerink에 의하여 다시 확인되었으며 이는 오늘날 바이러스 병원체 발견의 시초가 되었다.

1900년 쿠바의 **Walter Reed**와 동료들은 황열바이러스(yellow fever virus)를 발견했으며 종양바이러스는 1908년 Ellerman과 Bang에 의해서 발견된 후 Peyton Rous(1879~1970)에 의해서 발전되었다. 세균바이러스(bacteriophage)는 Twort(1915)와 D'Herelle(1917)가 포도상구균과 이질균을 연구하던 중 발견하여 분자생물학의 발전에 크게 공헌하였다.

1980년 미국의 Gallo와 프랑스의 Montagnier는 **후천성 면역결핍증**을 유발하는 바이러스를 처음 발견했다. 1940년대 전자현미경이 개발된 이후로 미생물학자들은 바이러스의 구조를 상세하게 관찰할 수 있었으며 오늘날에는 그들의 구조와 활성에 관한 많은 정보가 알려져 있다.

4) 분자생물학

최근에 미생물학은 발전을 거듭하여 **분자생물학(molecular biology)**의 발전에 공헌하게 되었다. 미생물 DNA와 RNA 및 단백질 합성에 관한 지식의 축적으로 DNA재조합 기술이 발달하게 되었다. 1930년대까지 모든 유전적 연구는 식물과 동물 세포에 대한 연구에 근거하고 있었다. 그러나 1940년대 과학자들은 유전학과 생화학 연구에 장점을 가지고 있는 단세포성 미생물 특히 세균을 대상으로 연구를 진행했다. 그 후 유전학 분야는 발전이 빠르게 진행되었으며 그 결과 DNA는 1944년에 Oswald Avery, Colin MacLeod, Maclyn McCarty에 의해 유전물질로 밝혀졌다. 1953년 **James Watson**과 **Francis Crick**이 DNA 구조와 복제에 대한 모델을 제시하였으며 그 결과 1960년대 초반에는 DNA가 단백질 합성을 조절하는 방법에 관련된 보다 폭발적인 발견이 이루어졌다(그림 1-10).

1961년 Frandois Jacob과 Jacques Monod는 mRNA를 발견하였으며 또한 세균 내에서 유전 기능이 조절되는 기전을 확립했다. 같은 기간 동안 과학자들은 유전자 암호를 해독할 수 있게 되었으며 따라서 DNA가 전달하는 생화학적 신호를 이해할 수 있게 되었다. 생화학자들에 의해 개발된 새로운 기법의 도움으로 중요한 단백질을 암호화하고 있는 인간 또는 동물의 DNA가 세균DNA에 결합할 수 있게 되었다. 1975년 Kohler와 Milstein는 단 클론항체(monoclonal antibody)방법을 개발하여 면역진단 및 치료에 큰 공헌을 하게 되었다.

5) 간호학과 나이팅게일

의학 중 간호업무는 환자의 간호, 보호, 치료에 있어서 없어서는 안 될 중요한 부분을 차지하고 있다. 현재 간호학은 눈부시게 발달을 거듭하고 있으며 분야도 계속해서 확대되므로 분야

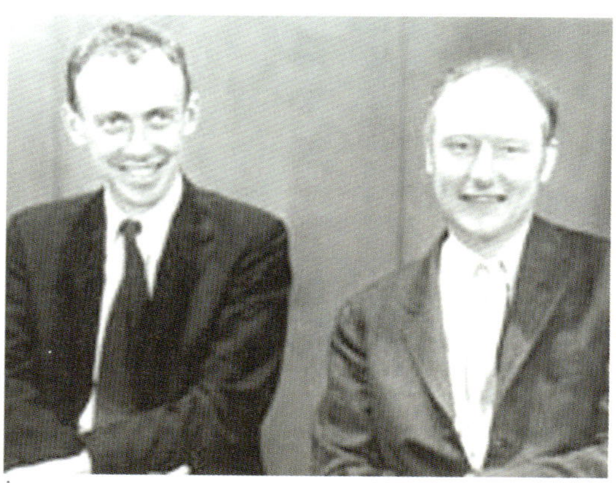

그림 1-10. Francis Crick과 James Watson

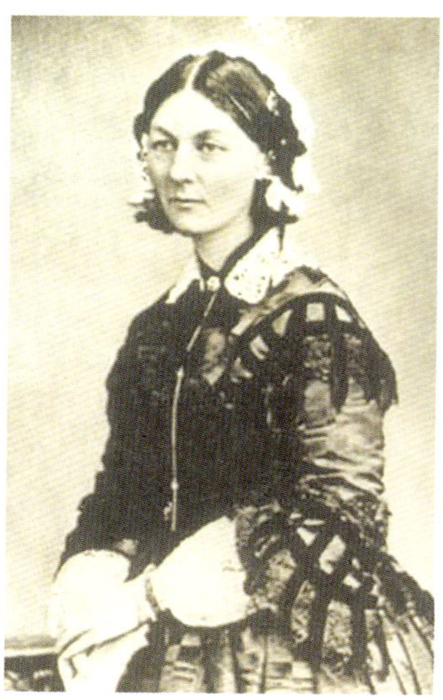

그림 1-11. Florence Nightingale

별 전문성이 요구된다. 현재 간호학의 눈부신 발달은 박애정신으로 환자를 돌보았던 나이팅게일과 같은 희생자가 있었기 때문이다.

Florence Nightingale은 이탈리아 플로렌스에서 태어났으나 영국 본토에서 비교적 부유하게 남다른 교육적 환경 속에서 성장했다(그림 1-11). 이때의 교육은 그녀에게 있어서 뛰어난 통찰력과 옳고 그름을 판단할 줄 아는 밝은 눈을 키워 주었다. 나이팅게일은 가난하고 병으로 신음하는 환자를 돕는 일을 인간이 해야할 가장 가치 있고 필요한 일이라고 생각하였다. 나이팅게일(1820~1910)은 1854년 크리미아(crimean)전쟁에 간호사로 참전해 죽어가는 수많은 영국군 부상병을 살려냈고 병원의 시설을 과감히 개선하는데 공헌하였다. 전쟁이 끝난 후 영국에 돌아와서 간호학교를 세우고 새로운 형태의 간호사를 양성하는 등 많은 업적을 남겼다. 나이팅게일의 박애정신과 자기개척의 의지는 세계적십자의 탄생을 가져왔고 온 인류의 가슴에 사랑의 꽃을 피워 "사랑의 천사" 또는 "백의의 천사"로 오늘날까지 불리 우고 있다.

chapter 2 미생물의 관찰

Observing Microorganism through a Microscope

1. 개요

미생물은 매우 작아서 현미경(microscope)을 이용해야만 관찰할 수 있다. Anton van Leeuwenhoek의 시대에는 현미경을 통해 관찰한다는 것은, 하나의 돋보기를 가지고 물체를 단순하게 확대하여 관찰하는 것을 의미했다. 그러나 현대 미생물학자들은 van Leeuwenhoek가 제조한 최초의 현미경보다 수 백배에서 수 천배 뛰어난 투명도와 확대율을 가진 현미경을 개발했다. 대부분의 미생물은 세포벽, 세포막, 그리고 세포의 구조가 불투명하고 무색이기 때문에 다양한 염색방법을 이용하여 보다 쉽게 관찰할 수 있다(그림 2-1).

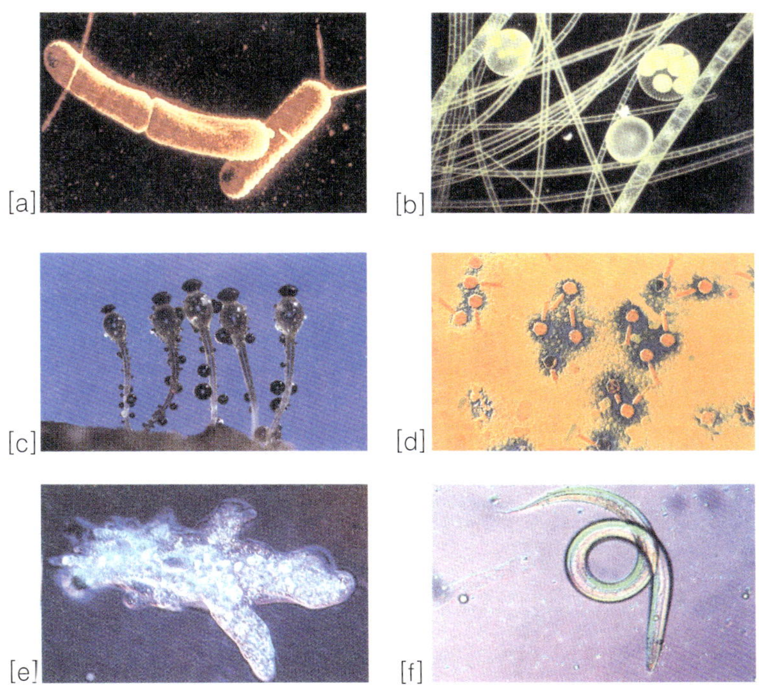

그림 2-1. a. *Escherichia coli* b. green algae c. *Pilobolus crystallinus* d. Bacteriophage e. amoeba f. 기생충의 성충

2. 측정단위

미생물 측정은 미터법(metric system)을 사용하며, 미터법에서 길이의 표준단위는 미터(m)이다. 미터법 사용시 주요 장점은 각 단위들이 서로 10의 인수로 관련이 되어 있다는 점이다. 즉 1미터는 100센티미터(㎝) 또는 1000밀리미터(㎜)이다. 미생물에는 주로 마이크로미터(㎛), 나노미터(㎚), 옹스트롬(Å) 같은 더욱 작은 단위를 사용하여 측정한다. 1 **마이크로미터(㎛)**는 10^{-6}m, 1 **나노미터(㎚)**는 10^{-9}m과 같으며 'nano'라는 접두어는 그것을 사용하는 단위가 10^9에 의해서 나누어진다는 것을 의미한다. 1 **옹스트롬(Å)**은 10^{-10}m와 같으며 1 옹스트롬은 0.1나노미터와 같다(그림 2-2, 표 2-1).

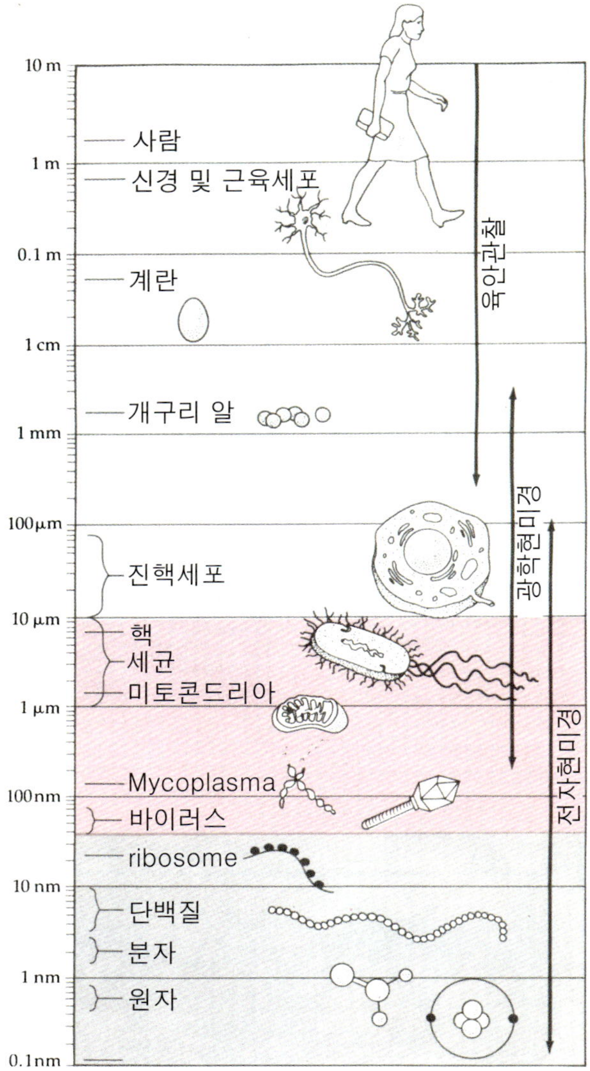

그림 2-2. 다양한 미생물의 크기 비교

표 2-1. 미생물의 측정단위

미터법단위	접두어의 뜻	환산단위
1킬로미터(km)	킬로(kilo) = 1000	1000미터 = 10^3m
1미터(m)		길이의 표준단위
1데시미터(dm)	데시(deci) = 1/10	0.1미터 = 10^{-1}m
1센티미터(cm)	센티(centi) = 1/100	0.01미터 = 10^{-2}m
1밀리미터(mm)	밀리(milli) = 1/1000	0.001미터=10^{-3}m
1마이크로미터(μm)	마이크로(micro) = 1/1,000,000	0.000001=10^{-6}m
1나노미터(nm)	나노(nano) = 1/1,000,000,000	0.000000001미터=10^{-9}m

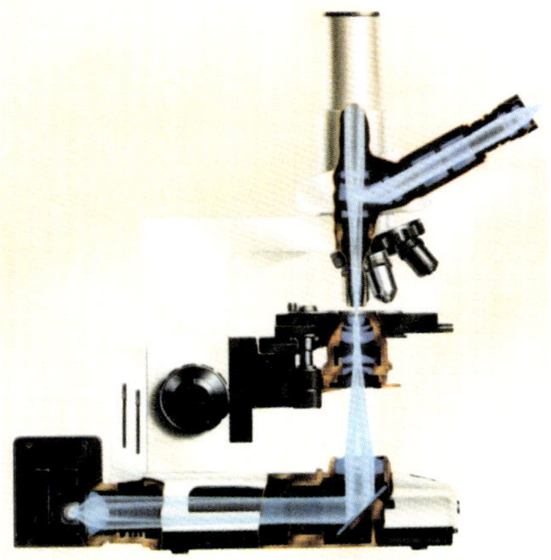

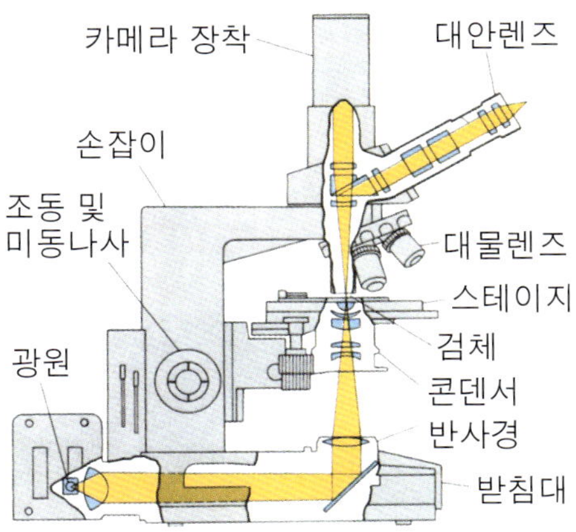

그림 2-3. 광학현미경의 구조

3. 현미경 사용법

17세기에 Anton van Leeuwenhoek에 의해 사용됐던 최초의 현미경은 한 개의 렌즈로 구성되어 있어서 거의 돋보기와 유사했다. Robert Hooke는 여러 개의 렌즈로 이루어진 현미경을 개발했으며 이를 광학 현미경 (compound microscopes)이라고 한다. 역사적 문헌에 따르면 Zaccharias Janssen이라는 독일의 안경 생산자가 1600년 경에 최초의 현미경을 개발했다고 한다. 그 후 1830년 Joseph Jackson Lister (Joseph Lister의 아버지)에 의해 기능이 향상된 현미경이 개발되었다.

1) 광학 현미경(Light Microscope)

현대의 **광학 현미경**은 두 세트의 렌즈 즉 **대물렌즈**(objective lens)와 **대안렌즈**(ocular lens)를 사용하며 광선은 가시광선을 사용한다. 광학 현미경을 사용함으로써 아주 작은 미생물체의 세부구조와 초미세구조(ultra structure)까지도 관찰할 수 있다. 잘 연마된 렌즈를 일렬로 배열함으로써 실제보다 몇 배나 더 크면서 선명하게 초점을 잡아 상을 만들게 된다. 이러한 확대는 광원(light source)으로부터의 광선이 집광렌즈(condenser), 검체(specimen), 대물렌즈 그리고 대안렌즈(ocular lens or eyepiece)를 통과하므로써 확대된다(그림 2-3).

확대 총 배율은 대물렌즈의 배율과 대안렌즈의 배율을 곱함으로써 계산할 수 있다. 미생물학에서 일반적으로 사용되는 현미경의 대물렌즈는 10배(저배율), 40배(고배율), 100배(유침고배율 oil immersion) 등이 있다. 대안렌즈의 배율은 대부분 10배 확대율을 가진다. 따라서 총 배율은 각각 100배(저배율), 400배(고배율), 1000배(유침고배율 oil immersion)가 된다.

현미경 사용시 일반적인 원리 중 하나는 사용되는 빛의 파장이 짧을수록 해상도(resolution)가 높다는 것이다. **해상도**(resolution) 또는 **해상력**(resolving power)이란 렌즈가 세포구조의 세부적인 면까지를 분리할 수 있는 능력을 의미하며 떨어져 있는 두 점을 구별할 수 있는 최소한의 피크 점간의 거리로 나타낸다. 광학 현미경에서 사용되는 백색광은 비교적 긴 파장을 갖고 있어서 0.2㎛보다 작은 구조는 해상할 수 없다.

광학 현미경을 사용해 선명하고 세부적인 상을 얻기 위해서는 검체의 **굴절율**(refractive index)을 배경의 굴절율과 다르게 변화시켜 주어야만 한다. 굴절율이란 빛이 물체를 통과해서 지나갈 때의 상대적인 속도를 측정하는 것이다. 검체를 염색(staining)함으로써 검체의 굴절율을 변화시킬 수 있다. 광선은 하나의 배경을 일직선으로 곧게 통과한다. 염색 후 광선이 서로 다른 굴절율을 갖는 두 물체(검체와 배경)를 통과할 때 두 물체 사이의 경계면에서 광선은 굴절되고 결국 검체와 배경사이의 상의 대조도(image's contrast)는 증가되는 것이다. 유침유(immersion oil)는 대물렌즈의 지름을 증가시키는 작용과 외부 난사광을 차단 하므로써 렌즈의 해상력을 증가시킨다.

2) 암시야 현미경(Darkfield Microscope)

암시야 현미경은 일반적인 염색 방법에 의해서 염색되지 않기 때문에 보통의 광학 현미경으로 관찰할 수 없거나, 염색에 의해 심하게 변형되기 때문에 그 특징을 확인할 수 없는 미생물을 관찰하기 위해서 사용한다. 암시야 현미경은 보통의 집광렌즈(condenser) 대신에 불투명한 디스크를 갖고 있는 **암시야 집광렌즈**(darkfield condenser)를 이용한다. 이 불투명한 디스크는 빛이 대물렌즈에 곧바로 들어가는 것을 막는다. 즉 검체에 의해서 회절된 빛만이 대물렌즈로 들어갈 수 있다. 배경 부분에는 직접적으로 빛이 존재하지 않기 때문에 검체는 까만 배경에 비해서 밝게 나타난다. 이 방법은 액체에 부유물로써 염색되지 않은 미생물과 *Treponema pallidum*같은 매우 얇은 나선균(스피로헤타, spirochetes)을 관찰할 때 이용된다(그림 2-4).

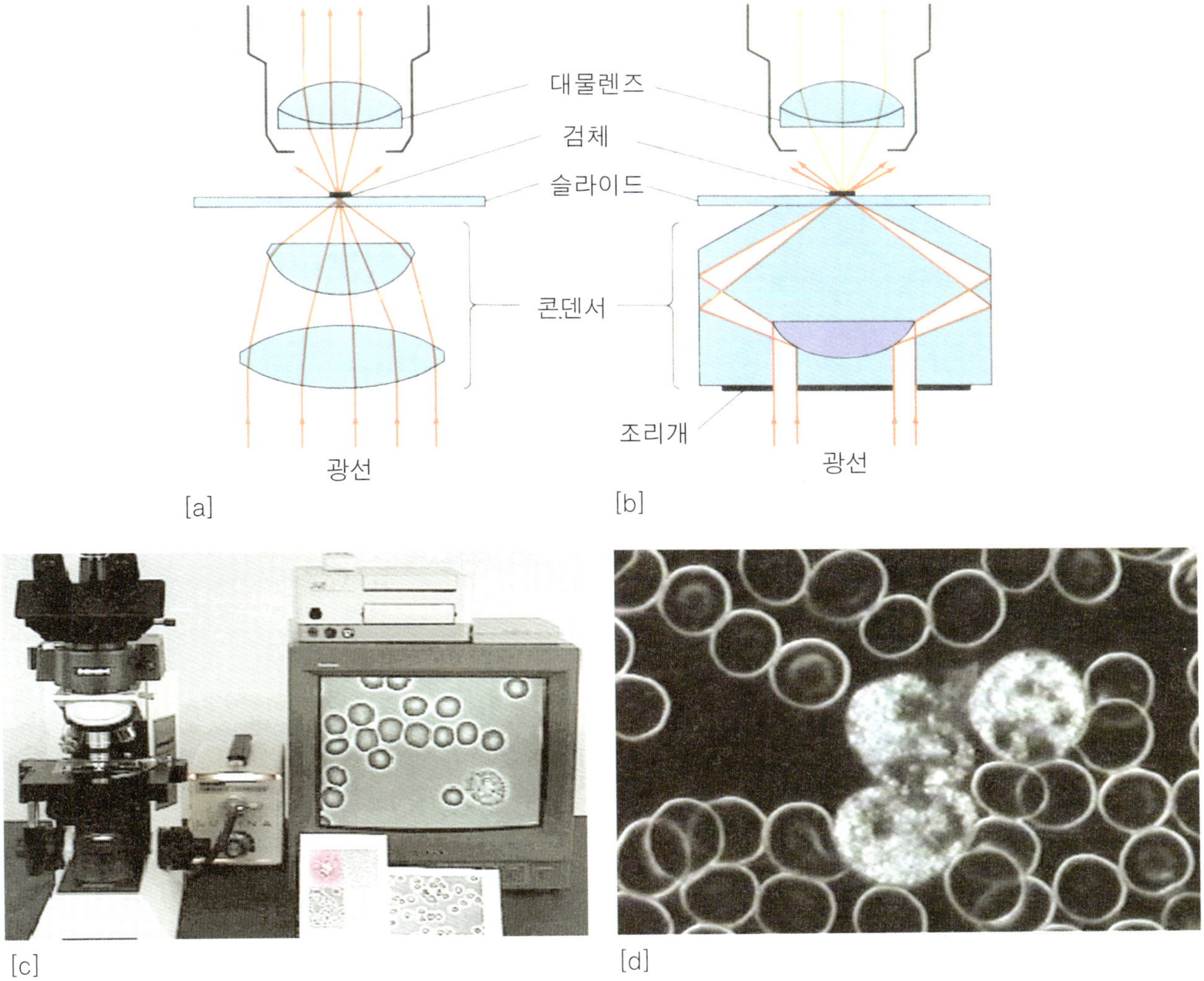

그림 2-4. 광학 현미경 및 암시야 현미경 비교(a, b)
암시야 현미경 및 결과(c, d)

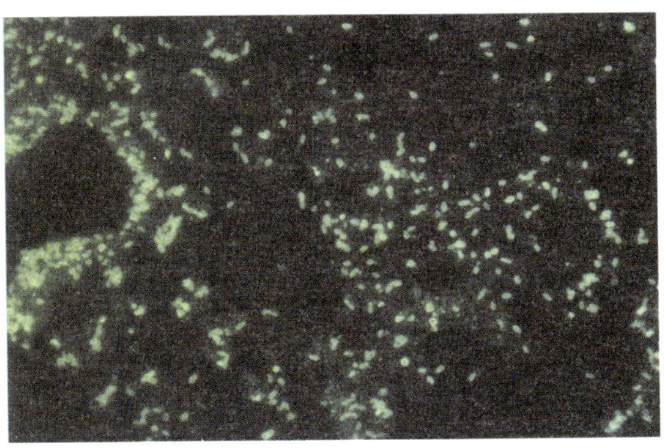

그림 2-5. 형광현미경에서의 *Legionella pneumophila*

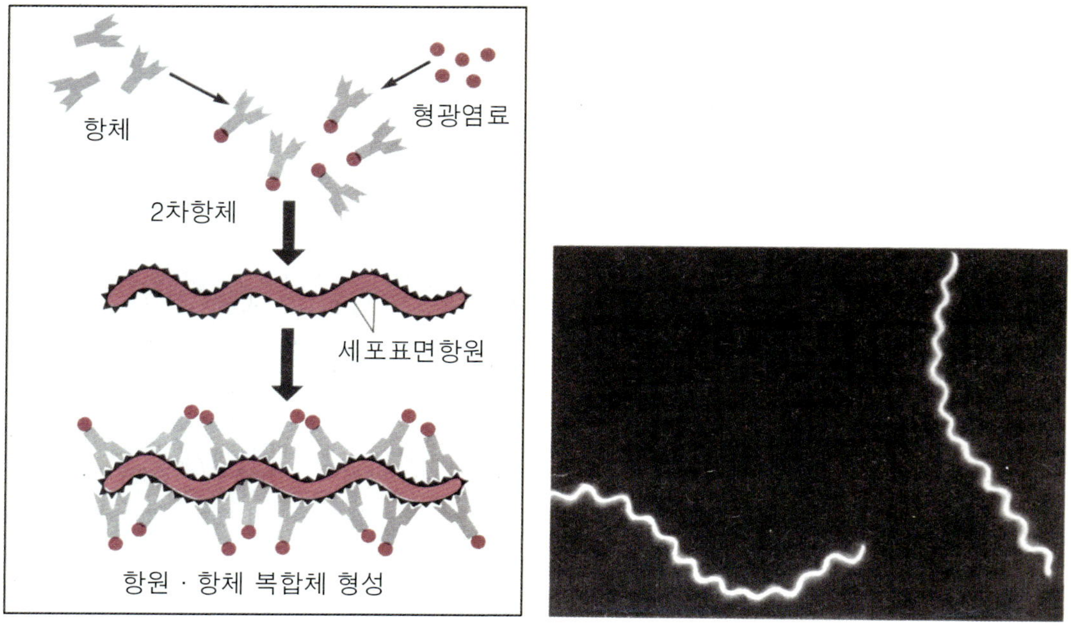

그림 2-6. 형광항체법의 원리 및 결과

3) 형광 현미경(Fluorescence Microscope)

형광 현미경은 형광물질을 이용한다. 형광을 띤 미생물은 짧은 파장의 빛 (자외선 영역)을 흡수해서 더 긴 파장의 빛을 방출하기 때문에 특별한 필터 장치를 사용하면 세포를 관찰할 수 있다. 일부 미생물은 UV lamp에서 형광을 띠기도 한다. 만약 형광을 띠지 않으면 형광 색소(fluorochrome)로 염색시켜야 한다. 형광색소로 염색된 미생물은 자외선 광원의 형광 현미경을 사용하면 어두운 배경에 비해 밝은 빛을 나타내는 미생물을 관찰할 수 있다(그림 2-5).

형광 현미경은 주로 직접 형광항체법이나 간접 형광항체법을 이용할 때 필요하며 이 방법은 미생물을 동정하거나 질병을 진단하는데 이용한다. 또한 2차 항체(secondary antibody)를 이용하는 것이 특징이며 2차 항체는 항체와 형광염료를 화학적으로 부착한 항체를 말한다. 2차 항체는 검체 중 목적하는 항원과 결합하며 항원과 항체의 복합체를 형성함으로써 형광을 띠게 한다(그림 2-6).

4) 전자 현미경(Electron Microscope)

전자 현미경은 바이러스나 세포의 내부구조처럼 크기가 0.2㎛보다 작은 미생물이나 구조를 관찰하기 위하여 사용된다. 전자현미경의 해상력은 다른 현미경의 해상력보다 훨씬 뛰어나다. 전자의 파장은 가시광선의 파장보다 100,000배나 더 짧기 때문에 전자현미경은 바이러스와 같은 미세구조를 관찰하고자 할 때 이용된다. 전자 현미경에서는 광원으로 전자빔(electrons beam)을 사용한다. 광자(photons)와 마찬가지로 자유 전자(free electrons)가

파동의 형태로 이동한다. 그리고 전자 현미경에서는 유리 렌즈를 사용하는 대신에 전자빔이 진공 상태의 관(통로)을 지나 시료에 초점이 맞을 수 있도록 전자기렌즈(electromagnetic lens)를 사용한다. 전자현미경은 **투과전자현미경**(transmission electron microscope : TEM)과 **주사전자현미경**(scanning electron microscope : SEM)의 두 가지 종류가 있다.

(1) 투과전자현미경(Transmission Electron Microscope)

투과전자현미경에는 전자총(electron gun)에서 나오는 전자빔이 잘 초점이 맞혀진 상태로 시료의 매우 얇은 부분을 통과해 지나간다. 전자빔은 전자기 집광렌즈(electromagnetic condenser lens)에 의해서 시료의 아주 작은 부분에 초점을 맺게 되는데, 전자기 집광렌즈는 광학 현미경의 집광렌즈와 거의 비슷한 작용을 하기 때문에 전자빔이 검체를 조명하기 위해서는 직선으로 흐를 수 있도록 한다(그림 2-7(a, c), 그림 2-8(a))

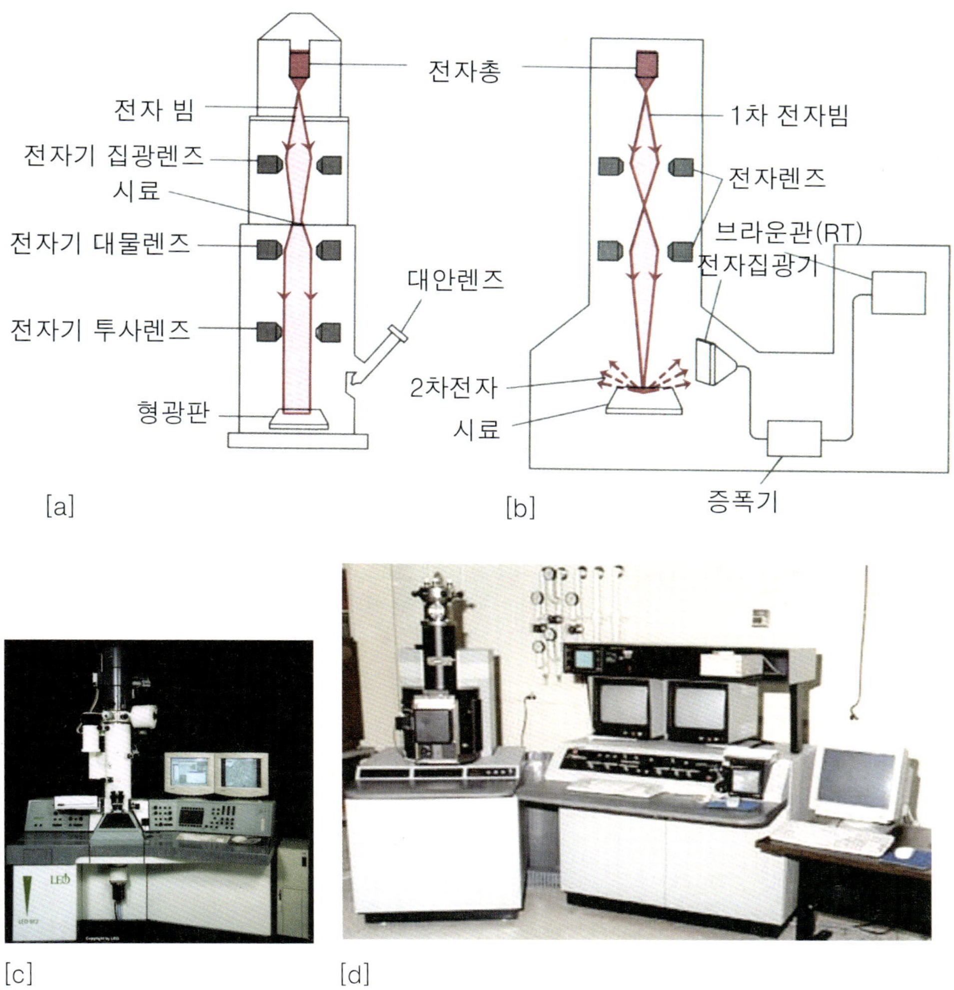

그림 2-7. 전자현미경

a, c. 투과전자현미경 b, d. 주사전자현미경

전자현미경은 광학 현미경의 유리 렌즈 대신에 전자기 렌즈를 사용한다. 전자기 렌즈는 조명, 초점, 확대 등을 조절한다. 전자현미경은 광학 현미경처럼 시료를 유리 슬라이드 위에 올려놓는 것이 아니라 그리드(grid)라고 불리는 작은 지지체 위에 올려놓는다. 전자빔은 시료를 통과한 다음에 전자기 대물렌즈 (electromagnetic objective lens)를 통과하면서 상이 확대되고 마지막으로 광학 현미경에서의 대안 렌즈의 역할을 담당하는 전자기 투사 렌즈(electromagnetic projector lens)에 의해서 형광판(fluorescent screen or photographic plate)위로 초점이 맞춰진다. 투과전자현미경 상(transmission electronmicrograph)이라고 불리는 최종의 상은 시료의 각 부분에 얼마만큼 전자가 흡수되었는지에 따라 밝고 어두운 부분으로 나타난다.

투과전자현미경을 사용하면 2.5nm의 물체도 분해할 수 있으며 물체들은 보통 10,000배에서 100,000배로 확대된다. 대부분의 일반적인 현미경에서 시료의 밀도는 매우 낮기 때문에 그 시료의 초미세구조(ultrastructure)와 배경 사이의 대조는 매우 희미하다. 이러한 대조는 전자를 흡수하는 염색시약을 사용해 염색된 부분이 어두운 상을 나타나게 함으로써 극대화될 수 있다. 납(lead, Pb), 오스뮴(osmium, Os), 텅스텐(tungsten, W), 그리고 우라늄(uranium, U)같은 중금속의 염(salts)이 염색시약으로 사용된다.

이들 중금속염은 시료에 흡착하고(positive staining) 그리고 배경 부분의 전자의 불투명한 정도를 증가시키는 데에 사용 될 수도 있다(negative staining). Negative 염색은 바이러스 입자나 세균의 편모, 단백질 분자처럼 매우 크기가 작은 시료를 관찰하고자 할 때 사용한다. 투과형 전자현미경은 매우 높은 분해능을 갖고 있다는 장점 외에도 시료의 내부미세구조를 관찰할 때에 매우 유용하다. 그러나 전자는 물체를 투과할 수 있는 힘이 매우 약하기 때문에 시료를 전자빔이 통과할 수 있도록 얇게 제작해야(약70nm) 효과적으로 관찰할 수 있다.

(2) 주사전자현미경(Scanning Electron Microscope)

주사전자현미경은 투과형 전자현미경에서의 문제점을 보완했다. 주사전자현미경은 시료의 3차원적인 상을 볼 수 있게 한다. 주사전자현미경에서의 전자총 (electron gun)은 일차 전자빔 (primary electron beam)이라고 불리는 초점이 잘 맞춰진 전자빔을 낸다. 이들 전자들은 전자기 렌즈(EML)를 통과해서 지나가고 시료 표면을 향해 간다. 일차 전자빔은 시료의 표면에서 충돌해서 튀어나와 이차 전자 (secondary electrons)를 생성하고 이차 전자는 집광기(electron collector)를 통과하면서 증폭되어 최종적인 상을 CRT(브라운관)에 나타나게 한다. 주사전자현미경은 형체가 완전하게 보존되어 있는 세포나 바이러스의 표면 구조를 관찰하는 데에 특히 유용하다. 주사전자 현미경을 사용하면 20nm이상으로 인접한 물체를 해상할 수 있으며 물체의 확대율은 일반적으로 몇 십배에서 몇 만배의 분해능을 갖는다(그림 2-7(b, d), 그림2-8(b)).

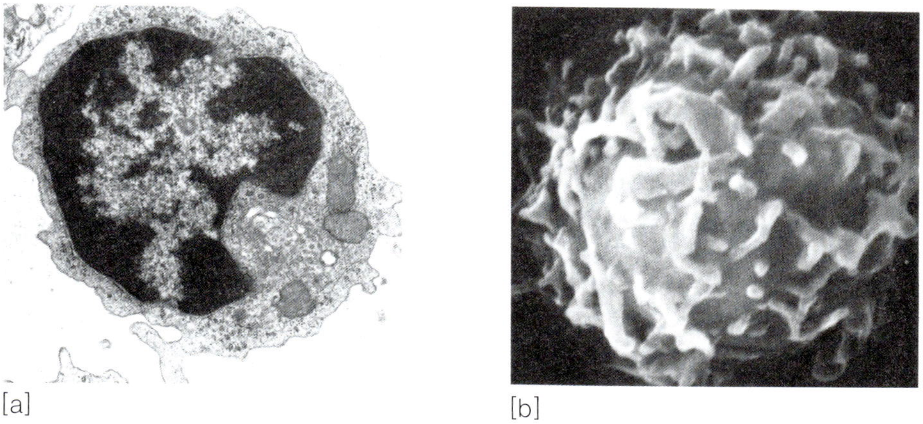

그림 2-8. a. 투과전자현미경에서의 Lymphocyte　b. 주사전자현미경에서의 Lymphocyte

4. 도말 및 염색

1) 도말 표본준비와 염색

미생물의 형태와 세포의 배열 상태를 관찰하기 위한 **염색**(staining)은 특정구조를 강조할 수 있는 염색시약으로 미생물을 착색하는 과정이다. 염색하는 동안 미생물이 슬라이드로부터 떨어지지 않도록 고정이 필요하며 미생물이 포함된 검체를 얇은 막의 형태로 슬라이드의 표면에 넓게 **도말**(smear)을 해야한다. 공기에 건조한 후 슬라이드를 버너의 불꽃으로 수회에 걸쳐 천천히 통과시켜 건조 및 고정한 후 염색과정을 시행하고 물로 씻어낸다. 그리고 여과지로 슬라이드의 수분을 흡수한 후 현미경으로 관찰한다.

염료(stains 또는 dyes)란 양이온과 음이온으로 구성되어 있는 염(salts)을 의미하는데, 두 이온중의 하나는 착색이 되어 있으며 그것을 **발색단**(chromophore)이라고 한다. **염기성 염료**(basic dyes)의 경우에는 양이온이 색을 띠고, **산성 염료**(acidic dyes)의 경우에는 음이온이 색을 띤다. 또한 세균은 pH 7.0에서 약한 음이온을 띤다. 그러므로 염기성 염료의 색을 띠고 있는 양이온은 음이온을 띠고 있는 세균 세포에 부착되어 착색을 하게 된다. 염기성 염료에는 crystal violet, methylene blue, 그리고 safranin 등이 있다.

산성 염료의 경우 염색시약의 음이온과 세균 세포 표면의 음이온이 서로 밀어내므로 산성 염색 시약은 배경을 염색한다. 이를 **네거티브 염색** (negative staining)이라고 한다. 이러한 네거티브 염색은 까만 배경과 잘 대조를 이루어 매우 잘 보이기 때문에 전체적인 세포의 형태, 크기, 그리고 외부의 협막(capsule) 구조를 관찰하는 데 좋다. 또한 열 고정(heat fixation)을 필요로 하지 않기 때문에 세포의 크기와 형태의 변화를 최소로 하여 관찰할 수 있다는 장점이 있다. 산성 염료에는 eosin과 nigrosin이 있다. 염색방법은 주로 단순 염색

표 2-2. 염색방법 및 특징

종 류	염색방법	결 과	응 용
단순염색	Methylene blue Safranin Crystal violet	blue red purple	세포의 크기, 형태 그리고 배열관찰
감별염색	Gram stain	Gram + : purple (crystal violet) Gram − : red (safranin counter stain)	그람양성균과 음성균의 분리
	Ziehl-Neelsen acid-fast stain	Acid-fast bacteria : red	기타 세균으로부터 *Mycobacterium*과 *Nocardia*의 분리
특수염색	Flagellar stain	편모 : dark(silver) red(carbolfuchsin)	편모의 수, 위치확인
	Schaeffer-Fulton stain	Endospores : green (malachite green)	Clostridium과 Bacillus의 아포확인
	Negative staining	어두운 배경에서 협막은 투명	협막확인

(simple staining), 감별 염색(differential staining), 특수 염색(special staining)을 사용한다(표 2-2).

2) 단순 염색(Simple Stains)

단순 염색은 한 가지 종류의 염료를 사용하는 경우로 염기성 염료를 주로 사용한다. 단순 염색은 미생물의 전체적인 모양을 강조해, 세포의 형태와 구조가 잘 보일 수 있게 하는 것이다. 염료를 고정된 도말 위에 떨어뜨린 후 일정 시간을 기다리고 나서 물로 수세 한 다음 슬라이드를 건조시킨 후 관찰한다. 때로는 염색반응을 촉진하기 위하여 화학물질을 첨가할 때도 있다. 그러한 첨가 물질을 **매염제(mordant)**라고 한다. 매염제의 기능은 염료와 검체의 결합 정도를 증가시키며 염색 후에 더 잘 보일 수 있게 하는 것이다. 단순 염색의 염료에는 methylene blue, carbolfuchsin, crystal violet 그리고 safranin 등을 사용한다.

3) 감별 염색(Differential Stains)

감별 염색은 서로 다른 종류의 세균에 대해서 각각 다르게 반응하기 때문에 세균의 종을 구분할 수 있다. 감별 염색 방법에는 그람 염색(Gram stain)과 항산성 염색(acid-fast stain) 등이 있다.

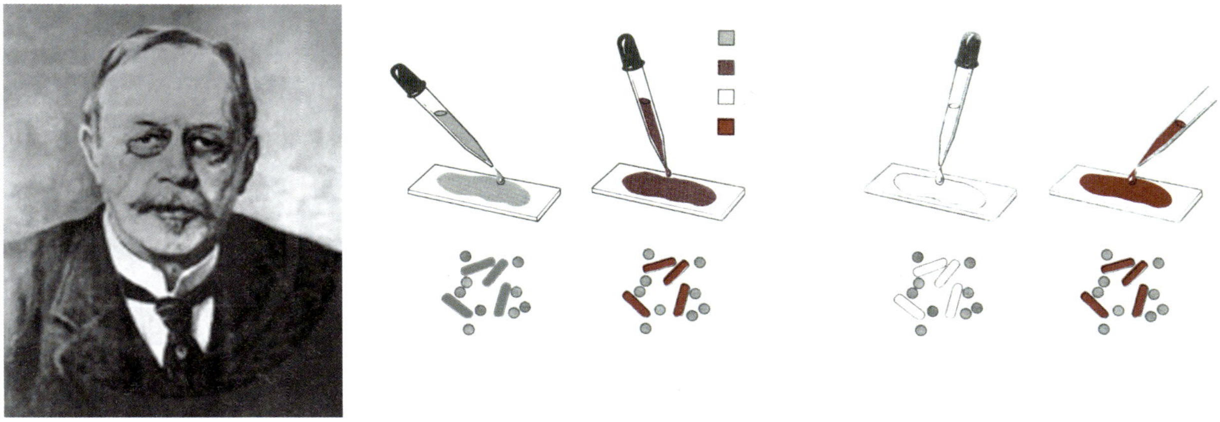

그림 2-9. Hans Christian Gram, Gram 염색의 과정 및 결과

(1) 그람 염색(Gram Stain)

그람 염색은 1884년 덴마크 미생물학자인 Hans Christian Gram에 의해서 개발되었다. 이 방법은 세균을 그람 양성균(gram-positive)과 그람 음성균(gram-negative)의 두 그룹으로 분리할 수 있다(그림 2-9).

이 방법은 고정된 도말을 염기성 염료(주로 crystal violet)로 처리한다. 이 염료는 모든 세포를 채색하기 때문에 **1차 염색 시약**이라고 한다. 염료를 물로 수세하고 도말에 매염제인 iodine을 첨가한다. iodine을 물로 씻어 내면 그람 양성균과 그람 음성균 모두 짙은 보라색 또는 자주색을 띤다. 그 다음 탈색제(decolorining agent)인 Acetone-alcohol 로 처리하면 일부 세균(그람음성균)에서는 보라색이 탈색되게 된다. 그리고 슬라이드를 물로 수세하고 다시 적색의 염기성 염료인 safranin으로 염색한다. 마지막으로 슬라이드를 물로 수세한 후에 건조하고 현미경으로 관찰한다.

1차 염색 시약과 iodine은 위에서도 언급했듯이 세균에 결합해서 짙은 보라색 또는 자주색으로 착색시킨다. 알코올로 처리한 후에도 이 색을 그대로 유지하는 세균은 **그람 양성균(gram-positive)**으로 분류한다. 탈색 후 원래의 색(짙은 보라색이나 자주색)을 잃는 세균은 **그람 음성균(gram-negative)**으로 분류한다. 그람 음성균은 알코올 처리 이후에 탈색되기 때문에 무색을 띤다. 그 후 safranin을 처리하면 그람 음성균은 분홍색을 띠게 된다. safranin처럼 일차 염색에 대해 대조되는 색으로 착색하는 염료를 **2차 염색 시약** 또는 **대조 염색 시약(counter stains)**이라고 한다.

세균이 그람 염색에 대해서 각각 다른 반응을 나타내는것은 세포벽의 구조적 차이에 의한 것이다. 세포벽의 구조에 따라서 crystal violet과 iodine의 결합이(crystal violet-iodine complex : CV-I) 유지되기도 하고 깨지기도 한다. 그람 양성 세균과 그람 음성 세균의 여러 가지 차이점 중에 그람 양성균은 두꺼운 peptidoglycan층과 teichoic acid의 세포벽을 갖는 반면에 그람 음성균은 상대적으로 얇은 peptidoglycan층과 Lipopolysaccharide층으로 구성되어 있다.

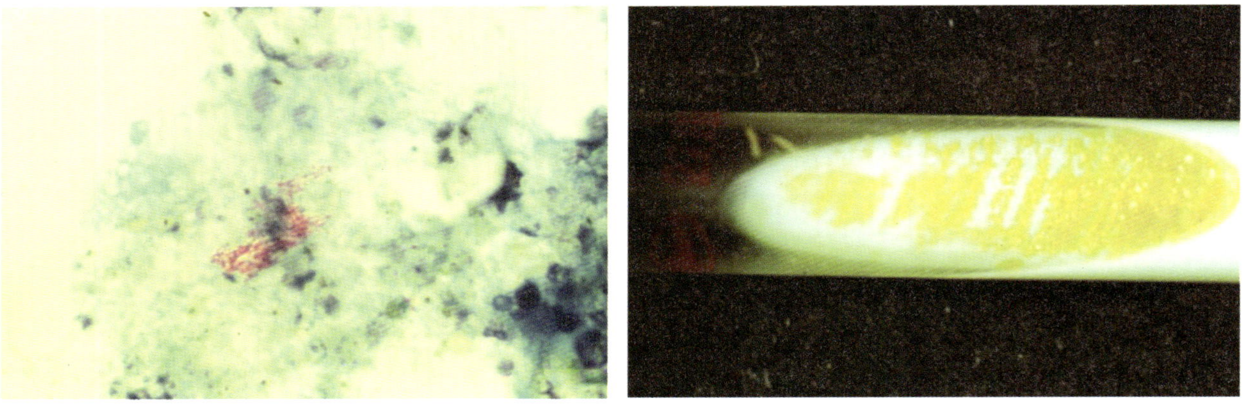

그림 2-10. 항산성염색(Ziehl-Neelsen)

Crystal violet과 iodine을 그람 양성균과 그람 음성균에 처리하면 세포에 침투하며 세포의 내부에서 crystal violet과 iodine은 CV-I의 형태로 결합한다. 이 결합체는 세포 내로 들어갔던 crystal violet 분자보다 더 크기 때문에 acetone-alcohol로 탈색을 시도해도 그람 양성균에서는 세포 내의 두꺼운 층을 이루고 있는 peptidoglycan층을 빠져 나올 수가 없다. 그 결과 그람 양성균은 crystal violet 염색시약의 색을 그대로 유지하게 된다.

그러나 그람 음성균은 탈색제인 acetone-alcohol로 처리하면 세포벽 외부의 lipopolysaccharide 층이 파괴되기 때문에 CV-I 복합체는 얇은 층의 peptidoglycan을 쉽게 빠져 나오게 된다. 그 결과 그람 음성균은 safranin으로 2차 염색을 하기 전까지 색을 띠지 않다가 2차 염색 후에 적색을 나타낸다. 즉 그람 양성균은 자주색을 나타내고 그람 음성균은 적색으로 보인다.

그람 염색은 병원 미생물학에서 가장 중요한 염색법 중 하나이다. 그람 염색을 통하여 세균에 의한 질병의 치료에 중요한 정보를 얻을 수 있다. 그람 양성균은 일반적으로 penicillin이나 sulfonamide 약제에 감수성이 있으며 그람 음성균은 위의 항생물질에 저항성을 나타내지만 streptomycin, chloramphenicol, tetracyclin같은 항생제에는 감수성이 있다. 그러므로 그람 염색은 세균의 분류뿐 아니라 질병을 치료하기 위한 항생제 선택의 지표가 될 수 있다.

(2) 항산성 염색(Acid-Fast Stain)

항산성 염색은 Mycobacterium과 Nocardia 속에 속하는 세균을 분류하는데 유용하게 사용되는 방법이다. *Mycobacterium*과 *Nocardia*가 다른 미생물과 가장 다른 점은 세포벽에 왁스 성분의 물질을 갖고 있다는 점이다. 항산성 염색은 carbolfuchsin이라는 적색의 염료를 고정되어 있는 도말에 처리한 후 슬라이드를 수 분 동안 천천히 가열한다. 그 후 슬라이드를 식히고 나서 물로 수세한다. 탈색제의 산성 알코올(acid-alcohol)로 처리하면 항산성균(acid-fastness bacteria)을 제외한 세균은 탈색되어 무색을 나타낸다. 그 후 methylene blue(대조염색)로 적용시키면 항산성 세균은 붉은색을 나타내며 기타 세균은 methylene blue에 의하여 푸른색을 띤다(그림 2-10).

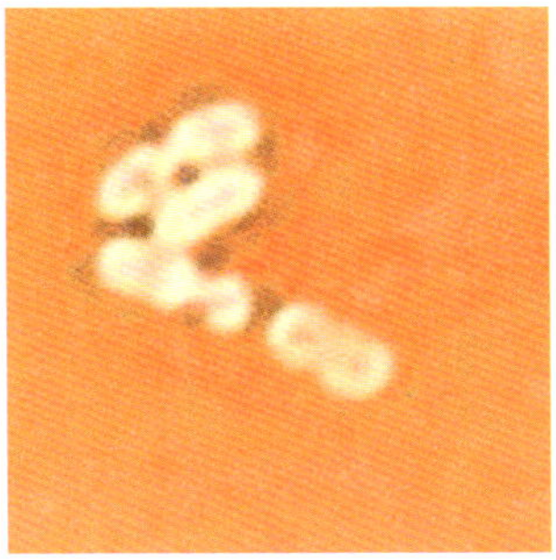

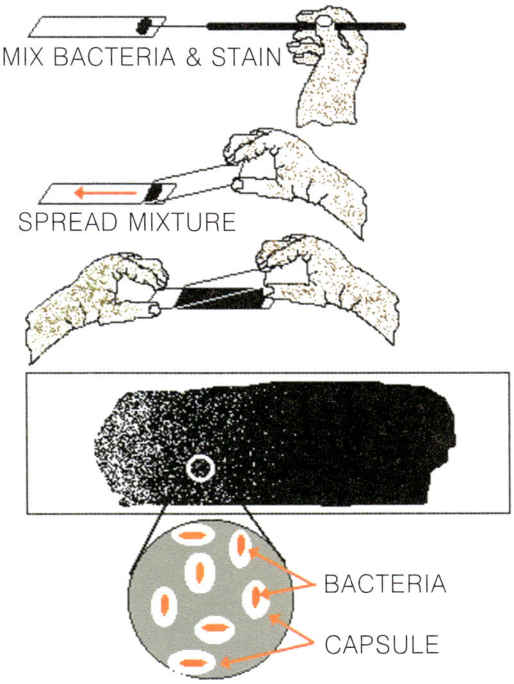

[a] [b]

그림 2-11. a. congo red에 의한 협막염색(*K.pneumoniae*) b. capsule 염색과정

4) 특수 염색(Special Staining)

특수 염색은 아포(endospores)나 편모(flagella)같은 미생물의 특정 구조를 분리하거나 협막(capsule)의 존재 여부를 확인할 때 사용한다.

(1) 협막 염색(Negative Staining for Capsules)

많은 미생물은 세포벽 외부에 젤라틴 성분의 협막(capsule)을 갖고 있다. 병원 미생물학에서 협막의 존재를 확인하는 것은 그 미생물의 **병원성(virulence)** 정도를 측정하는 수단이 된다. 협막 성분은 물에 잘 용해되기 때문에 물로 수세하는 과정에서 제거가 될 수 있으므로 협막 염색은 다른 염색 방법보다 훨씬 까다롭다. 협막의 존재를 확인하기 위해서 Congo red, India ink같은 산성염료로 처리한다. Congo red, India ink를 사용하는 염색방법은 네거티브 염색(negative staining)이라고 한다. 이 염료는 세포의 협막구조를 통과하지 못하기 때문에 배경만 어둡게 착색시킨다(그림 2-11).

(2) 아포 염색 (Endospore Stain)

세포 내에 생성된 아포는 불리한 외부 환경 조건으로부터 미생물을 보호해 주는 역할을 한다. 아포는 단순 염색이나 그람 염색같은 일반적인 염색 방법으로는 염색되지 않는다. 그러나

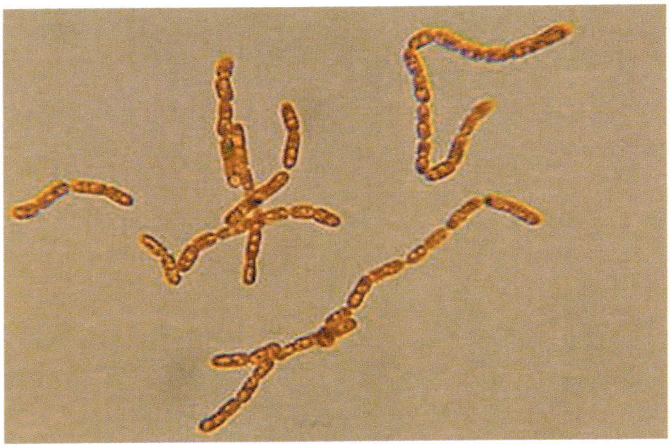

그림 2-12. Schaeffer-Fulton endospore stain

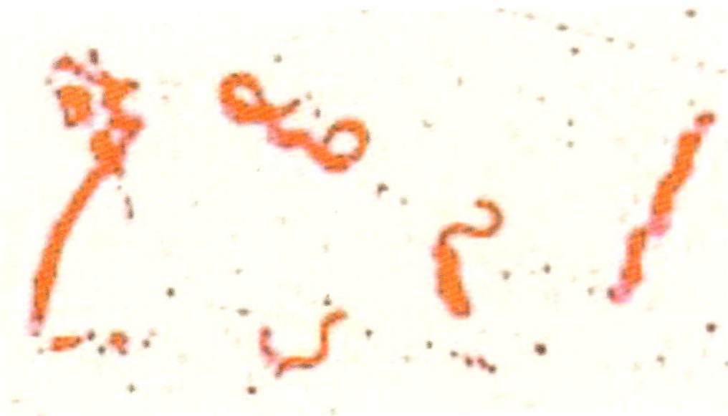

그림 2-13. Campylobacter fetus : Leifson flagella stain

아포들은 매우 굴절율이 높기 때문에 광학 현미경으로 어느 정도 관찰이 가능하다. 가장 보편적으로 사용되는 아포 염색법으로는 Schaeffer-Fulton 방법이 있다(그림 2-12). 일차 염색 시약인 malachite green을 열고정 시킨(heat-fixed) 도말에 처리하고 약 5분간 가열한다. 그리고 물로 약 30초간 수세하면 아포를 제외한 모든 부분의 malachite green 염료가 제거된다. 그리고 나서 대조 염색 시약 인 safranin으로 처리하면 세포 부분에 남아 있는 malachite green을 제거하면서 세포를 염색시킨다. 그 결과 아포는 malachite green에 의하여 초록색으로 염색되며 주변 세포는 safranin에 의하여 분홍색으로 염색된다.

(3) 편모 염색(Flagella Staining)

편모는 세균의 운동성을 결정해주는 중요한 구조이지만 광학 현미경으로 관찰할 수 없을 정도로 아주 가늘다. 편모를 관찰하기 위해서는 매염제(mordant)와 carbolfuchsin 염료를 사용해서 편모가 광학 현미경으로 보일 때까지 편모의 밀도와 두께를 증가시키는 것이 중요하다. 편모의 수와 배열 상태는 미생물의 동정에 중요하다(그림 2-13).

chapter 3 미생물의 구조
Structure of Microorganism

1. 개요

살아 있는 모든 세포는 **진핵세포**(eukaryotic cell)와 **원핵세포**(prokaryotic cell)로 구분한다. 미생물 중 세균(bacteria)은 원핵세포(prokaryotic cell)로 구성되어 있으며 진균류(효모와 이끼류), 원생동물 그리고 조류 등은 진핵세포(eukaryotic cell)로 구성되어 있다. 원핵세포와 진핵세포는 핵산, 단백질, 지질 그리고 탄수화물을 포함하고 있다. 그들은 영양분을 대사하고 단백질을 합성하고 에너지를 저장하기 위해 화학적 반응을 한다. 원핵세포와 진핵세포를 구별하는 것은 세포벽, 세포막, 그리고 세포기관의 구조를 기초로 한다(표 3-1).

2. 원핵세포

원핵세포(그림 3-1)는 단세포성 유기체의 거대한 많은 그룹으로 구성되어 있다. 이 그룹은 **진정세균**(true bacteria)과 **고세균**(archaeobacteria)을 포함한다. 세균은 형태, 화학적 구성, 영양요구성, 그리고 생화학적 활성을 포함한 많은 요소들에 의해 구별된다.

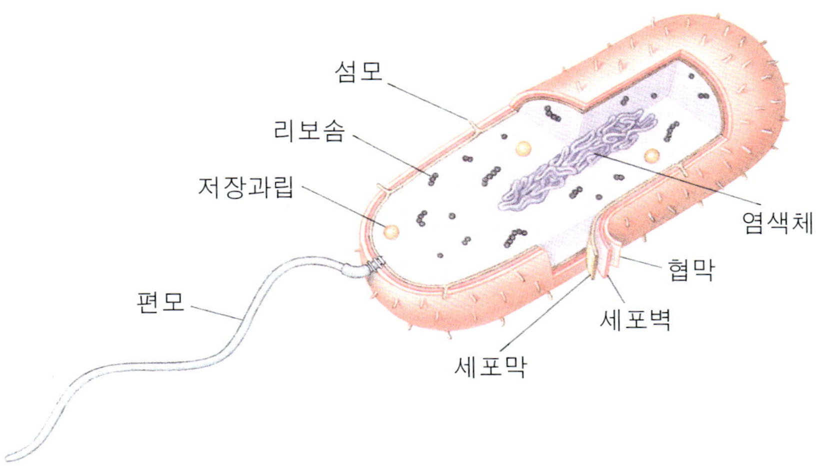

그림 3-1. 전형적인 원핵세포의 모형

표 3-1. 원핵세포와 진핵세포 구조의 비교

세포의 구조	원핵세포	진핵세포
세포의 크기	1~10㎛	10~100㎛
핵의 구조		
DNA	핵막이 없는 한 개의 원형 염색체	Histone 단백질 존재 다수의 직선염색체
핵막	없다	있다
세포의 구조		
내형질세망	없다	있다
미토콘드리아	없다	있다
리보솜	70s	80s
라이소좀	없다	있다
세포질막	일반적으로 Sterol과 탄수화물이 없다	Sterol과 탄수화물이 있다
세포분열	이분열	체세포분열
세포벽	일반적으로 존재(peptidoglyean)	없거나 Cellulose 또는 Chitin 존재
협막	대부분 있다	없다

1) 세균의 형태와 배열

세균의 모양과 크기는 매우 다양하다. 대부분 세균의 직경은 0.2~2.0㎛이며, 길이는 2~8㎛정도의 크기를 갖는다. 세균은 구형모양의 **구균**, 막대모양의 **간균** 그리고 **나선균**의 기본형태를 갖는다. **구균**은 일반적으로 둥근 모양이나 난형, 신장형, 그 외에도 한쪽으로 납작한 형태가 있다. 분열 후 쌍으로 남아 있는 구균을 쌍구균(diplococci), 사슬 같은 형태로 붙어있는 구균을 연쇄상구균(streptococci), 4면으로 분열하여 4개가 그룹을 형성하는 구균을 사연구균(tetrads) 그리고 규칙적인 3면으로 분열하고 정6면체로 남아 있으면 팔연구균(sarcina)이라고 한다. 불규칙적인 모양으로 분열하여 포도송이 모양을 형성하는데 이것을 포도상구균(staphylococci)이라고 한다. 이러한 형태학적 특징은 구균을 동정하는데 도움을 준다(그림 3-2).

대부분의 **간균**은 한 개의 막대처럼 보인다. 쌍간균(diplobacilli)은 분열 후에 짝을 이루고 연쇄상간균(streptobacilli) 사슬을 형성한다. 난형이면서 구균처럼 보이면 구간균(coccobacilli)이라고 한다(그림 3-3). **나선형세균**은 한번 이상으로 꼬여 있는 것이 특징이다. 그것들은 결코 직선이 아니며 콤마같이 구불어진 막대형으로 vibrios 라고 한다(그림 3-3). 단단하고 코르크 마개와 같이 꼬여있는 모양을 보이면 spirilla라고 한다. 나선형의 나머지 것들은 spirochetes 라고 하며 spirilla 와는 다르게 축사(axil filament)를 이용하여 운동한다. 3가지 기본 형태 외에 별모양의 세포(genus stella)와 최근에 발견된 사각형 모양의 납작한 세포(genus arcula)가 있다. 세균의 형태는 유전적으로 결정되나 환경에 따라 형태가 달라질 수도 있다(그림 3-4).

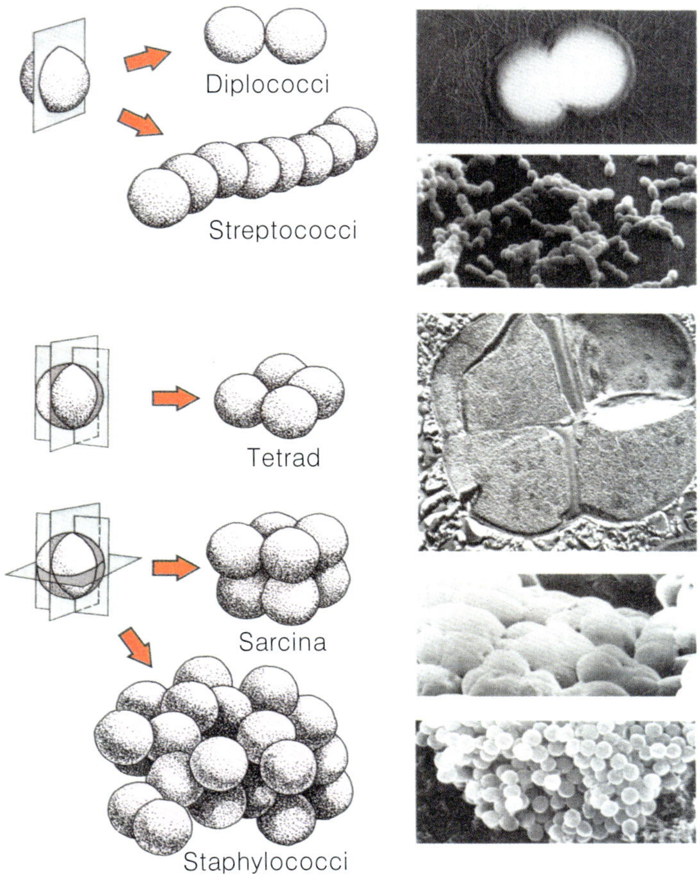

그림 3-2. 구균(cocci)의 배열에 따른 분류

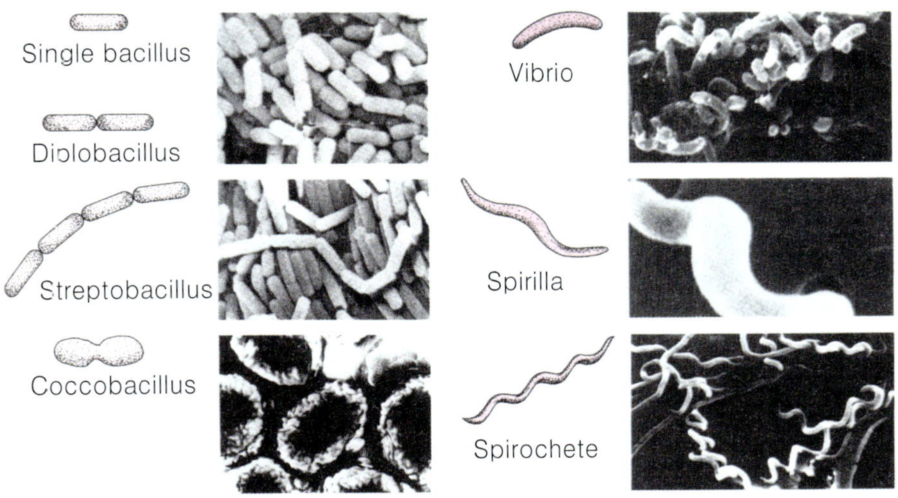

그림 3-3. 간균 및 나선형균

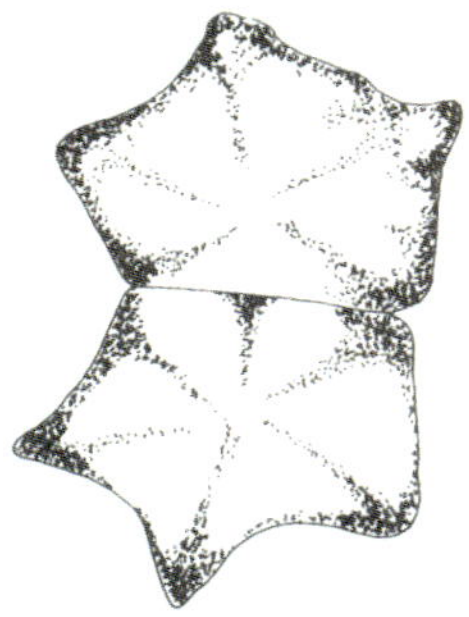

Stella(star shape)

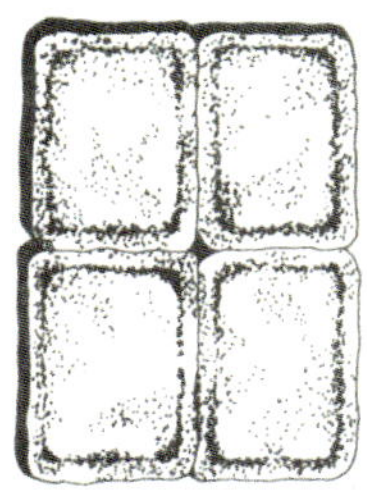

Arcula(square shape)

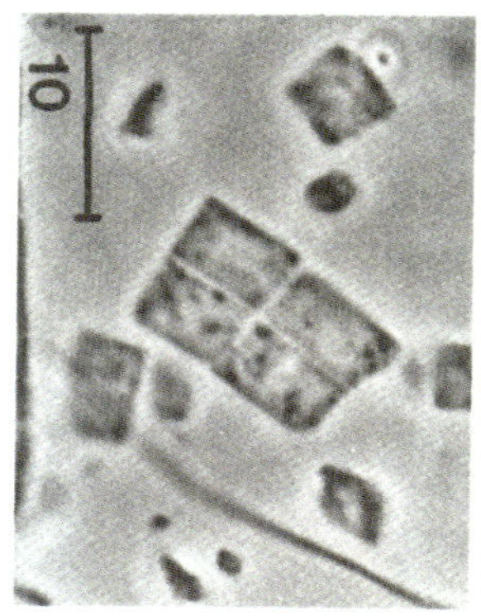

그림 3-4. 별과 사각형 모양의 세포

2) 세포벽 외부구조

(1) Glycocalyx

Glycocalyx는 세균을 감싸고 있는 물질로서 다당류, 폴리펩타이드로 구성된 젤라틴성분의 중합체이다. glycocalyx는 점성이 있고 대부분 세포내에서 만들어져 세포표면으로 분비한다. 이러한 점성(glycocalyx)물질이 합성되고 단단히 세포벽에 붙으면 **협막**(capsule)이라고 한다(그림 3-5). 협막은 인디아 잉크 방법 같은 네거티브 염색을 하면 관찰할 수 있다. 협막은 특정 세균이 **병원성**을 갖는데 중요하다. 협막은 종종 숙주의 식균작용으로부터 병원성 세균을 보호한다.

협막을 갖는 연쇄상 폐렴구균은 폐렴을 일으키고 협막이 없는 폐렴구균은 백혈구로부터 탐식되기 때문에 폐렴을 일으킬 수 없게 된다. 탄저균은 D-글루타민 산이라는 협막을 생산한다. 협막을 갖는 탄저균은 백혈구의 **탐식작용**으로부터 보호되기 때문에 탄저병을 일으킨다.

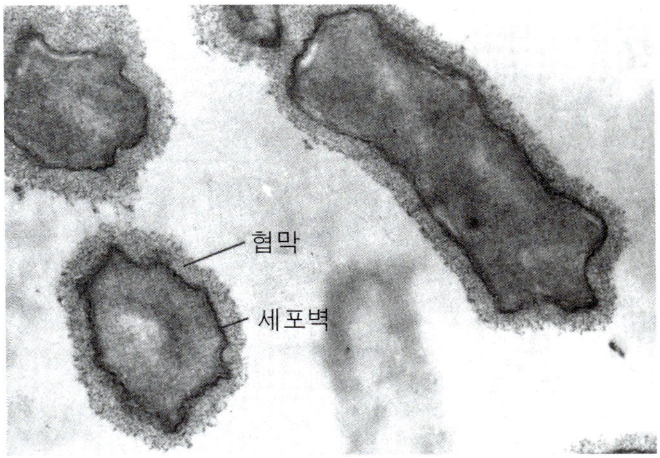

그림 3-5. 세균의 협막

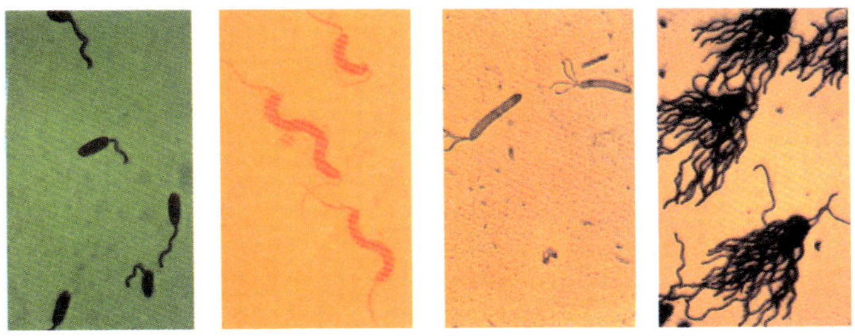

그림 3-6. 편모의 배열

a. 단모균 b. 양모균 c. 총모균 d. 주모균

Glycocalyx의 또 다른 작용은 **부착**이다. 충치를 일으키는 *S.mutans* 는 glycocalyx에 의해 치아 표면에 부착하고, *Klebsiella pneumonia* 의 협막은 식작용으로부터 탐식되는 것을 방어하며 호흡기에 부착하여 존재한다.

(2) 편모(Flagella)

편모는 세균의 운동수단을 나타내는 긴 섬유성 돌기이며 세균은 4종류의 편모 배열을 갖는다(그림 3-6). 편모의 배열에 따라 monotrichous(단모균), amphitrichous(양모균), lophotrichous(총모균), 그리고 peritrichous(주모균) 등으로 분류한다. 편모를 갖는 세균은 운동성을 나타낸다. 각각의 원핵세포의 편모는 기저체로부터 편모를 초당 100회 회전시킴으로써 세균을 앞쪽으로 이동시킬 수 있다(그림 3-7). 이런 운동성은 세포의 지속적인 에너지 생성에 의존하고 있다. 편모의 수와 배열은 세균의 분류에 있어서 중요한 기준이 될 수 있다.

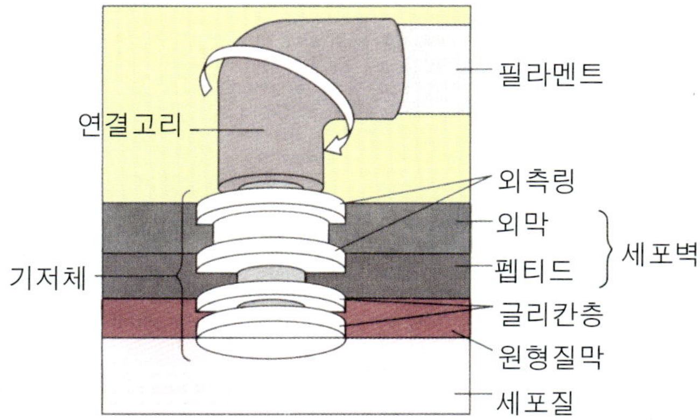

[a]

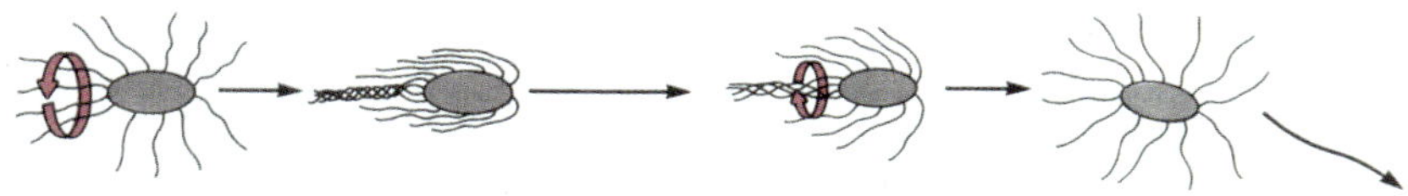

[b]

그림 3-7. a. 편모의구조 b. 운동성

편모를 기준으로하여 세균을 아래와 같이 5종으로 구분한다.

① 무모균(atrichous bacteria : atrichate) : 편모가 없는 세균(예: 구균, shigella, *K. pneumoniae*)

② 단모균(monotrichous bacteria : monotrichate) : 균체 한 끝에 1개의 편모를 가진 세균(예: vibrio)

③ 총모균(lophotrichous bacteria : lophotrichate) : 균체 한 끝에 다수의 편모가 부착된 세균(예 : *Pseudomonas aeruginosa*)

④ 양모균(amphitrichous bacteria : amphitrichate) : 균체 양 끝에 각각 1개씩 편모가 있는 세균(예 : *Spirillum ostreae*)

⑤ 주모균(peritrichous bacteria : peritrichate) : 균체 주위에 많은 편모가 분포되어 있는 세균(예 : *Proteus vulgaris*)

(3) 축사(Axial Filaments)

Spirochetes 는 독특한 구조와 운동성을 가진 세균의 그룹이다. 가장 잘 알려진 spirochetes 중 매독균(*Treponema pallidum*)은 축사(axial filament)를 이용하여 운동한다(그림 3-8). Spirochetes 의 축사는 세포 주변을 감싸고 있으며 편모와 유사하다. 진핵세포는 축사를 갖지 않는다.

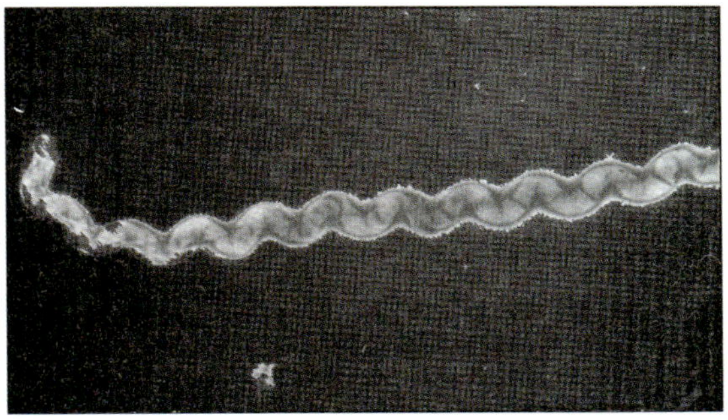

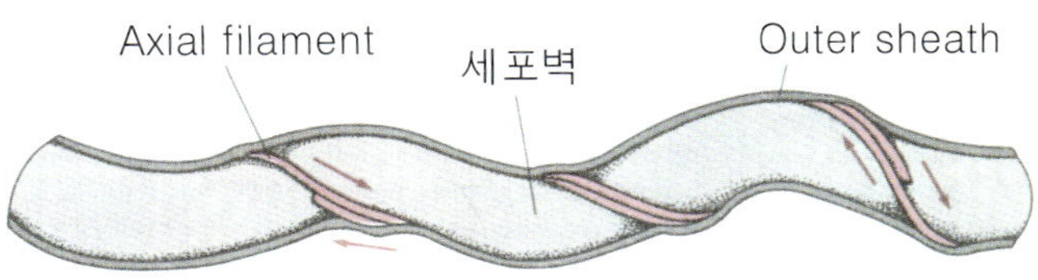

그림 3-8. 축사(Axial filament)의 구조

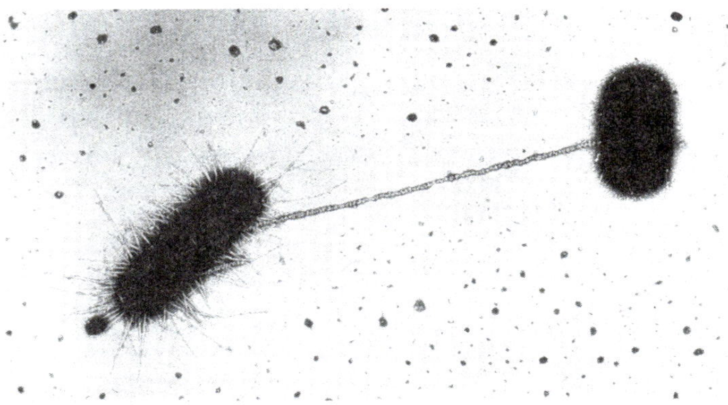

그림 3-9. 섬모(Pili)

(4) 섬모(Pili or Fimbriae)

섬모는 편모처럼 세균표면에 붙어있는 부속물이다. 그러나 섬모는 편모에 비해 짧고 얇은 단백질로 구성되어 있으며 직경은 5~10nm의 크기를 가진다. 섬모는 세균의 전체 표면에 고루 퍼져있으며 몇 개에서 수 백개의 섬모가 있을 수 있다. 섬모는 2가지 형태가 있다. 첫 번째 형태는 일반적인 섬모(general pili)라 불리는데 이것은 숙주의 표면에 부착하도록 한다. 임질 원인균인 *Neisseria gonorrhoeae* 는 섬모를 가지며 점막에 **부착**하도록 작용한다. 임질균이 요도 점막에 부착하면 임질을 유발한다. 두 번째 섬모의 형태는 세균의 생식에 도움을 주는 **성 섬모**(sex pili)이다. 성 섬모는 한 세균으로부터 다른 세균으로 유전물질인 DNA를 전달하기 위하여 세균끼리 연결해 주는 기능을 한다(그림 3-9).

3) 세포벽(Cell Wall)

대부분의 원핵 세포는 세포벽을 갖으며, 세균의 세포벽은 세포의 형태를 구성하는 복잡한 구조를 갖는다. 세포벽은 원형질막을 감싸고 있으며, 다양한 환경의 변화로 부터 세포내부와 세포를 보호한다. 대부분 모든 원핵세포는 세포벽을 갖는다. 세포벽의 중요한 기능은 세균 외부보다 내부의 삼투압이 더 높을 때 세균이 파열되는 것을 보호하는 것이다. 또한 세균의 형태유지, 편모의 고착역할, 그리고 일부 종에서는 질병의 증상을 일으키는 역할을 한다. 비록 조류, 균류를 포함한 일부 진핵세포는 세포벽을 갖지만, 화학적으로 원핵세포의 세포벽과 다르며 세포벽 구조에 있어서 훨씬 간단하고 덜 견고하다.

(1) 구성과 특성

원핵세포 중 Gram양성세균과 Gram음성세균의 세포벽은 peptidoglycan이 주성분으로 이루어져 있으며 Gram양성세균은 음성세균보다 peptidoglycan 층이 두껍다. 또한 Gram 양성세균 세포벽에는 peptidoglycan 외에 teichoic acid가 존재한다(그림3-10).

Peptidoglycan은 N-acetylglucosamine과 N-acetyl muramic acid가 β-1,4 glycoside 결합으로 이루어진 다당류가 축을 이루고 있으며 N-acetyl muramic acid 중의 Lactyl기가 tetrapeptide와 결합하여 다당류 축간을 연결하는 그물모양의 구조를 하고 있다(그림 3-11). **Gram양성세균의 세포벽**을 이루고 있는 peptidoglycan 은 6번 탄소 위치의 -OH기가 O-acetyl기로 치환된 N-acetylmuramic acid를 함유하고 있기 때문에 lysozyme에 의하여 잘 분해되지 않는다.

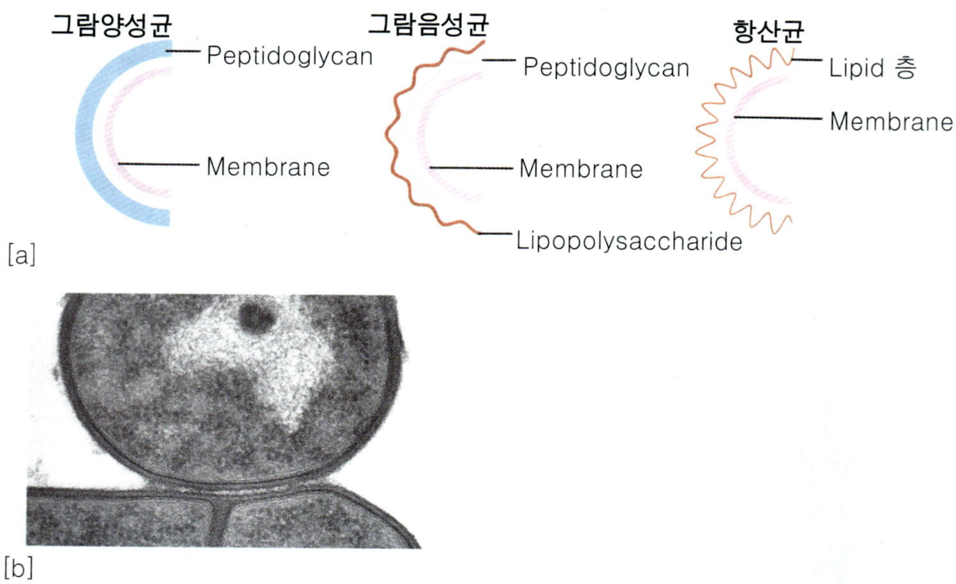

그림 3-10. 세포벽(cell wall)

a. Gram 양성, 음성 세균 및 항산성균의 세포벽

b. 전자현미경에서의 gram 양성세균의 세포벽

Peptide를 이르고 있는 amino acid는 균종에 관계없이 L-Ala-D-Glu-L-DAP-D-Ala 순으로 배열되어 있으며, 3번 위치의 L-DAP 대신 구균은 L-Lys가 들어 있다. ※ L-DAP(diaminopimeric acid)

Peptidoglycan 중 tetrapeptide의 N-terminal쪽으로부터 2번과 4번 위치의 아미노산은 대부분 균주에서 공통적으로 자연계에서 보기 드문 D-glutamate와 D-alanine이 연결되어 있으며, 1번 위치에는 L-serine 및 glycine이 균주에 따라 다르게 연결된다. 3번 위치에는 L-ornithine, L-lysine, L,L-diaminopimelate 또는 meso-diaminopimelate가 연결되어 있으며 드물게는 L-homoserine으로 연결되어 있는 예도 있다. 3번 위치에 연결된 아미노산의 종류는 세균의 분류에 중요한 기준이 된다.

외막(Outer membrane)이 없는 **Gram양성세균**에는 peptidoglycan 외에 peptidoglycan의 골격 사이를 메우는 teichoic acid 나 teichuronic acid가 존재한다. Peptidoglycan이 세포벽의 강도를 결정한다는 것 외에는 생물학적 기능이 알려지지 않아서 순수한 구조물로 인정되고 있는 반면, teichoic acid는 인산이 포함되어 있기 때문에 세포표면에 음성전기를 띠게 하여 주위에 양이온 특히 Mg^{2+}를 농축시키는 역할을 한다. Teichoic acid는 Mg^{2+}의 흡수를 돕고 세포벽의 안정성을 유지시키는 기능 즉 Gram음성세균의 LPS가 갖는 기능의 일부를 담당하는 것으로 생각된다.

Gram음성세균 세포벽의 구조는 peptidoglycan층의 외측에 지질 단백층이 있고 그 외측을 인지질 외막이 싸고 있다. 외막외측에는 지질다당체(Lipopolysaccharide : LPS)가 부착되어 있다. LPS는 Gram음성세균의 내독소로 균이 용균되면 유리되어 발열을 비롯한 여러 증상을 유발한다. LPS는 Lipid A와 연결되어 있는 다당체로 되어 있다. 내독소의 독성은 Lipid A에 있는데 이것은 비수용성으로 독성을 나타내지 않지만 다당체와 결합하면 수용성이 되어 독성을 나타낸다.

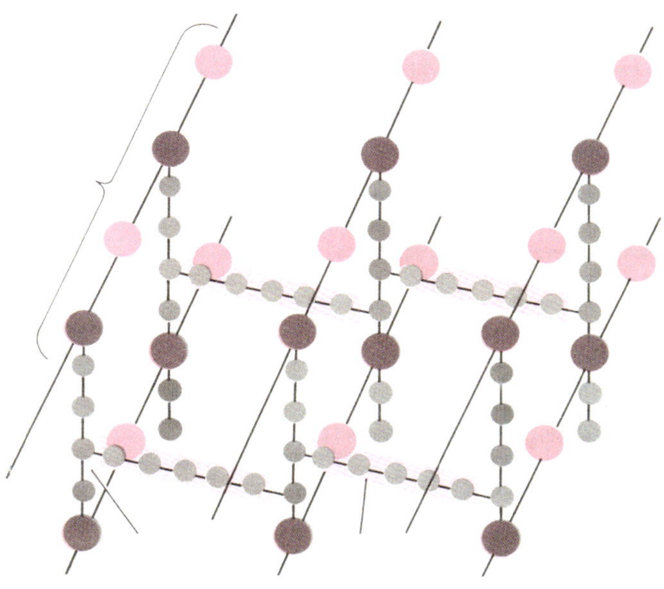

그림 3-11. *S. aureus*의 peptidoglycan구성 및 화학적 구조

(2) 비 전형적인 세포벽

원핵세포 가운데 ***Mycoplasma***는 원래 세포벽이 전혀 없거나 세포 벽 물질이 거의 없다. *Mycoplasma*속은 전혀 세포벽을 가지지 않으며 대부분 세균성 여과지를 통과한다. 이들의 원형질막은 스테롤인 지질을 가지며 스테롤은 삼투작용으로부터 이들 세균을 보호하는데 작용한다. *Archaeobacteria*는 젖당과 단백질로 구성된 세포벽을 갖지만 펩티도글리칸은 가지지 않는다. 기타 비전형적인 세균에는 L형태(Lister institute에서 발견되어 붙여진 이름)가 있다. 이것들은 세포벽이 결여되었으며 약간의 돌연변이가 일어난 세균이다. 특정한 화학물질과 페니실린 같은 항생제는 많은 세균이 L형태로 변하도록 유도한다. 비록 몇몇 L형태의 세균은 원래 세균형태로 복원될 수 있지만 Mycoplasma는 세포벽이 복원되지 않는다.

3. 세포벽 내부구조

1) 원형질막(Plasma Membrane)

원형질막 또는 세포막은 세포의 원형질을 담고있는 세포벽 내부에 놓인 얇은 구조이다. 원핵세포의 원형질막은 인지질로 구성되어 있다. 진핵세포의 원형질막은 탄수화물, 콜레스테롤 같은 스테롤을 가진다. 원핵세포의 원형질막에는 스테롤이 없으므로 진핵세포의 막보다 덜 견고하다. 원핵세포 *mycoplasma*는 세포벽이 없으나 3층으로 된 막에 스테롤을 갖는다.

(1) 구조

전자현미경사진에서 원핵세포와 진핵세포의 원형질막은 인지질의 이중층 구조를 갖는다. 인지질 분자는 지질부분과 인산염 두 부분으로 구성된다. 지질부위는 소수성(hydrophobic)으로 물과 섞이지 않는다. 원형질막의 인산염 부위는 친수성(hydrophilic)으로 물과 쉽게 섞인다. 막 안에 단백질 분자들이 여러 형태로 배열되어 있다(그림 3-12). Peripheral protein은 화학처리에 의해 막에서 쉽게 분리되고 막의 외부 표면이나 내부 표면에 위치한다. 그것들은 지지를 위한 골격으로서, 이동시에는 막 모양 변화의 중제물로서 ,그리고 화학반응을 촉매하는 효소로서의 기능을 수행한다. Integral protein은 이중층을 파괴해야만 막으로부터 분리될 수 있다. 이런 단백질 중 일부는 물질수송을 할 수 있도록 통로 역할을 한다.

(2) 기능

원형질막의 가장 중요한 기능은 물질 수송의 선택적 장벽으로서의 기능이다. 즉 원형질막은 선택적 투과성을 갖는다. 단백질 같은 거대 분자는 원형질막을 통과할 수 없는 데 이런 분자는 Intergral protein에 있는 통로보다 크기 때문이다. 이온은 매우 천천히 막으로 침투하고 막은 대부분 인지질로 구성되어 있으므로 산소, 이산화탄소 그리고 비극성 유기분자 같이 지질에 쉽게 용해되는 것은 다른 물질보다 훨씬 쉽게 출입할 수 있다. 원형질막은 또한 영양분의 분해와 에너지 생산에 중요하다. 세균의 원형질막은 영양분을 분해하고 ATP를 생산하는 화학반응을 촉매할 수 있는 중요한 역할을 담당한다.

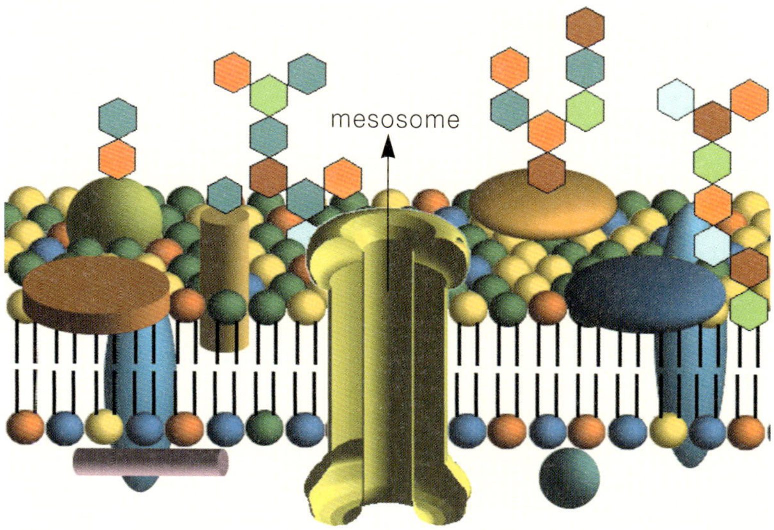

그림 3-12. 원형질막 구조의 모자익모델

2) 메소좀(Mesosomes)

세균의 원형질막은 크고 불규칙하게 주름잡힌 메소좀(mesosomes)을 갖는다. 일반적으로 메소좀은 핵부위와 세포분열 부위에서 나타나며 진핵세포에는 없다. 메소좀의 정확한 역할은 알려져 있지 않지만 대체적으로 대사와 생식에 관여한다고 알려져 있다. 세균이 세포분열할 때 세포를 가로지르는 격벽을 형성하여 두 개의 똑같은 딸세포가 형성되도록 하며 핵의 복제와 효소의 방출에 관여하는 것으로 알려졌다. 또한 메소좀의 주름은 원형질막의 표면적을 증가시키므로 영양분을 농축시키는 역할을 한다.

3) 세포질(Cytoplasm)

원핵세포의 세포질은 원형질막 내부에 있는 세포의 내부기질을 가리킨다. 세포질은 약 80%의 물로 구성되어 있으며 단백질, 탄수화물, 지방, 무기이온 그리고 많은 저분자의 물질들을 포함한다. 무기이온은 대부분 세포질에 높은 농도로 존재한다. 세포질은 두껍고 반투명하며 탄력적이다. 주요구조로는 DNA, 리보솜 입자 그리고 inclusion이라는 저장 물질 등이 있다.

4) 핵(유사핵 : Nucleoid)

원핵세포의 핵은 핵막이 없어 세포질과 뚜렷한 경계를 나타내지 않는다. 세균의 핵부위와 핵성분은 이중가닥 DNA의 긴 원형분자 염색체를 가진다. 이것은 세균의 구조와 기능 유지를 위해 필요한 정보를 가진 DNA 즉 세포의 유전을 담당하는 물질이다. 진핵세포의 염색체와는 달리 세균 염색체는 히스톤을 가지지 않고 핵막에 둘러싸여 있지도 않다. 핵부위는 구형 또는 신장형 또는 아령 모양이다. 세균은 때로 세균 염색체외에 **플라스미드**(plasmid)라는 작은 원형 이중 가닥인 DNA를 가진다. 이것은 염색체와는 다른 유전요소이다. 플라스미드는 한 세균에서 다른 세균으로 전달 될 수 있다.

5) 리보솜(Ribosome)

모든 진핵세포와 원핵세포는 단백질 합성 기능을 하는 리보솜을 갖는다. 리보솜은 단백질과 RNA로 구성되어 있다. 원핵세포의 리보솜은 진핵세포의 리보솜과는 달리, 크기가 작고 밀도도 작으며 rRNA분자와 단백질 수에 있어서도 다르다. 따라서 원핵세포의 리보솜은 70S리보솜이고 진핵세포의 리보솜은 80S리보솜이다. streptomycin, neomycin, tetracycline 같은 항생제는 리보솜에서 단백질 합성을 저해함으로써 살균 효과를 나타낸다. 원핵세포와 진핵세포의 리보솜의 차이 때문에 세균 세포는 항생제에 의하여 파괴되는 반면에, 진핵숙주세포는 파괴되지 않는다.

6) 저장물질(Inclusion)

원핵세포의 세포질 내에는 Inclusion이라는 여러 종류의 **저장물질**이 있다. 몇몇 저장물질은 세균에서 널리 다양하게 존재하지만 일부 저장물질은 특정 종에서 제한적으로 나타남으로 세균 동정을 위하여 사용된다.

(1) 이염소체 과립(Metachromatic Granules)

이염소체는 다양한 생화학적 물질을 저장하며 때로 methylene blue같은 염색시약으로 염색된다. 그리고 이염소체를 흔히 Volutin이라고 한다. Volutin은 ATP합성에 이용되는 무기인산을 저장하며 인산이 풍부한 환경에서 자란 세포에서 생성된다. 이염소체 과립은 세균에서 처럼 원생동물, 조류, 균류에서 발견되며 이 과립은 꽤 크고 디프테리아를 일으키는 *Corynebacterium diphtheriae*의 특징이기도 하다. 그러므로 이염소체는 *C. diphtheriae*의 동정에 있어서 중요하다.

(2) 다당체 과립(Polysaccharide Granules)

전형적인 당 과립은 글리코겐과 전분으로 구성되고 이것들의 존재여부는 요오드를 세포에 떨어뜨려 보면 알 수 있다. 요오드의 존재 하에서 글리코겐 과립은 붉은 갈색이고 전분과립은 푸른색으로 나타나기 때문에 구분할 수 있다.

(3) 지질 과립(Lipid Inclusion)

지질과립은 Mycobacterium, Bacillus, Azotobacter, Spirillum 등 여러 종들에서 나타난다. 지질은 일반적으로 저장물질로서 발견되며 세균에 있는 것은 독특하게도 Poly-hydroxybutylic의 중합체이다. 지질과립은 Sudan염료 같은 시약으로 확인 할 수 있다.

(4) 황 과립(Sulfur Granules)

Thiobacillus 속에 포함되는 황화세균이라는 특정 세균은 황과 황을 포함하는 물질을 산화해서 에너지를 얻는다. 이런 세균은 에너지 저장물질로서 세포에 황 과립을 갖는다.

(5) Gas vacuole

가스소낭은 비어있는 주머니 모양을 하고 있으며 cyanobacteria, anoxygenic photosynthetic bacteria 그리고 halobacteria를 포함한 많은 원핵세포에서 발견된다. 가스소낭의 기능은 세균들이 산소, 빛, 그리고 영양분을 충분히 얻기 위해 물에서 적당한 깊이를 유지하는 것이다.

7) 내생포자(Endospore)

필수영양이 결핍되었거나 물이 부족할 때 Bacillus와 Clostridium 속 같은 일부 그람양성 세균은 생존을 위해 내생포자의 휴지기 세포를 만든다. 이것은 높은 열, 물 결핍, 그리고 많은 독성 화학물질과 광선 등에 강한 내성을 갖는다. 세포안에서 포자가 형성되는 과정을 **sporulation**이라고 한다. 포자형성의 첫 단계는 새롭게 복제되는 세균 염색체와 세포질의 일부분이 포자격막이라는 원형질막을 내부에서 성장시켜 갈라지는 것이다. 포자격막은 염색체와 세포질을 둘러싸는 이중층의 막이 된다. 처음 세포안에 들어있던 전체 구조를 포자형성 이전의 것이라고 한다. 펩티도글리칸의 두꺼운 층은 두 막층사이에 자리잡고 단백질로 된 두꺼운 포자층은 외막을 형성한다. 이것은 포자가 많은 화학물질에 내성을 갖게 한다.

포자의 직경은 세포의 직경과 거의 비슷하고, 종에 따라 포자는 끝에 위치하거나, 세포 내부 중앙에 위치 할 수도 있다. 완전 탈수된 포자는 단지 DNA, 적은 량의 RNA, 리보솜, 효소 그리고 몇몇 중요한 소분자들을 가진다. 포자는 오랜 기간 심지어 몇 백년동안 휴지기 상태로 있을 수 있다. 포자는 발아(germination)의 과정을 통해 증식단계로 돌아갈 수 있다. 대부분 세포는 70 이상 온도에서 파괴되지만 포자는 끓는 물에서 한 시간 이상 살아남는다(그림 3-13).

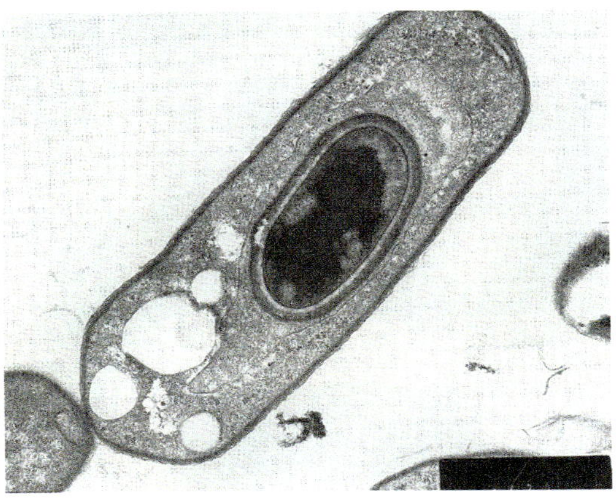

그림 3-13. *Bacillus megaterium*의 endospore

chapter 4

미생물의 대사

Microbial Metabolism

1. 개요

미생물은 세포의 생명유지와 분열증식 및 운동 등의 세포 활동을 위해 다른 동물세포와 마찬가지로 **대사작용**을 한다. 즉 미생물의 생장, 증식을 할 때는 배지로부터 기질이 되는 영양물질을 받아들여 단백질과 핵산을 합성한다. 이러한 합성작용을 위해서는 유리상태의 에너지가 필요하며 이것은 배지안에 포함된 영양물질을 분해하여 획득한다. 이와 같이 미생물 내부에서의 분해작용과 합성작용을 행하는 화학반응을 **대사**(metabolism)라고 하며 에너지를 공급하는 분해과정을 **이화작용**(catabolism)이라고 한다. 그 에너지를 사용하여 분해된 저분자 물질을 자기의 균체 성분으로 합성하는 과정을 **동화작용**(anabolism)이라고 한다(그림 4-1).

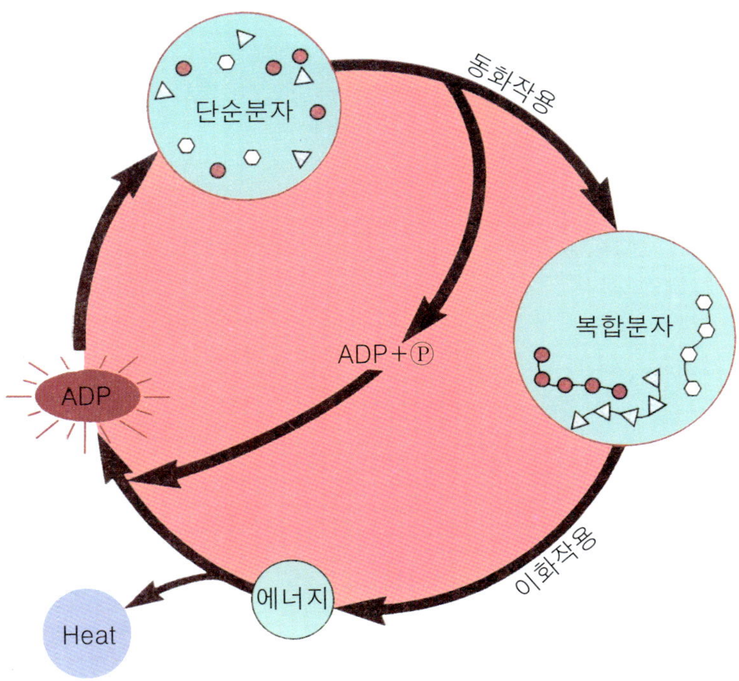

그림 4-1. 동화작용, 이화작용 그리고 ATP의 관계

동화작용이 일어나기 위해서는 대부분 에너지가 요구되나 이화작용은 동화작용을 진행시키기 위하여 에너지를 공급한다. 에너지를 공급하는 이화작용과 에너지를 요구하는 동화작용은 **ATP**(adenosine triphosphate)에 의하여 매개된다. ATP는 이화작용으로부터 생성된 에너지를 저장해서 동화작용을 진행시킬 때 그 에너지를 방출하게 된다. 한 분자의 **ATP**는 adenosine분자와 ribose분자 그리고 3개의 인산기로 이루어져 있다. 말단의 인산기(P)가 ATP로부터 분리되면 Adenosine diphosphate(ADP)가 형성되고 방출된 ATP는 동화작용을 진행시키는데 사용된다. 그 후 이화작용으로부터 생성된 에너지는 ADP와 인산기를 결합시켜서 ATP를 재생산 하는데 쓰인다. 이와 같은 대사과정은 처음 세포밖으로 분비되는 가수분해 효소에 의하여 시작되며 대사반응의 대부분은 세포안에서 연속적으로 일어난다. 효소는 리보좀에서 생성되며 진핵세포의 산화환원반응은 대부분 미토콘드리아에서 진행된다.

2. 효소(Enzyme)

1) 효소의 작용

효소는 세포에서 합성되며 화학반응을 촉매하는 단백질이다. 효소의 반응은 기질(substrate)이 효소의 활성부위(active site)에 결합 할 때에만 **특이적**으로 반응이 촉진된다. 효소는 대부분 단백질로 구성되어 있다. 그러나 많은 효소들은 apoenzyme이라 불리는 단백질부분과 cofactor라고 불리는 비단백질 부분의 두가지로 구성되어 있다. Apoenzyme과 cofactor가 결합한 전체 구조를 **holoenzyme** 또는 **whole enzyme**이라 한다(그림 4-2).

만약 cofactor가 제거되면 apoenzyme은 작용하지 않는다. Cofactor는 금속이온이나 조효소(coenzyme)이라 불리는 복잡한 유기분자일수도 있다. 조효소는 기질로부터 제거된 원자를 받아들이거나 기질이 필요로 하는 원자를 공여함으로써 효소를 돕는 역할을 한다. 많은 조효소들은 비타민들로부터 유도된다. 세포 대사에서 가장 중요한 조효소 두 가지는 NAD^+ (nicotinamide adenine dinucleotide)와 $NADP^+$(nicotinamide adenine dinucleotide

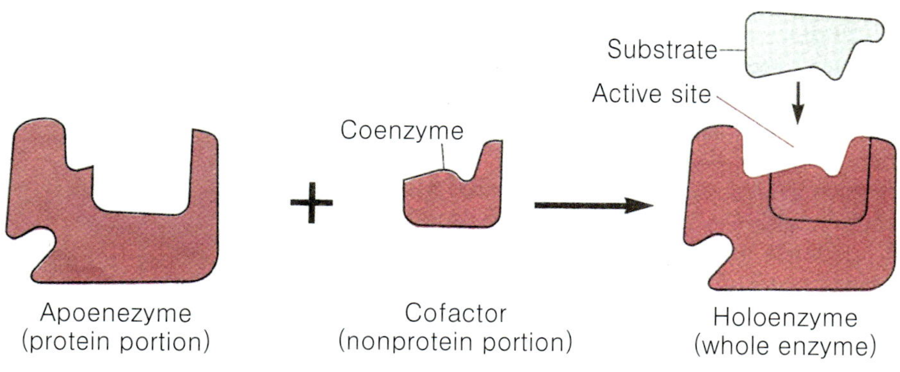

그림 4-2. Holoenzyme의 성분

phosphate)이다. 두 화합물 모두 비타민 B nicotinic acid의 유도체를 포함하고 수소이온과 전자를 기질로부터 제거해서 다음 반응에서 다른 분자에게 전해주는 다양한 효소와 함께 작용을 한다. 분자로부터 수소원자를 제거하는 효소를 **탈 수소효소(dehyrogenase)**라고 하고 그 과정을 **탈수(dehydrogenation)**라 한다.

FMN(flavin mononucleotide)과 FAD(flavin adenidinucleotide) 같은 falvin 조효소는 비타민 B riboflavin의 유도체를 포함하며 광합성반응에서 중요하다. 또 다른 중요한 조효소인 coenzyme A(CoA)는 또 다른 비타민B pantothenic산 유도체이다. 이 조효소는 지방의 합성과 분해 그리고 크렙스회로(kreb's cycle, TCA cycle)라 불리우는 일련의 산화반응에서 중요한 역할을 한다. Coenzyme A는 탈탄산반응(이산화탄소의 제거)에서 쓰이며 세포내 이화작용에 필요한 아세틸기와 연관되어 있다.

조효소가 apoenzyme에 단단히 결합되어 있으면 prosthetic group(보결단)이라 불려진다. 한 예로 cytochrome C라 불리는 단백질의 heme(철을가진) group의 Cytochrome은 호흡과 광합성에서 전자운반체로 작용한다. 이러한 화합물은 색소와 금속 이온을 가지고 있으며 헤모글로빈과 클로로필에 구조적으로 연관되어 있다. 이전에 언급했듯이 어떤 cofactor는 철, 구리, 마그네슘, 망간, 아연, 칼슘, 코발트 등과 같은 금속이온이다. 그러한 cofactor는 효소와 기질을 연결시켜서 기질의 형태변화가 용이하도록 결합시킨다. 예를 들면 마그네슘(Mg^{2+})은 ATP와 함께 작용하는 인산화효소(인산기를 다른 화합물에 붙이는 효소)에 요구된다. Mg^{2+}은 효소와 ATP사이에서 연결체 역할을 할 수 있다. 대부분의 생물체내 미량원소는 세포 효소를 활성화시키는데 사용된다.

2) 효소작용의 기전

효소가 활성에너지를 낮추는 반응의 일반적인 순서는 아래와 같다(그림 4-3).

① 기질의 표면이 효소분자의 활성부위(active site)의 특정한 부분에 결합한다.
② 효소-기질 복합체(enzyme-susbstrate complex)라는 일시적인 중간산물이 형성된다.
③ 기질분자가 이미 존재하는 원자의 변형, 기질분자의 분해, 또는 다른 기질분자와 결합 등에 의해 변형된다.
④ 반응의 결과 변형된 기질분자가 효소분자로부터 분리된다.
⑤ 분리된 효소는 다른 기질 분자와 반응하며 효소는 각 기질에 특이적이다. 효소는 활성부위의 3차원 구조가 열쇠와 자물쇠(key and lock)의 특이적인 구조를 갖는 기질과 반응을 하여 결합한다.

3) 효소의 종류

효소의 대부분은 세포막 부근에 존재하고 있으며, 이들 효소의 활성은 온도, pH, 자외선, 효소의 농도, 기질의 농도, 활성제 및 저해제의 존재에 따라 좌우된다. 효소의 최적온도는 각각의 효소에 따라 다르나, 대체적으로 45℃ 이하에서 효소작용이 안정하며 70~80℃ 에서는 불가역적으로 활성을 잃어버린다. 세균효소의 최적 pH 역시 효소의 종류에 따라 다르나 대부분

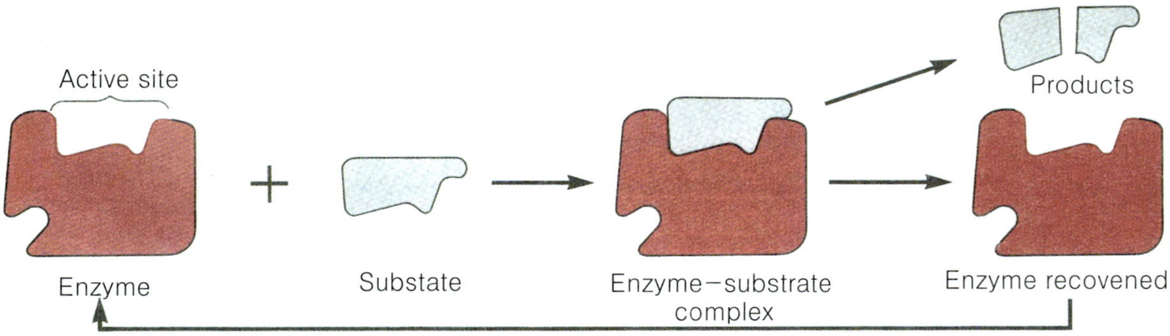

그림 4-3. 효소의 작용기전

강 알칼리, 강산성에서는 활성을 잃는다. 이들 효소활성의 적당한 온도, pH가 세균의 증식에 요구되며 반대로 효소활성을 저해하는 조건이 살균, 소독에 이용된다.

효소계는 다음 6가지 그룹으로 분류한다.

① 산화환원효소(Oxidoreductases) : 세포의 산화환원반응을 촉진하는 효소로 호흡에 관계하는 전자 전달계 및 산화적 인산반응에 중요한 역할을 하고 있으며 여기에는 cytochrome oxidase, D-lactate dehydrogenase가 있다.

② 전이효소(Transferases) : Methyl기, acyl기, glycocyl기, amino기, phosphoryl기 등의 원자단을 결합하며 energy를 잃는 일 없이 1개의 화합물에서 다른 화합물로 전위하는 반응효소이다. Acetate kinase, alanine deaminase가 있다.

③ 가수분해효소(Hydrolases) : 단백질, 다당류, 지방 등의 고분자물질을 저분자물질로 가수분해하는 효소로써 lipase, amylase 등이 있다.

④ 제거효소(lyases) : 가수분해에 의하지 않고 기질에서 carboxyl기 등을 제거하는 효소로써 oxalate decarboxylase, isocitrate lyase 등이 있다.

⑤ 이성화효소(Isomerase) : 이성체 상호간의 이행을 맡은 효소로서 glucose-phosphate isomerase, alanine racemase 등이 있다.

⑥ 합성효소(ligases 또는 Synthetases) : ATP 등의 pyrorin산 결합을 자르는 것과 동시에 작용하여 두 가지 분자를 결합시키는 효소이다. 예를 들어 methionyl-t RNA합성효소, acetyl CoA합성 효소, asparagin 합성효소 등이 있다.

세균에는 이들 효소를 세포 밖으로 분비하는 **세포외효소**(extracellular enzymes)와 세균세포내에 존재하는 **세포내효소**(intracellular enzymes) 등이 있다. 세포외효소는 세포밖에 있는 다당류나 단백질 등의 고분자 물질을 저분자물질로 분해하여 세포 내에 받아들이는 효소로서 protease 등이 있으며 이것들은 또 **체외독소**(exotoxin)로 작용하기도 한다. 예를 들면 *Clostridium perfringens*가 생산하는 α-toxin은 lecithinase C(phosphalipase C)이다. 세포내 효소는 세균의 호흡계에 있어서 중요 역할을 하고 있다.

3. 이화작용(Catabolism)

대부분의 미생물은 탄수화물을 산화시켜서 세포에 필요한 에너지를 공급한다. 탄수화물을 분해해서 에너지를 생산하는 탄수화물의 이화작용은 세포대사 작용에 있어서 중요한 부분을 차지한다. 포도당(glucose)은 세포에 의해 가장 많이 이용되는 탄수화물 에너지원이다. 또한 미생물은 에너지 생성을 위해 지질과 단백질을 이용해 **이화작용**을 한다. 포도당으로부터 에너지를 생산하기 위해 미생물은 호흡(respiration)과 발효(fermentation)의 경로를 이용한다.

1) 해당작용(Glycolysis : Embden-Meyerhof Pathway)

포도당을 피루브산으로 산화시키는 해당작용(Glycolysis)은 탄수화물대사의 첫 번째 단계이며, 대부분의 미생물은 이 경로를 이용하고 있다. 해당작용은 대부분 Embden Meyerhof 경로를 이용하며 6탄당인 glucose를 분해하여 2분자의 3탄당 pyruvic acid로 전환하는 과정을 말한다. 이때 2분자의 ATP가 생성되어 energy가 축적된다(그림 4-4).

1단계 : 포도당이 세포 안으로 들어가고 한 분자의 ATP가 ADP로 전환되어 Glucose 6-phosphate를 생성한다.

2단계 : Glucose 6-phosphate가 fructose 6-phosphate를 형성하기 위하여 재배열된다.(이성화)

3단계 : 또 다른 ATP가 ADP로 전환되며 이때 나온 P(인)가 fructose 1.6-diphosphate를 생성한다.

4단계 : 효소가 작용하여 6탄당인 Fructose1, 6-diphosphate를 분해하여 3탄당 인 dihy-droxyacetate와 glyceraldehyde 3-phosphate로 분해한다.

5단계 : Dihydroxyacetone phosphate와 glyceraldehyde 3-phosphate는 상호가역반응을 일으킨다.

6단계 : 효소의 작용에 의하여 glyceraldehyde 3-phosphate는 3탄당인 다른 1.3 dipho-sphoglyceric acid로 전환된다. 모든 3탄당 dihydroxy acetone phosphate분자는 3탄당 glyceraldehyde로 전환할 수 있기 때문에 결과적으로 두 분자의 1.3 diphosphoglyceric acid가 한 분자의 포도당 으로부터 생성된다. glyceraldehyde 3-phosphate는 NAD^+가 NADH + H^+를 형성하도록 두 개의 수소원자를 전달해서 산화된다.

7단계 : 고에너지 인산기(phosphate group)가 ADP에 전달되어 ATP를 형성한다. 이는 해당작용 중 첫 번째 ATP가 생성되는 것이다. 사실 4단계에서 6탄당이 2분자의 3탄당으로 분해되었기 때문에 모든 산물이 두배가 된다. 따라서 7단계에서는 2분자의 ATP가 생성되는 것이다.

8단계 : 효소는 다음 단계의 준비를 위하여 3-phosphoglyceric acid중 남아있는 인산기(pho-sphate group)를 재배치시킨다.

9단계 : 남아있는 인산기가 고에너지 결합이 되도록 당류는 재배치된다.

10단계 : 고에너지 인산기결합은 ADP에 전달돼 ATP를 형성한다. 위 과정을 정리하면 한 분자의 6탄당 포도당은 두 분자의 3탄당 피루브산을 생성한다.

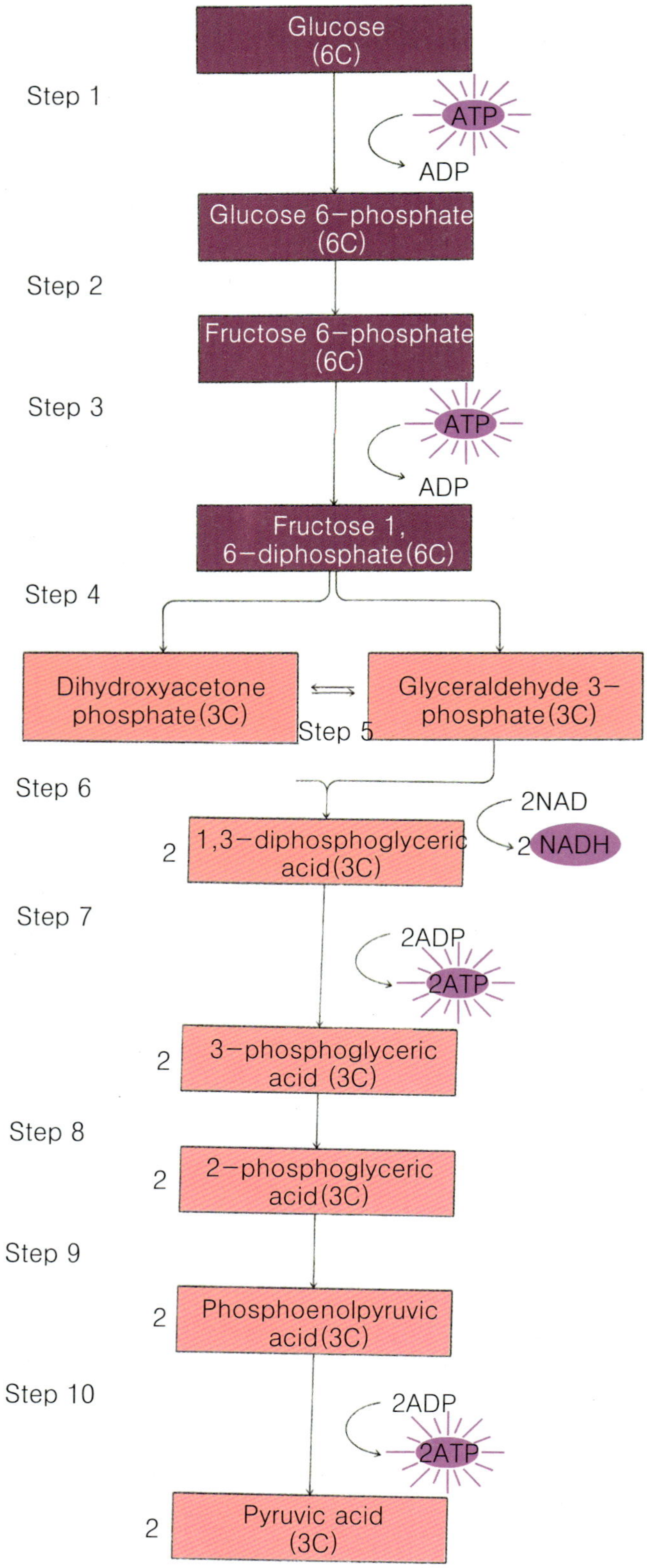

그림 4-4. 해당작용(Glycolysis)의 모식도

2) 호흡(Respiration)

포도당이 피루브산으로 분해된 후 피루브산은 발효(fermentation)나 호흡(respiration)과정을 통해 더욱 분해된다. 호흡은 화합물이 산화되면서 ATP를 생성하는 과정이다. 그리고 최종전자 수용체는 대부분 무기질 분자이며 보통 O_2가 담당한다. 해당과정에서 생성된 피루브산은 조효소 A(CoA)와 반응을 하여 그 결과 acetyl CoA가 조합되고 acetyl CoA는 그후 proton과 electton을 방출하는 일련의 반응인 Kreb's회로에 들어간다. 해당작용, acetyl coA형성 그리고 Krebs cycle동안에 유리되는 elecctrons은 NAD^+와 FAD 분자에 전달된다. 이러한 분자들은 전자를 전자전달계에 수송되며 그곳에서 ATP가 생성된다. 호흡과정의 중요한 특징은 전자전달계의 작용이다. 전자들은 전자전달계를 통해 환원된 조효소로부터 산소같은 무기물로 이동되며 이 과정동안 에너지는 소실된다. 그리고 화학삼투에 의해 ATP가 생성되며 이러한 과정을 산화적 인산화라고 한다.

자연적으로 발생되는 어떠한 유기분자일지라도 미생물의 호흡작용에 의해 분해된다. 이들 유기분자는 보통 CO_2와 H_2O로 완전히 산화된다. 결국 기질의 분자당 ATP는 발효에서보다 호흡에서 더 많이 생성된다. 대부분 호흡에서 최종전자수용체는 산소이다. 이러한 유형의 호흡을 호기성호흡(aerobic respiration)이라고 하며 일부 세균들은 혐기성호흡(anaerobic respiration)을 진행한다. 혐기성 호흡에서의 최종 전자수용체는 산소가 아닌 NO_3^-, So_4^{2-}, Co_3^{2-}와 같은 무기물이 작용한다. 혐기성 호흡은 호기성 호흡에서처럼 높은 에너지를 생성할 수 있다. nitrate나 sulfate를 최종 전자수용체로 사용하는 세균에 의한 혐기성 호흡은 자연에서 일어나는 질소와 황 순환에 필수적이다.

(1) 호기성 호흡(Aerobic Respiration)

해당작용에 의하여 생성된 피루브산은 이산화탄소와 물로 완전히 산화하기 위하여 Krebs cycyle에 들어간다. 그러나 Krebs cycle에 들어가기 전에 3탄당의 피루브산은 이산화탄소를 방출하여 2탄당이 되어야만 한다.

이 과정을 탈탄산(decarboxylation)과정이라고 한다. 아세칠그룹이 coenzyme A와 결합하며 그와 같은 복합체를 acecyl coenzyme A(acecyl CoA)라고 한다(그림 4-5). 이 반응에서 NAD^+는 환원되어 NADH + H^+가 된다. 한 분자의 포도당이 산화하면 두 분자의 피루브산이 생성되며 두 분자의 이산화탄소가 방출되고 두 분자의 NADH + H^+ 가 생성된다. 각 분

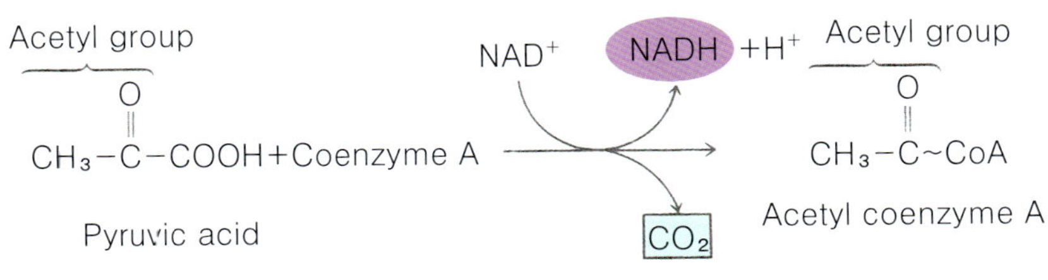

그림 4-5. Pyruvic acid와 coenzyme A로부터 Acetyl Co A형성

자의 NADH는 후에 전자전달계에서 세 분자의 ATP를 생성하게 된다. 일단 피루브산이 탈탄산과정을 거치고 그 유도체(acetyl기)가 CoA에 결합하면 acetyl CoA가 생성되며 이는 Krebs cycle에 들어간다.

① Kreb's cycles(구연산 회로, TCA cucle)

Acetyl CoA가 Kreb's cycle에 들어가면 CoA는 Acetyl기로부터 떨어져 나온다. Acetyl기는 4탄당인 oxaloacetic acid와 결합하여 6탄당인 citric acid을 합성한다. 이 합성반응은 에너지를 요구한다. 그 에너지는 acetyl기와 coA 사이의 고에너지 결합이 끊어지며 제공된다. 즉 Krebs cycle은 citric acid가 생성됨으로써 시작된다(그림 4-6). Krebs cycle의 화학반응 중 6탄당인 isocitric acid가 5탄당인 α-ketoglutaric acid로 전환되는 과정은 탈탄산반응의 결과이다.

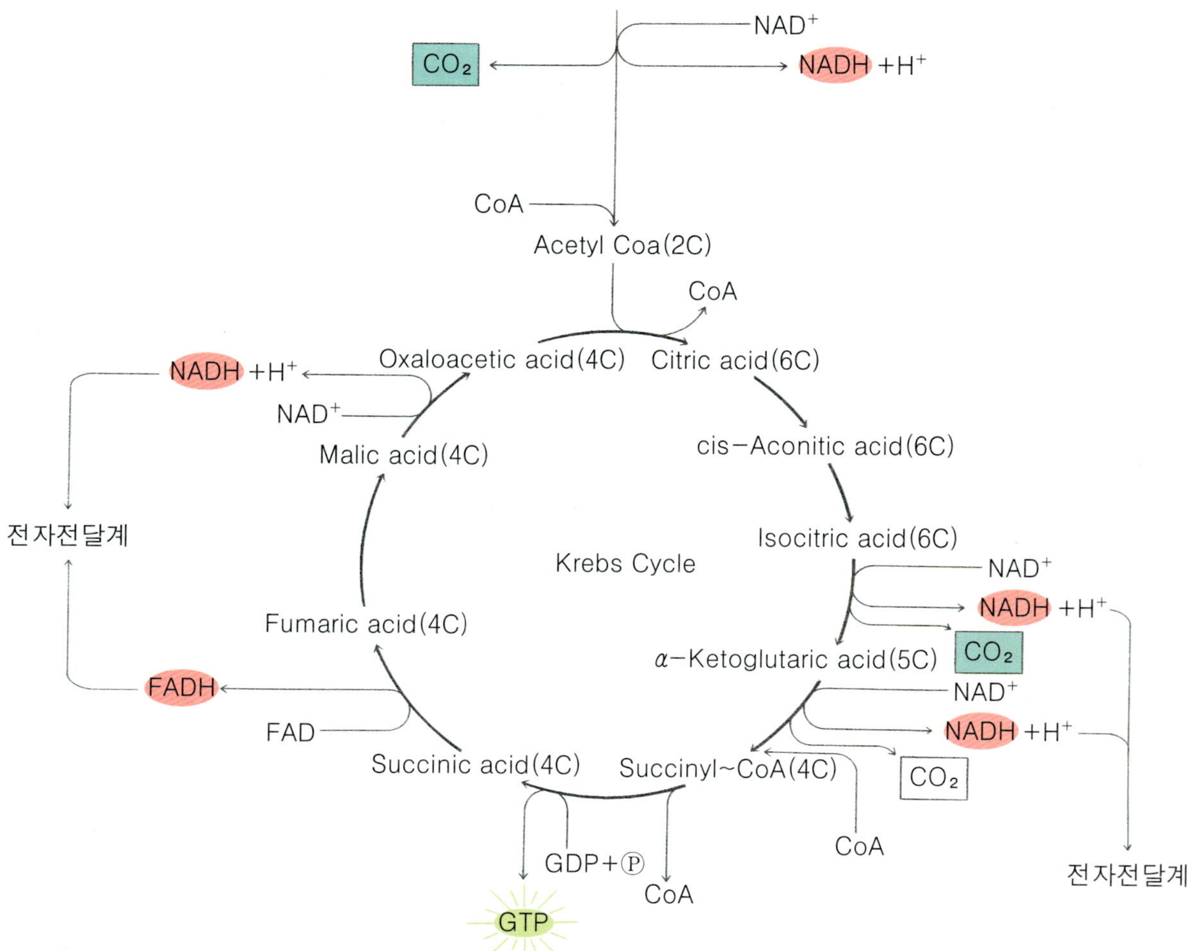

그림 4-6. Krebs cycle(TCA cycle) 모식도

α-Ketoglutaric acid는 한 분자의 이산화탄소를 방출하고 한 분자의 CoA가 첨가되므로 탈탄산되어 4탄당인 succinic acid가 형성된다. 6탄당 isocitric acid가 5탄당 α-ketoglutaric acid로 전환할 때 2개의 수소원자가 방출되고 방출된 수소원자는 NAD^+와 FAD 조효소에 의하여 합성된다. 이는 Krebs cycle이 탈탄산반응 뿐 아니라 산화 환원 반응을 이용한다는 것을 의미한다. Krebs cycle반응을 정리하면 각 두 분자의 acetyl coA가 회로에 들어가 탈탄산 과정을 통하여 4분자의 이산화탄소가 방출되고 산화 환원 반응에 의하여 6분자의 NADH + H^+와 2분자의 $FADH_2$ 그리고 두 분자의 guanosine triphosphate(GTP)가 생성된다는 것을 알 수 있다.

전자전달계를 거치는 동안 6분자의 NADH + H^+는 18 ATP, 2분자의 $FADH_2$는 4ATP를 생성한다. Krebs cycle에서 생성되는 기타 중간산물은 아미노산 합성과 같은 다른 경로에서 역할을 한다. Krebs cycle에서 생성된 이산화탄소는 호기성의 결과로써 유리되는 기체이며 이는 대기 중으로 방출된다. 환원된 조효소(NADH와 $FADH_2$)는 원래 포도당과 pyruvic acid에 저장되어 있던 에너지를 함유하고 있기 때문에 Krebs cycle의 가장 중요한 결과물이다. 호기성 호흡의 다음 단계는 조효소가 전자전달계를 거침으로써 ATP를 생성한다.

② 전자전달계

전자전달계는 산화환원반응을 일으키는 일련의 운반물질로 구성되어 있다. 전자가 전자전달계를 거치는 동안 에너지가 단계적으로 방출되고 그 에너지는 ATP형태로 생성된다. 호기성 호흡의 최종 전자수용체는 O_2 이며 혐기성 호흡의 최종전자수용체는 무기물질이다. 마지막 산화과정은 두 경로 모두 비가역적이다. 진핵세포에서 전자전달계는 미토콘드리아 내막에 있으며 원핵세포는 원형질막에서 발견된다.

전자전달계의 운반체는 flavin mononucleotide(FMN), cytochrome (cyt c_1, cyt a, cyt a_3, cyt b)그리고 ubiquinone(Q)등이 담당한다. 미토콘드리아의 전자전달계에서 첫 번째 반응은 NADH + H^+가 전자전달계의 FMN으로 운반되는 것이다(그림 4-7). 이 전달은 두 개의 전자와 수소원자가 FMN을 통과한다. 그결과 NADH + H^+는 NAD로 산화되고 FMN은 $FMNH_2$로 환원된다.

전자전달계에서 두 번째 단계는 $FMNH_2$가 $2H^+$를 미토콘드리아 막 밖으로 내보내고, 두 개의 전자를 Q로 보내는 것이다. 그 결과 $FMNH_2$는 FMN으로 산화된다. Q역시 두 개의 H^+를 주변 액체배지에서 획득한다. 다음 단계는 전자들이 cyt b, cyt cl, cyt c, cyt a, cyt a_3를 통과하는 것이다. 마지막 cytochrome cyt a_3는 음전하를 띠게 되어서 주변의 액체에서 획득한 $2H^+$를 산소분자에 전달한다. 전자전달계에서 중요한 것은 전자와 H^+를 받아들일 수 있는 FMN이나 Q같은 전자 수용체가 있다는 것이다. 그리고 cytochrme같은 운반체는 전자전달만 담당한다.

미토콘드리아 막내에서 전자전달계의 운반체들은 세 가지 복합체로 구성된다.

① NADH dehydrogenase 복합체(FMN함유)

② Cytochrome 복합체(b-c/함유)

③ Cytochrome oxidase 복합체(c와 a_3함유)

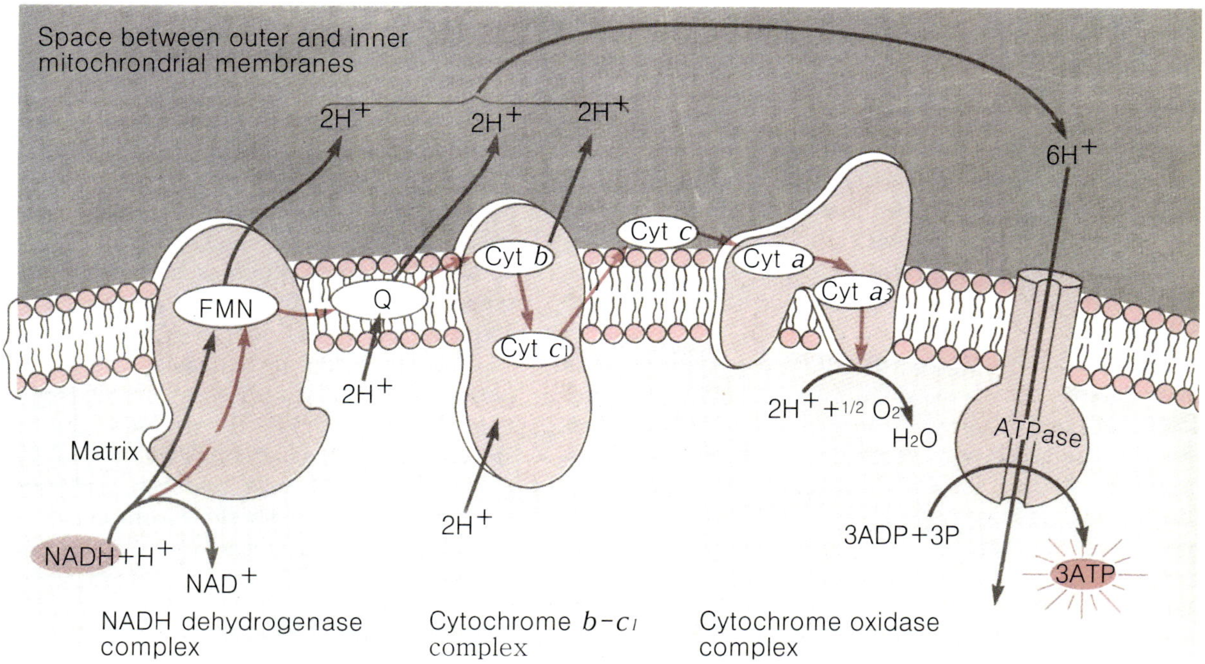

그림 4-7. 전자전달계의 모식도

표 4-1. Glucose분자가 호기성호흡에 의해 생성되는 ATP

작 용	ATP 생성
해당작용(Glycolysis)	
1. glucose에서 pyruvic acid로 산화	2 ATP
2. 2 NADH + 2H 생성	6 ATP
3. pyruvic acid에서 acethyl Co A 생성과정에서 2NADH + 2H 생성	6 ATP
크렙스회로(Krebs cycle)	
1. succinyl Co A에서 succinic acid로 산화	2 ATP
2. 6개의 NADH + 6H 생성	18 ATP
3. 2개의 FADH + 2H 생성	4 ATP
총	38 ATP

Q는 첫번째와 두번째 복합체 사이에서 전자를 전달하고 proton을 NADH dehydrogenase complex, 운반체 Q, cytochrome b−c_1복합체에 pumping한다. Proton gradient 속에 저장된 강력한 에너지는 막내에 존재하는 Adenosine Triphosphatase(ATPase)가 ADP를 ATP로 전환할 수 있도록 역할을 한다. 포도당 한 분자가 호기성 호흡과 전자전달계를 거치면 총 38분자의 ATP가 생성된다(표 4−1).

$$C_6H_{12}O_6+6O_2+38ADP+38Ⓟ \rightarrow 6CO_2+6H_2O+38ATP$$

(2) 혐기성 호흡(Anaerobic Respiration)

혐기성 호흡의 단계에서 최종 전자수용체는 산소가 아니라 무기물이다. Pseudomonas나 Bacillus같은 세균은 nitrate(NO_3^-)같은 이온을 최종 전자수용체로 사용한다. 그것은 nitrite 이온, nitrous oxide, 또는 질소기체로 환원된다. vibrio 같은 세균은 sulfate(SO_4^{2-})를 최종 전자수용체로 사용해서 황화수소를 형성한다. 또 다른 세균은 carbonate(CO_3^{2-})를 사용해서 methane(CH_4)을 만든다. 혐기성호흡은 개체와 경로에 따라 다양한 양의 ATP를 생성한다.

3) 발효(Fermentation)

포도당이 피루브산으로 분해된 후 피루브산은 이전에 기술된 것 과 같이 호흡과정과 발효과정(fermentation)을 거쳐서 더욱 분해된다. 발효는 여러 방법으로 정의 할 수 있지만 여기에서는 다음과 같은 과정으로 정의 한다.

① 당류나 아미노산, 유기산, 퓨린, 피리미딘 같은 유기물로부터의 에너지 유리
② 산소를 요구하지 않으나 산소의 존재하에서도 가끔 일어난다.
③ 크렙스회로나 전자전달계의 사용을 필요로 하지 않는다.
④ 유기물을 최종 전자수용체로 사용한다.
⑤ 젖산이나 알코올 같은 최종산물에 많은 에너지가 남아 있어서 ATP를 조금밖에(초기물질 한 분자당, 한 두개의 ATP) 생산하지 못한다.

발효하는 동안에 수소원자들은 NADH와 H로부터 피루브산으로 전달되고 여러 가지 최종 산물들로 환원된다. 여러 미생물은 여러 가지 기질을 발효시킬 수 있다(표 4-2). 최종산물은 특정한 미생물, 기질, 활성효소에 따라 다르다. 이러한 최종산물의 화학적 분석은 미생물 동정에 유용하게 사용된다. 여러 미생물에 의한 피루브산의 발효산물이 나타나 있다.

표 4-2. 산업적으로 이용되는 발효산물

발효산물	상업적용도	출발물질	미생물
알콜	맥주	malt extract	*Saccharomyces cerevisiae*
	포도주(wine)	포도나 다른 과일쥬스	*Saccharomyces ellipsosideus*
아세트산	식초	알콜	Acetobacter
젖산	치즈, 요구르트	우유	Lactobacillus, Streptococcus
	호밀빵	알곡, 설탕	*Lactobacillus bulgaris*
	여름 소세지 (summer sausage)	육류	Pediococcus
propionic acid 와 이산화탄소	스위스 치즈	우유	Propionibacterium freudenreichii
아세톤과 부탄올	약학, 산업적용도	당밀	*Clostridium acetobutylicum*
글리세롤	약학, 산업적용도	당밀	*Saccharomyces cerevisiae*
시트르산	향료	당밀	Aspergillus
methanol	연료	농업 생산물	Chlostridium

(1) 젖산발효

젖산 발효의 첫 단계인 해당과정(glycolysis)동안 한 분자의 포도당은 두 분자의 피루브산으로 산화된다. 이 산화에서 두 분자의 ATP가 에너지로써 생성된다. 다음 단계에서 두 분자의 피루브산은 2개의 NADP 와 H^+에 의해서 두 분자의 젖산으로 환원된다. 젖산이 반응의 최종산물이기 때문에 더 이상의 산화는 일어나지 않으며 대부분의 에너지는 젖산 속에 저장되어 남아 있는 반응에 의해 생성된다. 그러므로 발효는 단지 적은 양의 에너지를 생산한다.

젖산발효의 전체 반응은

$$\text{Glucose} + 2\ \text{ADP} + 2\text{ⓟ} \rightarrow 2\ \text{lactic acid} + 2\ \text{ATP}$$

젖산발효에 관여하는 두 가지 중요한 세균은 Streptococcus와 Lactobacillus이다. 이 미생물들은 단지 젖산만을 생성하므로 homolactic (homofermentative)으로 구분된다. 젖산발효는 음식물 부패를 야기할 수 있다. 그러나 이 과정은 식품생산에도 중요하게 작용한다. 젖산발효는 우유로부터 요구르트, 양배추로부터 sauerkraut를 그리고 오이로부터 피클을 생산할 수 있다(그림 4-8).

(2) 알콜발효

알코올 발효는 역시 한 분자의 포도당이 해당과정으로 두 분자의 피루브산과 두 분자의 ATP를 생성하는 데서 시작한다. 다음 반응에서는 두 분자의 피루브산은 두 분자의 아세트알데히드 (acetaldehyde)와 두 분자의 이산화탄소로 전환된다. 두 분자의 아세트알데히드는 2NADH + H^+에 의해 두 분자의 에탄올로 전환된다. 알콜발효는 많은 수의 세균과 효모(yeast)에 의해 이루어진다.

효모인 saccharomyces에 의해 생성되는 에탄올과 이산화탄소는 효모 세포에게는 필요 없는 폐기물이지만 사람에게는 유용하다. 효모에 의해 생성되는 에탄올은 알콜이 되고 이산화탄소는 빵 반죽이 부풀어 오르게 한다. 젖산 외에 다른 산이나 알콜을 생성하는 미생물은 heterolatic(또는 heterofermentation발효)로 구분되고 pentose phosphate경로를 사용한다. 전형적인 heterolatic발효의 전체반응은 다음과 같다(그림4-8).

$$\text{Glucose} + \text{ADP} + \text{ⓟ} \rightarrow \text{Lactic acid} + \text{Ethanol} + Co_2 + \text{ATP}$$

4) 지질이화작용

지방(Fats)은 지방산과 글리세롤로 구성되어 있다. 미생물은 지방을 지방산과 글리세롤으로 분해하는 리파아제라 불리는 세포외 효소(extracellular enzyme)를 생산한다. 그리고 그 각 부분은 독립적으로 대사된다. 많은 종류의 미생물은 글리세롤을 해당과정에서 생기는 탄소 3개짜리(three-carbon) 중간물질 중 하나인 dihydroxyacetone phosphate로 바꾼다

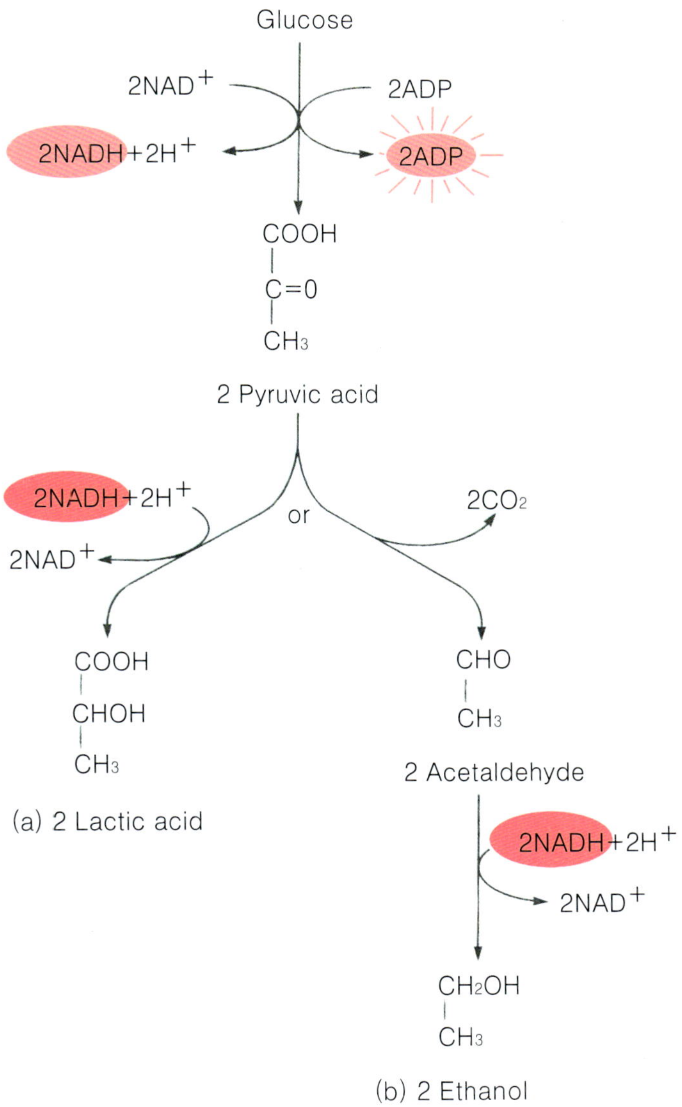

그림 4-8. 발효(젖산발효, 알콜발효)

(그림 4-9). Dihydroxyacetone phosphate는 해당과정과 크렙스회로에 의해 대사된다. 지방산은 조금 다르게 분해되는데 지방산 산화의 기전을 베타산화(β-oxidoton)라고 한다. 이 과정에서 지방산 긴 사슬의 탄소조각들은 한번에 두개씩 제거되며 그로부터 acetyl-CoA가 생성된다. Acetyl-CoA 분자가 생성되면 피루브산 산화에 의해 형성된 aectyl-CoA와 마찬가지로 크렙스회로로 들어간다. 그러므로 글리세롤과 지방산의 산화는 크렙스회로에 의한 Glucose 산화와 관련되어 있다.

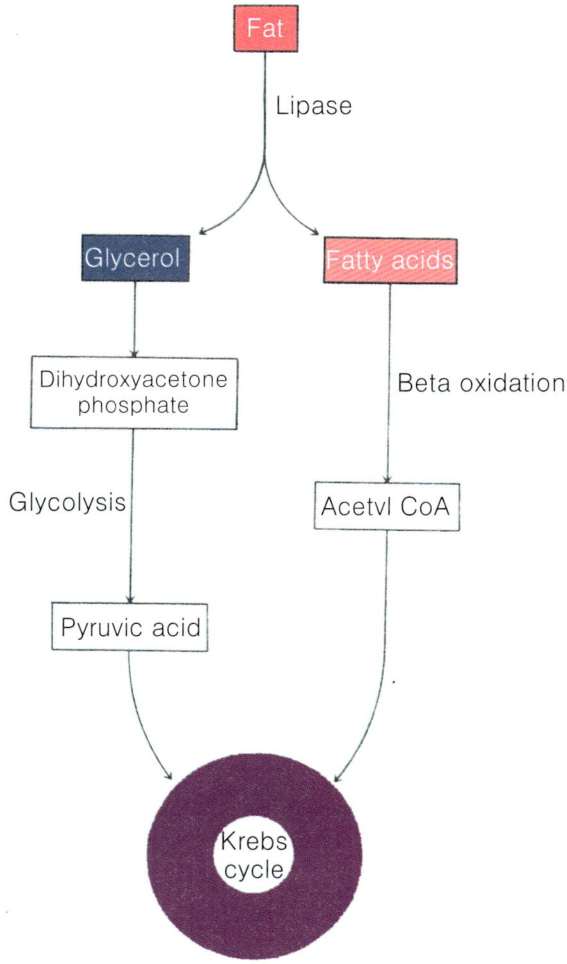

그림 4-9. 지질이화작용

5) 단백질 이화작용

단백질은 원형질막을 통과하기에는 너무 큰 분자이다. 미생물은 막을 통과할 수 있는 아미노산으로 단백질을 분해시키는 세포외 효소인 protease와 peptidase를 생성한다. 그러나 아미노산이 이화되기 전에 그들은 크렙스회로로 들어 갈 수 있는 다양한 물질로 전환되어야만 한다. 예를 들어 deamination 작용은 아미노산의 아미노기를 제거하여 세포 밖으로 분비될 수 있는 ammonium이온(NH_4^+)으로 전환한다. 나머지 유기산은 크렙스 회로로 들어가기 위해 decarboxylation과 dehydrogenation을 이용한다.

4. 동화작용(Anabolism)

1) 다당류의 합성작용

미생물은 당과 다당류를 합성한다. 포도당을 합성하기 위해 요구되는 탄소원자는 해당과정과 크렙스회로에서 생성되는 중간물질이나 지질 또는 아미노산으로부터 유도된다. 포도당이나 단순한 당류를 합성한 후 세균은 그것을 더욱 복잡한 다당류로 합성하려는 특성을 갖고 있다. 한 예가 글리코겐(glycogen)이다. 세균이 포도당을 글리코겐으로 만들기 위해서는 포도당 단위체들은 인산화 되고 서로 연결되어야 한다. Glucose인산화의 산물은 glucose-6-phosphate라 불린다. 그러한 과정은 보통 ATP의 형태로 에너지의 소모와 탈수를 동반한다. 세균에서 글리코겐 합성에 있어서의 핵심적인 중간물질은 adenosine diphosphoglucose (ADPG)이다. 이는 한 분자의 ATP가 glucose-5-phosphate에 더해지면 형성된다. 일단 합성단위가 만들어지면 글리코겐을 형성하기 위해 탈수반응을 통해서 비슷한 단위와 연결된다.

동물은 Uridine Triphosphate(UTP)를 에너지원으로 하여 glycogen과 다른 많은 탄수화물들을 Uridinephosphoglucose(UDPG)로부터 합성한다. UDP-N-Acethylglucosamine (UDPNAG)라 불리는 UDPG와 관련된 물질은 세균세포벽을 형성하는 물질인 peptidioglycan의 합성에서 핵심전구물질이다. UDPNAG는 fructose-6-phosphate으로부터 생성되며 역시 UTP를 사용하는 반응이다(그림 4-10).

2) 지질의 합성작용

지질은 화학조성이 다양하므로 여러 가지 경로로 합성된다. 세포는 그리세롤과 지방산을 연결함으로써 지질(lipid)을 합성한다. 지방의 글리세롤부분은 해당과정의 중간물질인 dihydroxyacetone phosphate로부터 유도된다. 긴 사슬 탄화수소(수소가 탄소에 연결된)인 지방산은 acetyl-CoA의 탄소 두 개 짜리 조각이 서로 연속적으로 더해지면서 합성된다. 다

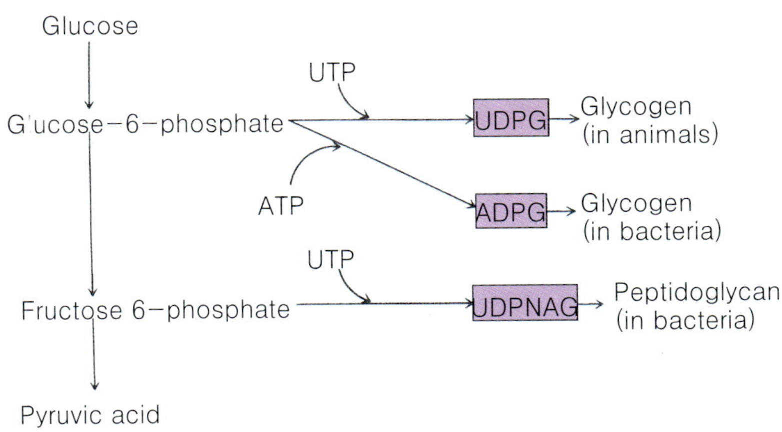

그림 4-10. 다당류의 합성

표 4-3. 호기성호흡, 혐기성호흡, 발효의 비교

에너지 생산과정	생장조건	최종수소(전자) 수용체	ATP형성에 사용되는 인산화의 유형	포도앙 1분자당 생산되는 ATP 분자개수
호기성 호흡	호기성	산소분자	기질 수준 인산화나 산화적 인산화	38
혐기성 호흡	혐기성	보통무기물	기질 수준 인산화나 산화적 인산화	가변적
발효	호기성또는 혐기성	유기물	기질 수준 인산화	2

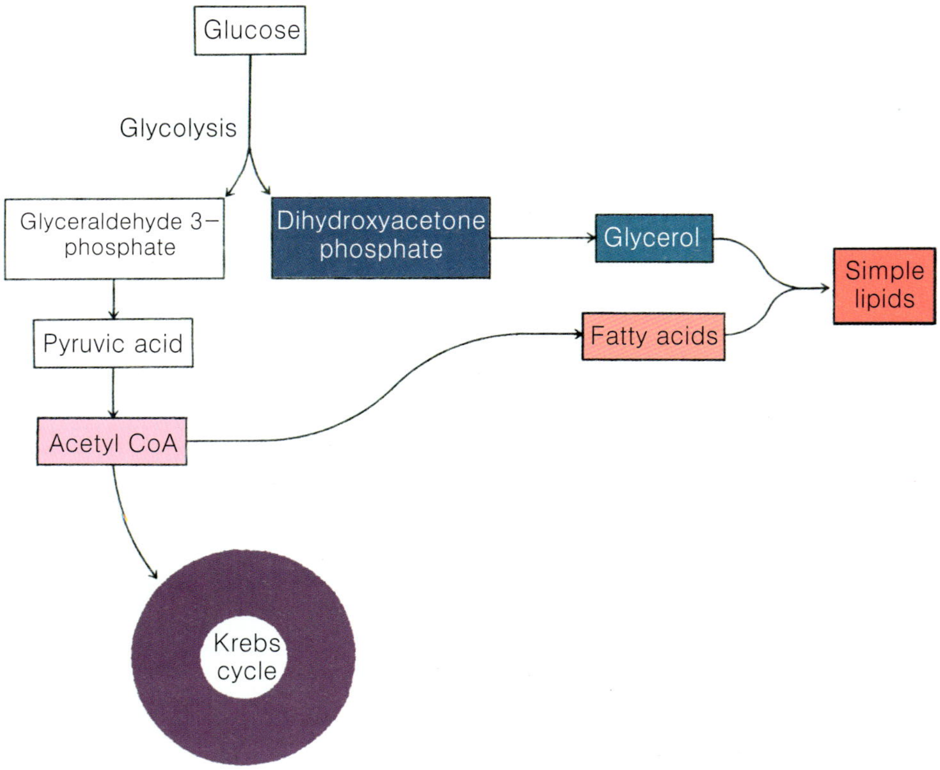

그림 4-11. Lipid의 합성

당류의 경우와 마찬가지로 지방과 다른 지질의 합성단위들은 항상 ATP의 형태가 아닌 에너지를 요구하는 탈수반응에 의해 연결된다. 인지질의 합성에서 에너지는 Cytidine Triphosphate(CTP)라 불리는 핵산의 가수분해로부터 나온다(그림 4-11).

지질의 가장 중요한 것은 생물학적 막의 구성요소로서 작용하며 대부분 막에 있는 지질은 인지질이다. 다른 구조의 지질인 콜레스테롤은 역시 진핵세포의 plasma membrane에서 발견된다. carotenoid 같은 지질은 어떤 미생물에게 빨강, 주황, 노랑의 색소를 제공한다. 어떤 지질은 클로로필(chlorophyll)분자의 일부를 구성한다. 지질은 에너지 저장에도 또한 기능을 한다. 왁스(wax)라 불리는 지질은 항산성(acid-fast)세균의 세포벽의 중요한 구성성분이다.

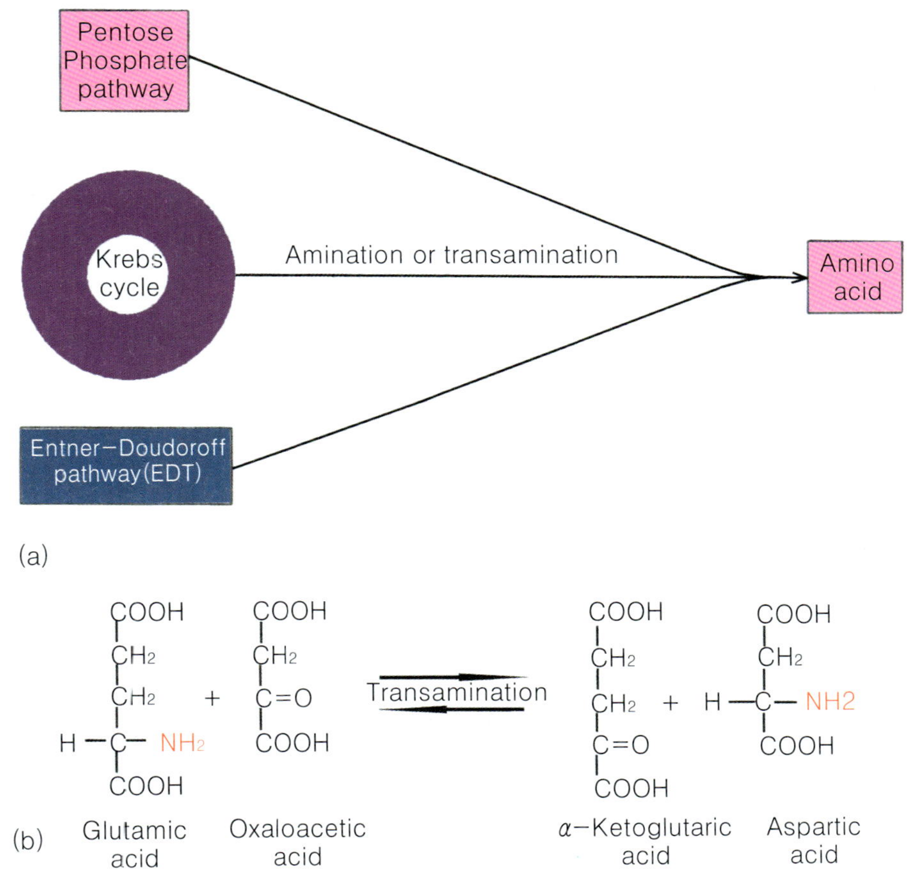

그림 4-12. Aminoacid 합성경로

3) 아미노산의 합성작용

아미노산은 단백질 합성에 필요하다. 대장균 같은 미생물은 그들이 필요로 하는 모든 아미노산 합성을 위한 무기염류나 포도당 같은 초기 물질을 이용하는 데 필요한 효소를 가지고 있다. 필요한 효소를 가진 생물체는 아미노산을 직접 또는 탄수화물 대사의 중간물질로부터 간접적으로 모든 아미노산을 합성할 수 있다. 아미노산 합성에 사용되는 중요한 과정은 크렙스회로이다. 크렙스회로의 피루브산이나 적절한 유기산에게 아미노기를 더해주는 것은 산을 아미노산으로 전환시켜주며 이 과정을 amination이라 한다. 만약 아미노기가 이미 존재하는 아미노산으로부터 온 것이라면 이 과정은 transamination이라 한다. 세포안에 있는 대부분의 아미노산은 단백질합성의 합성단위로 쓰이게 된다. 단백질은 세포내에서 효소나 구조적성분 그리고 독소같은 주요한 역할을 담당한다. 단백질을 형성하기 위해 아미노산을 결합시키는 것을 합성반응이라고 하며 ATP를 형성하기 위하여 에너지가 요구된다(그림 4-12).

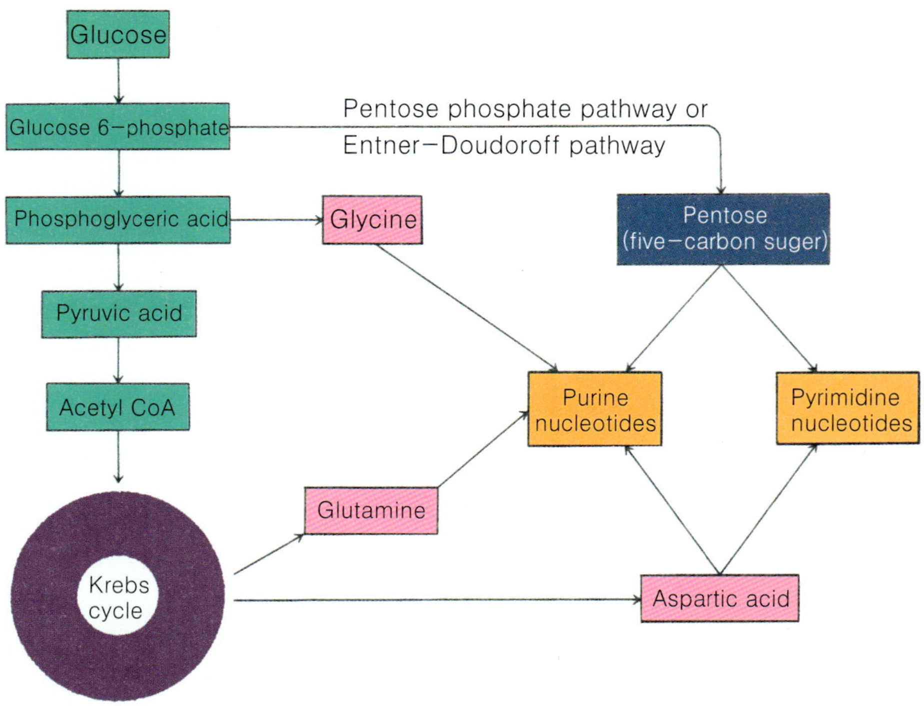

그림 4-13. purine과 pyrimidine의 합성경로

4) 퓨린과 피리미딘의 합성작용

정보물질인 DNA와 RNA는 purines 또는 pyrimidines, pentose(오탄당) 그리고 인산기로 구성된 nucleotide라 불리는 반복단위로 구성되어 있다. Nucleotide의 오탄당은 pentose-phosphate경로나 Enterner-Doudoroff경로를 통해 유도된다. Aspartic acid, glycine 그리고 glutamine같은 아미노산은 크렙스회로, 해당과정에서 생성되며 purine분자와 pyrimidine 분자합성에 이용된다. 이러한 아미노산으로부터 유도된 탄소나 질소원자들은 퓨린이나 피리미딘 고리를 형성하고 그를 위한 에너지는 ATP에 의해 제공된다. DNA는 세포의 특별한 구조나 기능을 결정하는데 필요한 모든 정보를 가지고 있다. RNA와 DNA 모두 단백질합성에 필요하다. 그리고 ATP, NAD^+, $NADP^+$ 같은 nucleotide는 세포내 대사의 속도를 촉진하거나 방해하는 역할을 한다(그림 4-13).

chapter 5 미생물의 증식환경
Microbial Growth

1. 개요

미생물의 증식은 적당한 환경과 충분한 영양의 조건을 맞추어 주면 이루어진다. 일반적으로 증식은 세포 수의 증가를 의미하며 크기의 증가를 의미하는 것은 아니다. 미생물은 **이분열**(binary fission)에 의해 증가하며 수백, 수십만, 수천만의 **집락**(colony)을 형성하게 된다. 집락의 질량은 집락을 구성하는 미생물의 수와 비례한다. 따라서 집락의 질량 증가비율에 따라 미생물의 증식 척도가 되기도 한다(그림 5-1).

미생물 증식에 필요한 조건들을 이해함으로써 다양한 환경에 놓인 미생물이 얼마나 빨리 자랄 것인지 예측할 수 있고 또 미생물의 증식을 조절할 수도 있다. 미생물의 증식을 조절하지 않으면 심각한 질병이나 음식물의 부패 등이 야기될 수 있다. 미생물의 증식과 사멸에 영향을 주는 요소들은 물리 화학적 조건이 있다. 이러한 물리 화학적 조건들은 자연계에서 미생물이 증식할 수 있는 능력을 결정한다.

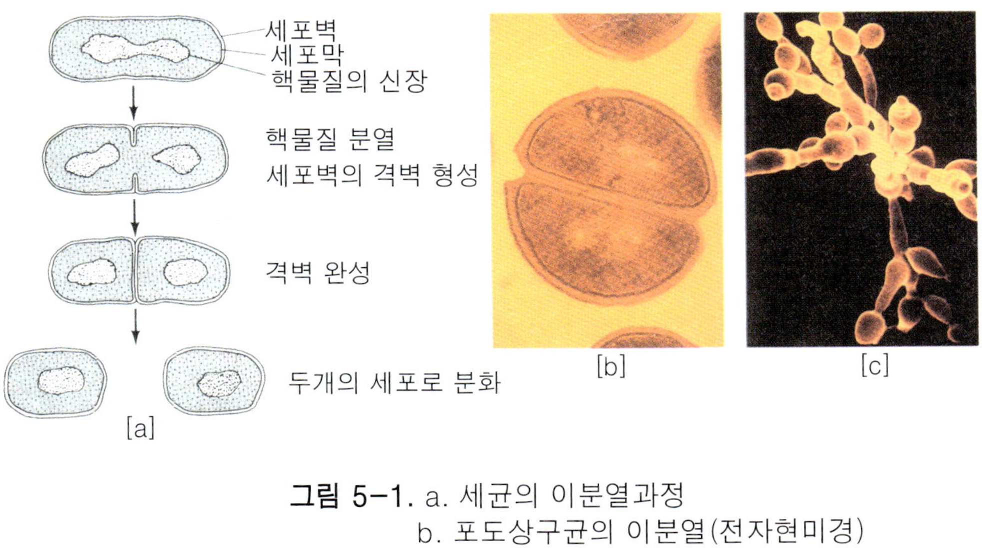

그림 5-1. a. 세균의 이분열과정
b. 포도상구균의 이분열(전자현미경)
c. *Candida albicans*의 출아

2. 미생물증식에 필요한 조건

미생물 증식에 필요한 조건들은 크게 물리적, 화학적인 조건으로 구분한다. 물리적 조건은 온도, pH, 삼투압 등이 작용하며, 화학적인 조건으로는 물, 탄소원, 질소원, 무기염류, 산소, 발육인자 등이 있다.

1) 물리적 조건

(1) 온도

미생물은 고등동물 체온과 같은 보통의 온도에서 잘 자란다. 그러나 일부 세균은 고등동물의 생존을 위협하는 아주 높거나, 아주 낮은 온도에서도 자랄 수 있다. 미생물 증식에 필요한 온도를 기초로 저온균(phychrophiles), 중온균(mesophiles), 고온균(thermophiles)으로 구분한다. 대부분의 세균은 제한된 온도 범위에서만 자랄 수 있다. 각 세균은 각각 최소, 최적, 최고의 성장온도를 가지고 있다. 즉 저온균, 중온균, 고온균은 각각 **최저발육온도(minimum)**, **최적발육온도(optimal)**, **최고발육온도(maximum)**을 갖는다(그림 5-2).

대부분의 미생물은 최고발육온도보다 높은 온도에 노출되면 사멸된다. 그러나 아주 낮은 온도에서는 미생물이 휴면상태에 있도록 미생물의 신진대사가 멈춘다. 배양 중에 있는 몇몇 미생물 균주들은 액체 질소를 이용하여 낮은 온도에서 동결시켜 보존할 수 있다.

저온균은 0℃정도에서 자랄 수 있으며 최적 성장 온도는 약 15℃이고 최대성장온도는 약 20℃ 정도이다. 이러한 세균들은 대양 깊은 곳에서 또는 일부 북극 지방에서 발견되며 가정용 냉장고에서도 자랄 수 있다. 대표적으로 *Yersinia enterocolitica*와 *Vibrio marinus*가 있다.

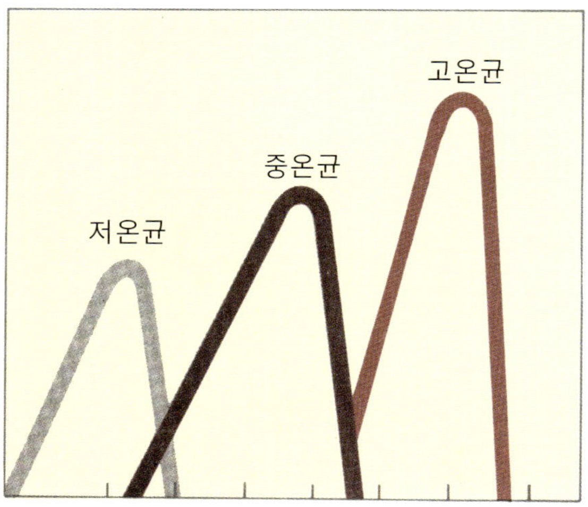

그림 5-2. 발육온도에 따른 세균의 분류

중온균은 25℃에서 35℃사이에서 최적의 증식온도를 갖는다. 고등 동물의 체내에서 살도록 잘 적응된 미생물은 그들의 숙주의 최적 온도와 가까운 온도 범위에서 증식한다. 많은 병원성 세균의 최적 온도는 약 35℃이며 질병에 관련된 대부분의 미생물은 중온균이다.

고온균은 고온의 온도에서 자랄 수 있다. 이들 중 많은 것들이 최적 성장 온도가 50℃에서 60℃ 이다. 미생물 중 일부는 90℃ 이상, 즉 끓는점 이상의 온도에서도 잘 자랄 수 있는 세균도 있다. 일부 고온균은 45℃ 이하의 낮은 온도에서는 자랄 수 없다. 고온균에 의해 생성되는 아포들은 열에 저항성을 가지고 있다. 그들은 캔 제품에 주어지는 열처리에도 살아남을 수 있으나 보통의 저장 온도에서는 자랄 수 없다. 예로 *Bacillus subtilis*, *Bacillus stearothermophilus*, *Thermus aquaticus* 등이 있다.

(2) 수소이온농도(pH)

세균은 균종마다 증식에 적합한 pH가 있다. 대부분의 세균은 **pH 6.5~pH 7.5**의 중성 부근의 좁은 pH범위에서 잘 자란다. **호산성미생물(acidophilia)**은 산에 대해 내성이 강하다. 석탄광산으로부터 나오는 배수로에서 발견되는 세균이나 황을 황산으로 산화시키는 미생물은 pH 1 정도에서도 생존할 수 있다. 효모를 비롯한 진균은 세균보다 더 넓은 범위의 pH에서 자랄 수 있으나 최적 pH는 5에서 6정도이다. 그리고 Lactobacillus와 같은 세균은 4에서 6정도의 산성 pH에서 잘 자랄 수 있다. Vibrio 같은 균은 pH 8~10에서 증식할 수 있는 **호염기성 세균(basophiles)**이다.

실험실내에서 세균이 배양될때 산을 생성한다. 이러한 조건은 목적하는 세균의 증식을 간섭할 수 있다. 배지는 산을 중화하고 적당한 pH를 유지하도록 완충작용을 한다. 배지내 펩톤과 아미노산은 완충 작용을 한다. 많은 배지는 인산염을 역시 함유하고 있다. 인산염의 장점은 대부분 세균의 증식 pH범위에서 완충효과를 나타낸다. 인산염은 독성이 없으며 phosphorous와 필수 영양요소를 제공한다.

(3) 삼투압 및 염도

미생물은 필요한 영양소를 주변을 둘러싸고 있는 물로부터 얻는다(그림 5-3). 따라서 성장을 위해 그들은 물을 필요로 하고 실제로 구성 성분의 80~90%가 물이다. 미생물이 높은 농도의 용액 속에 있으면 세포의 물이 원형질막을 통과하여 고농도의 용액속으로 이동해 간다. 이 현상에서 중요한 것은 미생물 세포의 성장이 억제된다는 것이다. 따라서 소금이나 다른 용질을 용액에 첨가시키는 것은 삼투압(osmotic pressure)을 증가시켜서 음식물을 보존하는데 이용하기도 한다.

일부 세균은 고농도 염도의 환경에 잘 적응하며 성장을 위하여 실제로 고농도의 염을 필요로 한다. 이러한 세균을 **호염성세균(halophiles)**이라고 한다. Vibrio같은 세균은 증식을 위해 NaCl을 필요로 하며 약 3% NaCl의 농도에서 아주 잘 자란다. NaCl에 대한 민감도는 미생물에 따라서 다양하다. 대부분의 세균은 0.5%의 염농도에서 성장한다. 그러나 일부 포도상구균은 염에 대한 내성이 있으며 10% NaCl보다 더 높은 농도에서 성장한다.

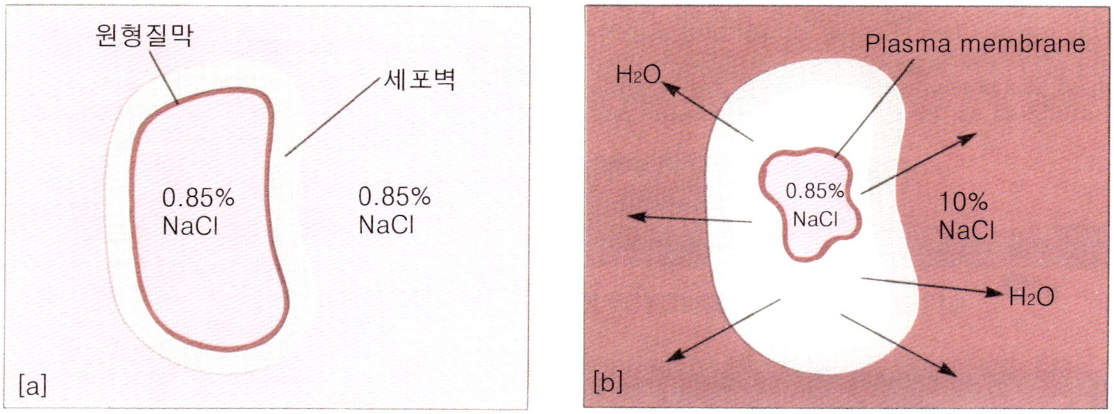

그림 5-3. 미생물과 삼투압의 관계

a. 정상세포　　　　b. plasmolyzed cell

2) 화학적 조건

(1) 탄소

물을 제외하고 미생물 성장에서 가장 중요한 조건은 탄소원이다. 탄소는 살아있는 물질의 구조를 이루는 뼈대로서 살아있는 세포를 구성하는 모든 유기 화합물에게 필요하다. 정상적인 세균 세포의 건조 중량의 절반 정도가 탄소이다. 화학 종속 영양세균(Chemohetero-trophs)은 단백질이나 탄수화물, 지질 등의 에너지원으로부터 대부분의 탄소를 얻는다. Chemoautotrophs이나 Photoautotrophs은 탄소를 이산화탄소로부터 얻는다. 탄소의 이용은 지구상에 있는 생명체가 살아가는 기본적인 방법이기 때문에 다른 행성에서 생명체가 있는지 평가하는 방법은 탄소의 대사를 증명함으로써 알 수 있다.

(2) 질소, 황, 인

탄소뿐만 아니라 기타 원소도 미생물의 증식과 더불어 구성물질 합성에 필요하다. 단백질합성은 amino acid, peptone 등의 유기질소를 필요로 한다. 질소는 단백질 아미노산의 아미노기를 형성하는 데 이용되며 세균은 암모늄 이온(NH_4^+)으로부터 유래한 질소를 이용한다. 또 일부 세균은 질산이온으로부터 유래한 질소원을 이용할 수도 있다. Cyanobacteria와 같은 일부 세균은 대기 중에 있는 질소가스를 이용한다. 이들이 질소를 흡수하는 과정을 질소고정이라고 부른다. 가장 중요한 질소 고정세균으로 *Rhizobium*이나 *Bradyrhizobium*들이 토끼풀이나 대두 알팔파, 콩 등과 같은 콩과식물과 결합되어 있다. 고정된 질소는 식물과 세균 모두에게 사용되고 이러한 반응은 토질을 증가시키고 따라서 농업에중요하다.

황은 황을 포함한 아미노산이나 thiamine, biotin과 같은 비타민을 합성하는데 사용된다. 자연상태에 존재하는 황의 형태는 황산이온(SO_4^{2-}), 황화수소(H_2S)또는 황을 포함하는 아미노산 등이다. 인은 핵산과 세포막의 인지질을 합성하는데 필수적이다. 그것은 또한 ATP의 에

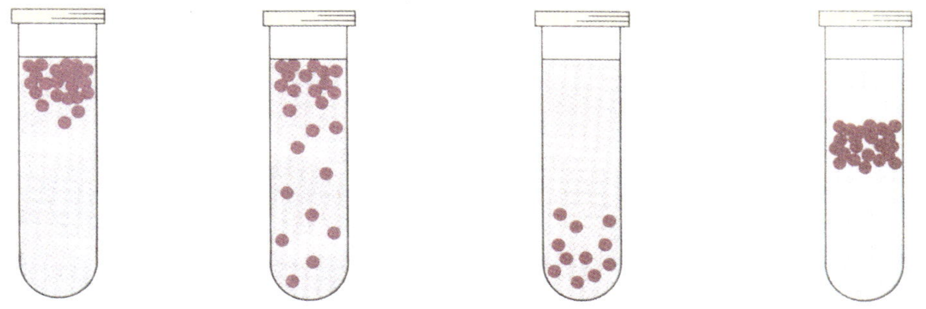

그림 5-4. 산소요구도에 따른 미생물의 분류

너지 결합에서도 발견되며 phosphorous는 phosphate ion(PO_4^{3-})으로 유도된다. K, Mg, Ca은 미생물이 증식할 때 요구되는 요소이며 종종 효소작용의 조인자(cofactor) 역할을 한다.

(3) 산소

산소의 농도는 미생물의 증식에 영향을 미친다. 미생물의 증식에 필요한 산소의 농도 및 내성에 따라서 **호기성**(aerobes), **혐기성**(anaerobes), **통성혐기성**(facultative anaerobes) 또는 **미호기성**(microaerophiles)으로 분류한다(그림 5-4). 산소를 이용하는 미생물을 호기성 세균이라고 하며 증식을 위해 산소를 꼭 필요로 하는 것은 절대호기성 세균(obligate aerobes)이라고 한다. 절대호기성 세균(obligate aerobes)에는 백일해균, 결핵균, 녹농균 등이 있으며 이들은 산소가 호흡을 뒷받침 할 때만 증식을 한다. 즉 증식하는데 유리산소가 절대적으로 요구된다. 사람의 내장 기관속에 존재하는 미생물을 통성 혐기성균(facultative anaerobes)이라고 한다. **통성 혐기성 세균**은 산소가 존재할 때는 호흡에 의해 산소를 이용할 수 있지만 산소가 없을 때는 발효나 혐기성 호흡과 같은 방법을 이용하여 성장할 수 있다. 즉 산소와 관계없이 증식할 수 있다. 통성혐기성 세균의 예로는 대장균을 비롯한 대부분의 세균들이 여기에 포함된다.

절대 혐기성 세균(obligate anaerobes)은 유리산소의 존재하에서 발육하지 않는 세균이며 *Clostridium, Bacterioides, Fusobacterium, Eubacterium, Propionibacterium, Peptococcus, Peptostreptococcus, Veillonella* 등은 대표적인 균속이다.

미호기성균(microaerophiles)은 공기보다도 낮은 산소 농도에서 자랄 수 있다. 즉 Neisseria속은 CO_2 gas가 5~10%함유된 상태에서 가장 잘 자란다. 이는 CO_2를 탄소원으로 제공하는 것이 아니고, CO_2 gas를 가함으로써 산소의 분압을 저하시키면 최고의 발육을 한다는 것이다. 따라서 이들은 산소가 풍부한 표면에서는 자랄 수 없다. 미호기성 세균에는 Campylobacter와 Listeria 등이 있다.

3. 세균의 증식

1) 세균분열

세균증식은 각각의 세포 크기의 증가가 아니라 세균 수의 증가를 의미한다. 분열의 처음 단계는 세포의 길이 증가와 염색체 DNA 의 복제이다. 그 다음으로 세포벽과 세포막은 세포 세포안쪽을 향하여 자라기 시작하고, 격벽이 형성되면 두 개의 같은 세포가 형성되고, 이들 각각은 모세포와 똑같게 된다. 이와 같은 증식방법을 **이분열(binary fission)**이라 하며 대부분 세균은 이분열에 의하여 증식한다. 일부 세균은 출아에 의해 성장한다. 즉 이들은 초기에 작게 세포 밖을 향해 자라다가 이들의 크기가 모세포의 크기와 같게 되면 모세포로부터 분리된다. 일부 filament모양의 미생물은 균사를 형성하면서 포자에 의해 증식한다.

2) 세대시간

한 세대의 시간을 계산하기 위해서는 하나의 세포가 두 개의 세포를 만들고 두 개의 세포는 다시 네 개의 세포를 만드는 이분열법을 기준한다. 각 세대에서 만들어지는 세포의 산술적인 수를 표현하였을 때 이 때의 지수는 분열이 일어난 횟수를 의미한다. 각 세포가 분열하여 균수가 두배가 되기까지 걸리는 시간을 **세대시간(generation time)**이라고 하며 세대시간은 각각의 세균에 따라서 다르다. 이는 균종, 배양조건(배양의 영양, 온도, pH등)에 따라 달라진다(표 5-1).

이분열법이 억제되지 않고 계속된다면 기하급수적으로 세균이 증식될 것이다. 만약 분열이 17분마다 일어나는 세균(대장균)이 20세대(약 7시간)가 지나면 한 개의 세포는 수백만 개의 세포로 증식된다. 30 세대 또는 10시간 정도가 지나면 세균의 수는 수천만이 될 것이고, 24시간이 지나면 $2X10^{21}$의 수치에 이르게된다. 그러나 이러한 기하급수적인 세균의 증식은 영양물질의 소모와 대사산물의 축적 그리고 기타 제한적 요소에 의해 억제되며 일정시간 후에는 오히려 증식되는 수보다 사멸하는 수가 증가하게된다.

표 5-1. 세균의 최적 발육온도 및 세대시간

세균	지적온도(℃)	세대시간(min)
Escherichia coli	37	17
Bacillus subtilis	37	27
Staphylococcus aureus	37	27~30
Streptococcus lactis	37	48
Lactobacillus acidophilus	30	66~87
Rhizobium acidophilus	37	344~461
Mycobacterium tuberculosis	37	792~932
Treponema pallidum	37	1980

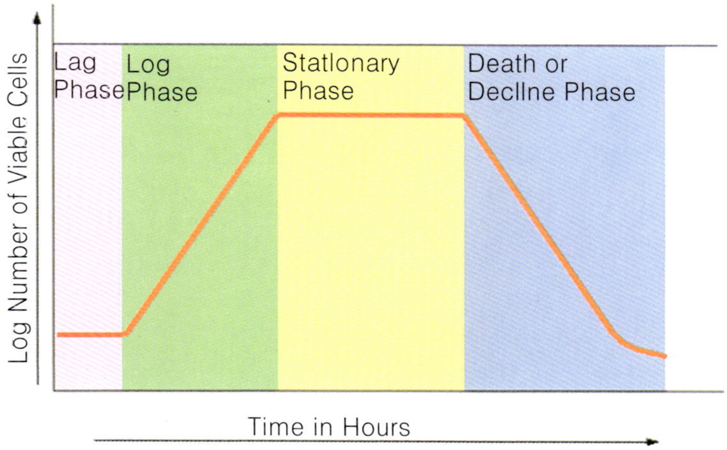

그림 5-5. 세균의 증식곡선

3) 세균의 증식단계

새로운 액체배지에 세균을 접종하여 증식시켰을때 시간에 따라 증식하는 세균 증식곡선을 나타낸다. 증식은 기본적으로 유도기, 대수증식기, 극기정지기, 사멸기의 네 단계로 이루어진다(그림 5-5).

(1) 유도기(Lag phase)

세포의 분열이 거의 일어나지 않는 이 때의 시기를 **유도기**(lag phase) 라고 하며 유도기는 수 시간에서 며칠까지 지속될 수 있다. 이때 세균은 DNA와 세포분열에 필요한 효소합성과 같은 활발한 대사작용을 한다. 즉 새로운 배지에 적응을 하여 증식을 준비하는 시기이다.

(2) 대수증식기(Log phase)

세포는 분열하기 시작하고 성장의 시기에 접어들어 수직의 증식곡선을 이루게 되며 이 시기를 **대수증식기**라고 한다. 세포의 증식은 이 때에 가장 활발하고, 세대시간은 최소의 시간에 도달한다. 복제의 시간이 일정하기 때문에 대수증식기는 성장그래프가 일직선이 된다. 대수증식기 동안 세포는 모양, 색, 밀도, 특징을 나타내기 시작한다. 이 시기는 세포의 대사 활성이 가장 활발한 시기이다. 또한 이시기는 광선이나 항생제 등에 가장 민감하게 반응하기도 한다.

(3) 극기정지기(Stationary phase)

만약 대수증식기가 계속된다면 놀랄 만큼 많은 수의 미생물이 증가할 것이다. 그러나 사실 이런 일은 일어나지 않는다. 왜냐하면 미생물의 성장 속도는 느려지고 사멸하는 미생물 세포의 수는 새로 만들어지는 미생물 세포의 수와 균형을 이루어 안정화되기 때문이다. 살아남아 있는 각각의 세포의 대사 활성은 이 시기에 낮아지고 이 때 평형의 시기를 **극기정지기**라고 한다. 성장이 멈추는 이유는 세포에 해로운 폐기물이 축적되고 일부 요구되는 영양물질이 고갈되기 때문이다. 또한 pH나 온도에 있어서의 변화도 중요한 이유가 될 수 있다.

(4) 사멸기(Death or Decline phase)

대체적으로 사멸된 세포의 수는 새로 생성된 세포의 수를 초과하게 되고 따라서 세포는 사 **사멸기** 또는 **지수적 감소기**에 들어가게 된다. 사멸기의 곡선은 대체적으로 일직선이 되어 결국 배지내 생균수는 완전히 사멸하여 제거된다.

4. 배양에 필요한 배지

실험실에서 미생물을 증식시키기 위하여 준비하는 영양물질을 **배지**(medium)라고 한다. 일부세균은 어떠한 배지에서도 잘 자랄수 있지만, 특별한 배지를 요구하여 자라는 세균도 있다. 배지에서 증식하거나 자라는 것을 **배양**(culture)이라고 한다. 미생물을 배양하는 목적은 검체에 존재하는 미생물을 **분리**(isolation)하고 **동정**(identification)하여 정확한 진단(diagnosis)을 하는데 있다. 미생물이 자랄 수 있는 충분한 영양분을 증류수에 첨가시켜서 멸균하여 만든 것을 **인공합성배지**(synthetic medium)라고 한다. 대개의 세균은 인공합성배지에서 증식이 가능하다. 그러나 rickettsia, chlamydia 및 virus는 인공합성배지에서 증식하지 않는 절대 **세포기생**(obligate cellular parasites)미생물 이다.

세균 배양을 위한 배지는 우선 물리적인 성상에 따라 액체배지(liquid medium)와 고체배지(solid medium)로 구분된다. 액체배지는 적당한 영양분을 증류수에 녹인 후 시험관에 분주하여 멸균해서 사용한다. 고체배지는 액체배지에 한천(agar), gelatin, 계란(egg) 및 혈청 등을 적당하게 첨가 후 배양접시 및 시험관에 분주한 후 멸균하여 사용한다(그림 5-6). 특히 이중 한천은 99°에서 용해되고 45°에서 고형화 된다. 한천(agar)은 해양조류로부터 추출된 복합다당류로써 배지를 고형화시키는데 중요한 역할을 한다.

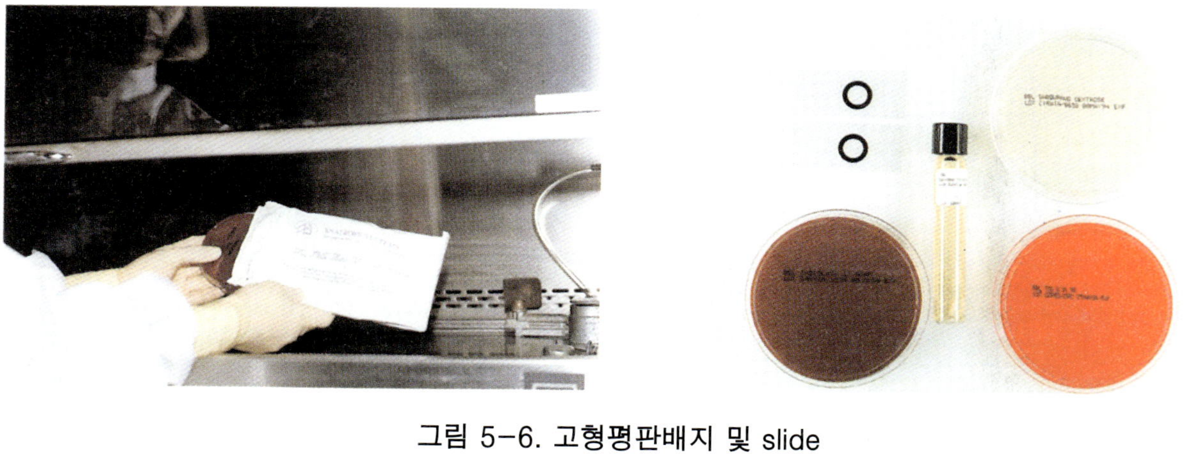

그림 5-6. 고형평판배지 및 slide

1) 복합배지 또는 합성배지(Complex medium)

대부분의 세균과 진균은 복합배지에서 잘 배양된다. 복합배지는 효모추출물, 육즙, 식물성물질, 소화시킨 단백질 등 다양한 영양분으로 구성되어 있다. 상품화된 것은 nutrient broth, nutrient agar 등 매우 다양하다(표 5-2).

2) 환원배지(Reducing medium)

혐기성 세균은 산소에 노출되면 사멸되기 때문에 환원배지라고 하는 특수한 조건이 필요하다. 단순한 방법으로는 sodium thioglycolate를 첨가시킨 배지에서 세균을 배양시키는 것이다. 이것은 화학적으로 용존된 산소와 결합하여 배지에 존재하는 산소를 제거하는 기능을 한다. 최근에는 페트리디쉬에서 직접 집락(colony)을 관찰하기 위하여 gas pack 장치(그림 5-7)를 사용하거나 기계적으로 산소를 제거시키는 혐기성 세균배양장치(anaerobic incubator)가 개발되어서 많이 사용한다.

3) 선택(Selective) 및 감별배지(Differential medium)

이 배지는 병원내 임상병리과나 공중보건 분야에서 미생물 분리용으로 많이 사용된다. 선택배지는 다양한 미생물의 집단속에서 원하는 미생물을 잘 자라게 하고 원하지 않는 미생물은 증식을 억제시키는 배지이다. 예를들면 bismuth sulfite agar는 대변에서 장티프스균(*Salmonella typhi*)만 자라게 하고 다른 균의 증식을 억제시킨다. Sabouraud dextrose agar는 pH 5~6의 진균만 성장하도록 한다. 일부 배지는 crystal violet, methylene blue, brilliant green와 같은 색소를 첨가시켜서 그람양성세균의 성장을 억제시키는 선택배지도 있다.

표 5-2. 장내세균 증균배지(chemDAT)

성 분	농 도 (Grams/Liter)
Peptone	10.0
glucose	5.0
ox bile dried	20.0
brilliant green	0.0135
di-sod. hydrogen phosphate	8.0
pot. dihydrogen phosphate	2.0

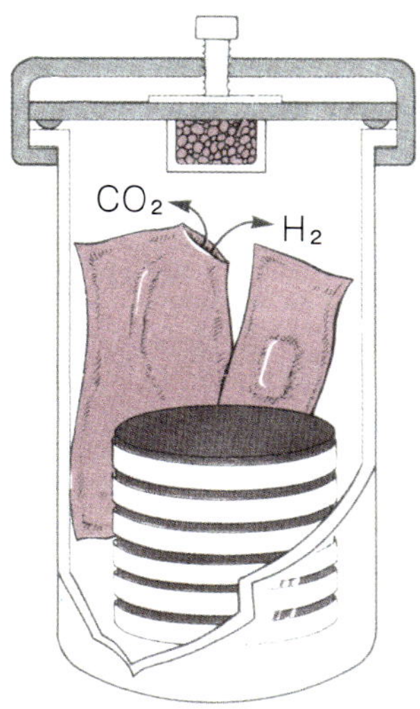

그림 5-7. Gas pack(혐기성 세균 배양장치)

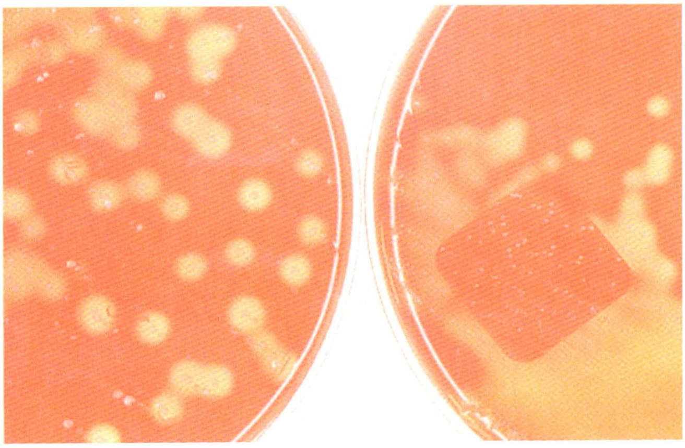

그림 5-8. 혈액한천배지에서의 grA 연쇄상구균의 집락

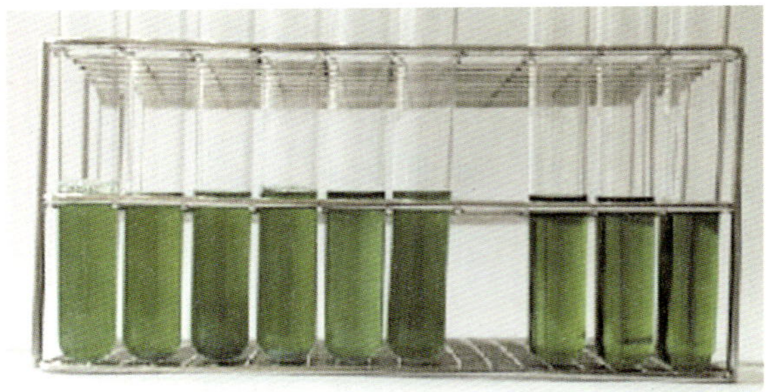

그림 5-9. 장내세균 enrichment broth(chemDAT)

감별배지는 배지에 세균을 배양했을 때 세균집락(bacterial colony) 중에서 원하는 집락만을 구별하기 위하여 사용하는 배지이다. 혈액한천 평판배지(blood agar plate)는 적혈구 용혈 세균을 분리하기 위하여 사용한다. *S. pyogenes*와 같은 연쇄상구균은 적혈구를 완전히 용혈시켜 집락주변에 투명한 용혈대(hemolysis zone)을 형성함으로써 동정하는데 도움이 된다(그림 5-8).

선택배지와 감별배지는 동시에 사용되기도 한다. mannitol salt agar 는 7.5% 정도의 NaCl, mannitol, 지시약 등이 첨가되어 고염도에서의 증식여부, mannitol을 산으로 발효시킬수 있는 능력 등으로 황색 포도상구균을 동정할 수 있다. MacConkey배지의 경우 Bile salt와 Crystal violet은 Gram 양성세균의 증식을 억제하며 배지의 Lactose성분은 lactose분해능력에 따라서 장내세균 중 Salmonella와 Shigella를 감별하는데 도움을 준다. 따라서 선택 감별배지로 분류한다.

4) 증균배지(Enrichment medium)

가검물 중에 적은 수로 존재하는 세균은 액체배지(broth)를 이용하여 증균배양할 필요가 있다. 증균배지는 특정 미생물의 증식에는 유리하게 작용하지만 다른 종류의 미생물 증식을 억제하는 경우가 있다. 이러한 의미에서 이것은 선택배지라고 할 수 있다(그림 5-9).

chapter 6

미생물에 대한 감염관리

Infection Control for Microorganism

1. 개요

소독과 멸균방법이 발달하기 전 페스트와 같은 무서운 전염병을 차단하는 방법으로 **격리**라는 방법을 사용했다. 격리는 병원성 미생물을 지니고 있는 보균자를 물리적으로 일정한 장소에 격리함으로써 질병이 전염되는 것을 차단하려는 방법이다. 나환자의 격리는 일반 건강인과 접촉을 차단하는 근본적인 방법이다. 격리는 홍역, 수두, 유행성이하선염 등 공기 매개 전염성질병을 관리하는데 효과적인 방법이 될 수 있다.

헝가리 출신 의사인 Ignatz Semmelweis(1816~1865), 영국 의사인 Joseph Lister (1827~1912) 가 처음으로 감염미생물 관리에 대한 개념을 도입했다. 그들은 환자의 감염증을 감소시키기 위하여 소독제와 열처리 방법을 사용했는데 이러한 방법은 질병을 일으키는 세균을 관리할 뿐 아니라 음식물 부패를 일으키는 미생물의 증식을 억제하는 데에도 사용된다. 미생물 증식은 물리, 화학적인 방법으로 관리할 수 있다. 물리적인 방법은 열이나 저온, 건조, 삼투압, 여과, 광선 등을 이용하는 것이고, 화학적인 방법은 무생물이나 생물의 표면에 미생물의 성장을 억제하거나 파괴하는 몇몇 화학물질을 사용하는 것이다. 감염미생물의 관리는 항상 미생물의 사멸만을 의미하는 것은 아니다. 단순히 미생물의 성장을 억제하거나 전염원을 제거하는 의미도 포함한다.

2. 물리적 방법

1) 멸균(Sterilization)

미생물 조절에 가장 많이 사용되는 방법 중 하나가 열처리에 의한 물리적인 방법이다. 실험실의 배지나 유리기구, 그리고 병원에서 쓰이는 기구들이 대개 열처리에 의해 멸균된다. 열처리는 가장 적용하기 쉽고 효과적인 멸균법으로 가장 경제적이고 쉽게 사용되는 방법이다. 열처리는 미생물의 효소를 변질시킴으로서 사멸시킨다. 열처리에 의한 멸균은 세균의 열에 대한 저항성 정도가 고려되어야 한다. 이는 세균마다 열에 대한 저항성이 다르게 나타나기 때문이다. 이러한 차이는 열사점의 개념으로 표현될 수 있다.

열사점(Thermal death point : TDP)은 용액내에 들어있는 모든 미생물을 10분 이내에 사멸할 수 있는 가장 낮은 온도이다. 멸균에 있어 고려되어야 할 다른 요소는 시간이다. 이는 **열사멸시간**(Thermal death time : TDT) 개념으로 표현되는데 이것은 액체 배지내에 있는 모든 세균이 주어진 온도에서 모두 제거되는데 필요한 최소의 시간이다. TDP나 TDT는 주어진 미생물 군집을 처리하는데 요구되는 처리방법의 강도를 지시하는 지표가 된다

Decimal reduction time(**DRT 또는 D값**)은 세균의 열저항성과 관련된 세 번째 개념으로 이것은 세균 군집의 90%가 주어진 온도에서 사멸되는데 필요한 시간이다. DRT는 특히 캔 상품에 유용하게 사용된다. 멸균에 사용되는 열은 건열 또는 습열 상태로 적용된다. 건열은 산화효과에 의해 사멸하는 것이며 습열은 물이 단백질 3차구조를 이루는 수소결합을 파괴함으로써 좀 더 빨리 미생물을 사멸할 수 있는 방법이다.

(1) 자비멸균(Boiling)

습열멸균의 한가지 방법은 끓이는 것이다. 이것은 영양 상태의 세균성 병원균이나 바이러스, 진균류, 그리고 이들의 아포를 10분이내에 사멸한다. 압력이 가해지지 않은 상태에서 증기는 끓는 물의 온도와 같다. 아포와 바이러스는 빨리 파괴되지 않는다. 예를 들어 간염 바이러스는 끓는 물에서 30분 정도는 생존하며 일부 세균성 아포는 끓는 물의 온도에서 20시간이상을 저항한다.

(2) 고압증기멸균(Autoclaving)

고압증기멸균은 강력한 침투력을 기초로 하여 미생물을 효과적으로 사멸시킨다. 고압증기멸균에서 압력이 높을수록 온도는 높아진다. 예를 들면 압력이 가해지지 않는 상태에서 100℃의 온도로 1기압, 즉 15기압만큼 유지되었을 때 온도는 121℃까지 올라간다. 압력을 20기압까지 올리면 온도는 126℃까지 올라간다. 온도와 압력 사이의 관계는 표 6-1에 나타나 있다. 15기압의 압력(121℃)으로 15분간 멸균처리 하면 병원미생물을 포함한 아포까지 파괴한다. 그러나 멸균시간은 물질의 부피나 종류에 따라서 달라진다(표 6-2). 고압증기멸균은 배양액이나 기타 도구, 용액, 주사기, 혈관주사용품 또 고압과 고온을 견딜 수 있는 것들에 사용된다(그림 6-1).

표 6-1. 압력과 온도의 관계

압력(기압)	온도
0	100
5	110
10	116
15	121
20	126
30	135

표 6-2. 용액을 멸균하기 위한 멸균시간

용기 크기	용량	멸균시간(분)
시험관 18 x 150 mm	10 ml	15
삼각flask 125 ml	95 ml	15
삼각flask 2000 ml	1500 ml	30
발효bottle 9000 ml	6750 ml	70

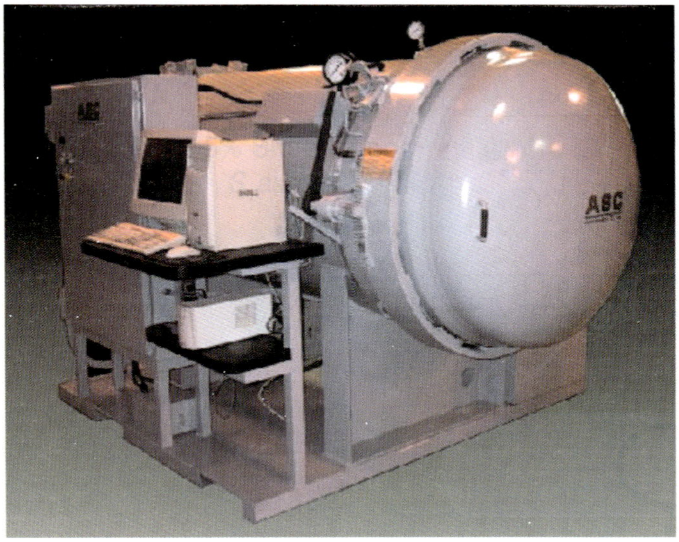

그림 6-1. 고압증기멸균기의 모형(Autoclave)

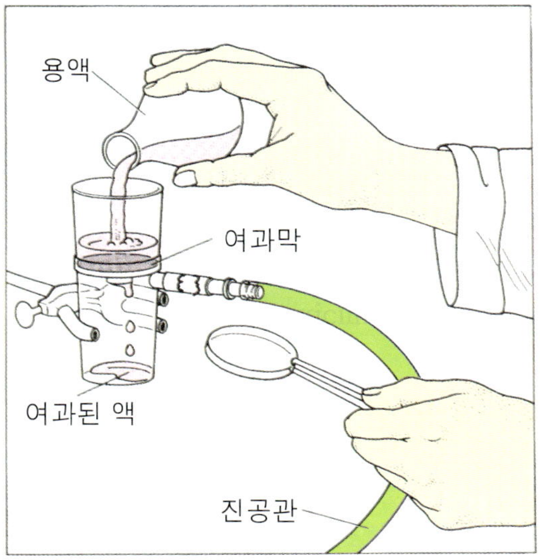

그림 6-2. 여과멸균장치

(3) 저온살균법(Pasteurization)

Louis Pasteur가 맥주나 와인의 부패를 막기 위하여 약한 열처리방법을 사용하였다. **저온살균법**은 생산물의 맛을 심각하게 손상시키지 않으면서 부패를 일으키는 미생물을 충분히 사멸할 수 있는 방법이다. 이와 같은 원리는 우유생산에 적용되고 있다. 우유는 처음에 결핵균을 제거할 목적으로 저온 살균되었다. 전통적인 우유의 저온살균은 **63℃에서 30분, 72℃에서 15초** 정도로 처리한다.최근에는 대량의 우유를 처리하기 위하여 **140℃에서 2초**간 노출시키는 초고온 처리방법(UHT : Ultra high temperature)을 사용하고 있다.

(4) 건열멸균법(Dry heat sterilization)

건열멸균 중 가장 간단한 방법은 직접연소법이다. 이 방법은 실험실에서 접종용 백금이를 사용할 때 많이 사용된다. 접종용 백금이를 멸균시키기 위해서는 백금이를 빨간 불꽃에 달구는데 이는 100% 효과가 있다. 비슷한 원리를 사용하는 **소각**(frame sterilization)은 오염된 종이컵이나 가방, 일회용 의약품 재료의 처리에 효과적인 멸균법이다. **건열멸균**은 170℃의 온도에서 2시간 동안 노출시켜 멸균하는 과정을 말하며 이는 초자기구를 비롯한 유리제품과 oil의 멸균에 사용된다.

2) 여과법(Filtration)

여과법은 액체나 기체를 미세 기공의 막을 통과시킴으로써 미생물을 완전히 제거하거나 미생물의 수를 감소시키는데 사용된다. **여과법**의 원리 중 하나는 플라스크에 액체를 0.2~0.4㎛의 작은 기공을 가진 여과장치를 통과하도록 하는 것이다. 그 결과 세균은 통과하지 못하고 순수한 여액을 얻을 수 있다. 여과법은 열에 민감한 물질 즉 배지나 효소, 백신 그리고 다른 항생물질들을 멸균하는데 사용된다. 또한 수술실이나 화상환자가 입원해 있는 병실은 무균상태이어야 하기 때문에 여과장치가 필요하다. 최근에는 셀룰로오스나 플라스틱 다중체로 이루어진 막 여과기가 산업적 혹은 실험적인 용도로 사용되고 있다(그림 6-2). 막 여과기의 기공은 세균을 여과할 수 있는 0.22, 0.45㎛크기가 있고 바이러스나 조금 큰 단백질을 여과할 수 있는 0.01㎛의 기공을 가진 것도 있다.

3) 건조(Desiccation)

미생물은 성장과 증식을 위해서는 수분을 필요로 한다. 수분이 없는 건조한 환경에서 미생물의 생존은 가능하지만 증식은 억제된다. 세포가 건조에 대해 저항성을 갖는 것은 미생물의 종류나 환경에 따라 다양하다. 예를 들어 임질균은 건조한 환경에서 1시간 정도를 견딜 수 있지만 결핵균은 한 달 동안 생존할 수 있다. 바이러스가 건조에 대해서 저항성을 나타내지만 아포처럼 내성을 갖고 있지 않다. 시약이나 음식물을 보존하는데 있어서 건조법을 사용한다(그림 6-3). 육류를 얇게 썰어서 햇빛에 말리면 오랜 시간동안 보존할 수 있다. 또한 건포도나 건과 등 역시 건조에 의한 좋은 예이다.

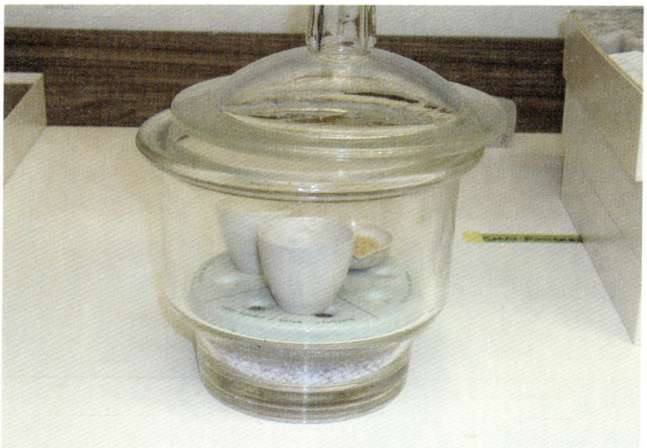

그림 6-3. 건조기(Desiccator)

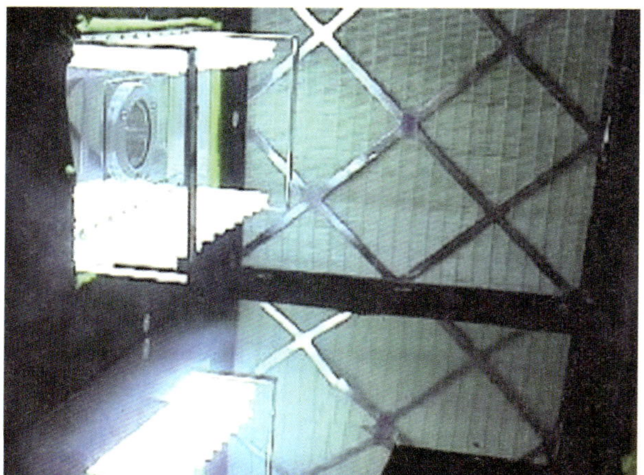

그림 6-4. UV에 의한 소독

4) 삼투압(Osmotic pressure)

고농도의 소금이나 설탕이 음식물 보존에 사용되는 것은 **삼투압** 효과에 근거를 두고 있다. 이러한 물질이 고농도로 존재하면 고장액의 환경을 만들어서 물이 미생물 세포에서 제거된다. 이러한 과정은 세포가 필요로 하는 수분을 제거한다는 측면에서 건조에 의한 방법과 비슷하다. 물이 미생물 세포로부터 제거됨에 따라서 원형질막이 세포로부터 분리되고(원형질 분리), 세포가 곧바로 죽지는 않더라도 성장하는 것을 멈추게 한다. 예를 들어 농축된 염농도는 육류를 저장하는데 사용하고 고농도의 설탕은 과일을 보관하는데 사용된다. 일반적으로 사상균이나 효모는 보통 세균보다도 수분이 적고 높은 삼투압을 가진 물질에서 생존한다.

5) 방사선조사(Radiation)

방사선은 파장과, 밀도, 지속기간 등에 따라 세포에 다양한 효과를 나타낸다. 방사선은 전리방사선과 비전리방사선 두 종류가 있다. 감마선이나 고에너지 전자빔과 같은 전리방사선은 비전리방사선보다 더 짧은 약 1nm이하의 파장을 가지고 있기 때문에 더 많은 에너지를 가지고 있다. 감마선은 방사성 코발트에 의해 방출되고 전자빔은 전자를 고에너지 상태로 추진하는 특별한 기계에 의해 생성된다. 감마선은 깊숙히 침투할 수 있지만 질량이 큰 물질을 멸균하기 위해서는 시간이 많이 소요된다. 고에너지 전자빔은 훨씬 적은 침투력을 가지지만 단 몇 초만 노출해도 된다. 전리방사선의 주요효과는 물의 이온화로 이것은 매우 반응성이 높은 수산화 래디칼을 형성시킨다. 전리방사선은 특히 고에너지 전자빔도 의약품과 일회용 의료기구 즉 외과용 장갑이나 주사기, 봉합물질, 카테터 등에 사용한다.

비전리방사선은 대체로 1nm 이상의 파장으로 전리방사선보다 더 긴 파장을 가지고 있다. 비전리방사선의 좋은 예로 자외선이 있다. 자외선은 노출된 세포의 DNA를 손상시킨다. 미생물 제거에 가장 효과적인 자외선 파장은 260nm이다. 이 파장은 특히 세포내 DNA에 의해 흡수된다. 자외선은 조한 공기 중에 존재하는 미생물을 제거하는데 사용된다. 자외선 또는 살균 램프는 일반 병실이나 신생아실, 수술실 등에서 이용될 수 있다. 자외선은 혈청이나 독소, 백신 때로는 도시의 폐수, 음용수를 멸균하는데에도 사용된다. 자외선을 멸균용으로 사용하는데 있어서 가장 중요한 약점은 낮은 침투력이다. 자외선에 장시간 노출되면 화상이나 피부암이 유발될 수 있다(그림6-4, 그림6-5).

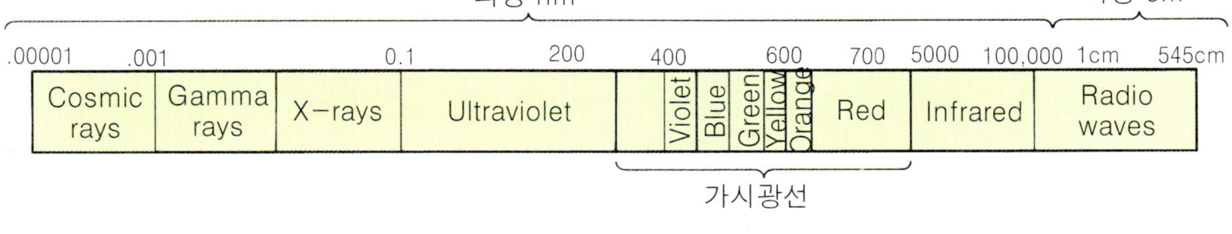

그림 6-5. 파장에 따른 방사선

3. 화학적 방법

1) 소독제(Disinfectants)

화학약품들은 살아있는 조직이나 무생물에 있는 감염미생물을 관리하는데 사용한다. 그러나 어떤 화학약품도 미생물을 완전히 사멸시킬 수 없다. **소독**(disinfection)은 강한 살균작용을 하여 미생물 수를 안전한 수준으로 감소시키거나 인체를 병원성 세균의 감염으로부터 보호하는 것을 말한다. 소독에 있어서 가장 통상적인 문제점은 소독제의 선택이며 가장 짧은 시간에 오염된 세균을 사멸하는 것이 중요하다. 소독제는 미생물을 사멸하거나 생장을 막기 위하여 광범위하게 사용한다. 소독제는 광범위한 미생물에 높은 살균작용을 해야하며, 화학적으로 분해되기 어려운 유기화합물이나 금속에서도 효과가 있어야 한다.

2) 소독제 평가

(1) 석탄산계수(Phenol coefficient)

방부제나 소독제는 소독효과를 평가하기 위하여 **석탄산계수**(Phenol coefficient : PC)를 이용해 왔다. 그러나 일부 방부제는 석탄산과 비교할 수 없는 것도 있다. 특히 소독제의 활성이 정균작용을 하거나 피부에서 지속적인 활성을 가질 때에는 비교할 수 없다. 석탄산 계수는 10분 동안 미생물을 사멸할 수 있는 실험소독제의 최대희석배수와 10분 동안 미생물을 사멸할 수 있는 석탄산의 최대 희석배수를 비교함으로써 계산할 수 있다. 석탄산계수의 실험에는 *S. aureus, S. typhi, P. aeruginosa*를 사용한다. 예를 들어 X라는 소독제가 1 : 200 으로 희석된 것이 효과적이었다고 한다면 그리고 페놀이 1 : 50의 농도에서 효과적이었다고 한다면 X 는 페놀보다 200/50의 비율로 효과적이라고 할 수 있고 이것은 석탄산계수가 4라고 할 수 있다. 희석검사는 때때로 살균제의 공식적인 평가 방법으로 사용된다.

이 방법은 표준화된 몇몇 시험 세균을 시험 화학물질이 각각 다른 농도로 들어있는 시험관에 첨가한다. 시험관은 배양되고 미생물의 성장여부를 판별한다. 이 표준미생물을 살균하는데 좀 더 많이 희석될수록 효과가 있는 것으로 판단한다. 석탄산계수가 높을수록 효과적인 소독제로 평가한다.

(2) 석탄산계수 측정법(표 6-3)

$$\text{석탄산계수} = \frac{\text{실험소독제(X)의 미생물사멸 최대 희석배수(10분)}}{\text{석탄산의 미생물 사멸 최대 희석배수(10분)}}$$

* 소독제 X 의 석탄산계수 = 200/50 = 4

표 6-3. 석탄산계수의 측정

소독제	희석배수	작용시간(분)			
		2.5	5.0	10.0	15
석탄산	40×	+	−	−	−
	50×	+	+	−	−
	60×	+	+	+	−
소독제(×)	150×	+	−	−	−
	200×	+	+	−	−
	250×	+	+	+	−

3) 소독제 종류(그림 6-6, 그림 6-7)

(1) 페놀과 페놀류

1867년 Joseph Lister가 그의 수술실에서 처음으로 사용한 이래 가장 오랫동안 인정되어 온 방부제(Antiseptics)와 소독제이다. 1% 이상의 농도에서는 항세균성 효과를 나타낸다. 페놀의 유도체들은 세포질막을 파괴시키고 효소를 비활성화 시키며 단백질을 변성시키므로서 염증을 감소시키거나 항세균성 활성을 증가시킨다. 페놀류는 종종 살균제로 이용하는데, 페놀류는 유기물의 존재하에서도 활성 상태로 남아있고 적용 후에도 상당 기간 지속된다. 피부소독에는 3~5% 수용액이 사용된다. 금속부식성이 강한 것이 단점이다. 페놀 유도체로는 크레졸과 hexachorophene등이 있다.

(2) Chlorhexidine

chlorhexidine은 페놀류는 아니지만 구조나 적용방법에 있어서는 hexachlorphene과 상당히 유사하고 점막이나 피부의 살균에 사용된다. 세제나 알콜과 함께 사용되어서 외과용 세척기나 환자의 수술 전 피부를 소독하는 데 사용된다. 피부는 이것을 흡수하지 않기 때문에 독성도 발견되지 않는다. 미생물의 원형질막을 손상시킴으로써 살균효과를 나타낸다. 이것은 세균에는 효과적이지만 아포형성균은 살균할 수 없다. 오직 일부 지질 친화성 바이러스만이 소독제에 의하여 영향을 받는다.

(3) 할로겐

할로겐 원소들 특히 요오드나 염소는 단독으로 혹은, 유기, 무기화합물로서 항미생물 효과를 나타낸다.

① 요오드

요오드는 가장 오래되고 효과적인 소독제 중 하나 이다. 요오드는 모든 종류의 세균과 많은 포자, 균류와 일부 바이러스에 대해 효과적이다. 요오드의 작용기전은 많은 효소와 단백질에서 종종 나타나는 성분인 티록신과 결합하는 것이다. 결과적으로 미생물의 단백질 기능이 저해된다. 요오드는 또한 다른 아미노산이나 원형질막의 지질과 작용하기도 한다. 요오드는 피부 감염과 상처의 치료에 사용된다.

표 6-4. 알콜농도에서 *Streptococcus pyogenes*의 성장

알콜농도(%)	시간(초)				
100	10	20	30	40	50
95	+	+	+	+	+
90	−	−	−	−	−
80	−	−	−	−	−
70	−	−	−	−	−
60	−	−	−	−	−
50	+	+	−	−	−
40	+	+	+	+	+

② 염소

염소는 기체로서 또는 다른 화학물질과 결합체로서 널리 사용되는 소독제이다. 이것의 살균기전은 염소가 물에 첨가되었을 때 형성되는 하이포아염소산에 의해서 소독 효과를 나타낸다.

· Cl_2(염소) + H_2O(물) ↔ H^+(수소이온) + Cl^- + HOCl (하이포 아염소산)

· HOCl(하이포아염소산) ↔ H^+(수소인온) + OCl^- (염소산이온)

하이포아염소산은 산화제로서 세포성 효소의 기능을 억제한다. 하이포아염소산은 가장 효과적인 염소의 형태로 전기적으로 중성이기 때문에 세포벽을 통해 물처럼 빠른 속도로 확산된다. 염소산이온(OCl^-)은 음전하를 띠고 있어서 세포내로 자유롭게 들어갈 수 없다. 압축된 형태의 염소 기체가 음용수, 풀장의 물, 하수 등의 소독에 광범위하게 이용된다.

일부 염소화합물은 매우 효과적인 소독제이다. 예를 들어 염소산칼슘 용액($Ca(OCl)_2$)은 낙농장이나 헛간, 도살장, 음식점 식기소독에 사용된다. 다른 염소화합물인 염소산나트륨(NaOCl)은 낙농장, 식품처리, 혈액투석계 뿐 아니라 가정에서 소독이나 표백에 사용된다.

(4) 알콜

알콜은 효과적으로 세균을 비활성화 시킬수 있다. 그렇지만 아포나 바이러스는 알콜에 저항성을 갖는다. 알콜의 작용기전은 단백질을 변성시키고 막을 파괴시킬 수도 있으며 외피로 쌓인 바이러스의 지질성분을 포함한 많은 지질을 용해시킬 수 도 있다. 알콜은 작용한 후 신속히 기화해서 잔여물질을 남기지 않는다. 통상적으로 에탄올과 이소프로판을 사용한다. 에탄올의 적정농도는 70% 이지만 60~95%의 농도로 빠르게 세균을 제거할 수 있다(표 6-4). 알콜은 피부표면을 소독하며 미생물 수를 감소시키는데 효과적이다. 짧은 시간동안 알콜처리는 완전한 소독을 하기에 충분하지 않지만 감염을 억제할 만큼의 미생물의 수를 감소시킨다.

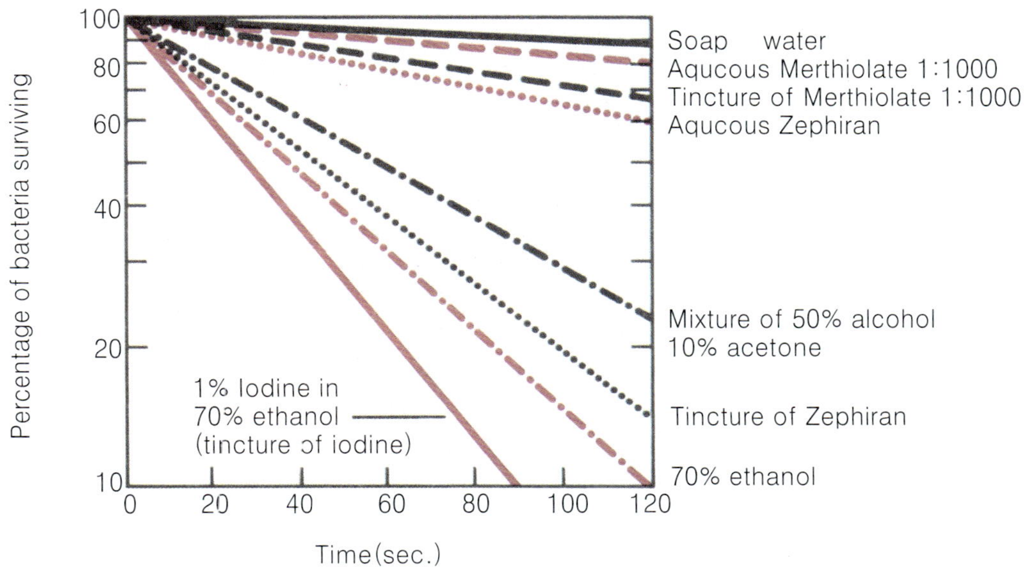

그림 6-6. 다양한 소독제의 효과 및 비교

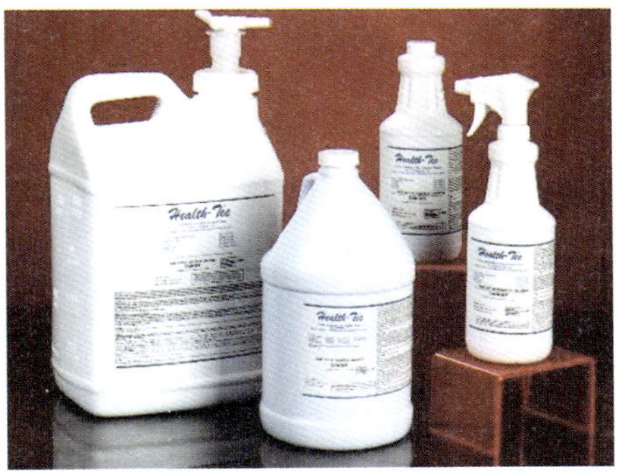

그림 6-7. 소독제(healthtec)

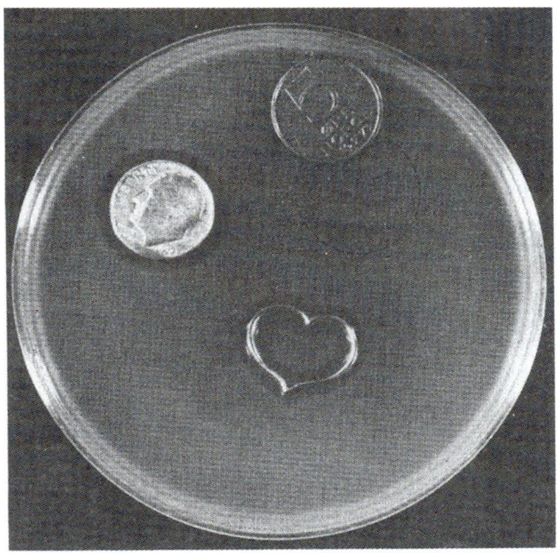

그림 6-8. 중금속(Silver)의 살균효과

(5) 중금속 및 화합물

은이나 수은, 구리와 같은 중금속은 살균제 혹은 방부제로 사용될 수 있다. 소량의 은이나 구리 같은 금속으로 항미생물활성을 나타내는 것은 oligodynamic action이라고 한다. 이러한 작용은 은이나 구리를 포함하고있는 깨끗한 금속조각을 세균이 접종되어 있는 페트리디쉬에 올려 놓았을 때 금속조각 주변에 세균의 성장이 억제되는 것을 볼 수 있다(그림 6-8).

이러한 효과는 중금속이 항미생물효과가 있음을 의미하는 것이다. 금속은(silver)은 소독제로서 1% 질산은 형태로 사용된다. 임질균의 감염을 제거하기 위하여 신생아의 눈에 몇 방울의 질산은으로 처리한다. 염화수은과 같은 무기 수은 화합물은 소독제로서 가장 오래 사용되어 왔으며 광범위하게 이용된다. 이들은 주로 세균의 활성을 정지시킴으로써 소독효과를 나타낸다. 그러나 이들의 사용은 독성이나 부식성, 유기물에 대한 비효율성 때문에 제한되고 있다. Mercurocurome이나 Merthiolate와 같은 유기 수은화합물은 무기 수은화합물보다는 독성도 덜하고 염증도 덜 일으킨다. 이들은 점막이나 피부에 소독제로 사용된다.

(6) 계면활성제(Detergents)

비누와 세제 등이 포함된 계면활성제는 소독제로써 기능은 미약하지만 지질 분자 사이의 표면 장력을 감소시킴으로써 미생물을 제거한다. 특히 피부에서 보통 죽은세포나 마른땀, 미생물, 피지선에서 분비된 기름성분을 제거하는데 이용된다. 많은 방취용 비누들은 그람양성균의 성장을 강하게 제어하는 작용을 한다. 산성-음이온성 계면활성살균제는 낙농산업에서 매우 중요하다. 이것의 세척기능은 분자의 음이온과 관련이 있다.

(7) 알데히드(Aldehydes)

알데히드는 가장 효율적인 항미생물제 중의 하나이다. 포름알데히드와 글루타알데히드는 의료기구를 소독하는데 유용하다. 이들은 단백질에 있는 작용기(–NH_2, –OH, –COOH, –SH)와 반응하여 공유결합을 형성하게 함으로써 단백질을 불활성화 시킨다. 포르말린은 37% 수용액의 형태로 보통 사용된다. 포르말린은 생물학적 시료를 보존하고, 시체를 방부처리 하거나 백신에 있는 세균이나 바이러스를 불활성화하기 위해 많이 사용된다. 포르말린은 고농도일 때 포자 살균의 효과도 있다. 글루타알데히드는 호흡치료기구를 포함한 병원에서 사용하는 도구를 멸균하는데 사용된다. 2% 용액으로 10분 정도 처리하며 세균, 결핵균, 바이러스 등을 파괴한다. 3~10시간 처리하면 아포도 살균할 수 있다(표 6-5).

(8) 산화제

과산화수소(H_2O_2)와 같은 산화제는 미생물의 세포구성 물질을 산화시킴으로서 항미생물 효과를 발휘한다. 과산화수소는 살균제로서의 효율성이 제한되어 있기는 하지만 무생물 소독에 효과적이다. 콘택트 렌즈 사용자들은 과산화수소를 이용하여 소독을 한다. 렌즈 소독 약품에 있는 플라티늄 촉매가 잔여 과산화수소를 파괴시켜 렌즈에 더 이상 남아있지 못하게 한다. 과산화아연이나 과산화수소는 깊은 상처의 소독에 유용하게 사용되는데 이들에 의해 방출된 산소가 혐기성 세균의 성장을 저해한다. 3% 용액은 상처를 세척하고 소독하는데 사용된다.

O_3오존은 H_2O_2와 마찬가지로 미생물의 세포구성물질을 산화시킴으로서 항미생물효과를 나타낸다. 오존은 물의 염소 소독 대신에 사용한다. 염소 소독과는 달리 물에서 활성을 지닌 상태로 유지하기가 힘들며 또한 비경제적이다.

표 6-5. 항미생물제의 용도 및 사용되는 농도

항미생물제	농 도	효 과
산		
Acetic acid	1%	식품보존
Benzoic acid	0.01%	식품보존
Lactic acid	-	식품보존
Propionic acid	0.1%	식품보존
Sorbic acid	0.01~0.1%	식품보존
Sulfurous acid(added as SO_2)	0.05%	식품보존
알콜		
Ethanol	70%	피부소독
Lysol	2%	소독제
Dichlorophene	1%	진균억제
Hexachlorophene	3%	소독제
알데히드		
Formaldenyde	5%	장기보존
할로겐		
Chlorine	0.2~0.4ppm	상수도소독
Iodine	2%	피부소독
중금속		
Copper sulfate	0.8%	조류억제
Copper 8 hydroxy quinolate	1%	진균, 세균억제
Mercuric chloride	0.1%	소독제
Phenylmercuric nitrate	0.002%	진균억제
Mercuric naphthenate	0.01%	진균, 세균억제
Phenylmercuric acetate	10ppm	진균, 세균억제

(9) 색소(Dyes)

세균발육저지제 또는 살균제로써 다양한 염료가 사용된다. Crystal violet은 그람양성 세균의 발육저지제로서 사용되고 주로 1 : 10,000으로 희석하여 사용한다. 그람양성세균에 대한 crytal violet의 기전은 세포벽 물질의 합성단계를 차단함으로서 불활성화 시킨다. 이는 penicillin의 작용기전과 매우 유사하다. Crystal violet은 Trichomonas증, Candida증의 질염을 치료하기 위하여 많이 사용된다.

chapter 7

미생물의 유전

Microbial Genetics

1. 개요

유전자는 세포핵의 염색체상에 존재한다. 염색체는 유사분열에 앞서 복제되며 세포분열이 일어날 때 각 낭세포는 동일한 염색체 또는 동일 유전자를 이어 받는다. 복제는 대개 정확한 과정으로 일어나고 이에 따라 새로이 생성된 세포의 특성은 모세포와 동일하게 되며 이를 **유전**이라 한다. 모든 유전자는 드물게 **돌연변이**(mutation)가 일어나고 변이 된 유전자는 대부분 안정하며 다음 세대에서 새로운 형태로 복제된다.

이로 인해 유전자 돌연변이는 미생물의 한가지 혹은 그 이상의 특성에 유전적 변이를 유발한다. 진핵세포 및 원핵세포에서 유전자 복제와 유전자 기능을 하는 염색체는 DNA (deoxyribonucleic acid)이다. 반면에 바이러스에서는 DNA 또는 RNA(ribonucleic acid) 어느 한 쪽이 담당한다.

2. DNA의 구조

유전정보를 그대로 다음 세대로 전달하는 DNA의 이중나선 구조는 생명의 기구 중에서도 가장 기본이 되는 특성이다. DNA(deoxyribonucleic acid)는 염기와 당 그리고 인산으로 이루어지는 단위, 즉 수많은 뉴클레오티드가 연결된 분자이다. 뉴클레오티드는 5탄당의 5번 탄소와 3번 탄소에 인산 그룹이 연결되어 있다. 그리고 DNA분자의 바로 끝을 3′-말단 (3′-hydroxyl free end)이라고 하며 5탄당의 다른 끝을 5′-말단 (5′-hydroxyl free end) 이라고 한다.

DNA는 일반적으로 이중나선형 분자를 나타나며 DNA의 이중나선은 상보성 뉴클레오티드 염기 사이에 수소결합에 의해 결합된 두 개의 주요한 폴리 뉴클레오티드 사슬로 구성되어 있다(5′-3′). 이중나선 DNA고분자내에서 두 개의 폴리뉴클레오티드 사슬은 반대방향에서 시작된다. 한쪽 사슬은 3′-말단에서 5′-말단으로 이어지며(3′-5′), 상보적인 사슬은 5′-말단에서 3′ 말단으로 이어진다. 당에 결합한 염기에는 아데닌(A), 티민(T), 시토신(C), 구아닌(G)이 있다. A와T, C와G는 반드시 서로 짝을 이룬다. 이것은 A와T에는 2개, C와G에는 3개의 수소결합이라고 불리는 약한 화학결합을 만들기 때문이다. 이 AT, CG의 쌍은 상보관계로 연결되며 DNA구조의 가장 중요한 특성으로써 **유전정보**의 전달에 필수적이다(그림 7-1).

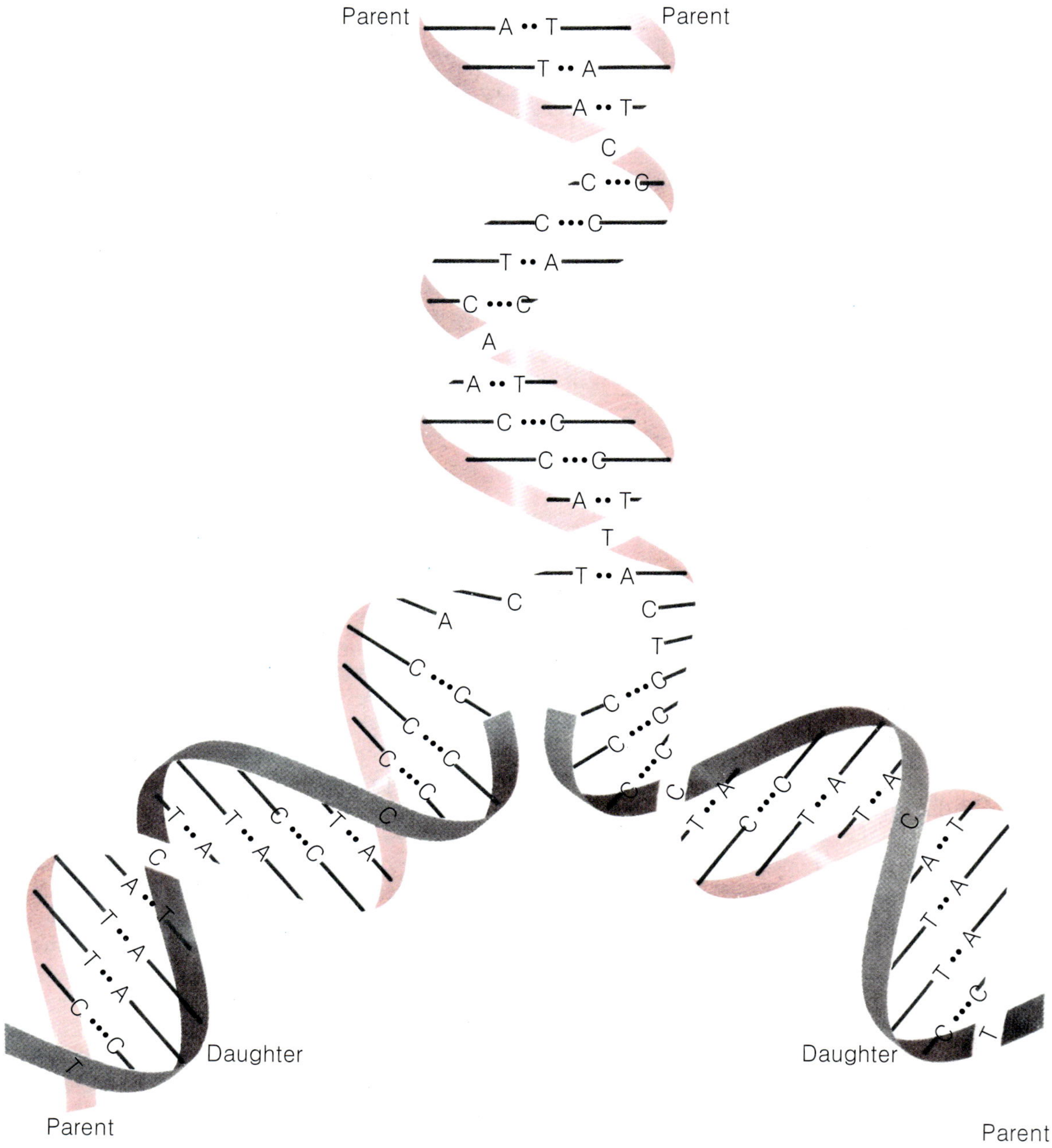

그림 7-1. DNA의 이중나선구조(DNA 복제)

이는 이중나선의 각각을 주형(templete)으로 하여 새로운 DNA를 만들 때 반드시 상보적으로 염기를 가진 뉴클레오티드가 선택되어 그 결과로 똑 같은 이중나선이 만들어지기 때문이다. 그때 염기배열의 순서는 상보관계로 인하여 그대로 유지된다. 염기배열 자체가 유전정보이므로 그 중요성을 알 수 있는 것이다. 미생물이 분열증식하기 위해서는 먼저 미생물의 염색체가 복제되어야 한다. DNA복제의 시작은 이중나선의 수소결합을 절단하여 나선을 가진 DNA가 분리되면서 시작된다. 이것은 핵산 가수분해효소 또는 헬리카제(helicase)라고 불리는 단백질에 의해 진행된다. 분리된 DNA 1개 사슬 중 3′−5′방향의 가닥에는 DNA 합성효소가 그것과 상보적인 DNA 사슬을 5′−3′방향으로 합성해 간다.

DNA 합성방향은 항상 5′−3′방향이므로 replication fork에서 한쪽 나선은 연속적으로 생성될 수 있으나 다른 쪽 나선은 오가자키 조각(fragment)을 만든 후 이들이 나중에 서로 연결되어 긴 선이 된다(그림 7−2).

기타 복제에 필요한 요소로는 꼬인 이중나선을 풀어주는 topoisomerase와 helicase, 풀린 DNA를 곧게 펴서 DNA합성이 원활히 일어나게 하는 DNA 결합단백질(DNA binding protein), nucleotide가 연결되는 primer와 이를 형성하는 primase 등이 있다.

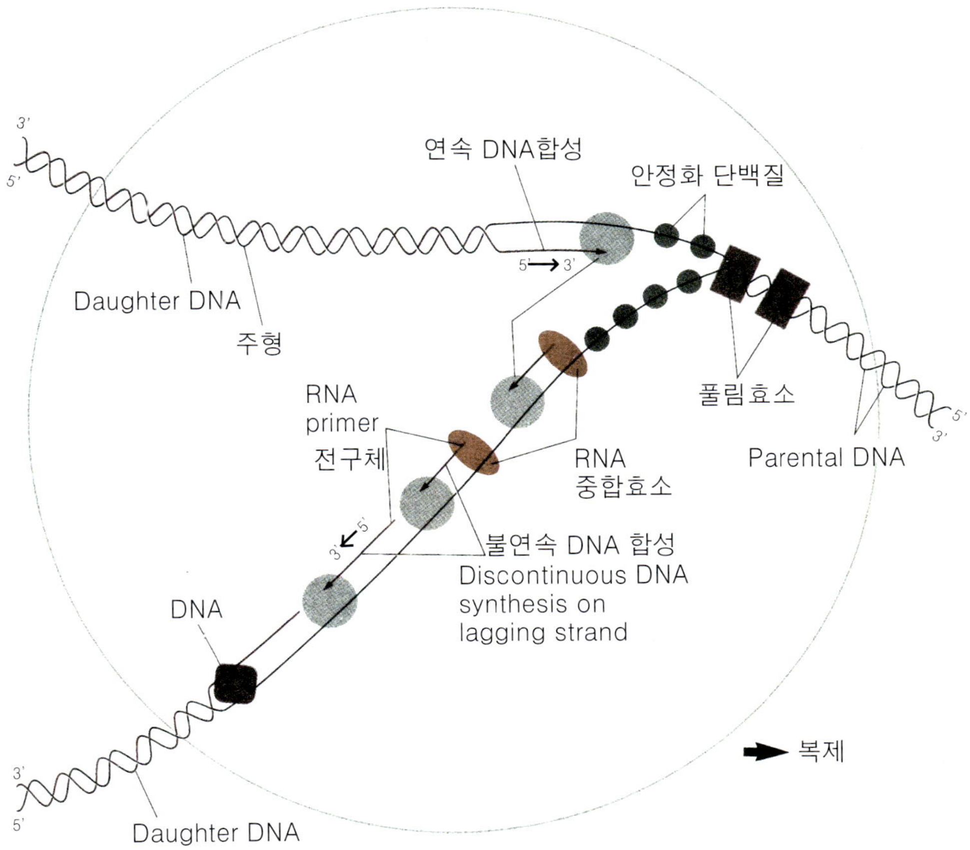

그림 7−2. DNA합성과정

3. DNA의 기능

염색체에는 유전자가 들어 있으며 이들의 기능은 단백질을 지령하는 유전정보를 제공하는 것이다. 그 유전정보는 아미노산의 배열 즉 단백질의 구조를 결정한다. 이들 단백질은 효소로써 막의 구성성분으로써 그리고 기타 세포 구조의 성분으로서 미생물의 모든 특성을 결정한다. 개개의 단백질의 구조를 결정하는 염색체 DNA의 단편을 **유전자**라고 한다.

유전자의 nucleotide배열이 단백질의 아미노산 배열을 결정하는 기전은 다음과 같다.

① RNA polymerase는 DNA를 주형으로 사용하여 전령 RNA(mRNA)라 부르는 한 가닥 사슬의 polynucleotide를 만들며 이 과정을 전사(transcription)라고 한다. mRNA는 DNA 이중나선의 한 가닥에 상보적인 nucleotide배열을 가진다.

② 아미노산이 효소작용으로 활성화되어 운반 RNA(tRNA)라 부르는 RNA의 특이적 adaptor분자에 운반된다. 각 adptor분자는 mRNA위의 염기 triplet에 상보적인 염기 triplet을 한쪽 끝에 또 특이적 아미노산을 다른 한쪽 끝에 가지고 있다. mRNA에 있는 염기의 triplet를 아미노산에서는 codon이라 부른다.

③ mRNA와 tRNA는 ribosome의 표면에서 함께 집합한다. 각 tRNA가 상보성인 nucleotide triplet를 mRNA위에서 발견하면 tRNA가 운반하는 아미노산은 인접하는 tRNA분자의 아미노산과 peptide결합으로 연결된다. Ribosome은 mRNA를 따라 이동하고 mRNA분자 전체가 대응 하는 아미노산 배열로 번역될 때까지 연속해서 polypeptide는 성장한다. 이 과정을 번역이라 한다. 이와 같이 DNA유전자의 nucleotide배열은 mRNA를 매개로 하여 특이 단백질을 결정한다(그림 7-3).

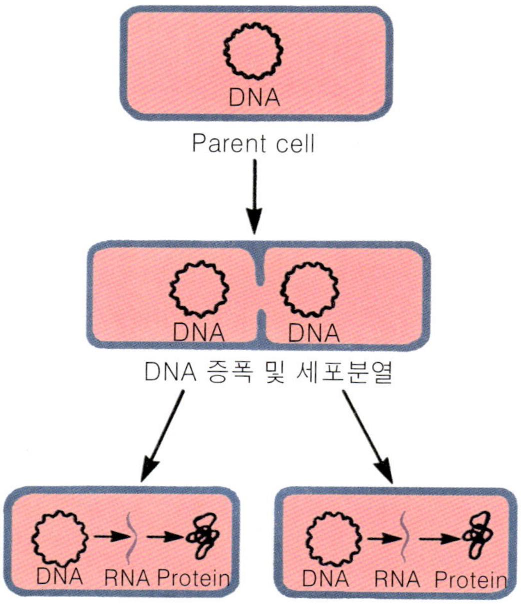

그림 7-3. 유전자정보의 전달과정

4. 돌연변이

DNA의 염기서열에 변화가 생긴 것을 **돌연변이**(mutation)라고 하며 돌연변이는 세포의 형태, 효소활성, 영양요구성, 항생제 감수성 등의 여러 가지 형질을 변화시킬 수 있다. 이러한 형질의 변화는 한 염기쌍이 다른 염기쌍으로 치환됨으로써 발생되며 그리고 DNA분절의 결손 혹은 삽입으로 일어난다.

DNA의 돌연변이는 자연적으로 발생할 수도 있고 돌연변이 유도물질(mutagen)에 의해 초래될 수 도 있다. 돌연변이 유도물질에는 radiation과 base analogs, alkylating agent, acridine derivative 등의 화학물질이 있다. 어떠한 원인이든 염기서열에 이상이 왔을 때 세포가 가지고 있는 DNA-reapir system이 잘못된 염기서열을 회복시키지 못하면 이 세포는 변형된 형질을 가지게 되며 돌연변이의 원인이 된다.

1) 염기쌍 치환

가장 흔한 형태의 염기쌍 치환의 형태는 피리미딘이 다른 피리미딘으로 그리고 퓨린이 다른 퓨린으로 대체되었을 때 발생한다. 여기에는 A-T가 G-C로 그리고 T-A가 C-G로 치환되는 것이 있다. 드물게 피리미딘이 퓨린으로 그리고 반대로 치환되는 경우도 있다.

2) 염기의 결손 또는 삽입

복제하는 동안 단일 염기쌍 혹은 인접한 염기쌍은 DNA구조로 삽입되거나 결손된다. 이는 암호화된 메시지의 번역을 변경하게 되어 전체적으로 다량의 유전 암호를 잘못 해석하는 결과를 초래할 수 있다.

5. 유전정보의 전달

미생물은 염색체의 변화 즉 돌연변이에 의해 새로운 형질을 발현할 수 있으나 외부에서 이입되는 유전물질에 의해 새로운 형질을 나타낼 수도 있다. 미생물의 유전물질 전달에는 형질전환(transformation), 형질도입(transduction) 그리고 접합(conjugtion) 등이 있다.

1) 형질전환(Transformation)

형질전환이란 어떤 미생물로부터 방출된 가용성 DNA를 다른 미생물이 섭취하는 것을 말한다. 형질전환은 3단계로 일어나며 미생물 표면에 고분자량 DNA가 결합되고 세포막을 통한 결합된 DNA의 흡수 및 공여 미생물의 DNA 분절이 수용 미생물의 염색체 내에서 통합되었을 때 완성된다(그림 7-4).

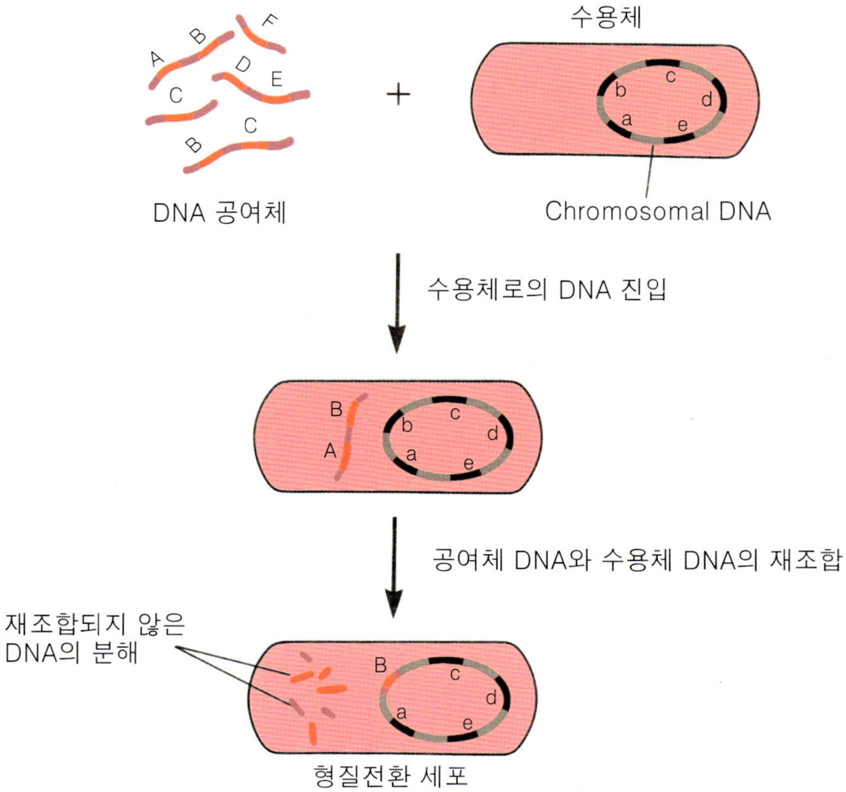

그림 7-4. 형질전환(transformation)

2) 형질도입(Transduction)

바이러스의 DNA 일부가 감수성을 갖는 세균에 전달되는 형태를 **형질도입**이라 한다. 일반적으로 형질도입은 prophage를 형성할 수 있는 주형 bacteriophage에서 관찰된다. 독성파지(virulent phage)의 변이주는 형질도입에 영향을 준다. 파아지에 의한 유전자 전달은 형질전환에 의한 것보다 쉽고 재현성이 높으며 형질도입의 종류에는 특수 형질도입과 일반적 형질도입이 있다. 특수 형질도입은 공여 DNA 중 특정 부위에 삽입된 후 떨어지면서 단지 prophage의 부착부위에 인접되어 있는 염색체의 분절만 운반하는 것이며 반면 일반적 형질도입은 phage가 공여 염색체의 어떤 분절이라도 전달하는 것을 말한다(그림 7-5).

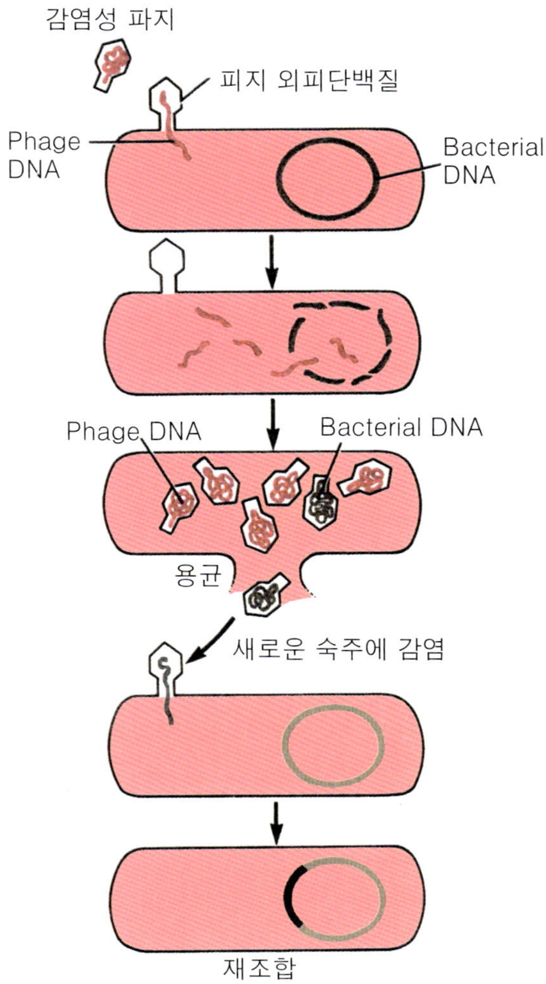

그림 7-5. 형질도입(Bacteriophage에 의한 형질도입)

3) 접합(Conjugation)

세균은 염색체외에 **plasmid**라고 알려진 스스로 복제하는 능력을 가진 환형의 DNA를 가지고 있다. 이러한 plasmid는 세균간의 F 섬모에 의한 물리적 접촉이 있을 경우 이 경로를 통해 다른 세균에 전달될 수 있으며 이러한 유전자 전달을 **접합**이라고 한다. 접합에 관여하는 F섬모는 F인자라는 유전자로부터 만들어지며 이 유전자는 F plasmid에 들어 있다. F인자를 가지는 세균을 F^+라 하며 이것이 없는 피전달세균을 F^-라 한다. Hfr(High frequency recombination)이란 F인자가 안정적으로 염색체에 삽입되어(episome 상태)있는 세균을 말하며 Hfr은 세균의 염색체를 감수성을 갖는 세균에 전달시킬 수 있다(그림 7-6).

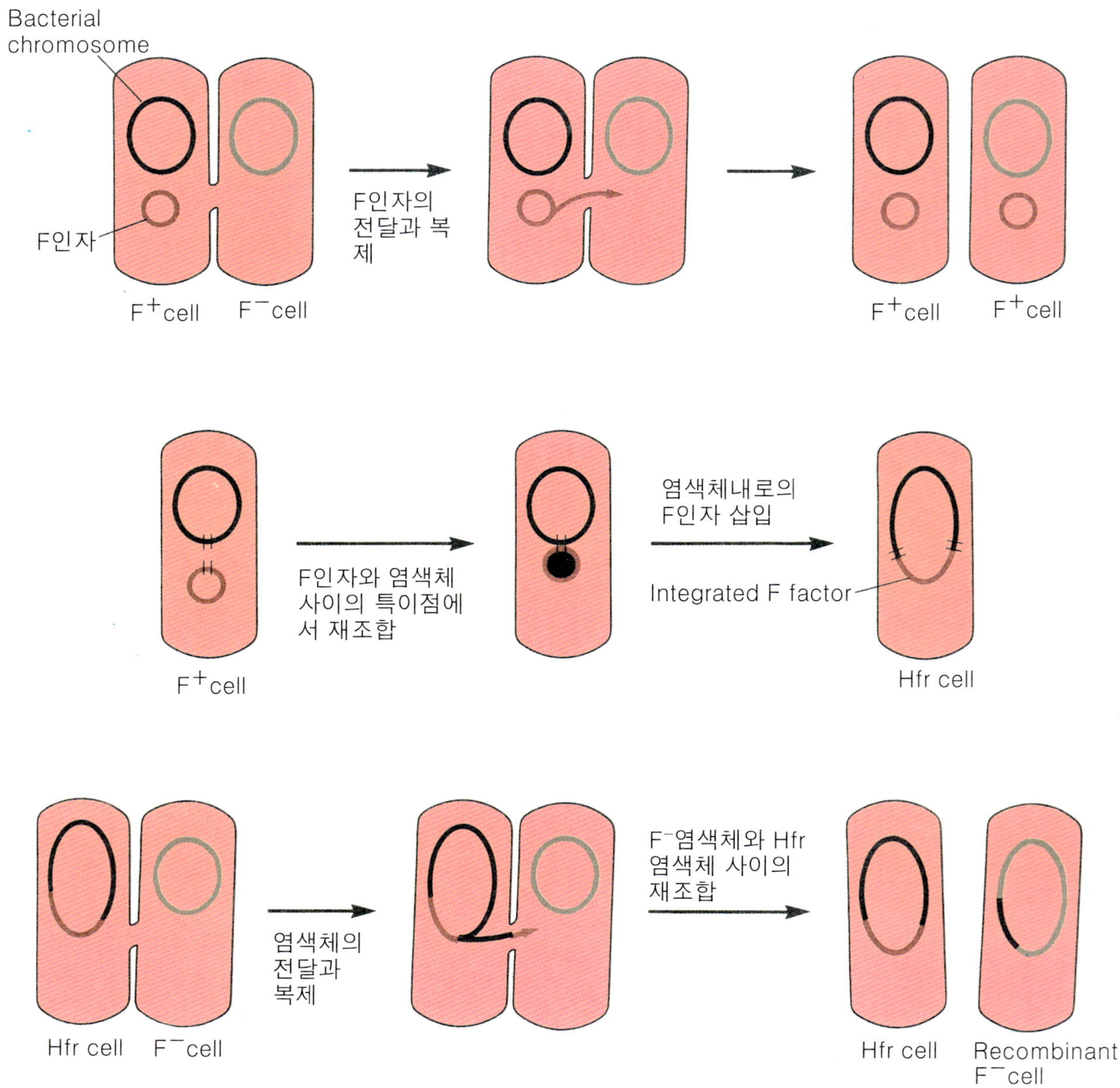

그림 7-6. *E. coli*의 접합(Conjugation)

a. F인자는 F^+로부터 F^-에 전달, F^-세포는 F^+세포로 전환

b. F인자는 bacterial chromosome에 통합되고 Hfr세포생성

c. Donor Hfr의 chromosome부분이 F^-세포로 이동, 재조합 F^-세포 생성

6. Plasmid유전자에 의해 결정되는 세포의 특성

Plasmid란 세균의 염색체와는 별개로 존재하며 독립적으로 복제가 가능한 작은 환형의 DNA를 말한다. Plasmid는 접합에 의하여 유전정보를 전달한다. Plasmid는 세균의 생존에 필수적인 유전정보를 함유하고 있지는 않지만 종종 항균제 내성이나 독성 등에 관여하는 유전정보를 가지고 있으며 이들 유전정보가 plasmid에 의하여 전달됨으로써 여러 가지 임상적 문제점을 유발한다.

1) 약제내성 plasmid

그람음성세균에 있어서 neomycin, kanamycin, streptomycin, chloramphenicol, tetracycline, penicillin 및 sulfonamide와 같은 약제에 내성을 지배하는 유전자는 여러 가지 조합으로 하나 또는 별개의 plasmid에 존재한다. 그람양성인 포도상구균에서 penicillin, erythromycin과 같은 약제나 중금속 Hg^{2+}, Co^{2+}에 대한 내성을 지배하고 있는 유전자는 plasmid에서 발견된다. 같은 약제에 대해 내성을 부여하는 유전자가 염색체상에서도 발견되나 이러한 경우는 서로 다른 전이에 의해 내성이 생긴다. 대부분의 plasmid가 지배하는 내성은 약제에 대한 효소의 불활성화에 의해 매개되지만(아세틸화 혹은 인산화에 의해) 염색체가 매개하는 내성은 대개 약제에 대해 표적분자의 친화성 저하가 주된 원인이다. 앞에서 언급된 것처럼 모든 plasmid가 접합에 의해 전달되는 것은 아니다. 즉 포도상구균의 penicillinase를 결정하는 plasmid는 형질전환 혹은 phage 매개 형질도입에 의해서 세포에서 세포로 전달한다. 항균제 남용은 약제내성 plasmid를 획득한 세균을 오히려 선택적으로 증가시키는 작용을 하여 임상적으로 많은 문제점을 유발한다.

2) 병원성에 관여하는 plasmid

많은 plasmid는 병원성 숙주세포의 독성을 일으키거나 필수적인 유전자를 운반한다. 어떤 plasmid는 장내 병원성 대장균주의 내독소, *Staphylococcus*의 탈피독소, *Bacillus anthracis*의 독성 및 곤충을 죽이는 *B. thuringiensis*의 내독소와 같은 독소를 암호화하는 유전자를 운반한다. *Yersinia enterocolitica*, *Shiglla flexneri* 및 *Shigella*와 유사한 특성을 갖는 *E. coli* 등은 설사를 일으키는 독소를 생성하며 이들은 plasmid에서 기인한다.

3) 항생물질의 생생 plasmid

Plasmid는 bacteriocin 이라 부르는 단백성분의 항생물질의 생성을 결정하며 이러한 물질(bacteriocin)은 동종 또는 다른 균주에 살균효과를 나타낸다. 예를 들어 colicin은 대장균 세포에 의해 생성되고 marcein은 serratia 그리고 pyocin은 pseudomonas에 의하여 생성된다. 이들 bacteriocin은 세균에 대해 살균효과를 나타낸다.

4) 대사활성에 관여하는 plasmid

약간의 plasmid는 대사경로를 결정하는 유전자를 가지고 있다. 예를 들면 Pseudomonas에서 분해작용 경로의 효소를 결정하는데 plasmid는 camphor, toluene, octane 및 salocylic acid를 분해하는 효소를 결정한다. *Alcaligens eutrophus*에서 plasmid는 산화에너지원으로서 숙주세포가 수소분자를 이용하는 능력을 결정하며 대장균에서 plasmid는 sucrose의 흡수와 그것에 관여하는 1개의 효소를 매개하며 Klebsiella에서 plasmid는 질소고정의 모든 효소를 결정하는 유전자를 운반한다.

5) 염색체전달에 관여하는 plasmid

어떤 plasmid는 숙주세포 염색체로 통합될 수 있는데 접합 과정에서 plsamid와 염색체 DNA는 공여세포에서 수용세포로 운반된다. 이 방법으로 염색체를 전달 할 수 있는 plasmid는 성 인자(sex factors)라 부르며 가장 잘 알려진 성 인자는 F인자이다. F인자는 F섬모를 형성케 하며 F섬모는 공여세포와 수용세포간의 인지와 접촉에 있어서 중요한 역할을 한다.

chapter 8

미생물의 분류

Classification of Microorganism

1. 개요

미생물의 **분류**(classification) 단위는 종(species)을 기준으로 하며 종의 분류는 미생물이 갖고 있는 형태, 대사, 유전, 염기서열 등을 이용한다. 미생물의 분류는 **분류법**(Taxonomy)을 근거로 하며 taxonomy어원은 그리스어에서 "법과 질서"를 의미하는 단어에서 비롯되었다. 실제로 taxonomy는 분류체계를 이용하여 미생물을 동정(identification)하는데 이용된다. 검체로부터 분리된 미생물을 적당한 생물학적, 생리학적 성상을 기초로 하여 분류 및 동정을 하고 미생물의 이름을 부여하며(명명 : Nomenclature) 효과적인 항균제를 선택할 수 있다. 따라서 이와 같은 목적을 달성하기 위하여 분류체계를 기준으로 미생물을 분류하고 국제명명 기준을 존중하면서 미생물을 명명한다.

2. 미생물의 분류법

미생물의 분류방법은 주장하는 학자마다 약간씩 견해차이는 있으나 1866년 독일의 동물학자 Haeckel은 생물계를 동물계, 식물계 및 원생생물계 등 3계(Kingdom)로 분류했다. 그는 원생생물은 조직분화가 결여된 생물로 정의하고 모든 미생물은 원생생물계로 분류하였다. 그러나 최근 원생생물계는 다시 진핵세포그룹(eucaryotic cells)과 원핵세포그룹(procaryotic cell)으로 구분한다. 진핵세포그룹에는 조류(algae), 원생동물(protozoa), 진균(fungus)이 포함되며 원핵세포그룹에는 세균(bacteria), 남조류(cyanobacteria), 고세균(archaebacteria) 등이 포함된다.

1969년, Robert H whittaker는 생물계를 5개의 계(Kingdom)로 Five Kingdom System을 제시하였다. 이 분류체계에는 식물계, 동물계를 비롯한 균류가 포함되는 진균계(fungi), 조류(algae) 및 원생생물(protozoa)을 포함한 Protista계 그리고 세균을 포함하는 모네라계(Monera Kingdom) 등이 있다(표 8-1). 오늘날에는 Whittaker에 의해 제안된 분류법을 많이 사용하고 있다(그림 8-1).

표 8-1. 분류체계 및 특징

<table>
<tr><th>Haeckel(1894)
Three kingdoms</th><th>Whittaker(1969)
Five kingdoms</th><th>Woese(1977)
Six kingdoms</th><th>Woese(1990)
Three domains</th></tr>
<tr><td rowspan="3">Protista</td><td rowspan="2">Monera</td><td>Eubacteria</td><td>Bacteria</td></tr>
<tr><td>Archaebacteria</td><td>Archaea</td></tr>
<tr><td>Protista</td><td>Protista</td><td rowspan="5">Eukarya</td></tr>
<tr><td rowspan="2">Plantae</td><td>Fungi</td><td>Fungi</td></tr>
<tr><td>Plantae</td><td>Plantae</td></tr>
<tr><td>Animalia</td><td>Animalia</td><td>Animalia</td></tr>
</table>

Prokaryotes	Eukaryotes			

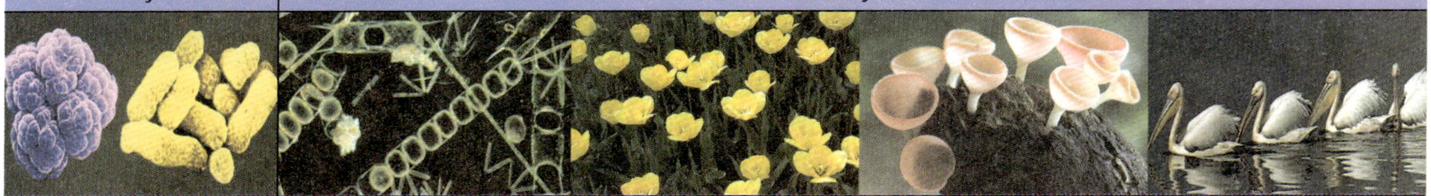

Prokaryotes	Eukaryotes			
원핵세포 단세포 이분열 Autotroph Heterotroph	진핵세포 유사분열 흡수 Photoautrophs	진핵세포 다세포/단세포 유성 또는 무성생식 광합성	진핵세포 다세포/단세포 유성 또는 무성생식 Heterotroph	진핵세포 다세포 유성 또는 무성생식 Heterotroph 섭취
Monera	Protista	Plantae	Fungi	Animalia

Five Kingdom

그림 8-1. R.H. Whittaker의 Five Kingdom

3. 세균의 분류

1) 명명법(Nomenclature)

임상 검체로부터 분리된 세균을 동정하며 국제명명기준에 따라서 세균의 학명을 명명하는 것은 매우 중요하다. 명명법은 18세기 스위스 식물학자 Carolus Linnaeus에 의하여 포괄적인 분류체계가 처음으로 개발되었다. 공식적인 명명은 **이명법**(binomial nomenclature)을 따르고 있으며 이들은 **속**(genus)명과 **종**(species, specific epithet)명으로 표시한다. 속명과 종명은 밑줄을 긋던지 이탤릭체로 표시한다. 속명은 항상 대문자로 시작하고 명사이다. 종명은 소문자로 쓰고 거의가 형용사이다.

예를 들어 Genus klebsiella 중에서 폐렴균의 학명은 *Klebsiella pneumonia* 또는 속명을 약자로 해서 *K. pneumonia*로 표시할 수 있다. 새로 분류된 미생물의 명명은 Systemic

표 8-2. 대장균에 대한 분류계층 및 명명법

분류 단계	명명법
kingdom(계)	Bacteria
phylum 또는 Division(문)	Proteobacteria
class(강)	Gammaproteobacteria
order(목)	Eubacteriales
family(과)	Enterobacteriaceae
genus(속)	Escherichia
species(종)	*Escherichia coli*

Bacteriology위원회 규칙에 따르며 세균에 관한 분류는 Bergey's Manual과 International Journal of Systematic Bacteriology에 공표된다. 목(Order)과 과(Family)를 의미하는 접미사는 *-ales*와 *-aceae*를 사용하여 표시한다.

2) 분류계통

모든 생물체는 분류계통(Taxonomic Hierarchy)에 의하여 분류된다.

일반적으로 **계(kingdom)**, **문(phylum)**, **강(class)**, **목(order)**, **과(family)**, **속(genus)**, **종(species)**으로 분류한다. 종(species)은 분류계통에서 기본 단위이며 다시 아종(subspecies), 생물형(biotype), 혈청형(serotype)으로 세분될 수 있다(표 8-2).

4. 세균의 분류 및 동정방법

세균의 분류와 동정은 Bergey's Mannual of Determinative Bacteriology를 참고하는 고전적인 분류방법, 분자 유전학적인 분류방법, 수식 혹은 컴퓨터를 이용한 분류방법을 이용한다. 그리고 일반적으로 세균분류는 세균의 크기, 형태, 세균의 배열관계, 염색반응, 대사관계, 운동성 유무, 집락의 형태, 독소생산의 유무, 항원성, 파지형 등이 이용된다. 유전자분석을 이용한 대표적인 방법 중 하나는 DNA핵산 AT 염기쌍에 대한 GC염기쌍의 비율에 따라서 결정하는 mole% G+C가 있다.

1) 형태적 특성

고등생물은 종종 해부학적인 특성에 따라 분류되지만 많은 세균은 그들의 형태학적 특성에 의해서 분류한다. 대부분의 세균은 막대 모양의 간균과 구상모양의 구균에 포함된다. 세포 형태는 단지 구균, 간균, 나선형균으로 구분하지만 형태 특성은 세균을 동정하는데 매우 중요하다. 예를 들면 아포나 편모구조의 차이는 분류에 있어 결정적인 도움을 준다.

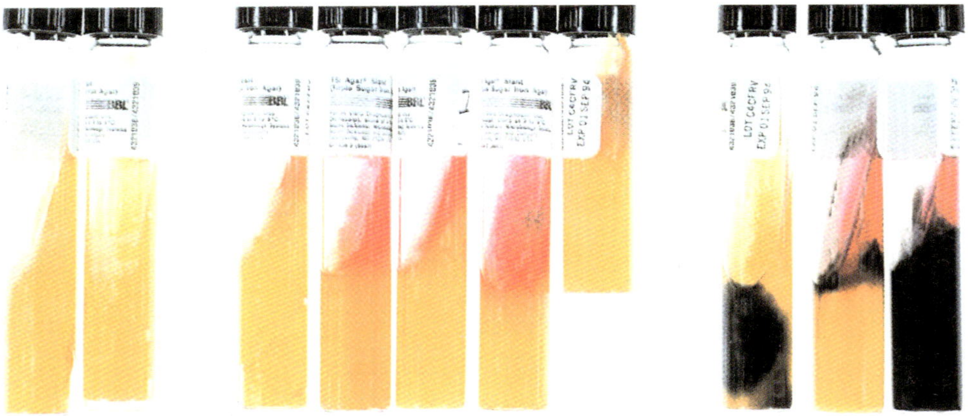

그림 8-2. 장내세균분류를 위한 당분해시험

2) 감별 염색

세균의 동정에 있어 첫 번째 단계는 감별염색이다. 대부분의 세균은 Gram양성과 Gram음성에 포함된다. 따라서 **Gram 감별염색방법**은 많은 세균 중에서 Gram양성과 음성세균으로 구분하는데 중요한 역할을 한다.

항산성염색(Acid-Fast Stain)은 결핵균을 포함한 항산균(Acid-fast bacilli)을 감별하는데 도움을 준다. 이들 염색방법의 원리는 세포벽의 화학적 구성성분에 기초를 하고 있다. 따라서 세포벽을 갖지 않는 Mycoplasma 등에는 적합하지 않다.

3) 생화학적 시험

효소의 활성은 세균을 구별하는데 광범위하게 사용한다. 비록 밀접하게 연관된 세균일지라도 선택된 탄수화물 분해능력 등 생화학적인 시험에 의하여 종을 구분할 수 있다. 장내 그람음성세균은 사람의 장관 또는 동물장관 내에서 서식하는 미생물 그룹이다. 장내세균에는 *Escherichia, Enterobacter, Shigella, Salmonella*속 등이 있다. ***Escherichia***, *Enterobacter*는 *Salmonella, Shigella*와 lactose 발효능에 따라 구별되어진다. 전자들은 lactose을 발효해서 산과 가스를 생성하는데 반해 후자들은 lactose을 발효하지 못한다(그림 8-2).

신속한 동정을 위한 kit는 장내세균과 같이 의학적으로 중요한 세균 검출 및 동정을 위하여 사용한다. 이러한 kit는 몇 가지 생화학적 시험을 동시에 수행하도록 고안되었고 4시간에서 24시간 내에 동정할 수 있다. 각각의 시험의 결과는 신뢰도와 중요도에 근거해서 숫자를 부여한다. 그 후 이미 분류되어진 미생물의 검사결과와 비교된다. 임상실험실에서 사용되는 많은 상업적 동정시스템은 확률적 동정에 기초를 두고 있다. 여러 가지 상업적인 시스템은 검사결과를 수치적으로 동정함으로써 동정절차를 단순화시킨다(그림 8-3).

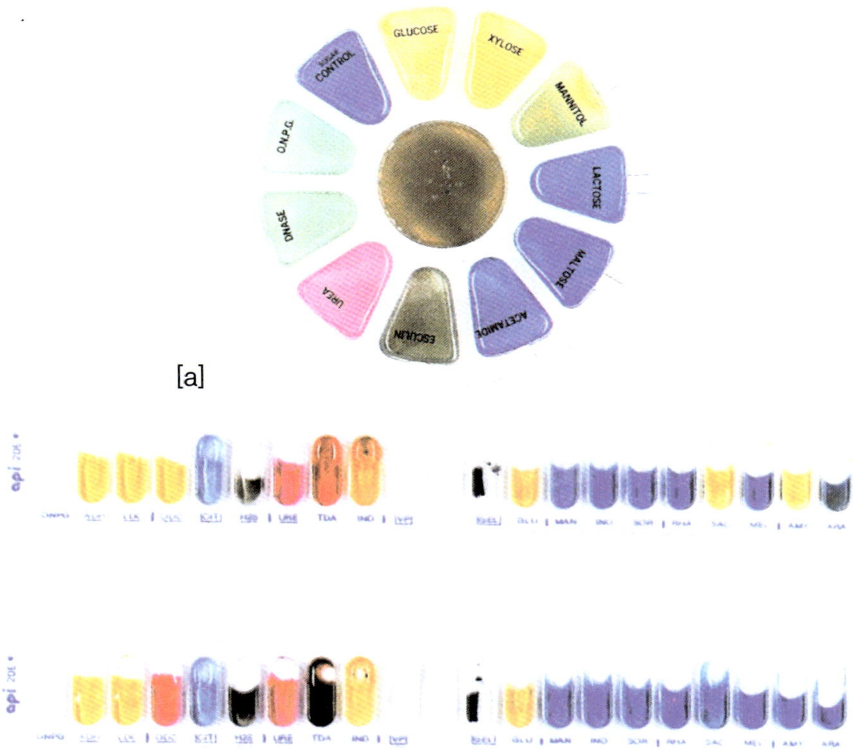

[a]

[b]

그림 8-3. 그람음성간균의 분류kit(API 20E kit, uni-N/F-Tek plate)
a. Uni-N/F-Tek plate에서의 *P.aeruginosa*
b. API 20E kit에서의 *P.mirabilis, P.vulgaris*

4) 혈청학적 검사

혈청학적 방법은 미생물 동정 및 질병진단에 필요한 항원, 항체 반응을 이용하는 것이다. 항원과 항체는 열쇠와 자물쇠(key and lock)와 같은 특이결합반응을 하여 응집반응, 침강반응, 용해반응을 일으킨다. 최근에는 형광항체반응, 효소면역측정법(EIA), 동위원소측정법(RIA) 등을 이용하여 혈청 중에 존재하는 항원과 항체를 검출할 수 있으며 이는 세균동정 및 질병진단에 응용된다.

항원(antigen)은 동물의 피하나 혈관을 통해 들어갔을 때 동물이 갖고 있는 면역체계를 자극하여 **항체**(antibody)를 생성할 수 있는 물질을 총칭한다. 항체는 항원의 자극에 의하여 혈청 내 생성되는 면역혈청을 의미하며, 생성된 항체는 항원과 특이적으로 결합할 수 있는 γ-globulin단백질이다. 항원과 항체는 특이적인 결합반응을 일으키기 때문에 응집반응을 비롯한 여러 가지 반응에 응용할 수 있다. 혈청 중 항원을 검출하고자 할 때는 기지의 항체를 이용한다. 또한 혈청 중 항체를 검출하고자 할 때는 기지의 항원을 이용하여 검출한다(그림 8-4).

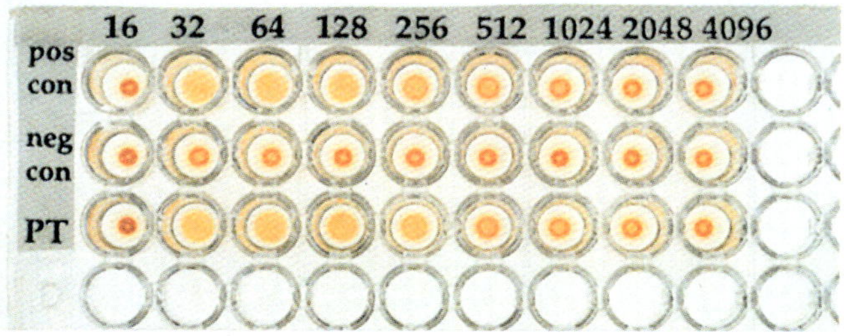

그림 8-4. 간접혈구 응집반응

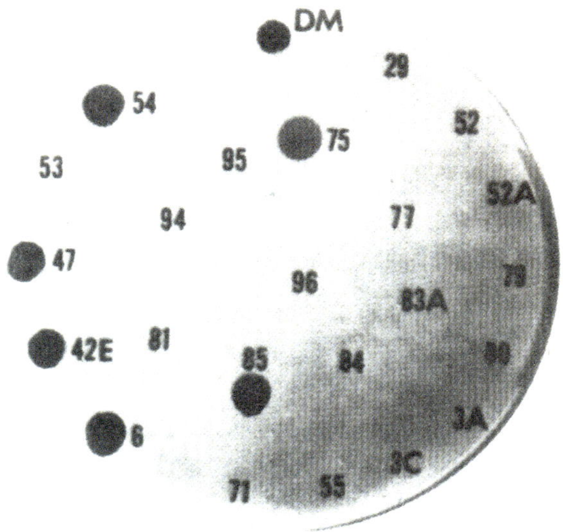

그림 8-5. *S. aureus*의 phage typing

5) 파아지 타이핑(Phage typing)

대부분의 파아지는 감수성을 갖는 숙주균에 감염하여 증식하기 때문에 세균의 이름을 따서 대장균 파아지, 포도상구균 파아지 등으로 구분한다. 파아지는 세균에 감염하면 그 숙주 내에서 증식하고 용균을 일으키어 자손파아지를 방출한다. 감염증을 진단하기 위하여 원인균을 분리하고 감염원의 특징과 전파경로를 확인할 때 즉 역학 조사에 파아지 타이핑을 이용한다.

파아지 타이핑은 피검균을 평판배지에 접종하고 여기에 이미 알고 있는 적당한 농도의 파아지액을 떨어뜨린 후 배양하여 용균 유무를 판정한다. 파아지형 검사는 포도상 구균, 대장균, 살모넬라균, 디프테리아균, 연쇄구균, 콜레라균, 녹농균, 결핵균 등을 대상으로 이루어진다(그림 8-5).

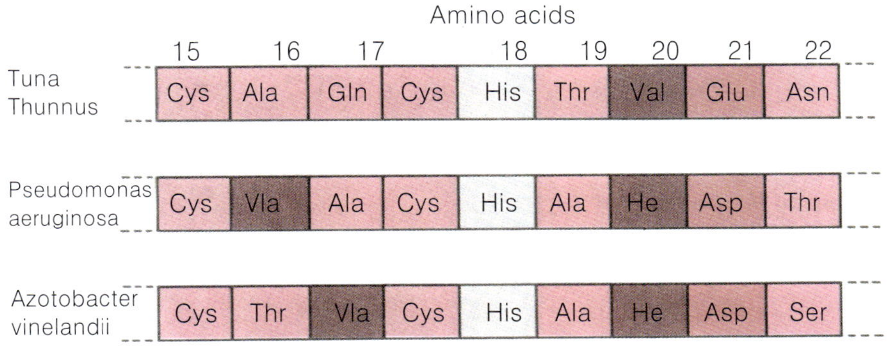

그림 8-6. Amino acid서열에 의한 세균의 분류

6) 아미노산 서열결정

단백질에서 아미노산의 서열은 단백질을 암호화하는 DNA의 염기 서열을 의미한다. 유기체 간의 진화가 오래되었을수록 단백질을 직접 암호화하는 DNA의 염기 서열의 변화가 일어난다. 그러므로 상이한 미생물의 단백질을 구성하는 아미노산 서열의 비교는 DNA 염기서열의 유사성과 진화하기 전 종의 관계를 결정하는데 중요하다. 아미노산 서열이 비슷할수록 더욱 밀접한 미생물임을 의미한다. 미생물의 분류는 전통적인 방법에 의하여 이루어지고 있다. 오늘날 아미노산 서열의 비교에 의해서 더욱 정확성을 갖게 한다(그림 8-6).

7) 단백질 분석

단백질 분석은 여러 미생물의 세포 내에서 발견되는 단백질의 유형을 비교하는 것이다. 한 세포의 단백질은 그 유전자의 산물이며 각각의 종은 독특한 단백질을 생산한다. 미생물이 함유한 단백질은 효소처리 및 초음파 처리 등으로 세포벽을 용해시킨 후 원심 분리함으로써 얻을 수 있다. 얻어진 단백질은 SDS-PAGE를 통하여 Band의 수, 위치를 확인할 수 있다. Band의 수와 분포하는 위치에 따라서 미생물의 분류 뿐 아니라 동정하는데 도움을 줄 수 있다. 전기영동시 Band 의 이동속도는 단백질의 분자량과 전하의 차이에 따라 결정된다. 일반적으로 *S. aureus*를 분리동정하기 위하여 응고효소(coagulase)시험을 중요시한다. 그러나 coagulase양성을 나타내는 포도상구균은 *S. aureus* 뿐 아니라 *S. intermedius*, *S. hyicus*가 있다. 이들의 동정은 생화학적 acetoin시험과 함께 SDS-PAGE를 이용한 단백질 분석시험이 효과적이다(그림 8-7).

8) 핵산의 염기구성

세균의 염색체는 환형(closed-circular)구조를 하고 있는 deoxyribonucleic acid(DNA) 분자로서 2개의 DNA나선이 서로 꼬인 모습(이중나선)으로 되어 있으며 이 속에는 평균 4×106개의 염기쌍이 들어있으며 그 평균 분자량은 약 3×109이다.

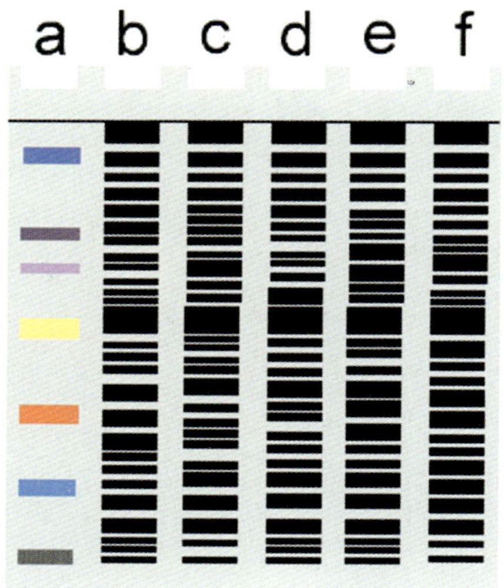

그림 8-7. SDS-page 전기영동을 이용한 단백분석시험

염색체의 각 DNA나선을 이루는 기본 소단위는 nucleotide이다. Nucleotide는 nitrogenous base, deoxyribose 및 phosphoric acid로 형성되어 있으며 nitrogenous base 는 pyrimidine계의 cytosine과 thymine, purine계의 adenine과 guanine이 있다. 따라서 이 염기들에 따라 nucleotide는 4종으로 나누어지며 이 4종의 nucleotide가 다양한 순서로 연결되어 하나의 DNA나선을 형성하게 된다. 염색체를 구성하고 있는 두 DNA나선은 서로 결합되어 있으며 이 결합은 nucleotide의 염기수소 결합으로 이루어져 있다. 염기 중 cytosine(C)은 반드시 반대편 나선의 guanine(G)과 삼중수소결합을 하고 있으며 thymine(T)은 반대편 나선의 adenine(A)과 이중수소결합을 하고 있다. 그러므로 한쪽 나선의 염기서열이 5'-ATCCGT-3'이라면 반대쪽 나선의 염기서열은 반드시 3'-TAGGCA-5'가 된다. 미생물의 분류 및 동정은 구아닌과 시토신(G+C) 의 백분율에 의하여 가능하다.

DNA 중 아데닌(A)은 티민(T)과 상보적으로 결합하면 구아닌(G)은 시토신(C)과 상보적으로 결합하기 때문에 G+C쌍은 A-T쌍의 백분율로 계산할 수 있다(G-C + A-T = 100%). 따라서 밀접한 미생물체 끼리는 동일한 유전자를 갖기 때문에 DNA염기 중 G+C비율도 비슷하다. 그러나 G-C쌍의 백분율에서 10%이상 차이가 나면 다른 그룹으로 분류한다. 미생물간 같은 비율의 G-C백분율이 유사하고 기타 특성이 상이하다면 같은 그룹으로 분류할 수 없다. 제한효소는 특정 염기서열을 나타내는 DNA 분자를 절단하고 제한된 절편을 만든다. 예를 들어 EcoRI는 DNA 염기서열 중 화살표 방향에서 절단한다.

↓

- - - - - G AATTC - - - - - -

- - - - - C TTAAG - - - - - -

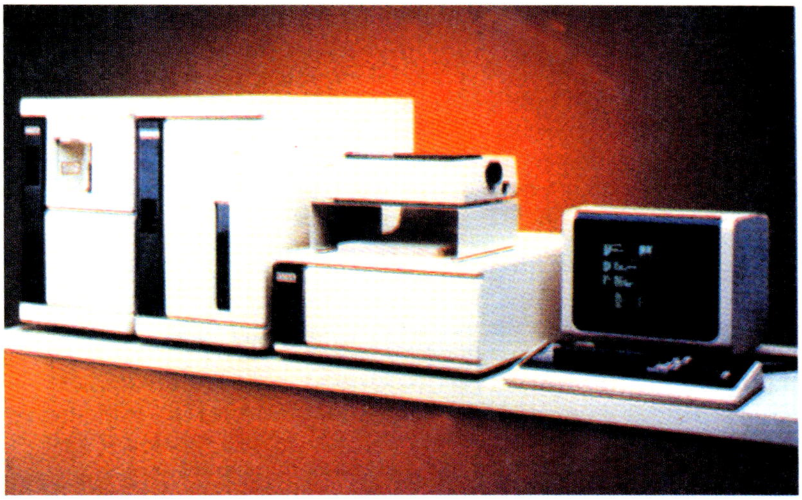

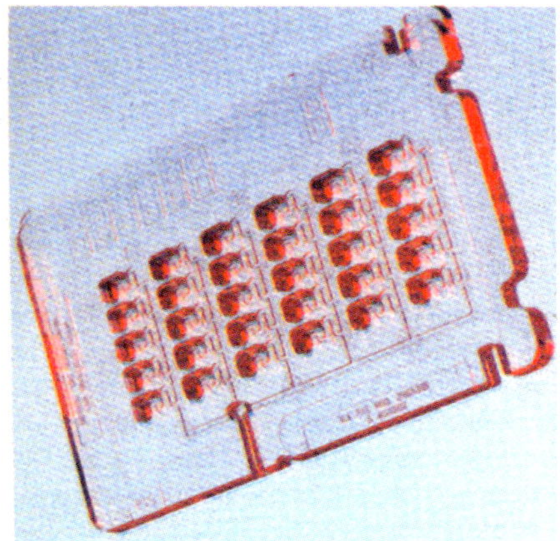

그림 8-8. 미생물동정에 이용되는 자동분석기 및 cards

두 종류의 미생물로부터 DNA를 추출하고 제한효소로 처리한 다음 제한된 절편을 전기영동을 하여 분리한다. 이때 생성된 제한 절편의 수와 크기의 비교는 미생물의 유전적인 유사성을 결정하는데 효과적이다.

9) 컴퓨터 동정법

컴퓨터를 사용한 동정법은 의학미생물 분야에서 미생물의 정확하고 신속한 동정을 위하여 많이 응용되고 있다. 미지의 미생물 분석결과는 컴퓨터에 내장된 정보와 신속히 비교된다. 컴퓨터에 내장된 정보는 동정 검색표와 진단 검색표를 프로그램화 한 것이다. 임상 실험실에서 사용되는 많은 컴퓨터 동정법은 확률적 동정에 기초를 두고 있다. 또한 정확하고 신속한 동정을 위하여 수치적으로 계산함으로써 동정절차를 단순화 할 수 있다(그림 8-8).

chapter 9 세균
Bacteria

1. 개요

세균(bacteria)은 미생물 중 가장 다양한 대사경로를 갖고 있으며 일부 세균은 사람이나 동물에 질병을 유발한다. 활성을 갖는 많은 종류의 세균이 없다면 지구상의 모든 생물체는 죽게 될 것이다. 실제로 진핵세포 생물은 아마도 세균과 같은 유기체로부터 진화하였을 것으로 생각한다. 세균은 구조적으로 비교적 간단하며 실험실내에서 배양하고 다루기 쉽기 때문에 미생물학자들은 세균에 대한 집중적인 연구를 쏟아왔다. 그와 같은 연구결과 세균의 기본적인 대사과정과 세균의 전반적인 특성이 알려졌으며 세균분류의 기초가 되었다.

2. 분류

모든 세균(bacteria)은 원핵세포의 특성을 공유한다. 세균분류법(Taxonomic Classification for Bacteria)은 Bergey's Manual of Determinative Bacteriology를 기초로 한다. Bergey's Manual의 가장 최근 개정판은 세포벽의 특성에 따라 세균을 4개의 문(division or phyla)으로 나누었다. 각각의 문은 그람염색반응, 세포의 형태, 세포의 배열, 산소 요구성, 영양과 대사의 특성, DNA의 염기조성(GC%)에 따라서 세분한다. 이번 장에서는 편의상 보편적으로 사용하는 분류체계를 이용하여 세균을 분류하고 의학적으로 중요하거나 생물학적으로 특이한 세균을 간단히 설명하였다.

3. 그람양성구균(Gram Positive Cocci)

1) Peptostreptococcus(그림9-1)

Peptostreptococcus는 혐기성 비포자 그람양성 연쇄상구균이다. 일반적인 연쇄상구균과는 달리 보통 사람한테 해를 끼치지 않는다. 서식처는 피부, 뇨도 그리고 비뇨생식기계에 정상적으로 존재한다. 독력인자는 알려져 있지 않지만 면역성이 떨어진 사람한테 기회감염 세균으

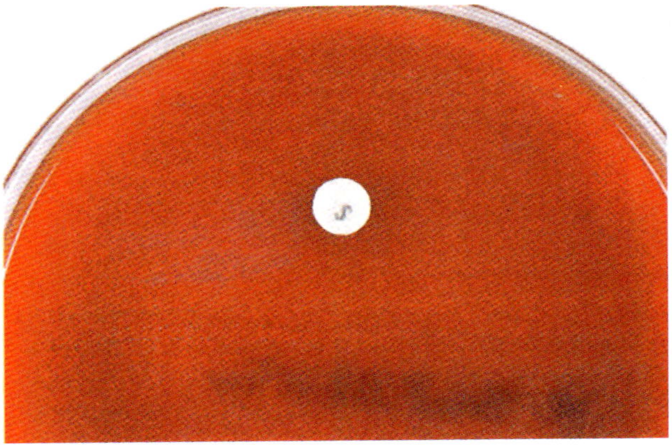

그림 9-1. Brucella blood agar에서의 *Peptostreptococcus magnus*

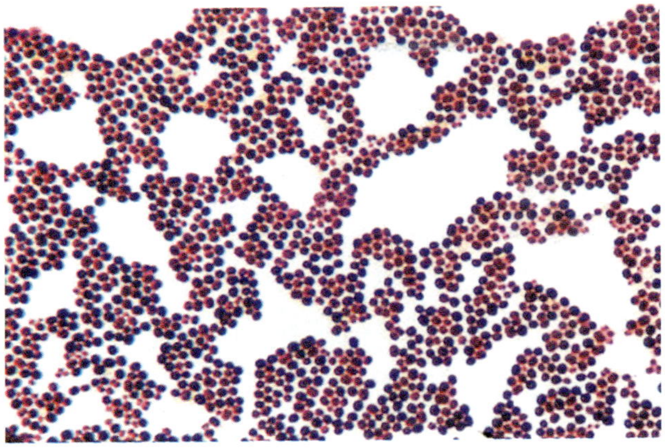

그림 9-2. Gram stain에서의 포도상구균

로 작용하여 뼈, 관절 및 연부조직 등에 감염증을 유발한다. *Peptostreptococcus spp* 중 감염된 장소에서 가장 빈번하게 분리되는 *Peptostreptococcus magnus*의 치료는 penicillin G와 같은 항생제에는 내성을 보이지만 clindamycin이 효과적이다. 진단은 혐기성 배양, esculin hydrolysis음성, hydrogen sulfide음성, catalase음성, lactose음성, sodium polyanetholsulfonate(SPS)내성을 이용한다.

2) Staphylococcus(그림 9-2)

포도상구균(staphylococcus)은 통성혐기성이며 비운동성 구균으로 불규칙적인 포도송이 모양의 그람양성세균이다. 이 균의 주된 서식처는 포유류의 피부, 소화기계, 호흡기계이며 병원내 감염을 일으키는 주된 감염균이다. 화농성 질환의 80% 이상이 포도상구균에 의해 발생된다.

포도상 구균에는 일반적으로 황색 포도상구균(*S. aureus*), 표피 포도상구균(*S.epidermidis*), 부생성 포도상구균(*S.saprophyticus*) 등이 있다. *S.aureus*는 사람에서 농가진(Impetigo), toxic shock syndrome, 기관지 폐렴, 포도상구균 식중독, 패혈증과 같은 질병을 일으키는 가장 중요한 병원균이며 coagulase효소를 분비한다. *S.epidermidis*는 상대적으로 기회주의 감염균으로 작용한다. 반면에 *S.saprophyticus*는 여성 비뇨기계통의 감염을 유발시킬 수 있다.

(1) *Staphylococcus aureus*(그림 9-3)

*Staphylococcus aureus*는 통성혐기성, 그람양성구균으로 불규칙적인 포도상 모양을 나타낸다. 서식처는 피부, 비강, 인후, 여성생식기 등에 존재하며 독력인자는 enterotoxin, hemolysin, hyaluronidase, coagulase, leukocidin, TSST-1을 분비한다. 질병은 종기(boils), 봉소염(cellulitis), 농가진, 유선염, 패혈증, 심내막염, 심막염, 골수염, toxin shock

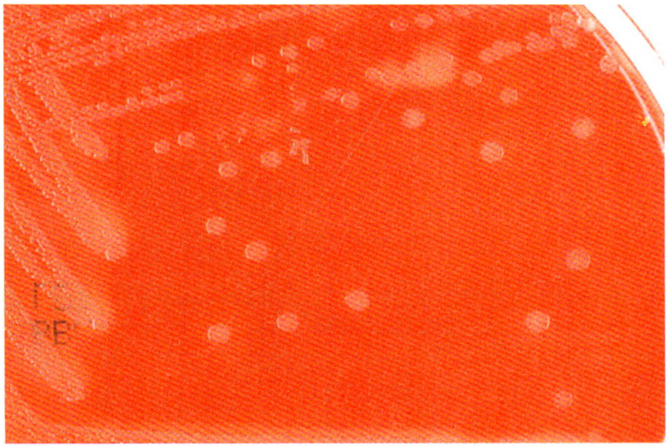

그림 9-3. 5% Sheep blood agar에서의 *S.aureus* 집락

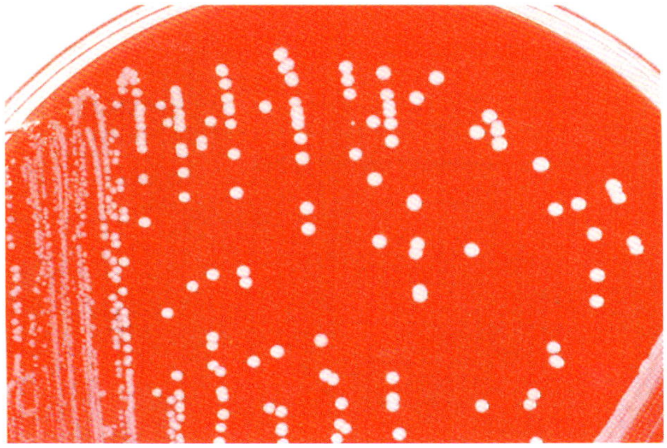

그림 9-4. 5% Sheep blood agar에서의 *S.epidermidis*

syndrome, 식중독 등을 유발한다. 진단은 catalase 양성, coagulase 양성, phage typing, mannitol 양성, 7.5% Nacl 성장, 완전용혈 등을 이용한다. 치료는 didoxicillin, methicillin, nafcillin, vancomycin 등이 효과적이다.

(2) *S. epidermidis*(그림 9-4)

*S. epidermidis*는 일명 coagulase negative staphylococcus라고 하며 통성혐기성의 포도송이 모양을 나타내는 그람양성구균이다. 서식처는 피부, 점막, 비강, 인후, 소화기계 등에 정상적으로 분포하고 있으며 기회주의병원성을 나타낸다. 독력인자는 adhesin, biofilm, 협막(slime)이 작용하며 질병은 catheter감염, 창상감염, 방광염, 심내막염, 패혈증 등을 유발한다. 진단은 비용혈, catalase양성, coagulase음성, novobiocin의 감수성을 이용한다. 치료는 catheter의 제거와 함께 vancomycin, trimethoprim-sulfamethoxazole을 사용하는 것이 효과적이다.

(3) *Staphylococcus saprophyticus*(그림 9-5)

*Staphylococcus saprophyticus*는 일명 micrococcus라고 하며 통성혐기성 그람양성구균이다. 독력인자는 알려지지 않았으며 병원성은 기회주의 감염병원균으로 작용하며 질병은 드물게 방광염(cystitis)을 유발한다. 진단은 비용혈, catalase 양성, coagulase 음성, novobiocin에 내성의 특성을 이용한다. 치료는 amoxicillin, ampicillin, trimethoprim-sulfamethoxazole을 사용한다.

3) Streptococcus(그림 9-6)

연쇄상구균(streptococcus)은 통성혐기성, 비운동성구균으로 연쇄상을 나타내는 그람양성구균이다. 인체에 정상상제균으로 존재하며 수막염, 폐렴 등 다양한 질병을 야기한다. 연쇄상구균에는 일반적으로 *S. pyogenes, S. agalactiae, S. pneumoniae* 등이 있다.

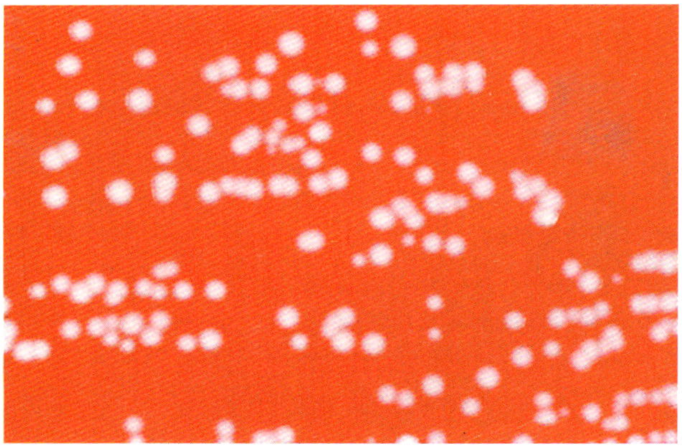

그림 9-5. 5% Sheep blood agar에서의 *S.saprophyticus*

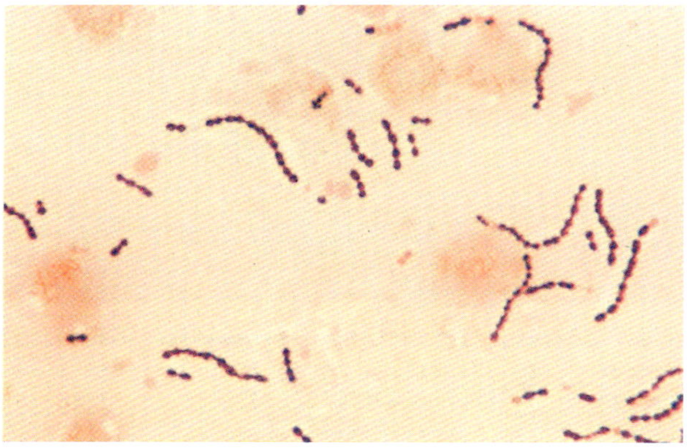

그림 9-6. Gram stain에서의 연쇄상구균

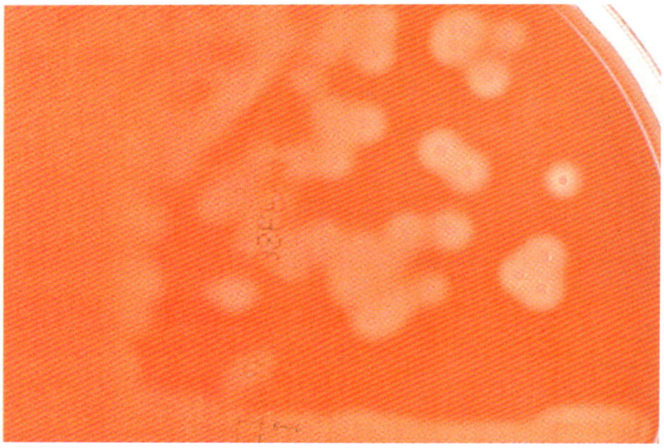

그림 9-7. 5% Sheep blood agar에서의 Group A Streptococci

(1) Group A Streptococci(*S.pyogenes*)(그림 9-7)

Group A Streptococci는 일명 beta hemolytic streptococci라고 하며 쌍 또는 사슬을 형성하는 그람양성구균이다. 서식처는 주로 사람의 코, 인후, 피부, 질내에서 발견되며 독력인자는 M protein, streptolysin S, streptolysin O, pyogenic exotoxin, DNAse이며 확산인자 hyaluronidase, streptokinase 등이 작용한다. 질병은 septic sore throat, 성홍열(scalet fever), 농가진, 단독(erysipelas), 급성류마티열, 사구체신염 등을 유발한다. 진단은 일차적으로 배양검사를 통해 원인균을 동정하는 것이 중요하며 bacitracin test와 혈청학적 방법인 ASO검사를 이용한다. 치료는 penicillin이 급성질환에 대하여 효과적이다. 그러나 penicillin에 과민반응을 나타내거나 급성 사구체신염의 경우 erythromycin을 선택하여 사용한다.

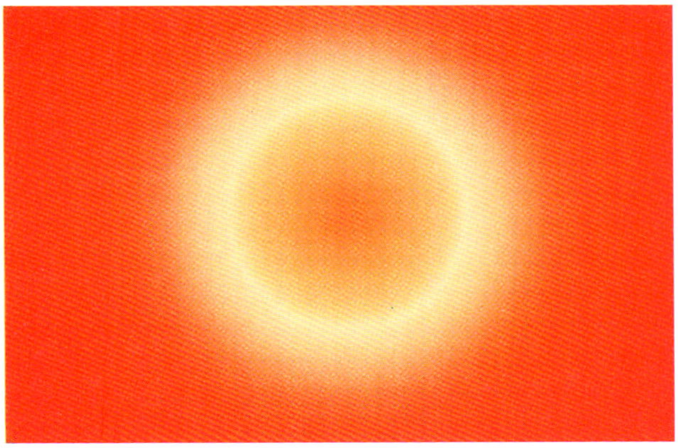

그림 9-8. 5% Sheep blood agar에서의 Group B Streptococci(10X)

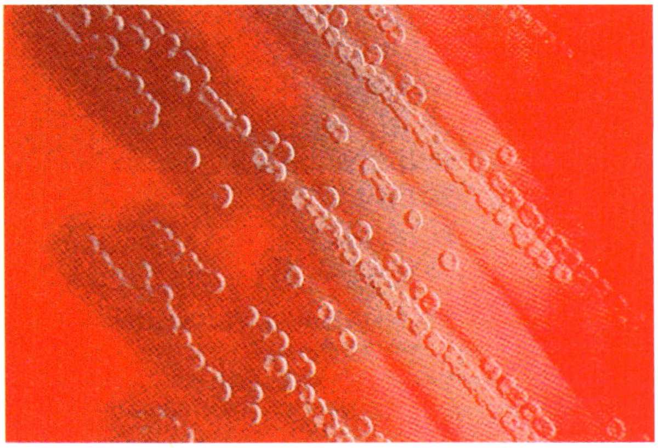

그림 9-9. 5% sheep blood agar에서의 *S.pneumoniae*

(2) Group B Streptococci(*S.agalactiae*)(그림 9-8)

Group B Streptococci은 사슬을 형성하고, catalase음성, 완전용혈을 나타내는 그람양성구균으로 분류한다. 서식처는 주로 인두, 소화기계이며 주로 여성의 생식기 및 남성의 뇨도에 정상적으로 존재한다.

이 세균은 감염된 모친으로부터 자궁 내 태아에게 직접 전파된다. 독력인자는 streptolysin, hemolysin 등이 작용하며 질병은 신생아 수막염을 유발하며 폐렴, 패혈증, 골수염, 자궁내막염을 야기한다. 진단은 beta hemolysis, catalase 음성, bacitracin 음성, CAMP test, hippurate 가수분해시험을 이용한다. 치료는 penicillin, erythromycin, ampicillin, cephalosporin, vancomycin 등이 효과적이다.

(3) *S. pneumoniae*(그림 9-9)

*S. pneumoniae*는 일명 pneumococcus라고 하며 부분용혈을 일으키고 catalase음성을 나타내는 그람양성구균으로 분류하며 협막을 갖는다. 서식처는 사람한테 절대 기생을 하며 대부분 비인두에 정상균주로 존재한다. 독력인자는 다당체성분의 협막이며 탐식작용으로부터 저항함으로써 숙주세포에서 증식하고 질병을 야기한다. 질병은 비인두염(nasopharyngitis), 폐렴(pneumonia), 중이염, 부비강염(sinusitis), 패혈증, 심내막염, 수막염 등이 있으며 진단은 그람양색에서의 쌍구균, 협막, 부분용혈, bile 용해시험, optochin 감수성시험, 협막팽화시험 등을 이용한다.

치료는 penicillin, chloramphenicol, cephalothin 등이 사용되고 있으나 다제내성균이 출현함으로 과민반응을 나타내는 환자는 erythromycin이 추천되고 있다.

4. 그람음성구균(Gram Negative Cocci)

1) *Moraxella catarrhalis*(그림9-10)

Moraxella catarrhalis는 일명 *Branhamella catarrhalis* 또는 *Neisseria catarrhalis*라고 하며 호기성 그람음성구균으로 분류한다. 서식처는 결막, 여성의 비뇨생식기계, 호흡기계 등에 정상적으로 존재한다. 독력인자는 adhesin, pili 등이 작용하며 질병은 기회주의 감염균으로 면역성이 약화된 사람들 한테 수막염, 중이염, 폐렴, 결막염, 기관지염, 후두염 등을 유발한다. 진단은 oxidase양성, blood agar상에서 회색집락의 특징을 이용하며 치료는 ampiciilin, cephalosporin, penicillin을 사용한다.

2) Neisseria(그림 9-11)

Neisseria은 호기성 비포자 형성 그람음성구균이며 사람과 동물의 점막에 서식한다. 이들은 운동성 음성이며 증식에는 습기가 있는 환경이 요구된다. Neisseria의 모든종은 oxidase test에서 양성을 나타내며 그람양성세균, 그람음성세균, Mold의 증식을 억제하는 항생제를 함유한 chocolate배지에서 잘 자란다. 임상적으로 가장 중요한 종(Species)은 *N.gonorrhoeae*와 *N.meningitidis*가 있다.

(1) *N. gonorrhoeae*(그림 9-12)

N. gonorrhoeae는 일명 gonococcus라고 하며 호기성 그람음성쌍구균으로 분류한다. 서식처는 감염된 사람의 비뇨생식기계, 전립선, 뇨도, 결막, 관절, 자궁 등이며 독력인자는 섬모와 PII protein이 있다. 질병은 골반염, 결막염, 임질성병, 인두염, 관절염 등을 유발한다. 진단은 그람음성쌍구균, oxidase 양성, 당분해시험을 이용한다(그림 9-13, 표 9-1). 치료는 성교시에는 condoms을 이용해야 하며 doxycycline, amoxicillin, spetinomycin, tetracycline 등이 효과적이다.

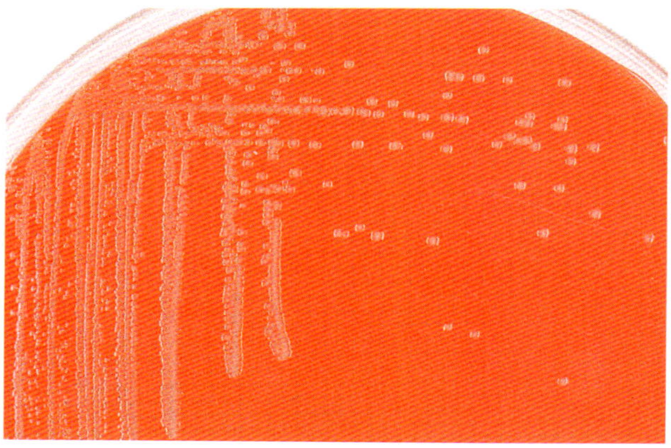

그림 9-10. 5% Sheep blood agar에서의 *M. catarrhalis*

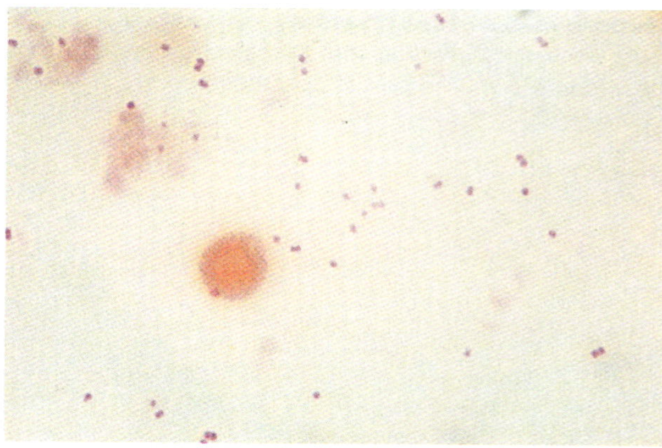

그림 9-11. Gram stain에서의 *Neisseria spp.*

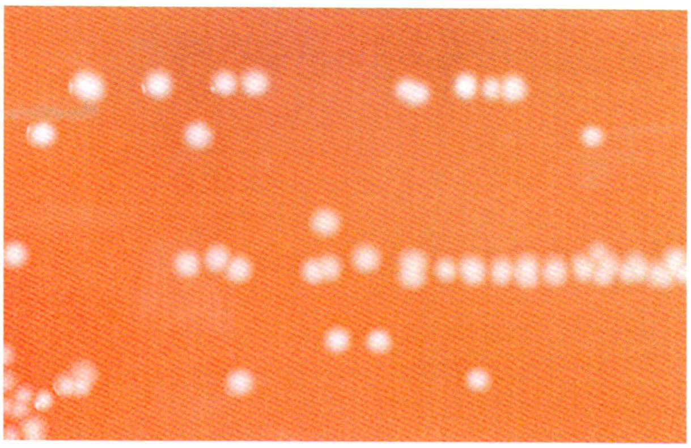

그림 9-12. Thayer- Martin 배지에서의 *N. gonorrhoeae*

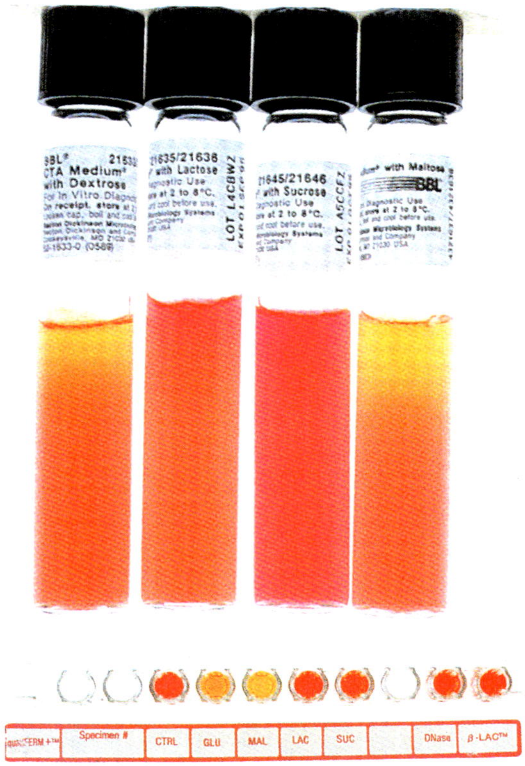

그림 9-13. CTA배치 및 API Quad-FERM의 당분해시험

표 9-1. *Neisseria spp.*의 당분해시험

Neisseria	Glucose	Maltose	Sucrose	Lactose
N. meningitis	+	+	−	−
N. goncrrhoeae	+	−	−	−
N. Lactamica	+	+	−	+

(2) *N. meningitidis*(그림 9-14)

N. meningitidis는 일명 meningococcus라고 하며 호기성 그람음성쌍구균으로 분류한다. 서식처는 호흡기계통에서 정상상제균으로 존재하고 있으며 감염경로는 환자 또는 보균자와 직접 접촉을 하거나 침방울 등으로 전파되며 군대나 학교처럼 집단생활 하는 장소에서 그리고 면역성이 약한 노약자에게 쉽게 감염된다. 독력인자는 협막, lipo-oligosaccharide, endotoxin, pili, lgA protease 등이 작용하며 질병은 수막염, waterhouse-friderichsen syndrome, 폐렴, 패혈증을 유발한다. 진단은 그람음성쌍구균, oxidase 양성, API kit, 당분해시험을 이용하며 치료는 penicillin G, ceftriaxone, cefotaxime, doxycycline, rifampin 등을 사용한다.

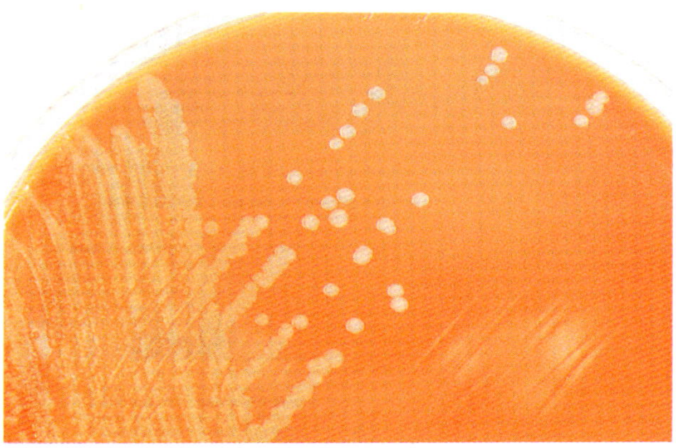

그림 9-14. Chocolate agar에서의 *N.meningitidis*

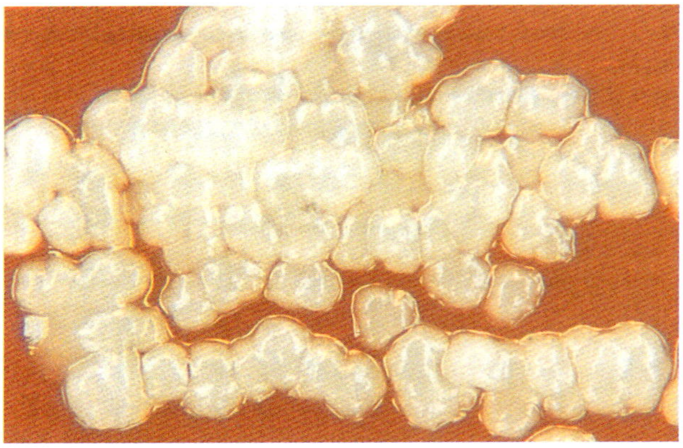

그림 9-15. *Actinomyces israelii*의 "molar tooth" colonies(10x)

(3) Veillonella

Veillonella는 혐기성 그람음성구균이다. 이 세균은 비포자성, 비운동성, 쌍구균이며 구강내 정상균주이다. 이 세균이 중요한 이유는 종종 진정한 임균성질환(gonococcal infection)으로 잘못 동정되기 때문이다. 인체에서 가장 빈번하게 분리되는 것은 *V.paruvula*이며 모든 생화학적 검사는 음성이다. 그렇지만 일부는 catalase에 양성반응을 나타낸다.

5. 그람양성간균(Gram Positive Bacilli)

1) *Actinomyces israeli*(그림 9-15)

Actinomyces israeli는 일명 Actinomyces라고 하며 염기성 사상형(Filamentous) 그람양성간균으로 분류한다. 서식처는 구강인두의 정상균주이며 감염된 사람의 소화기계, 연부조직 등에 존재한다. 독력인자는 알려져 있지 않지만 질병은 부종을 동반한 목과 안면부의 방선균증, 기침, 흉통(chest pain), 호흡곤란을 동반한 흉부 방선균증 그리고 창상감염과 같은 질병을 유발한다. 진단은 혐기성 배양, 사상형의 그람양성간균, 유황과립 등의 방법을 이용한다. 치료는 penicillin, erythromycin, clindamycin이 효과적이다.

2) *Bacillus anthracis*(그림 9-16)

Bacillus anthracis는 일명 anthrax bacillus라고 하며 호기성, 포자형성, 그람양성간균으로 분류한다. 서식처는 동물, 오염된 음식물, 동물의 배설물, 면양 털, 흙 등에 분포하며 독력인자는 포자, 협막, 독소, edema factor, lethal factor를 분비한다. 질병은 피부탄저, 폐탄저, 위장탄저를 유발한다. 진단은 연쇄상 그람양성간균, 포자, 메두사 머리와 같은 집락, 비운동, 비용혈성, PCR 등의 방법을 이용한다. 치료는 penicillin, doxycycline, ciprofloxacin, ampicillin과 백신을 이용한다.

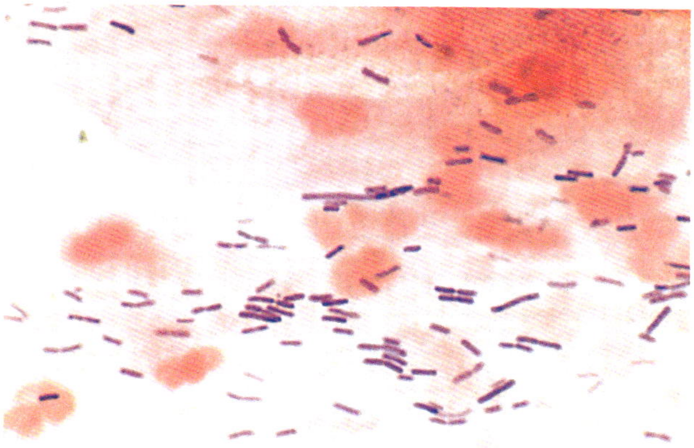

그림 9-16. Gram stain에서의 *Bacillus spp.*

그림 9-17. 5% Sheep blood agar에서의 *Bacillus spp.*

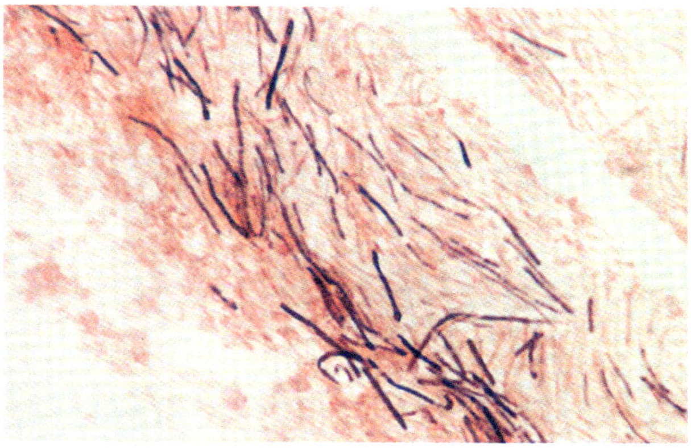

그림 9-18. Gram stain에서 *Clostridium spp.*

3) *Bacillus cereus*(그림 9-17)

*Bacillus cereus*는 호기성 포자형성 그람양성간균이다. 서식처는 흙 속에 분포하며, 오염된 음식물 등에 정상적으로 존재한다. 독력인자는 enterotoxin, 포자가 작용하며 질병은 오심, 구토, 복통, 설사 탈수, 열을 동반한 식중독을 유발한다. 진단은 커다란 녹색-회색의 집락, 운동성, 커다란 그람양성간균의 특징을 이용한다. 치료는 자기제한적이며 수분 및 전해질을 보충하는 것이 효과적이다.

4) *Clostridium botulinum*(그림 9-18)

*Clostridium botulinum*은 botulism bacillus라고 하며 포자를 형성하는 혐기성 그람양성간균이다. 서식처는 오염된 음식물, 벌꿀, 흙 등이며 독력인자는 독소(toxin), 신경독, 포자가 작용한다. 질병은 식중독보튜리즘, 창상 보튜리즘 등이 유발되며 진단은 혐기성 배양, botulism 독소 생성시험, lipase 생성시험, 실험쥐 접종의 방법을 이용한다. 치료는 항독소(antitoxin)를 이용하는 것이 효과적이다.

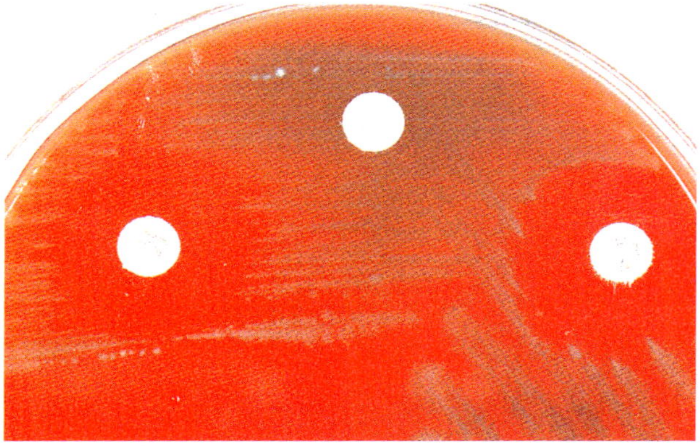

그림 9-19. Brucella blood agar에서의 *C.difficile*

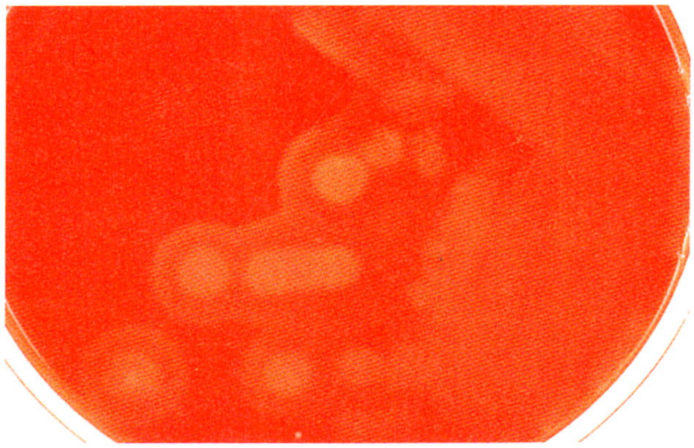

그림 9-20. Brucella blood agar에서의 *C. perfringenes*

5) *Clostridium difficile*(그림 9-19)

Clostridium difficile은 혐기성 포자생성 그람양성간균이다. 서식처는 동물의 정상균주이며 위장기관에서도 발견된다. 이 세균은 항생제에 저항하며 독력인자는 세포독소(cytotoxin), 장독소(enterotoxin), 포자 등이 작용한다. 질병은 열, 복통, 위막, 부종, 설사를 동반한 장염(pseudomenbranous colitis)을 유발한다. 진단은 혐기성배양, 위막(pseudo-membrane), 독소생성시험, EIA를 통한 독소분석의 방법을 이용한다. 치료는 전해질 보충과 함께 vancomycin이 효과적이다.

6) *Clostridium perfringens*(그림 9-20)

Clostridium perfringens은 일명 gangrene bacillus라고 하며 혐기성 포자형성 그람양성간균이다. 서식처는 흙 속에 존재하며 여성의 생식기계, 질, 소화기계에서 정상적으로 발견되는 정상균이다.

그러나 이들 독력인자는 collagenase, enteritoxin, hemolysin, hyaluronidase, protease를 분비하며 질병은 식중독, 장염, 창상감염, 괴사, 가스괴저를 유발한다. 진단은 혐기성배양, gas생성, hemolytic독소, lecithinase양성(Nagler반응) 등의 방법을 이용한다. 치료는 손상된 조직제거와 함께 penicillin이 효과적이다.

7) *Clostridium tetani*(그림 9-21)

Clostridium tetani는 일명 Tetanus bacillus라고 하며 혐기성 포자형성 그람양성간균이다. 서식처는 흙 속에서 발견되며 인체에 감염된 경우 독력인자 toxin, neurotoxin, spore를 분비하며 질병은 파상풍 (tetanus : lockjaw), 창상감염증을 유발한다. 치료는 항독소 백신과 함께 penicillin, 근육이완제(muscle relaxnts)를 사용한다. 진단은 혐기성배양, terminal spore증명, 실험쥐 접종, 파상풍독소 생성시험(tetanus toxin) 등을 이용한다.

그림 9-21. Brucella blood agar에서의 *C.tetani*

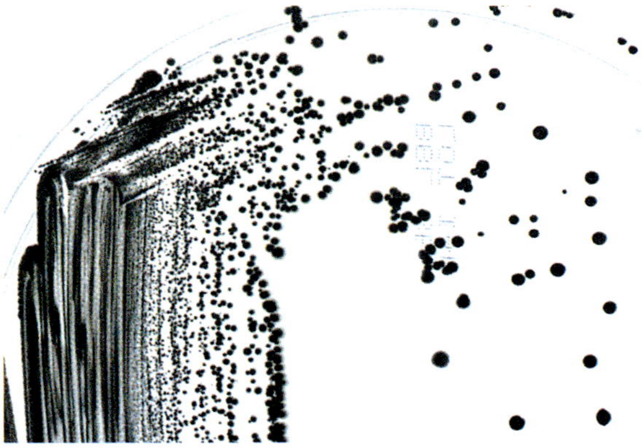

[a]

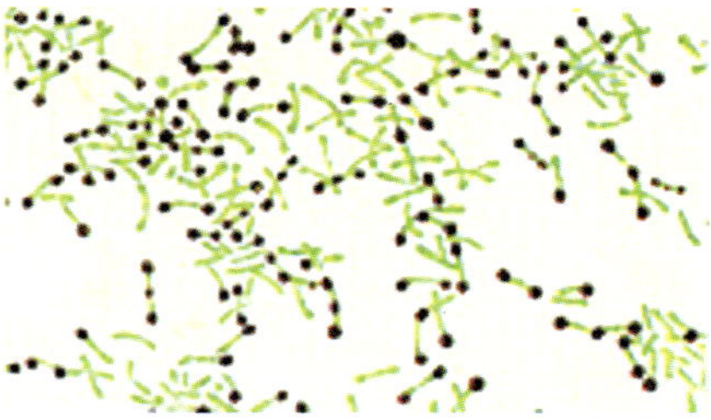

[b]

그림 9-22. a. Tinsdale agar에서의 *C.diphtheria*
b. 이염소체

8) *Corynebacterium diphtheria*(그림9-22)

Corynebacterium diphtheria는 일명 diphtheria bacillus라고하며 호기성 그람양성간균으로 분류되어 chinese-letter의 형태를 갖는다. 서식처는 비강, 인후, 피부, 호흡기 비말에 정상상재균으로 발견된다. 독력인자는 adhesin, toxin, cytoxin을 분비하며 열, 인후통증, 인두염, 호흡곤란, 회색빛의 삼출액, 위막(pseudomembrane), 림프절증, 기침, 심근염, 심장손상을 동반하는 디프테리아(diphtheria)를 유발한다. 진단은 그람염색에서 chinese-letter의 형태, tinsdale agar에서의 흑색의 집락, 이염소체(metachromatic granule) 등 특성을 이용한다. 치료는 항독소(anti-toxin), 항독소와 erythromycin병행, 항독소와 penicillin병행, erythromycin, penicillin, 변성독소(toxoid)가 효과적이다.

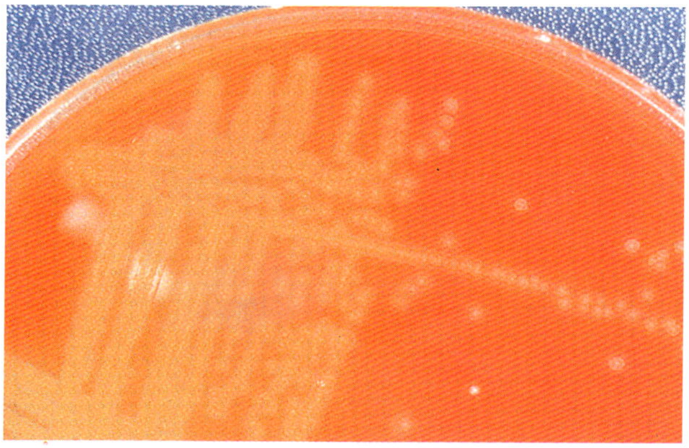

[a]

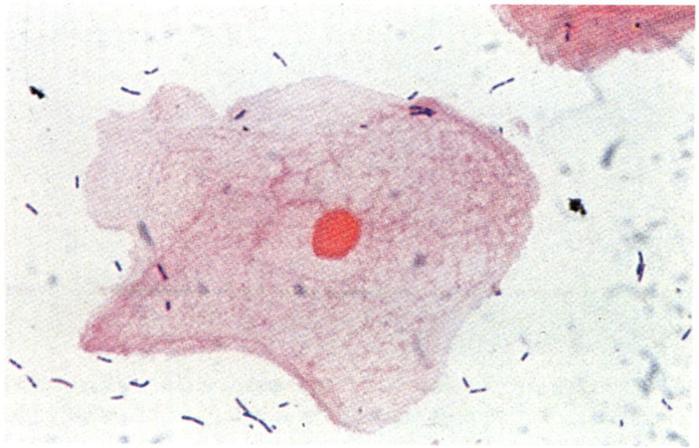

[b]

그림 9-23. a. Lactobacillus 집락 b. Gram stain에서의 Lactobacillus

그림 9-24. 5% Sheep blood agar에서의 *L.monocytogenes*

9) *Lactobacillus acidophilus*(그림 9-23)

*lactobacillus acidophilus*는 통성혐기성 그람양성간균이다. 서식처는 질(vigina), 피부, 위장계의 정산균주로 존재한다. 이 세균의 독력인자와 관련된 질병은 특별히 알려진 바가 없다. 이 세균은 질내에서 가장 많이 발견되는 세균중의 하나이다. 질내에서 성장하고 산을 생성하며 기타 병원성 세균의 침입을 방어하는 수단으로 작용한다. 항미생물제인 항생제는 lactobacilli를 사멸하고 기타 병원성미생물의 감염을 야기한다.

10) *Listeria monocytogenes*(그림 9-24)

*Listeria monocytogenes*는 일명 diphtheroid라고 하며 22℃에서 운동성 양성 그리고 협막을 갖지 않는 통성혐기성 그람양성간균이다. 이 세균은 혈액한천배지에서 좁은 범위의 완전

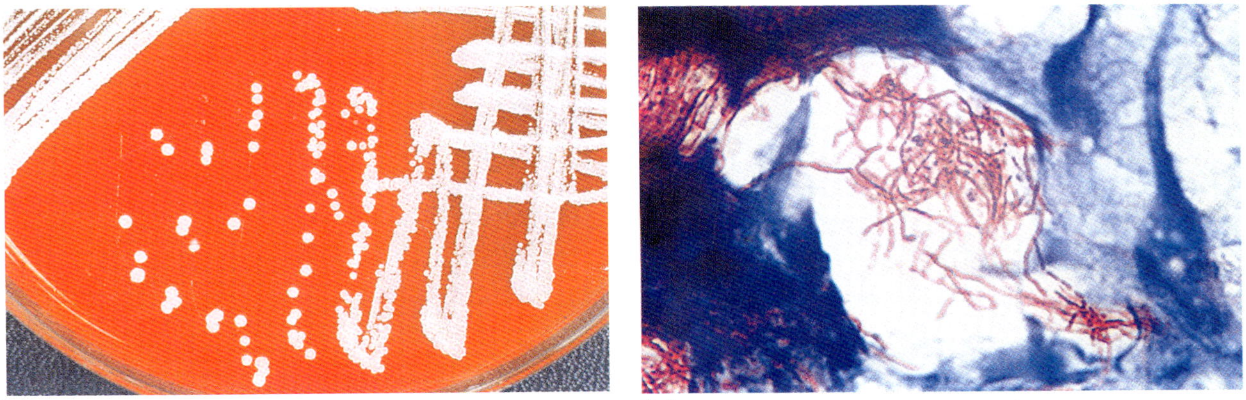

[a] [b]

그림9-25. a. 5% Sheep blood agar에서의 *N.asteroids*
b. 항산성염색에서의 *N.asteroides*

용혈대를 형성한다. 서식처는 소화기 및 여성의 생식기 그리고 사람과 동물의 인후(throat)에서 존재하고 뿐만 아니라 물, 흙, 하수 등에서도 분포한다. 독력인자 listerolysin, LPS 유사물질을 분비하며 질병은 미약한 독감의 증상, 면역성이 떨어진 사람한테 수막염, 패혈증 등을 유발한다. 진단은 catalase양성, 냉장온도에서 운동성양성, 혈액배지에서 작은 회색 집락의 특징을 이용한다. 치료는 ampicillin, penicillin, erythromycin 또는 ampicillin과 gentamycin을 병행하면 효과적이다.

11) *Nocardia asteroides*(그림 9-25)

*Nocardia asteroides*는 호기성, 사상형 그람양성간균이다. 서식처는 흙 속에 분포하며 인체에 침입시 비활성 대식세포 내에서 증식, 세포내 증식의 특성을 나타낸다. 질병은 두통, 열, 구토, 오심, seizures를 동반한 뇌종양(brain abscess)과 열, 기침, 객담, 흉통, 호흡곤란을 동반한 기관지폐렴, 체중감소, 발한, 호흡곤란, 식욕부진을 동반한 폐질환을 야기한다. 진단은 catalase양성, orange-red의 waxy양 집락, 약한 항상성, urease양성, Gram염색으로는 잘 염색되지 않는 특성을 이용한다. 치료는 sulfonamides, minocycline amikacin을 사용한다.

12) *Rhodococcus equi*(그림 9-26)

*Rhodococcus equi*는 *Corynebacterium equi*라고도 하며 호기성 그람양성간균이다. 서식처는 동물, 말, 흙에 분포하며 독력인자는 알려져 있지 않다. 질병은 면역성이 떨어진 사람한테 capitary pulmonary, lobar 폐렴을 야기한다. 진단은 호기성배양, catalase양성, 점조성집락, tear-drop집락, 약한 항산성의 특징을 이용한다. 치료는 erythromycin과 rifampin을 병행하여 사용하는 것이 효과적이다.

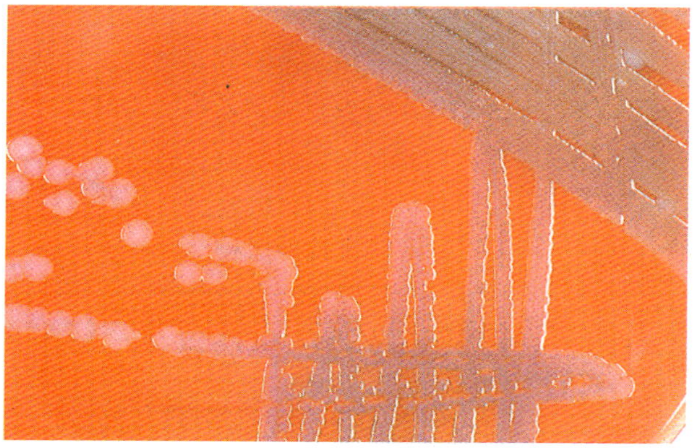

그림 9-26. 5% Sheep blood agar에서의 Rhodococcus

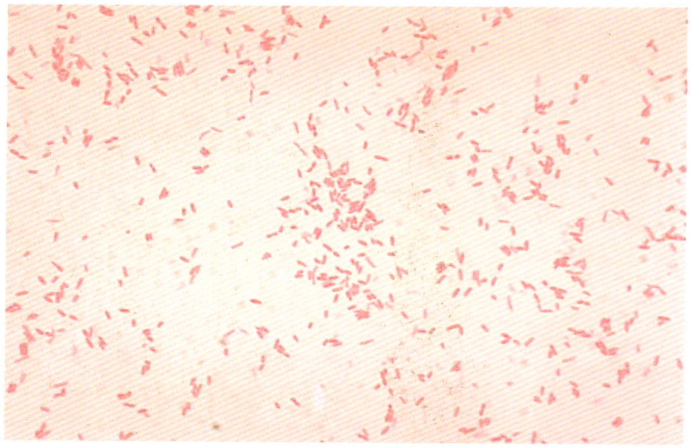

그림 9-27. Gram stain에서의 *Aeromonas spp.*

6. 그람음성간균(Gram Negative Bacilli)

1) *Aeromonas hydrophila*(그림 9-27)

*Aeromonas hydrophila*는 호기성 그람음성간균이며 서식처는 동물, 거머리(leech), 물, 흙 등에 존재한다. 독력인자는 enterotoxin을 분비하며 소화기 및 상처를 통하여 감염되었을 경우 봉소염(celluitis), 위장염(gastroenteritis), 창상감염의 질병을 유발한다. 진단은 완전용혈능, oxidase시험, API 20E, API 20NE kit를 이용한다. 치료에는 대체로 ampicillin에는 내성을 나타내지만 chlorampenicol, gentamicin에는 효과적이다.

2) *Bacteroid fragilis*(그림 9-28)

*B. fragilis*는 그람음성 다형태 혐기성세균으로 분류한다. 이들 세균의 서식처는 동물과 사람의 점막, 소화기계 등에서 정상균주로 분포하며 질병은 면역성이 떨어진 숙주한테 호흡기감염을 비롯한 농양(abscess)을 유발한다. 독력인자는 협막, protease, lipase 등이 작용한다. 이 세균은 산소가 존재하는 대기 속에서는 생존할 수 없기 때문에 환자에서 환자로 쉽게 전파될 수 없다. 그러므로 혐기성 세균에 의한 질병은 대개 그들의 숙주내에서 감염을 유발한다. 진단은 혐기성 배양, fatty acid 분석을 하며 치료는 ampicillin-sulbactum, ticarcillin-clavulanic acid 그리고 amoxicillin-clavulanic acid 등이 효과적이다. 또한 metronidazole은 대부분 포자비형성 혐기성균에 효과적이다.

3) *Fusobacterium*(그림 9-29)

*Fusobacterium*은 혐기성 비포자 그람음성간균으로 bacteroid species와 유사하다. 그들은 정상적으로 끝이 뾰족한 바늘모양을 하고 있으며 서식처는 구강, 장(gut), 비뇨생식기 내에

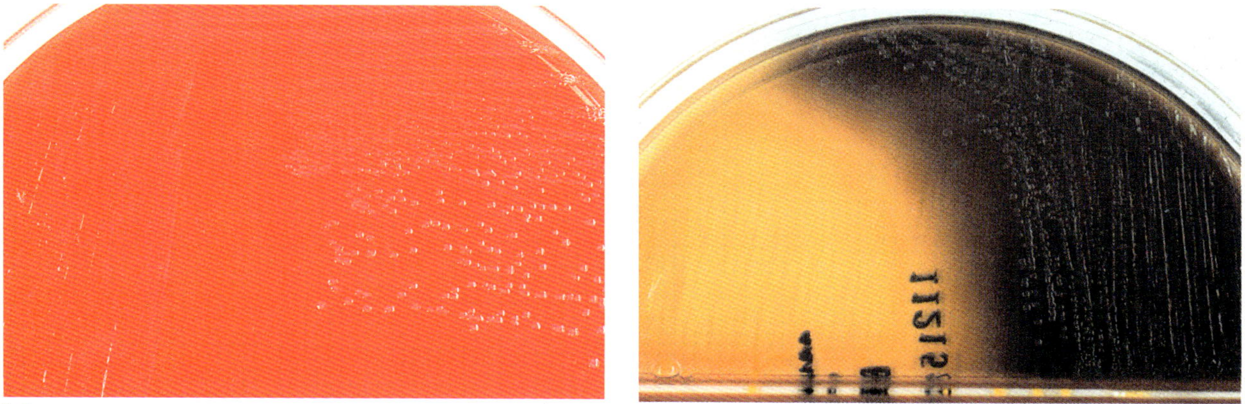

[a] [b]

그림 9-28. a. Brucella blood agar에서의 *B.fragilis*
b. Bacteroid bile esculin agar에서의 *B.fragilis*

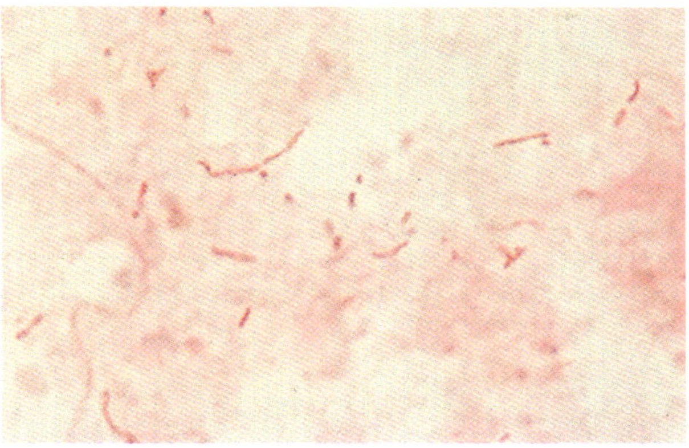

그림 9-29. Gram stain에서의 Fusobacterium spp.

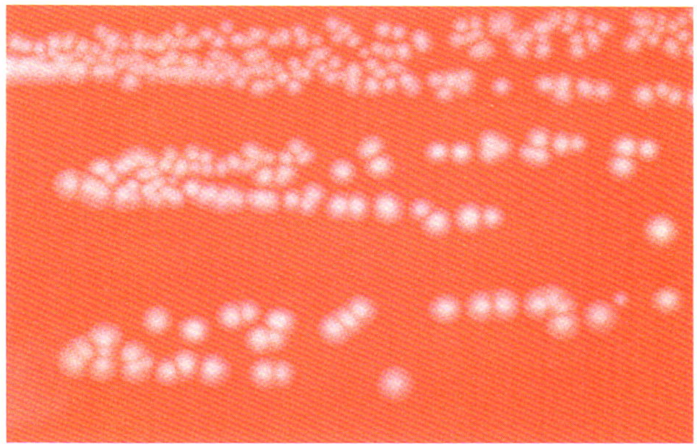

그림 9-30. 5% Sheep blood agar에서의 *B.bronchiseptica*

분포한다. *Fusobacterium* 중 가장 흔한 것은 *F.nucleatum*이며 질병은 면역성이 결여된 사람한테 비뇨기감염, 창상감염 등을 유발하고 충치와 같은 구강(oral cavity)내 감염을 유발하기도 한다. 진단은 Indol 양성, hydrogen sulfide 음성, catalase 음성을 이용하며 치료는 chloramphenicol과 clindamycin이 효과적이다.

4) *Bordetella spp*(그림 9-30, 표 9-2)

*Bordetella*는 비운동성, 비아포성, 협막보유 그람음성 소간균으로 분류하며 병원성이 강하다. *Bordetella*는 *B.parapertussis, B.bronchiseptica, B.pertussis*의 세 가지가 있으며 이 중에 가장 중요한 것은 ***B. pertussis***이다. *B. pertussis*의 서식처는 감염된 사람의 호흡기이며 비말을 통하여 전파된다. 독력인자는 표적세포 안으로 들어가는 체외독소인 pertussis toxin, 상피세포상해를 일으키는 tracheal cytoxin, 숙주세포표면에 세균을 결합하도록 작용

표 9-2. *Bordetella spp*의 특성 및 비교

	혈액제거 pepton배지	urease	Nitrate생성	운동성	citrate
B.pertussis	−	−	−	−	−
B.parapertussis	+	+	−	−	+
B.bronchiseptica	+	+	+	+	+

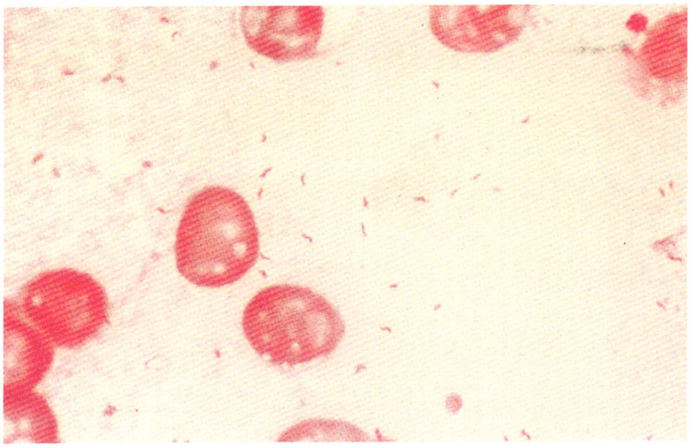

[a]

[b]

그림 9-31. a. Gram stain에서의 *Campylobacter spp*(1250x).
b. Nalidixic acid에 감수성을 나타내는 *C.jejuni*

하는 Hemagglutinin이 있으며 질병은 숙주세포에 침입하여 기관지내 상피세포를 파괴함으로써 **백일해**와 **기관지폐렴**을 유발한다. 예방백신은 DPT로 예방이 가능하며 치료는 erythromycin과 tetracycline이 효과적이다. Bordetella의 나머지 두개 종(species)도 역시 임상적으로 중요하다. *B.parapertussis*는 호흡기에 감염되어 경미한 인두염을 유발한다. 이 세균은 *B.pertussis*와 비슷하나 독소의 일부가 결여되어 있다. *B.bronchiseptica*는 보통 폐렴, 중이염 그리고 동물의 호흡기 감염을 유발한다.

5) *Campylobacter jejuni*(그림 9-31)

*C. jejuni*는 그람음성간균으로 형태는 콤마 또는 S자형이며 호기성 42℃에서 잘 자라는 특징을 갖는다. 서식처는 인체와 동물의 오염된 분변이며 구강을 통해 침입되었을 때 감염증을 일으킨다. 따라서 우유는 완전 멸균 처리해야 하며 물은 염소 소독을 해야 한다. 조리가 덜된 조류는 피해야 하며 손은 청결해야 한다. 모체가 감염된 경우 태반을 통과하여 태아에 수직감염을 일으킨다. 독력인자는 enterotoxin과 cytotoxin을 분비하며 질병은 사람을 비롯한 가축에 유산(abortion)을 유발하며 장염, 창상감염, 패혈증, 수막염 등을 일으킨다. 진단은 선택배지(campy−blood agar)에서의 증식 유무, catalase 양성, nitrate 양성, oxidase 양성, nalidixic acid에 감수성 등을 이용한다. 치료는 심한 탈수현상이 있을 경우 수액과 전해질을 보충하는 것이 중요하다. 또한 항생제가 필요한 경우 erythromycin과 quinolones가 효과적이다.

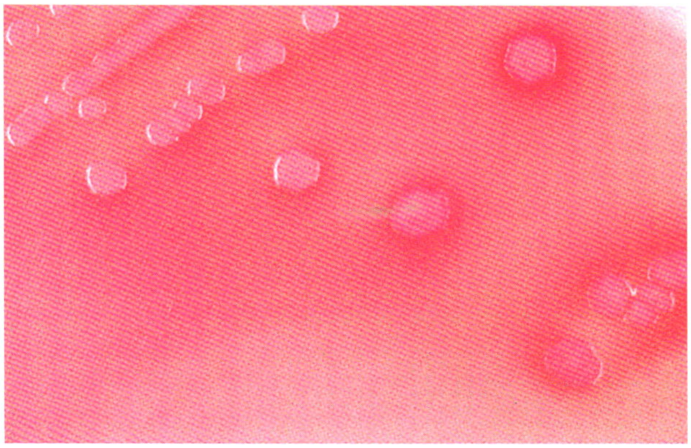

그림 9-32. MacConkey agar에서의 *E. coli*

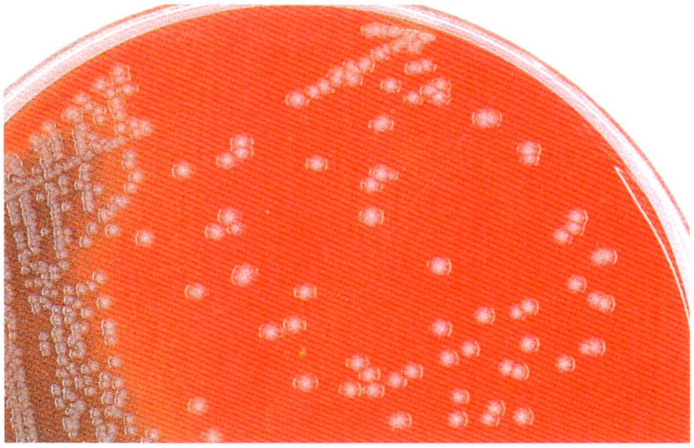

그림 9-33. 5% Sheep blood agar에서의 *Enterobacter spp.*

6) *Escherichia coli*(그림9-32)

통성혐기성 그람음성간균인 ***E.coli***는 장 속에 사는 가장 흔한 종이다. 서식처는 오염된 물, 음식, 조리가 덜된 육류이며 *E.coli*가 오염된 물과 음식물에 존재한다는 것은 오염의 지표로 중요성을 갖는다.

독력인자는 adhesin, enterotoxin, invasive toxin, cytotoxin, endotoxin 등을 분비하며 질병은 비뇨기계 감염증(cystitis), 사구체신염(pyelonephritis), 수막염, 이질, 여행자설사, 폐렴, 패혈증 등을 유발한다. 진단은 MacConkey 또는 EMB 배지에서의 배양, TSI에서의 gas생성, H_2S 음성, Indol 양성, lactose 양성, 운동성 양성, urease 음성 등을 이용한다. 치료는 aminoglycosides, cephalosporin, ciprofloxin, doxycline, trimethoprim-sulfamethoxazole을 사용하며 여행자 설사 중에는 수분 보충과 전해질 투여가 효과적이다.

7) Enterobacter(그림 9-33)

Enterobacter는 장내 세균과에 속하며 통성혐기성 그람음성간균이다.이 세균은 건강한 성인한테는 문제를 야기하지 않지만 면역성이 결여된 사람한테 기회주의 병원균으로 작용하며 병원내 감염증을 유발하기도 한다. 서식처는 물, 폐수, 토양 뿐 아니라 인체와 동물의 위장계통에서 서식한다. 질병은 비뇨기계감염, 세균뇨, 농뇨 등을 야기하며 진단은 MacConkey배지에서의 배양, TSI배지에서의 성상, hippurate 가수분해시험 양성, IMVIC 시험, 운동성 양성 등을 이용한다. 치료는 항균제 감수성 검사의 결과를 토대로 결정하는 것이 중요하다.

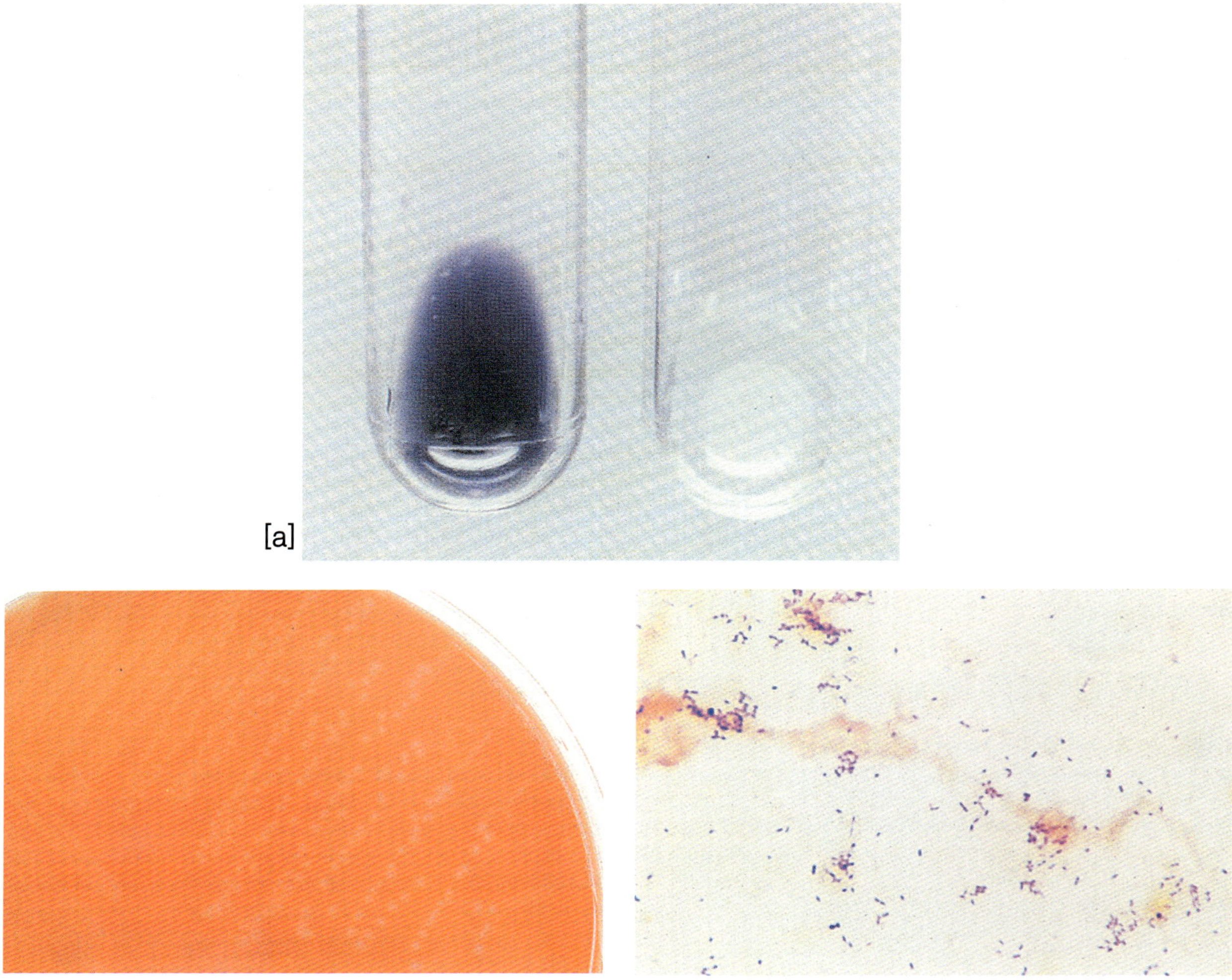
[a] [b] [c]

그림 9-34. a. Hippurate 가수분해시험양성(purple)
b. Chocolate agar에서의 *G.vaginalis*
c. Gram stain에서의 *G.vaginalis*(1250x)

8) Gardnerella(그림 9-34)

Gardnerella vaginalis는 가장 흔한 형태의 질염을 유발하는 원인균이다. 1955년에 연구자들은 그것이 다른 어느 곳에도 적합하지 않았기 때문에 *Hemophilus vaginalis*라 이름 붙이고 Bergey's Manual 8판에서 Hemophilus에 포함시켰다. 그것의 다형태성과 간헐적인 그람 양성반응 때문에 그것은 Corynebacterium속으로 분류되기도 했다. Bergey's Manual에서는 Gardnerella를 비정형, 비아포, 그람음성간균으로 분류한다. 이 세균의 서식처는 사람의 비뇨기계에 상재균으로 있으며 질병은 여성에게 질염을 유발하기도 한다. *G. vaginalis*에 의한 질염의 특징은 분비물이 많고 1% KOH 첨가시 비린내가 난다. 또한 세포는 Clue cell 특성을 나타낸다. 치료는 clindamycin, metronidazole 등이 효과적이다.

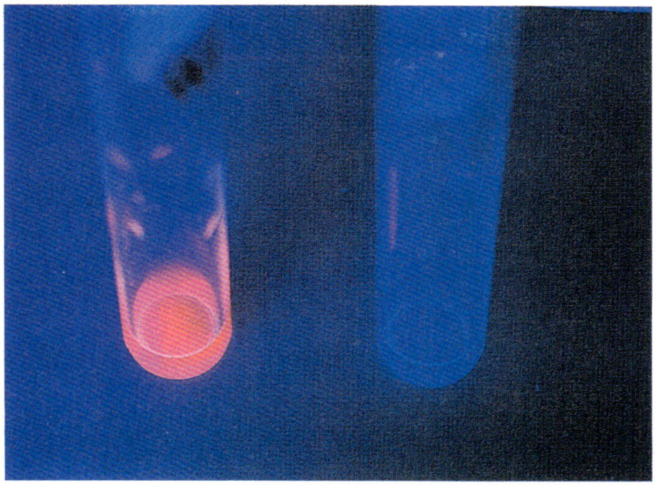

[a]

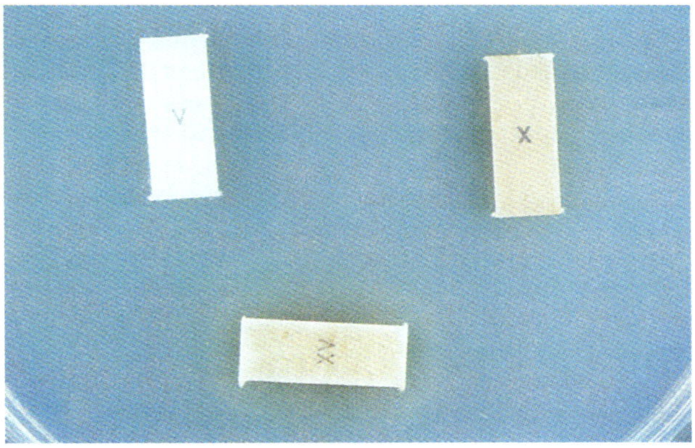

[b]

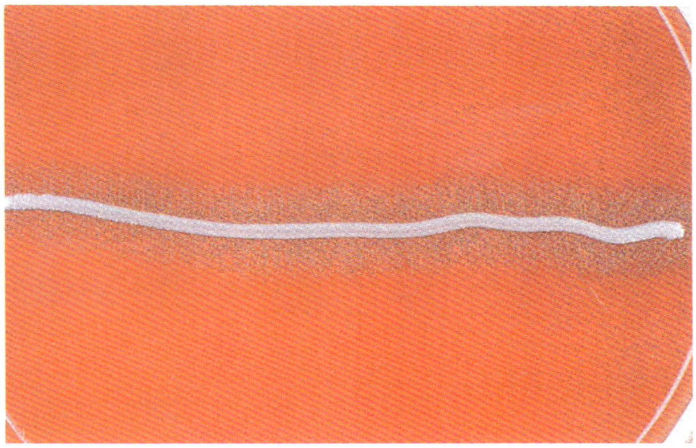

[c]

그림 9-35. a. Porphyrin 생성시험(red : *H.parainfluenzae*, colorless : *H.influenzae*)
b. X인자, V인자 이용하는 *H.influenzae* c. Satellite 현상

9) Hemophilus(그림 9-35)

Hemophilus는 일명 H. flu라고 하며 작은 그람음성 다형태성 간균이다. 서식처는 상부 호흡기관과 구강내, 질 그리고 장 점막에 정상적으로 분포한다. ***Hemophilus influenzae***는 독감(influenza)을 일으킨다는 유래에서 명명되었으며 배양할 때 배지내 혈액을 요구하는 특성을 갖고 있다. Hemophilus는 heme성분인 X인자와 NAD 또는 NADP인자인 V인자를 필요로 성장한다. 독력인자는 부착인자(adhesin), 협막, endotoxin을 분비한다. 질병은 어린이한테 수막염을 일으키며 중이염의 원인이 된다. 또한 후두개염, 어린이 관절염, 기관지염, 폐렴 등을 유발한다. 또한 심내막염 (endocarditis)과 심낭염 (pericarditis)과도 관련이 있다. 이것이 분만시 혈관으로 들어가면 산모의 생명을 위협하는 합병증인 분만패혈증 (puerperal sepsis)을 일으킬 수 있다. 진단은 형광 항 협막항체검사, latex 응집반응, satellite phenomenon, X인자와 V인자의 필요성, porphyrin 생성시험(PPT) 등을 이용한다. 치료에는 ampicillin, chloramphenicol 그리고 ceftriaxone 등이 효과적이다. ***H.ducreyi***는 성병으로서 연성하감(chancroid)을 일으키며 ***H.aegpticus***는 급성접촉성 결막염 또는 "pink eye"를 일으킨다.

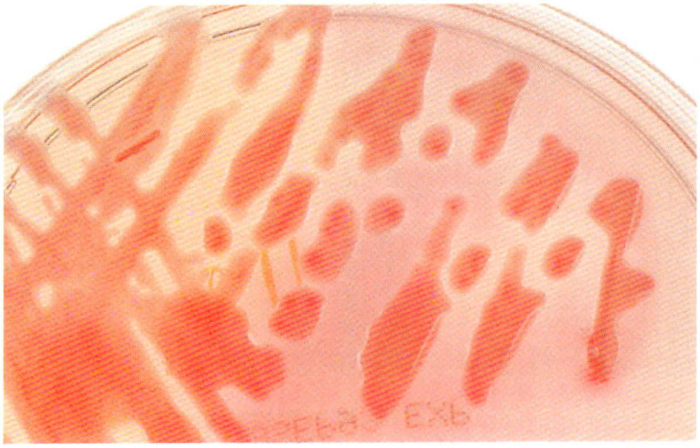

그림 9-36. MacConkey agar에서의 *K.pneumonia*

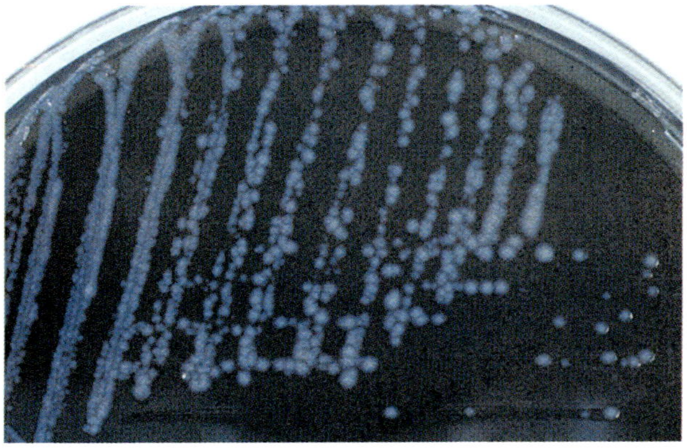

그림 9-37. Buffered charcoal yeast extract 배지에서의 *L.pneumophila*

10) *Klebsiella pneumonia*(그림 9-36)

Klebsiella pneumonia는 다당체 협막을 가지고 있는 통성혐기성 그람음성간균이며 편모를 갖고 있지 않기 때문에 운동성 음성이다. 서식 처는 위장관계, 호흡기계 등에 정상균주로 분포하며 질병은 폐렴(pneumonia), 패혈증(septicemia), 방광염(cystilis) 그리고 강직성 척추염(ankylosing spondylitis)과 같은 자가면역질환을 야기하며 독력인자는 협막, endotoxin, adhesin, aerobactin 등이 작용한다. 진단은 MacConkey agar에서 분홍색 집락, indol 음성, lactose 분해, urease 양성, 운동성 음성, 협막 양성을 이용한다. 치료는 amikacin, cephalo-sporin, genatamycin이 효과적이다.

11) *Legionella pneumophila*(그림 9-37)

L. pneumophila는 1976년 필라델피아에서 일명 재향 군인회병이라고 알려져 있는 레지오넬라증을 유발했던 호기성 그람음성간균이다. 보통 일반적으로 사용하는 인공합성배지에서 자라지 않으며 배양을 위해서는 철과 cystine이 첨가된 **buffered charcoal yest extract**배지를 사용한다. 서식처는 온수공급원이나 에어콘냉각탑 등에 분포하고 있으며 증상 및 질병은 *L. pneumophila*가 호흡기를 통하여 흡입되면 독감과 비슷한 열, 오한, 마른기침, 호흡곤란, 근육통, 설사, 쇼크, 구토, 두통, 저혈압 등의 증상을 나타내는 레지오넬라증과 pontiac fever의 질병을 유발한다. 독력인자는 pili, 용혈소, 세포독소(cyto toxin), protease 등이 작용하며 이러한 증상을 유발하는 원인균으로는 *L. pneumophila, L. micdadei, L. bozemanii 그리고 L. dumoffii* 등이 있다.

진단은 항원검출, fatty acid 분석, 면역형광항체법, charcoal-yeast배지에서의 집락 등을 이용한다. 치료는 erythromycin, rifampin이 효과적이다.

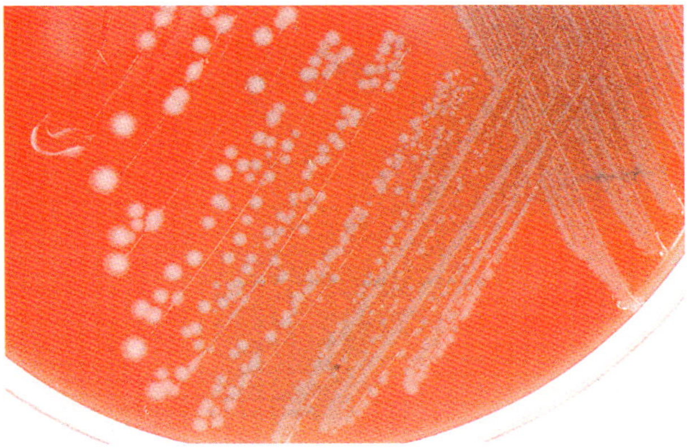

그림 9-38. 5% Sheep blood agar에서의 *P.multocida*

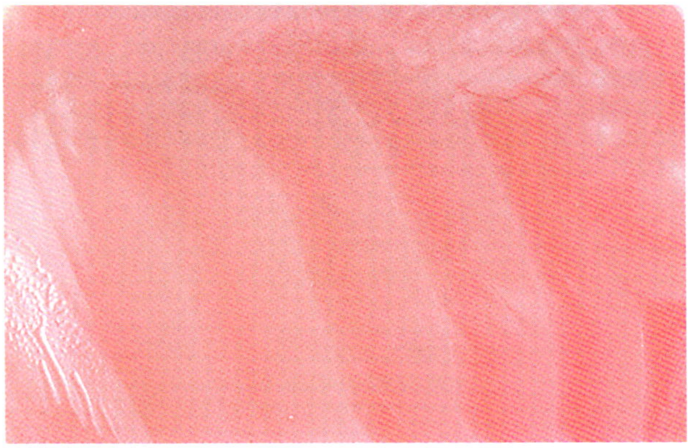

그림 9-39. 5% Sheep blood agar에서의 *proteus mirabilis*

12) Pasteurella(그림 9-38)

Pasteurella는 원래 동물내 병원체이지만 사람에게도 질병을 일으킨다. Pasteurella는 호기성 또는 통성혐기성의 그람음성간균이며 37° 에서 잘 자라는 특성을 갖고 있다. 서식처는 동물, 동물의 타액, 고양이, 고양이의 교상된 장소에 분포하며 독력인자는 협막이 작용한다. 질병은 소에게 패혈증, 가금류에 콜레라 그리고 여러 동물들에게 폐렴을 일으킨다. 가장 잘 알려진 종은 *Pasteurella multocida*이며 이는 개와 고양이가 물었을 때 사람에게 동통을 수반한 발작과 국소 림프절병증을 유발한다. 진단은 blood agar에서의 성장, MacConkey agar에서의 비성장, oxidase 양성 등을 이용한다. 치료에는 tetracycline과 chloramphenicol이 효과적이다.

13) *Proteus mirabilis*(그림 9-39)

Proteus spp.는 주모성 편모로 인하여 매우 활발한 운동성을 갖는 통성혐기성 그람음성간균이다. 이 세균은 운동성이 강하기 때문에 고체배지상에서 **유주현상**을 나타낸다. 서식처는 흙 속에서 서식하며 소화기계에 정상균주로 분포한다. 독력인자는 adhesin, endotoxin 등을 분비하며 질병은 방광염(cystitis), 폐렴, 패혈증, 창상감염 그리고 유아설사증을 야기시킨다. 진단은 hydrogen sulfide양성, indol음성, lactose음성, 유주현상 양성, urease 양성을 이용한다.

치료는 amikacin, aminoglycosides, carbenicillin 등이 효과적이다. 일부 proteus는 OXK, OX2 그리고 OX19의 항원성을 갖고 있으며 이 항원들은 리켓치아와 교차 반응하는 공통항원이다. 따라서 리켓치아가 원인이 되는 발진티푸스, 발진열을 동정하는데는 proteus항원을 사용하는 **혈청학적 방법**(Weil-Felix**반응**)이 이용된다.

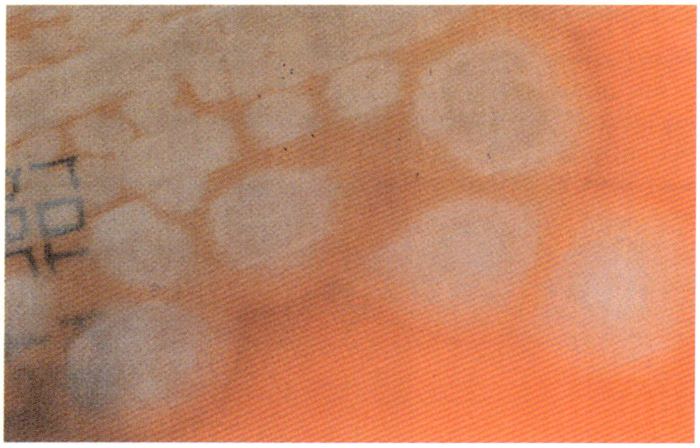
[a]

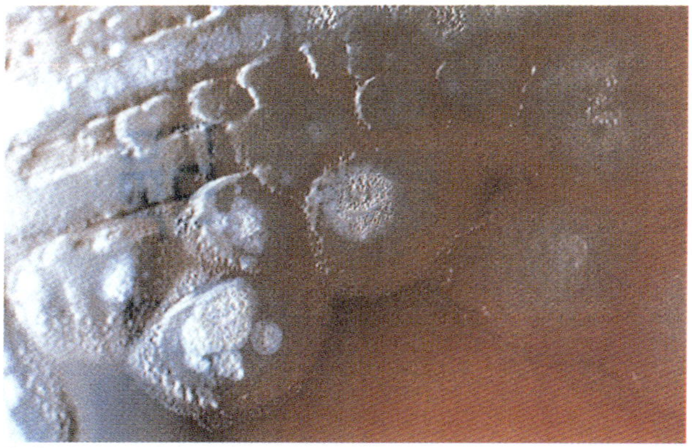
[b]

그림 9-40. 5% Sheep blood agar에서의 *P.aeruginosa*(a, b)

14) *Pseudomonas aeruginosa*(그림 9-40)

Pseudomonas aeruginosa는 호기성 그람음성간균이며 glucose를 발효하지 않고 산화작용을 통하여 분해한다. pyocyanin의 blue-green색소를 분비하며 배지 전체로 색소를 확산한다. 이러한 현상은 자외선 조사를 함으로써 확인할 수 있다. Pseudomonas는 중요한 병원성 인자이며 화상환자를 포함한 면역결핍환자에 잘 감염되는 세균이다. 사람한테 질병을 매개하는 Pseudomonas속에는 최소한 24개종이 있으며 이 중 *P.aeruginosa*가 가장 흔하다. 서식처는 위장관계, 물, 흙 등에 분포하며 감염경로는 환자에서 환자로 전파되며, 오염된 기구, 비뇨기 카테터, endoscope, 호흡기 치료 장비에 의해서도 전파된다. 독력인자는 혈구와 조직을 파괴하는 elastase, protease, lipase효소와 단백질합성을 저해하는 exotoxin A 등이 작용하며 질병은 화상감염, 창상감염, 피부질환, 호흡기감염증, 비뇨기계질환, 패혈증, 심내막염 등을 유발한다. 진단은 혈액배지에서의 blue-green 집락, UV에서의 형광빛 발색, 과일향, oxidase 양성, lactose 음성, pyocyanin(blue 색소) 등을 이용한다. 치료는 주로 aminoglyceride계 tobramycin과 anti pseudomonal B-lactin계 ticacillin을 병행한다. pseudomonas에 의한 수막염에는 혈액과 뇌의 장벽을 잘 침투하는 cephalosporin이 효과적이다. 호흡기, 비뇨기감염증 치료에는 ofloxacin과 ciprofloxacin이 이용된다.

15) *Salmonella typhi*(그림 9-41)

Salmonella typhi의 대부분이 병원성을 갖고 있는 그람음성간균이며 lactose를 비발효하는 특성을 갖는다. salmonella의 서식처는 대개 가축이나 소 등의 많은 동물의 장내에서 분포하며 감염경로는 장티푸스균에 오염된 음식물, 분변-경구를 통하여 감염된다.

*S.typhi*에 의한 장티푸스(typhoid fever)는 salmonella속에 의하여 야기되는 질병 중 가장 심각하다. 감염 후 6~10일 동안 고열, 두통을 유발하며 열은 40℃까지 오른다. 독력인자는 endotoxin, invasin, viantigen 등이 작용하며 진단은 HEK agar상에서 black colony, lactose 음성, urease 음성, Indol 음성, TSI에서의 K/A, H2S를 이용한다. 치료는 ampicillin, trimethoprim-sulfamethoxazole, ceftriaxone, chloramphenicol 등이 효과적이다.

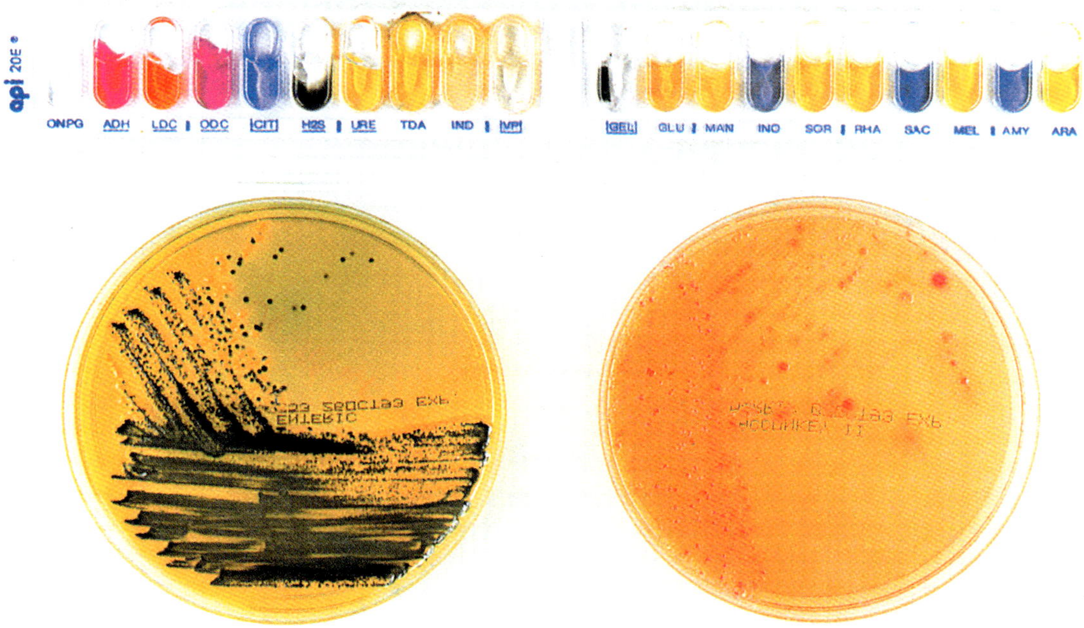

그림 9-41. *Salmonella typhi*
HE 배지에서의 집락과 API 20E kit에서의 H2S 양성

16) Serratia(그림 9-42)

Serratia는 장내세균과(Enterobacteriaceae)에 속하는 그람음성간균이다. Serratia속에는 *S.marcescens, S.plymuthica, S.liquifaciens, S.rubidaea, S.odorifera*가 있으며 이들은 병원내 기회주의 감염균으로 작용한다. *S.marcescens* 중 일부는 prodigiosin이라는 색소를 생성하여 배양시 **붉은 집락(red-colonies)**을 나타낸다. 서식처는 호흡기, 비뇨기, 소화기 등에 정상균주로 분포하며 질병은 면역성이 떨어진 사람한테 심내막염(endocarditis), 골수염(osteomyelitis)을 비롯하여 패혈증, 호흡기감염, 비뇨기감염, 수막염을 야기한다. 진단은 배지에서의 Red colony, DNase 양성, 운동성 양성 등을 이용한다. 치료는 Amikacin, gentamycin, chloramphenicol 및 ciprofloxacin 등이 효과적이다.

17) *Shigella dysenteriae*(그림 9-43)

*Shigella spp*는 일명 Shiga's bacillus라고 하며 통성혐기성 그람음성간균으로 분류한다. 서식처는 오염된 음식물과 물이며 경구적 소화기계로 감염되어 열, 후증, 복통을 동반한 설사증을 유발한다. 설사증을 유발하는 독력인자는 cytotoxin, shigatoxin, enterotoxin 등이 작

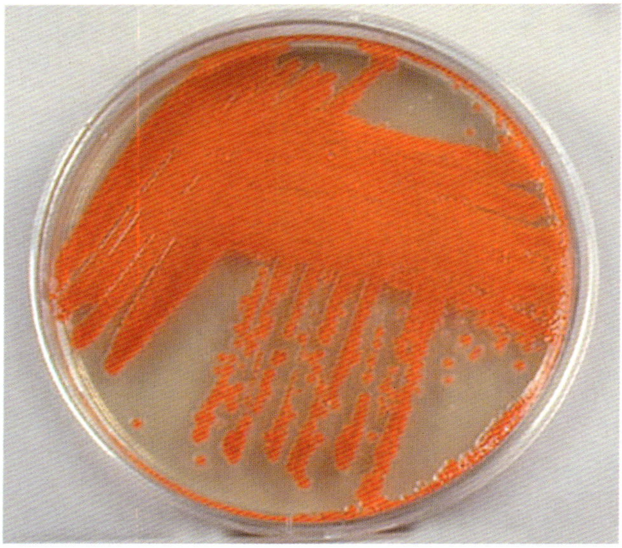

그림 9-42. Serratia의 적색 colony

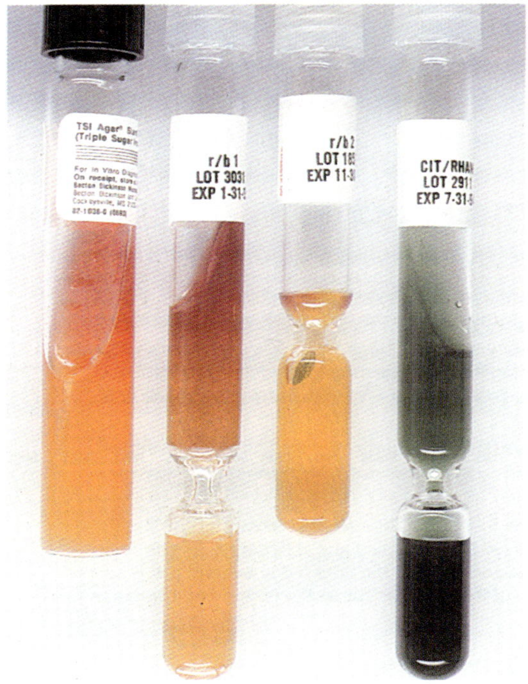

그림 9-43. *Shigella spp.*의 생화학적 성상

용하며 질병은 세균성이질 또는 쉬겔라증(Shigellosis)을 유발한다. 진단은 H_2S 음성, Indol 양성, lactose 음성, 운동성 음성, urease 음성 등을 이용한다.

치료에는 청결한 위생이 필수적이며 ciprofloxacin, ampicillin, trimethoprim-sulfamethoxazole 등이 효과적이다. 심한 경우는 수분과 전해질을 보충해야 하며 Shigella속에는 혈청형에 의하여 *S. dysenteria(grA), S. flexneri(grB), S. boydii(grC), S. sonei (grD)* 등으로 분류한다.

18) *V. cholera*(그림 9-44)

V. cholera는 일명 vibrio comma라고 하며 통성혐기성 만곡형 그람음성간균이다. 서식처는 대부분 수중 또는 해수에 분포하며 비브리오에는 Vibrio, Aeromonas, Plesiomonas 및 Photobacterium 등 4개속이 포함된다. 감염경로는 오염된 음식물과 물을 섭취했을 때 전파된다. 독력인자는 adhesin, endotoxin, enterotoxin, choleratoxin이 작용하며 질병은 설사(rice-water), 탈수, 쇼크, 혼수, 산독증(acidosis) 등 전해질 불평형의 특징을 나타내는 콜레라를 유발한다. 진단은 TSI에서의 K/K, TCBS 배지에서의 yellow colony, oxidase 양성, H_2S 음성 등을 이용한다. 치료는 전해질과 수분의 보충과 함께 tetracycline이 효과적이다.

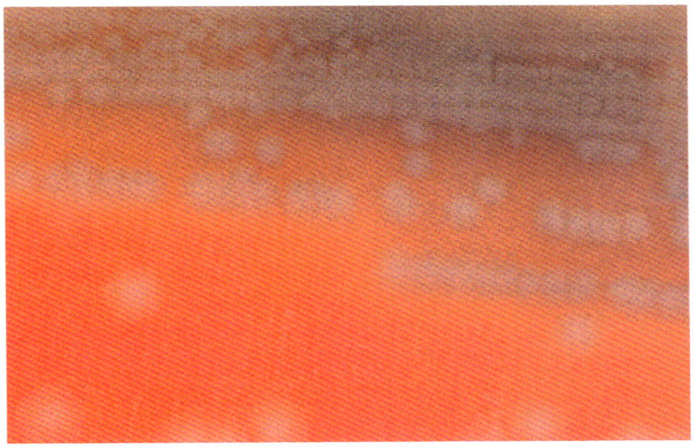

[a]

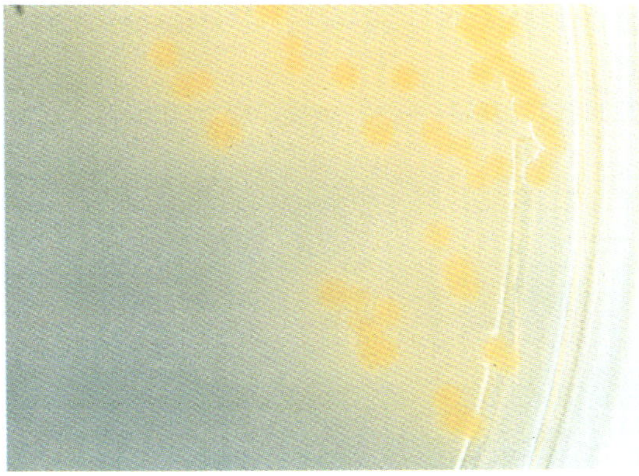

[b]

그림9-44. a. 5% Sheep blood agar에서의 *V.cholera*
b. TCBS 배지에서의 *V.cholera*

[a]

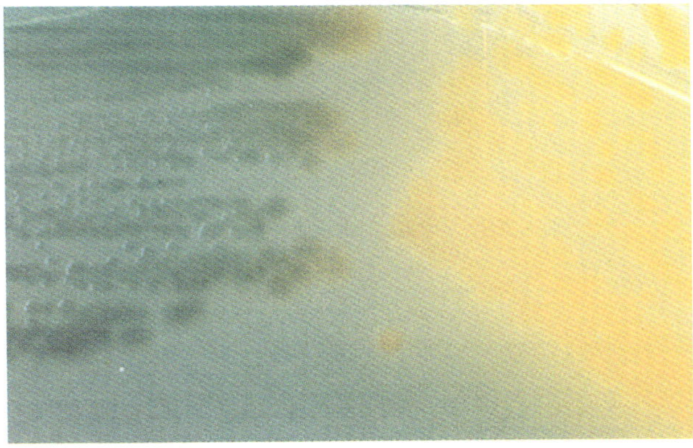

[b]

그림9-45. a. 5% Sheep blood agar에서의 *V.parahemolyticus*
b. TCBS 배지에서의 *V.parahemolyticus*

19) *Vibrio parahemolyticus*(그림 9-45)

*V. parahemolyticus*는 일명 halophilic vibrio 라고 하며 통성혐기성으로 약간 곡선을 띄는 그람음성간균이다. 서식처는 오염된 음식물, 생 생선류, 조개류이며 감염경로는 사람이 이와 접촉하거나 섭취했을 때 감염증을 유발한다. 독력인자는 enterotoxin을 분비하여 질병은 위장염(gastroenteritis)과 설사증(diarrhea)를 유발한다. 진단은 TCBS배지에서의 blue-green집락, kanarwa(완전용혈)시험에서의 양성 등을 이용한다. 치료는 tetracycline, chloramphenicol 등이 효과적이다.

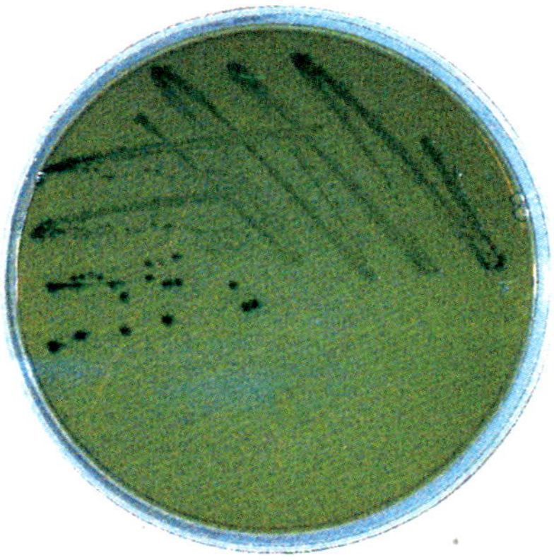

그림 9-46. TCBS 배지에서의 *V.vulnificus*

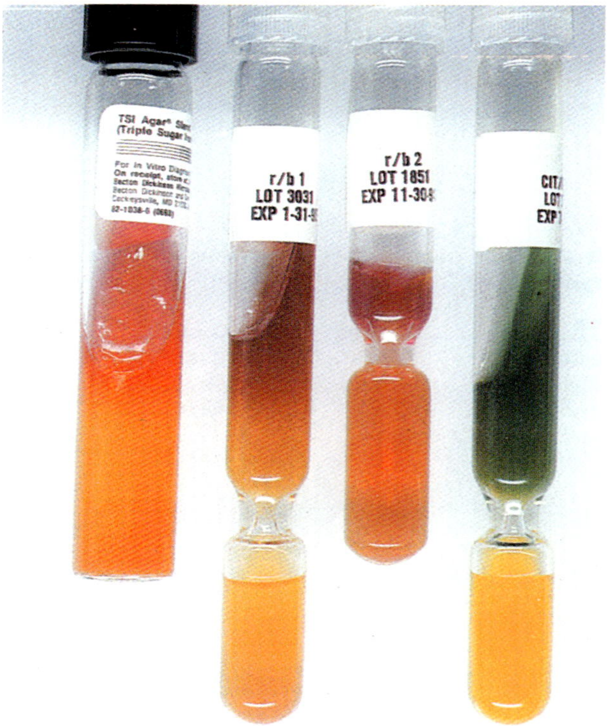

그림 9-47. *Y.enterocolitica*의 특성(TSI : K/A)

20) *V. vulnificus*(그림 9-46)

*V. vulnificus*는 다른 vibrio속과 같이 통성혐기성 곡선의 그람음성간균이다. 서식처는 오염된 물, 해수. 굴과 같은 갑각류 등이며 면역기능이 약화되거나 결핍된 사람이 섭취하는 경우 열, 오한, 홍반(erythema)종창, 조직궤양을 동반한 창상감염(wound infection)과 열, 오한, 낮은 혈압, 쇼크와 사망을 초래하는 패혈증(septicemia)이 야기되며 패혈증 환자의 사망률은 24간 이내에 50%이상이 사망한다. 이때 독력인자는 협막, collagenase, cytolysin, protease 등이 작용하며 진단은 TCBS 배지상에서 blue-green집락, lactose 분해 등을 이용한다. 치료는 chloramphenicol, tetracycline, aminoglycoside를 병행하여 사용하는 것이 효과적이다.

21) *Y. enterocolitica*(그림 9-47)

*Y. enterocolitica*는 통성혐기성 그람음성간균이다. 서식처는 동물, 가축, 오염된 음식물 등이며 독력인자는 V항원, W항원, endotoxin, enterotoxin 등이 작용한다. 질병은 enterocolitis, polyarthritis을 유발하며 진단은 선택배지에서의 배양 및 bipolar stain, PCR 등을 이용한다. 치료는 chloramphenicol, gentamycin이 효과적이다.

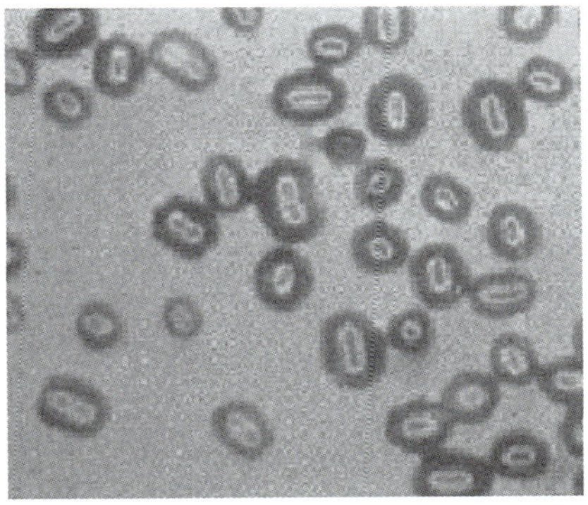

그림 9-48. *Yersinia pestis*

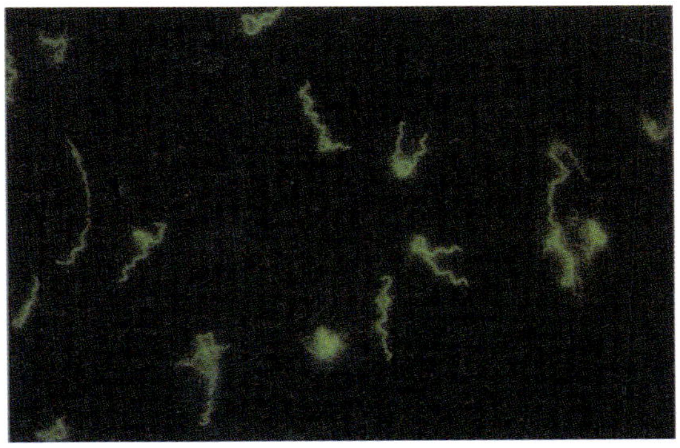

그림 9-49. 간접현광항체법에서의 *B.burgdorferi*

22) *Y. pestis*(그림 9-48)

*Y. pestis*는 통성혐기성 그람음성간균으로 분류하며 *pasteurella pestis* 및 *plague bacillus*로 불리 우기도 한다. 이 세균의 서식처는 동물, 설치류, 쥐벼룩 등에서 분포하며 독력인자는 협막, coagulase, fibrinolysin, endototoxin, pesticin, V항원 등이 작용한다. 질병은 bubonic plague, pneumonic plague 등이 있다. 진단은 형광항체법, 선택배지에서의 증식여부, TSI 배지에서의 gas 비생성, 혈청학적 반응을 이용한다. 치료는 쥐벼룩과 같은 서식처의 제거와 함께 chloraphenicol, streptomycin, tetracycline이 효과적이다.

7. Spirochetes

1) *Borrelia burgdorferi*(그림 9-49)

*Borrelia burgdorferi*는 일명 라임병 나선균이라고 하며 호기성 또는 미호기성 그람음성나선균이다. 서식처는 동물, 사슴, 설치류, 곤충-진드기에 서식한다. 독력인자는 항원변이성, 운동성이 작용한다. 질병은 피부에 붉은 반점, 유주성 만성홍반(erythema chronicum migrans)의 1단계 라임병 그리고 열, 오한, 두통, 피로, 림프절증(lymphadenopathy), 관절강직 등을 동반한 2단계 라임병, 관절염, 신경변화, 피부염, 백혈구 증가증을 동반한 3단계 라임병을 유발한다. 진단은 혈액도말, *B. burgdorferi*에 대한 항체증명 등이 있다. 치료는 penicillin, tetracycline 그리고 백신을 이용한다.

2) *Borrelia hermsii*(그림 9-50)

*Borrelia hermsii*는 호기성 또는 미호기성의 그람음성나선형 간균으로 분류한다. 서식처는 동물, 곤충, 설치류, 진드기에 분포하고 항원변이성의 독력인자가 작용하여 재귀열(relapsing fever)을 야기한다. 진단은 혈액도말을 하여 암시야 현미경으로의 관찰 및 동물접종 등이 있으며 치료는 penicillin과 tetracycline이 효과적이다.

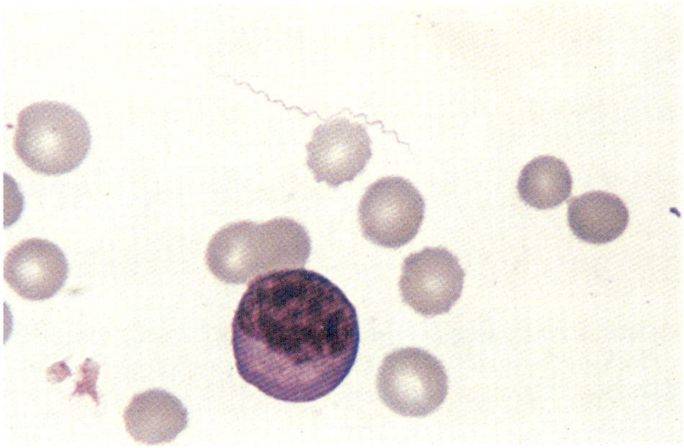

그림 9-50. Wright' s stain에 의한 *Borrelia spp.*

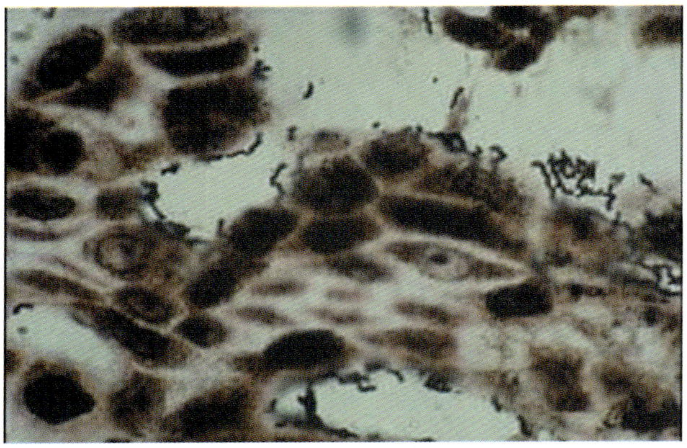

그림 9-51. Silver stain에서의 *H. pylori*

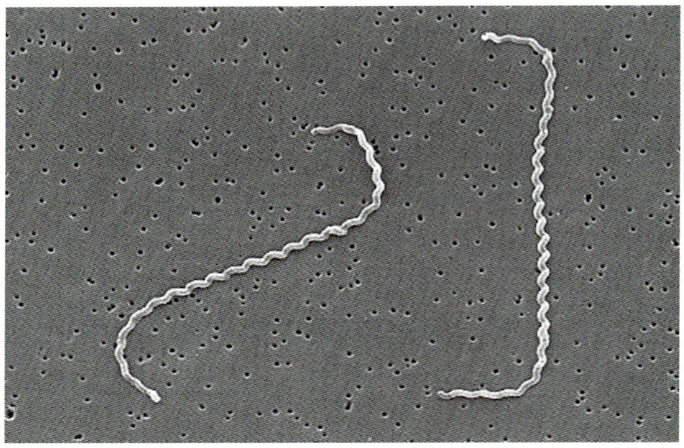

그림 9-52. *Leptospira interogans*

3) *Helicobacter pylori*(그림 9-51)

Helicobacter pylori는 일명 campylobacter pylori로 통하며 미호기성 그람음성나선형 간균으로 분류한다. 서식처는 고양이 등에서 분포하며 독력인자는 부착인자, 세포독소, 세포독소관련 유전자(CagA), superoxide dismutase 등이 작용한다. 질병은 위궤양, 십이지장궤양, 위염 등을 유발한다. 치료는 omeprazole,clarithromycin, tetracycline을 사용한다. 진단은 gastric생검, warthin-starry silver stain, urease양성, catalase양성 등을 이용한다.

4) *Leptospira interrogans*(그림 9-52)

Leptospira interrogans는 일명 Leptospira icterohemorrhagiae라 하며 호기성 그람음성나선형 간균으로 분류한다. 서식처는 야생동물, 감염된 동물의 요, 오염된 물 등에 분포하며 독력인자는 확산인자를 분비한다. 질병은 무황달성 렙토스피라증(Anicteric leptospirosis : Fort Bragg fever), 황달성 렙토스피라증(lcteric leptospirosis : Weil' s syndrome),

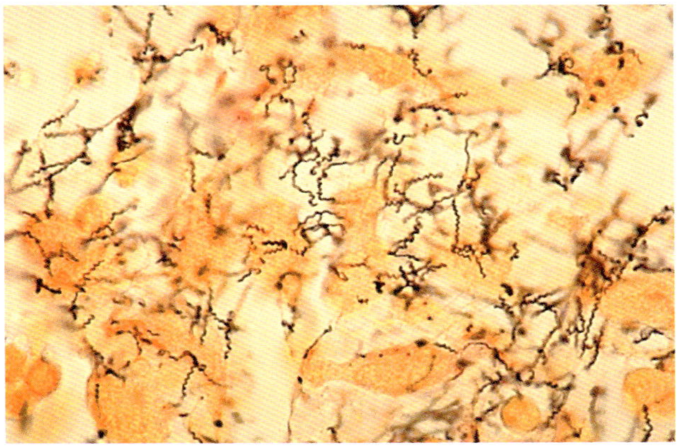

그림 9-53. Silver stain에서의 *T. pallidum*

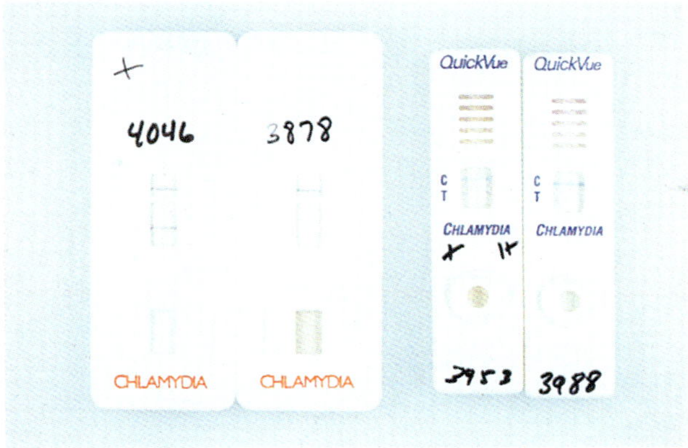

그림 9-54. Chlamydia 항원검출 set

aseptic meningitis를 유발한다. 진단은 인공합성 배지에서의 배양, 혈액도말 후 암시야 현미경 관찰 및 혈청학적 방법을 이용한다. 치료는 erythromycin, penicillin, tetracycline을 사용한다.

5) *Treponema pallidum*(그림 9-53)

Treponema pallidum은 일명 syphilis bacterium이라 하며 호기성 또는 미호기성 그람음성나선형 세균으로 분류한다. 서식처는 인체의 생식기계이며 성접촉과 태반을 통해 모체에서 태아로 감염된다. 독력인자는 축사에 의한 부착 및 운동성이며 질병은 1차매독, 2차매독, 중추혈관계매독, 신경매독, 3차매독, 선천성매독을 유발한다. 진단은 암시야 현미경 관찰, silver염색, VDRL. TPHA, FTA-abs와 같은 혈청학적 방법을 이용한다. 치료는 benzacilline, penicillin이 효과적이다.

8. 기타

1) *Chlamydia pneumoniae*(그림 9-54)

C. pneumoniae는 절대세포내 기생세균이다. 서식처는 인체 호흡기의 비말이며 독력인자는 세포내증식, phagosome내 증식, phagolysosome 융합 억제작용이 있다. 질병은 비정형폐렴, 동맥경화증을 유발하며 진단은 anti-chlamydial antibody 검출 및 혈청학적 시험이 이용된다. 치료는 erythromycin, tetracycline, doxycycline, quinolones가 효과적이다.

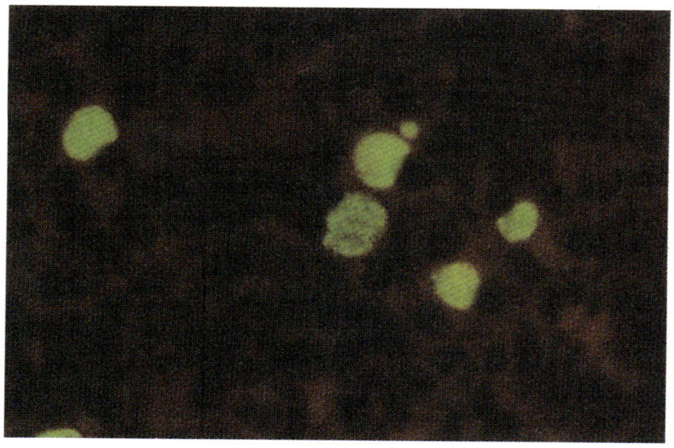

그림 9-55. 형광항체법에서의 Chlamydia

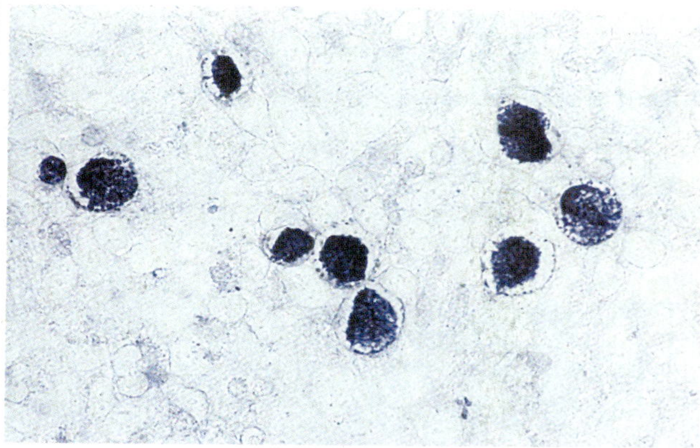

그림 9-56. Horseradish peroxidase 염색에 의한 *Chlamydia trachomatis*

2) *Chlamydia psittaci*(그림 9-55)

Chlamydia psittaci는 일명 psittacosis agent라고 하며 절대세포내 기생세균으로 분류한다. 서식처는 동물, 조류, 가금류, 호흡기 비말 등에 분포하고 있으며 독력인자는 세포내증식, phagosome내 증식, phagolysome 융합의 억제작용이 있다. 질병은 열, 오한, 근육통, 기침, 혼수, 점액성 객담, 흉통, 복통, 호흡곤란 등을 동반하는 앵무새병(Psittacosis Parrot, Ornithosis), 비정형폐렴(atypical pneamonia)을 유발한다. 진단은 혈청학적 방법을 이용한다. 치료는 chloramphenicol, doxycycline, erythromycin, tetracycline이 효과적이다.

3) *Chlamydia trachomatis*(그림 9-56)

Chlamydia trachomatis는 일명 chlamydia라 칭하며 절대세포내 기생세균으로 분류한다. 서식처는 생식기계, 질분비물 등에 정상적으로 분포하며 독력인자는 세포내증식, phagosome내 증식 그리고 phagolysosome 융합의 억제작용이 있다. 질병은 비임균성 뇨도염(Non-Gonococcal Urethritis : NGU), 부고환염(epidymitis), 질염, 골반염(Pelvic Inflamatory Pisease : PID), 난관염(salpingitis), 신생아 폐렴, 신생아 결막염, trachoma 등을 유발한다. 진단은 혈청학적 방법을 이용하며 치료는 chloramphenicol, tetracycline, doxycycline, sulfa제 및 erythromycin이 효과적이다.

4) *Coxiella burnetti*(그림 9-57)

Coxiella burnetti는 절대세포내 기생세균이며 서식처는 동물 및 가축이며 멸균처리가 덜된 milk에 분포한다. 독력인자는 세포내증식, lysosomal enzyme에 저항성 등이 작용한다. 질병은 열, 오한, 두통, 근육통, 기침을 동반한 Q열(Q fever), 심내막염, 폐렴, 간염 등을 유발한다. 진단은 보체결합 반응시험이나 면역형광항체법과 같은 혈청학적 시험을 이용한다. 치료는

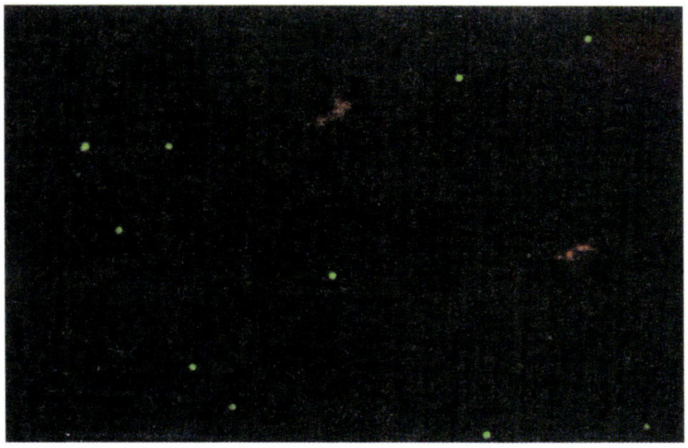

그림 9-57. 직접형광항체법에서의 *C.burnetti*

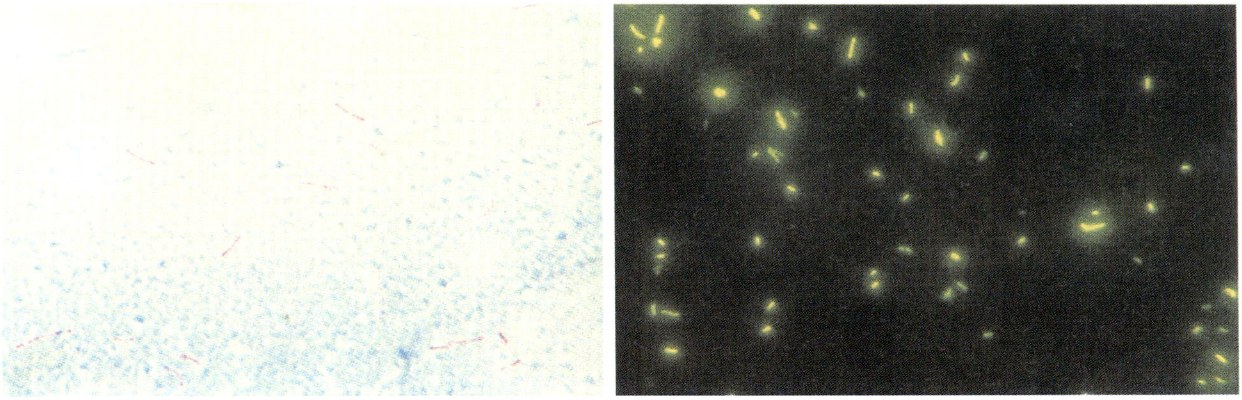

[a] [b]

그림 9-58. a. Kinyouns acid fast stain(1500x)
b. Auramine fluorescent stain(1250x)

chloramphenicol, tetracycline, doxycycline을 사용하며 doxycycline과 rifamycin을 병행하거나, trimethoprim sulfamethoxazole과 rifamycin을 병행하면 효과적이다.

5) *Mycobacterium leprae*(그림 9-58)

*Mycobacterium leprae*는 일명 leprosy bacillus라고 하며 호기성 항산성 간균이다. 서식처는 감염된 사람의 비강 분비물, 객담, 궤양부위 등에 분포한다. 독력인자는 대식세포 내에서의 증식, T세포의 억제 등이 작용하며 환자와 접촉했을 때 호흡기와 피부를 통하여 감염을 유발한다. 질병은 피부의 저색소증, 상지, 하지 등의 감각결여 및 마비, 근육약화, nodules 등을 동반한 나병(Hansen's disease)을 유발한다. 나병은 Tuberculoid와 Lepromatous의 두가지 형태가 있다. 진단은 생검을 이용한 조직검사, 대식세포내 AFB 염색, 배양검사, 형광항체법, lepromin skin test, PCR, dihydroxyphenylalanine(DOPA) oxidase 등을 이용한다. 치료는 dapsone, rifampin, clofazimine, ethionamide, aspirin, prednisone 등이 효과적이다.

6) *Mycobacterium tuberculosis*(그림 9-59)

*Mycobacterium tuberculosis*는 일명 tubercle bacillus라고 하며 호기성 항산성 간균이다. *M. tuberculosis*의 서식처는 사람과 동물이며 *M. bovis*는 사람, 동물, 가축 등에 분포한다. 전파경로는 호흡기 및 소화기를 통하여 인체에 침입한다. 독력인자는 cold factor, mycolic acid, wax D, muramyl dipeptide, 세포내 증식 등이 작용한다. 질병은 열, 피로, 전신쇠약, 기침, 오한, 흉통을 동반한 결핵(tuberculosis)을 유발하며 결핵성 수막염, 결핵성 관절염, 결핵성 선염을 야기한다. 진단은 AFB 염색, 배양, 형광항체법, Niacin test, PCR, 흉부X선촬영 등을 이용하며 치료는 isoniazid(INH, isonicotinic acid hydrazide), ethanbutol, rifampin 그리고 streptomycin 등이 효과적이다. 기타 *Mycobacterium* 속에는 *M. avium, M. bovis, M. kansasii, M. chelonae, M. fortuitum, M. gordonae* 등이 있다.

[a]

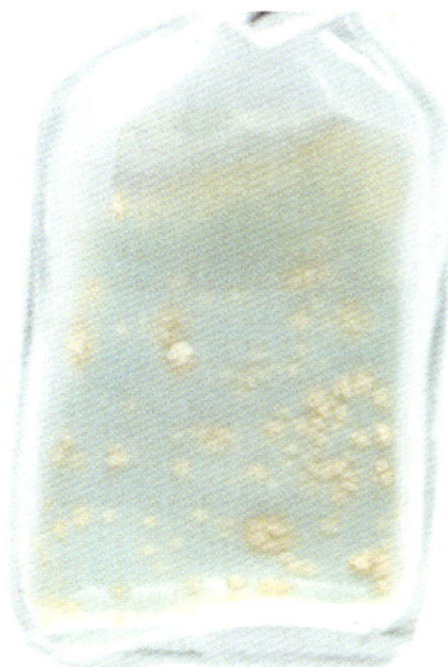
[b]

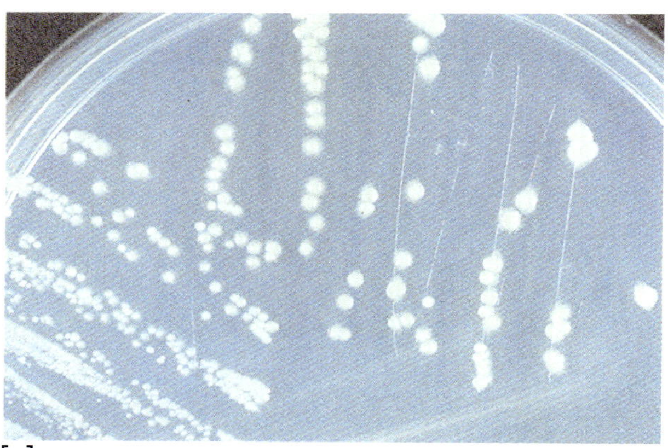
[c]

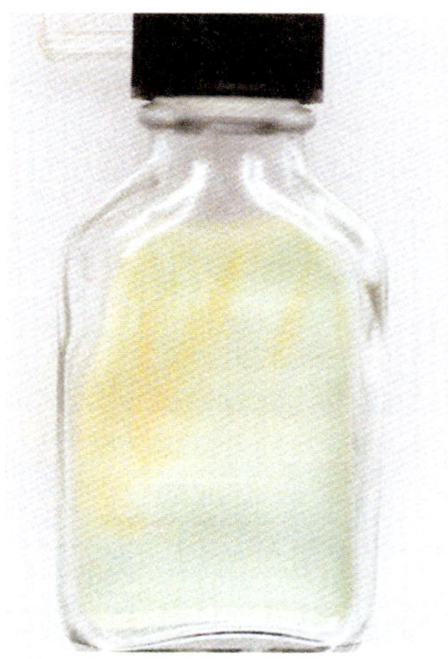
[d]

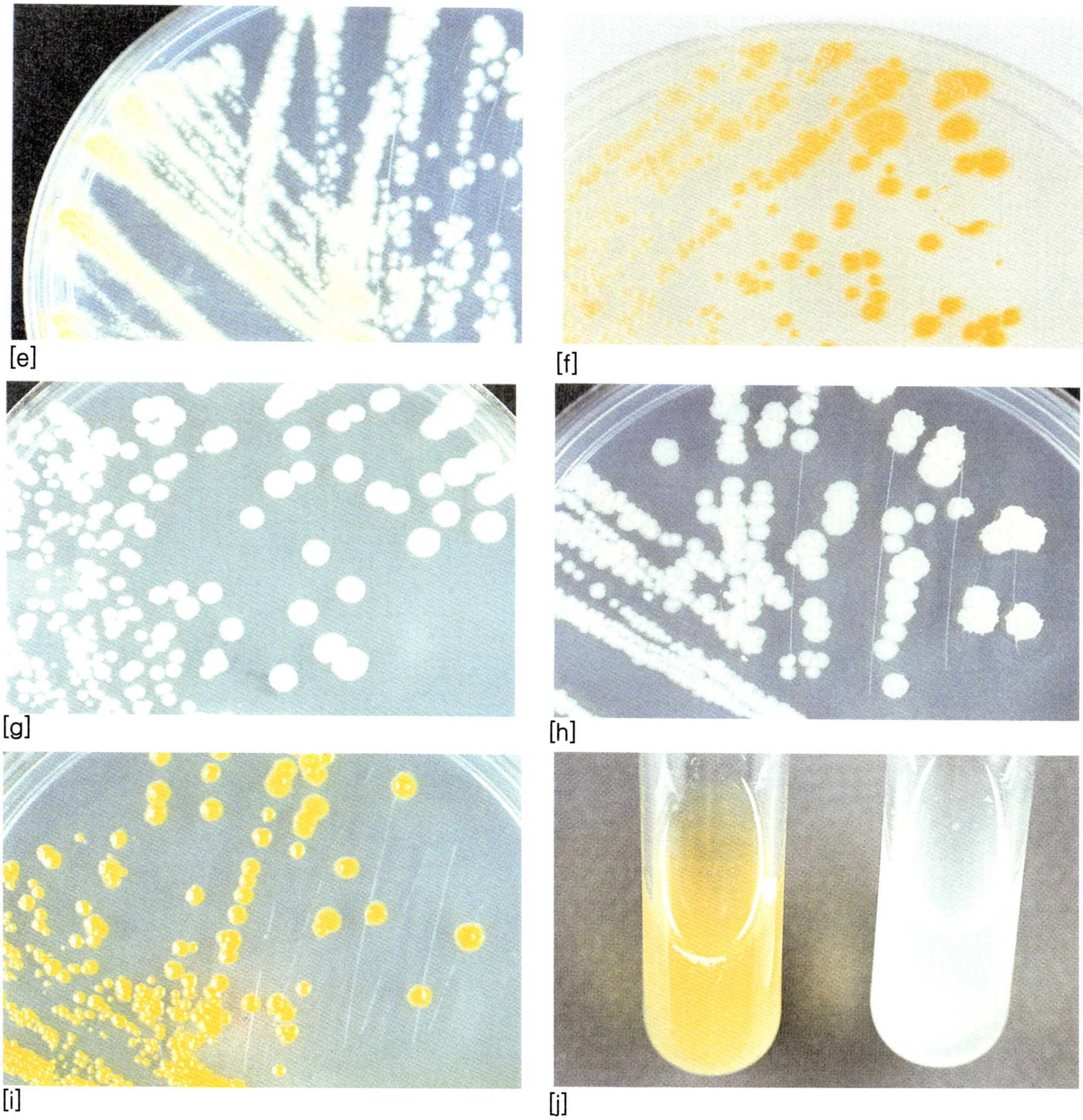

그림 9-59. a. Middlebrook 7H11에서의 *M.tuberculosis*
b. Lowenstein-Jensen(Lj) agar에서의 *M.tuberculosis*
c. Middlebrook 7H11에서의 *M. avium*
d. Lowenstein-Jensen(Lj) agar에서의 *M. avium*
e. Middlebrook 7H11에서의 *M. kansasii*
f. Lowenstein-Jensen(Lj) agar에서의 *M. kansasii* (광선노출)
g. Middlebrook 7H11에서의 *M. chelonae*
h. Middlebrook 7H11에서의 *M. fortuitum*
i. Middlebrook 7H11에서의 *M. gordonae*(scotochromogen)
j. Niacin accumution test(yellow:positive)

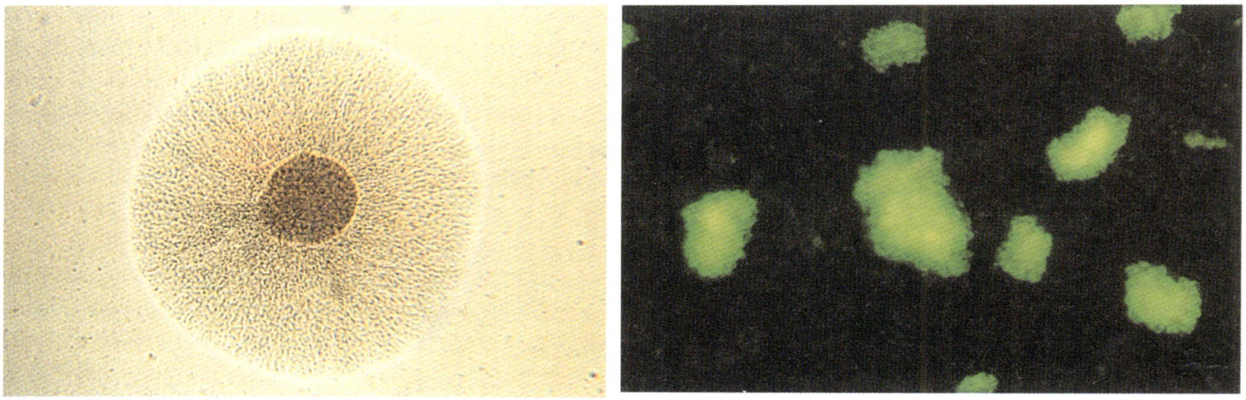

[a] [b]

그림 9-60. a. *M.pneumoniae*의 fried egg colonies
b. Microimmunofluorescence 검사에서의 *M. pneumoniae*

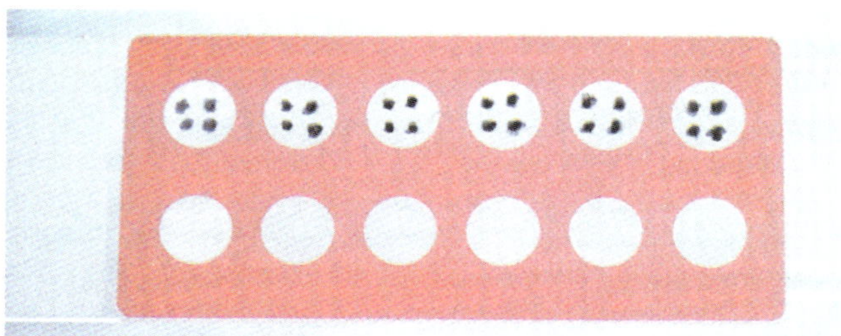

그림 9-61. *Rickettsial* Ab 검출을 위한 microimmunofluorescence

7) *Mycoplasma pneumoniae*(그림 9-60)

*Mycoplasma pneumoniae*는 일명 pplo, Eton's agent라고 하며 호기성 다형태의 세균이다. 서식처는 호흡기 비말이며 독력인자는 adhesin, tip structure(P1), hydrogen peroxide가 작용한다. 질병은 발열, 오한, 비루, 기침, 인후통, 호흡곤란, 수포음(rales), 흉막폐렴을 유발한다. 진단은 한냉응집반응, 형광항체법, fried egg colony, Chest X-ray 촬영을 이용하며 치료는 erythromycin과 tetracycline이 효과적이다.

8) *Rickettsia prowazeki*(그림 9-61)

*R. prowazeki*는 그람음성이며 다형태의 절대 세포내기생 미생물이다. 서식처는 곤충, 다람쥐, 벼룩, 사람 등이며 독력인자는 탐식작용의 유도 및 탐식액포(phagosome)으로부터의 탈출 등이 작용한다. 질병은 오한, 발열, 두통, 기침, 근육통, 독감과 비슷한 증상, 비대(splenomegaly), 혼수 등을 동반한 발진티프스(Epidemic typhus)와 오한, 발열, 두통, 발진을 동반한 Brill-Zinsser병 그리고 빈맥, 저혈압, 청색증, 혈관기능부전증을 동반한 맥관염

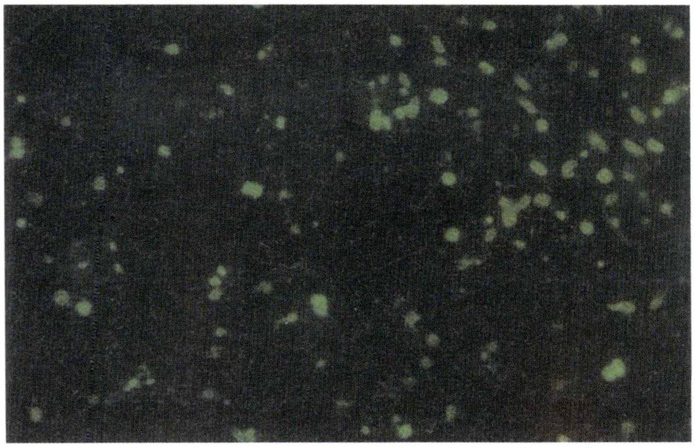

그림 9-62. *R.rickettsia* Ab에 대한 MIF 양성

(vasculitis)을 유발한다. 진단은 면역형광항체법, OX19항원을 이용한 Weil-Felix반응을 이용한다. 치료는 위생관리, 곤충관리, 매개체관리가 중요하며 tetracyclin, chloramphenicol이 효과적이다.

9) *Rickettsia rickettsia*(그림 9-62)

*R. rickettsia*는 그람음성이며 다형태의 절대 세포내기생 미생물이다. 서식처는 동물, 설치류, 곤충, 진드기 등이며 독력인자는 탐식작용유도 및 탐식액포(phagosome)로부터의 탈출, 세포내 증식 등이 작용한다. 질병은 발열, 두통, 오한, 수명(photophobia), 발진, 식욕부진, 관절통, 근육통, 구토, 비대(splenomegaly), 빈호흡(tachypnea)을 동반한 록키산 반점열, 빈호흡, 저혈압, 청색증, 혈관기능부전증을 동반한 맥관염(vasculitis)을 유발한다. 진단은 면역형광항체법, Weil-Felix 반응을 이용한 혈청학적방법을 이용한다. 치료는 매개체와 진드기, 곤충 등의 서식처 제거와 함께 tetracyoline과 chloramphenicol이 효과적이다.

10) *Rickettsia tsutsugamushi*

*R. tsutsugamushi*는 그람음성이며 다형태의 절대 세포내기생 미생물이다. 서식처는 곤충, 설치류, 진드기 등이며 독력인자는 탐식작용유도, 탐식액포로부터의 탈출, 세포내 기생 등이 작용한다. 질병은 오한, 두통, 림프절비대, 홍반, 근육통을 수반한 관목티프스(scrub typhus)를 유발한다. 진단은 proteus ox K 항원을 이용한 Weil Felix 반응과 형광항체법을 이용한다. 치료는 tetracycline과 chloramphenicol이 효과적이다.

chapter 10 진균
Fungus

1. 개요

진균(fungi)은 다른 미생물과 함께 자연계에 널리 분포되어 사람의 일상 생활과 밀접한 관계를 가지고 있다. 특히 발효식품이나 항생물질의 생성 등에 이용되어 생활에 없어서는 안 될 유익한 작용을 한다. 반면에 일부의 진균은 인체에 감염되어 **진균증(mycosis)**을 유발하여 해로운 작용을 하기도 한다. 진균의 대사에 의해 분비되는 mycotoxin은 사람에게 유해물질로 작용한다. 진균류는 20만종이상 존재하지만 사람이나 동물에 병원성을 보이는 진균은 약 300여종에 불과하다. 진균은 생물학적으로 식물과 유사하나 광합성작용을 하지 않고 종속영양의 형태를 갖는 진핵세포이다. 세포벽과 핵이 있고 유성생식 및 무성생식을 통하여 증식을 하며 환경조건이 불리해지면 포자(spore)를 형성하여 스스로를 보호하는 것이 특징이다.

2. 분류

진균류는 진핵세포로써 무성생식(asexual reproduce)과 유성생식(sexual reproduce)을 하며 또한 환경에 따라서 포자를 형성한다. 진균류의 분류는 생식유무, 포자형성을 비롯하여 광학현미경과 육안적 관찰, 형태학적 특징, 초미세구조, 생화학적 성상, 분자생물학적 기법을 이용하여 분류한다.

1) 조균류(Phycomycetes)

조균류(phycomycetes)는 접합균류(zygomycetes)와 난균류(oomycetes)가 있다. 접합균류는 균사(hypa)에 격벽(septum)이 없으며 무성포자로는 포자낭포자(sporangiospore), 유성포자로는 난포자 또는 접합포자(zygospore)를 갖는다. 접합포자를 가진 균을 **접합균류(zygomycetes)**라고 하며 병원성을 나타내는 것에는 Mucor 속, Rhizopus 속, Coccidioides 속 등이 있다. 난균류는 난포자를 갖고있으며 일반적으로 병원성은 나타내지 않는다.

2) 담자균류(Basidiomycetes)

담자균류는 균사에 격벽을 가지고 있으며 유성포자로서 담자포자를 만드는 것이 특징이다. 버섯류가 포함되며 사람에게 식중독을 유발하는 것도 있다.

3) 자낭균류(Ascomycetes)

자낭균류는 균사에 격벽이 있으며 유성포자로서는 자낭(ascus)에 자낭포자를 만드는 것이 특징이다. 자낭포자를 가진 자낭균류에는 *Aspergillus*속과 *penicillium*속이 있다.

4) 불완전균류(Deuteromycocetes; Fungi imperfecti)

불완전균류는 유성생식포자를 형성하지 않는 것이 특징이며 대부분 인체 병원성 진균류가 포함된다. 또한 진균은 그 집락의 육안적 형태의 특징에 의해 효모 혹은 효모양 진균(yeast 또는 yeast like fungi)과 사상균 혹은 사상형 진균(mold 또는 mold like fungi)의 두 가지로 분류 하고 있다. 효모양 진균의 집락은 세균의 집락과 유사하며 원형 혹은 난원형의 분아포자로 구성되어 Candida속, Cryptococcus속 등이 포함된다. 사상형 진균의 집락은 섬모상을 나타내므로 균사형 집락(*filamentous colony*)이라 하여 균사체로 구성되어 있으며 *Aspergillus* 속, 피부진균(*Dermatophytes*) 등이 이에 속한다.

3. 형태

진균은 세균에 비해서 크고 복잡한 것이 특징이며 진균의 분류는 일차적으로 형태학적 특징을 바탕으로 한다. 진균의 균체(thallus)는 실모양의 **균사체(myelium)**로 구성되어 있으며 일부를 **균사(hypha)**라고 한다. 균사는 격벽(septum)이 있는 것과 없는 것이 있으며 진균의 세포벽은 **chitin**으로 구성되어 있다.

1) 형태의 관찰법

무염색표본으로서 ammonium용액, 10% 수산화칼륨, 묵즙 등이 사용되며 염색법으로서 lactophenol cotton blue염색, Gram염색, Giemsa 염색, PAS염색 등의 방법을 사용하며 광학현미경을 사용하여 관찰한다.

2) 균사(Hypha)

진균은 균사(hypha)와 포자(spore)로 구성되어 있다. 사상형 진균에서 균사는 포자가 적당한 조건하에서 발아하고 발육하면서 균사가 엉키어 망상의 균사체(myecelium)를 형성한다. 격벽의 유무와는 관계없이 관상으로 발육하는 것을 진성균사(true hyphae)라고 하며 효모와 같이 분아세포에 의하여 형성된 것을 가성균사(pseudo hyphae)라 한다. 이는 진균 감별의 지표가 된다. 또한 균사는 영양을 관장하는 영양균사(vegetative hyphae)와 포자를 생성하여 생식에 관여하는 생식균사(reporductive hyphae)로 구분한다. 생식균사는 공중에 수직으로 뻗어 그 선단에 포자를 형성하므로 기생균사 또는 공기균사(aerial hyphae)라고도 한다.

생체 또는 혈액한천배지에서 37℃로 배양하면 효모상 형태를 하며 Sabouraud dextrose agar 등의 인공합성배지에서 저온으로 배양하면 사상 형태를 나타내는 경우가 있다. 이와 같이 환경에 따라 두 가지 형태를 나타내는 진균을 **이형진균(bimorphic 또는 dimorphic fungi)** 이라고 하며 blastomyces, histoplasma, paracoccidioides, coccidioides 등이 있다.

3) 포자(Spore)

진균의 증식방법은 포자 또는 균사를 이용하며 포자는 세균의 아포와는 다르다. 포자의 증식방법에 따라서 무성포자(asexual)와 유성포자(sexual spore)로 구분한다. 두 종류의 포자는 여러 과정을 경유하여 형성되며 그 생식방법과 생식결과 형성된 포자의 형태는 진균분류의 기준이 된다.

(1) 무성포자(Asexual spores)

무성포자는 핵이 융합하지 않고 균사로 이루어지는 포자를 말한다.

① 분아포자 (Blastospore)
효모상 진균(candida, cryptococcus)에서 볼 수 있으며 영양세포나 균사로부터 분아함으로써 만들어진 포자로서 구상 또는 난원형의 형태를 나타낸다.

② 분절포자(Arthrospores)
균사가 격벽에 의해 분리되어 형성된 포자로서 성숙한 분절포자는 두꺼운 세포벽을 형성하며 정방형, 장방형 또는 타원형의 형태를 나타낸다. *Geotrichum, Coccidioides, Trichophyton* 등에서 볼 수 있다.

③ 후막포자(Chalmydospores)
균사의 끝이나 중간의 일부 세포질이 농축 팽대하고 세포벽이 비후하여 이중막처럼 보이는 포자로서 환경조건이 나쁠 때 형성되며 저항성이 강하고 내구형 특성을 갖는다. *Candida albicans*는 풍부한 후막포자를 형성하기 때문에 기타 candida 종과 구분된다.

④ 분생자(Conidium, Conidia)
균사가 분화하여 분생자병(conidiophore)이 되며 그 선단에 형성되는 포자이다. 분생자는 작고 단세포성의 소분생자(*conidia* : *Aspergillus, Penicillium* 피부진균 등)와 크고 다세포성의 대분생자(macroconidia : 피부진균)로 구분한다. 분생자의 수, 분생자의 부착상태, 형태, 배열 등은 균종에 따라 다르며 이는 진균동정에 중요하다.
자낭균류 (*Ascomycotina*), 일부 담자균류(Basidiomycotina), 그리고 불완전균류(Fungiimperfecti)에서 형성되는 포자이다.

⑤ 포자낭 포자(Sporangiosphore)

포자낭 포자는 접합균류에서 보이는 무성포자이다. 균사가 분화하여 포자낭병(sporangiosphore)이 되며, 포자낭병이 공중으로 신장하여 그 선단이 원형 또는 난형 등 진균의 종 또는 속에 따라 특징적으로 커져서 포자낭을 형성한다. 포자낭 안에서 포자낭 포자가 형성되어 성숙하면 포자낭벽이 터져 포자가 방출된다.

(2) 유성포자(Sexual spore)

유성포자는 성이 다른 두 종류의 세포가 융합하여 생성되는 포자이다. 유성포자를 형성하는 방법에 따라 다음과 같이 구분한다.

① 접합포자(Zygospore)

근접한 2개의 균사로부터 작은 쪽 가지 즉 배우자(gamete)가 자라 핵이 융합되어 접합자(zygote)가 되며 이것이 팽대하여 이루어진 흑갈색의 두꺼운 막을 가진 포자를 형성한다. *Absidia, Mucor, Rhizopus*이 접합균류에서 볼 수 있다.

② 난포자(Oospore)

유성생식은 균사에 형성된 장란기(oogonium)와 장정기(antheridium)의 수정으로 이루어진 두꺼운 막을 가진 포자로서 난균류(oomycetes)에서 볼 수 있다.

③ 자낭포자(Ascospore)

이 포자는 유성생식의 결과로 형성된 자낭(ascus)이라고 하는 주머니 모양의 모세포 속에 내생적으로 만들어진 포자이다. 자낭내 포자수는 균종에 따라 일정치 않으나 효모의 경우 1~8개이다.

④ 담자포자(Basidiospore)

두 세포의 균사가 끝부분에서 접하고 발육하는 동안에 균사의 일부가 팽대한 담자(basidium)를 형성하고 그 내부에서 핵이 합성되어 4개의 소병(sterigma)을 만들어 형성된 원형의 포자이다. 의학 진균학에서 중요한 담자균류는 *Cryptococcus neoformans*의 유성생식기인 *Filobasidiella neoformans*가 있다.

4. 진단

① 피부질환이 의심되는 부위에서 피부를 긁어서 부스러기를 slide에 놓고 KOH로 처리한 후 현미경으로 직접적으로 관찰한다.

② *Skin test* : 진균감염증을 진단하기 위하여 광범위하게 이용되는 방법이다. 그러나 이 방법은 위양성반응의 결과를 나타낼 수 있다.

③ 혈청학적 검사 역시 특이 진균성 질환을 진단하는데 이용된다. 일반적으로 진균에 대한 *screening Ag*이 없다. 왜냐하면 진균은 항원성이 매우 약하기 때문이다. 혈청학적 검사 중에서 가장 일반적으로 널리 이용되는 것은 라텍스 응집반응(그림 10-1), 면역 침강반응(그림 10-2), 보체결합반응, 효소면역측정법(그림 10-3)을 기초로 하고 있다.

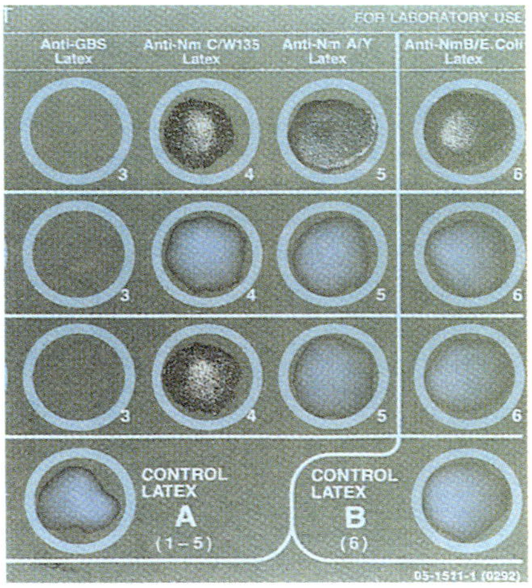

그림 10-1. latex 응집반응

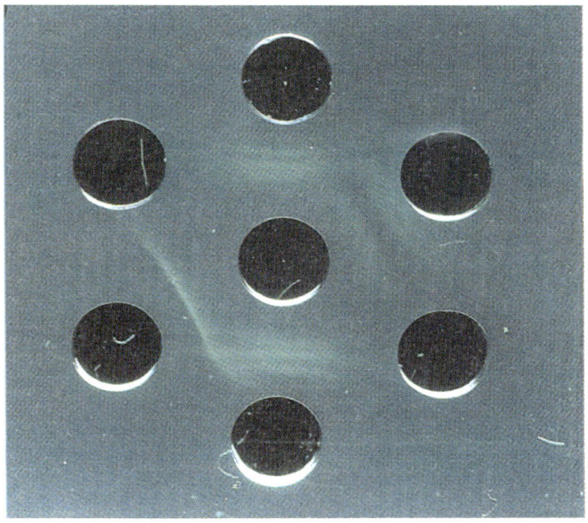

그림 10-2. 면역침강반응

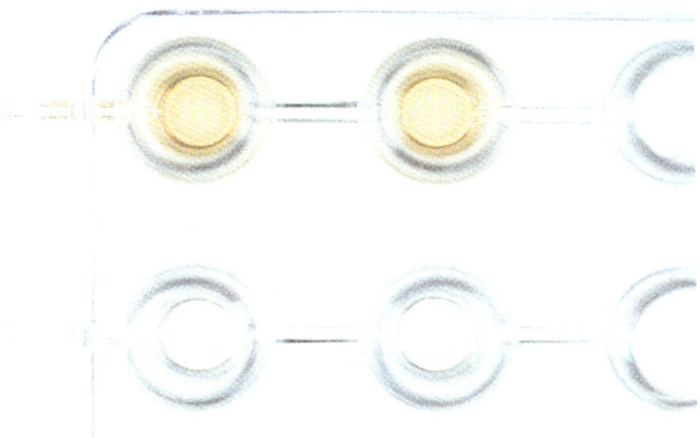

그림 10-3. 간접효소 면역측정법

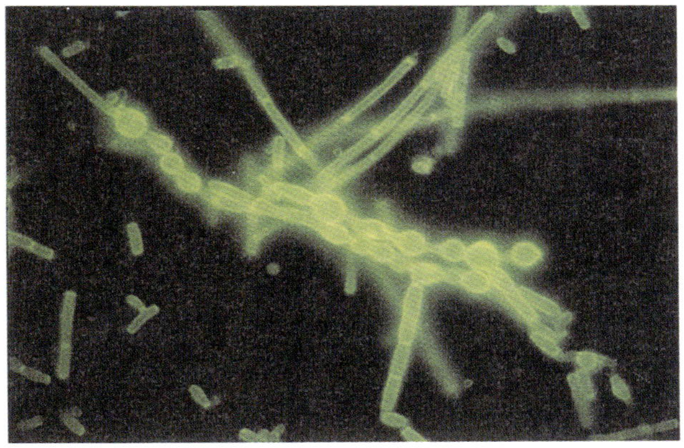

그림 10-4. 형광항체법

④ 직접 형광항체법은 고정된 조직절편 위에서 진균동정을 위하여 이용되어진다(그림 10-4).

⑤ 생검 및 조직병리검사(*biopsy and histopathology*)는 조직에 침입한 진균을 동정하기 위하여 가장 유용한 방법이다. 보통 *Gomori methenamine silver*(GMS) 염색법이 이용되며 *green*의 배경에서 흑색으로 나타난다(그림 10-5).

⑥ 배양검사는 진균동정의 최종 진단법이다. 병원성 진균은 보통 약산성 *sabouraud dextrose agar*(pH 5~6)에서 잘 배양된다. 이 배지는 세균의 오염을 예방하고 과 증식을 억제하기 위하여 *cyclohexamide, penicillin, streptomycin* 또는 기타 억제 항생제를 첨가하여 제조하고 있다. 배양은 이형진균(*dimorphism*)을 구분하기 위해 25℃ 및 37℃ 에서 배양시킨다. 배양된 결과는 육안적으로 그리고 현미경을 통하여 검사하며 4주까지 배양한 후 최종 결과를 판정한다. 또한 동정을 위하여 API 20C kit나 VITEK YBC (Yeast Biochemical Card), DNA probe 등을 이용한다(그림 10-6).

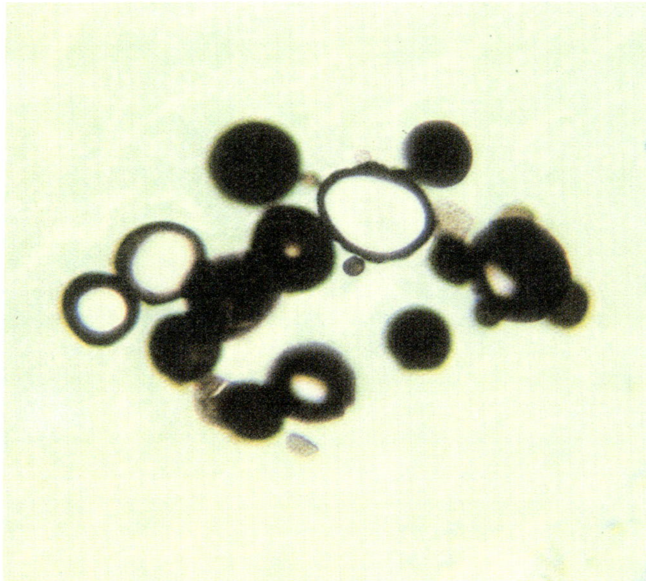

그림 10-5. Gomori methenamine silver 염색

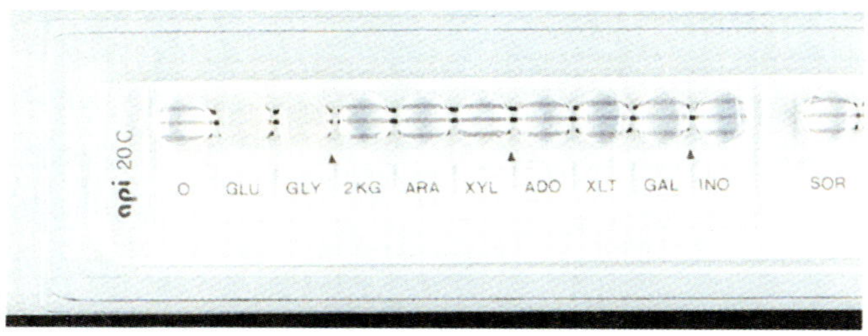

[a]

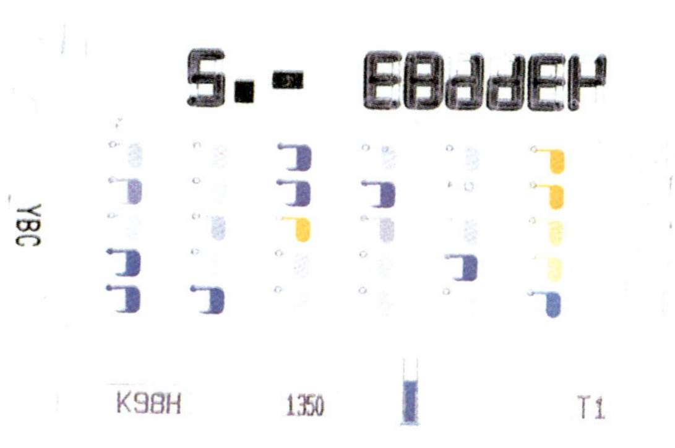

[b]

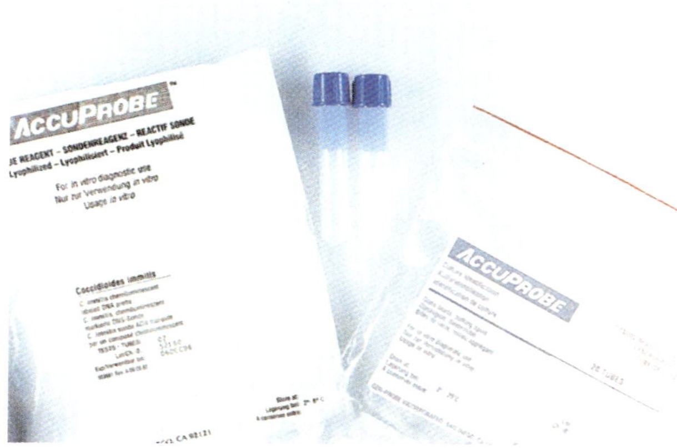

[c]

그림 10-6. 진균동정 Kit 및 system

a. API 20c kit b. Vitek YBC c. DNA probe

5. 치료

포유동물 세포는 진균세포벽 *polysaccharide*를 분해시킬 수 있는 효소를 함유하지 않는다. 이들 진균은 또한 포유동물과 마찬가지로 진핵세포로 구성되어 있기 때문에 동물의 숙주방어기전으로부터 파괴되지 않는다. 그 세포성 특성도 생화학적으로 유사하다. 모든 진핵세포의 세포막에는 *sterol*을 함유하며 진균 세포막에는 *ergosterol*, 포유동물 세포막에는 *cholesterol*이 있다. 따라서 침입한 진균을 치료하기 위한 대부분 약제들은 숙주에도 중대한 부작용을 유발한다. 항진균제는 1903년 처음으로 이용됐지만 항세균제(*anti-bacterial agents*)발달에 비하여 상대적으로 발달이 늦다. 항진균제는 숙주세포에는 손상을 최소화해야 하고, 침입한 진균에만 선택적으로 상해를 끼치는 것이 필수적이다.

1) Amphotericin B

Polyen 항진균제이며 전신성 진균감염증에 가장 많이 선택되는 약제이다. 이 약제는 숙주세포내에 있는 cholesterol보다 진균의 세포막에 있는 ergosterol과 더욱 큰 친화력을 갖고 있다. 일단 ergosterol과 결합하면 세포막의 붕괴를 야기시키며 결과적으로 진균을 파괴한다. **Amphotericin B**는 보통 정맥내로 투여되며 투여되는 동안 종종 오한, 빈혈, 발열, 신장 장애, 혈전성 정맥염(thrombophlebitis) 등이 발생된다.

2) Azoles

Azoles(Imidazoles, triazoles)는 점막 피부에 관련된 캔디다증, 피부사상균증(dermatophytosis) 그리고 일부 전신 진균감염증에 이용되며 여기에는 ketoconazole, fluconazole 그리고 Itraconazole 등이 있다. Fluconazole은 크립토코크증을 갖고 있는 AIDS환자의 치료에 필수적이다. Azoles의 치료기전은 ergosterol합성을 억제함으로 효과를 나타내며 경구 투여했을 때 독성은 감소한다.

3) Griseofulvin

Griseofulvin은 심한 피부감염증이나 손톱, 발톱 감염증에 이용되는 항진균제이다. Griseofulvin은 피부각질층(stratum corneum)내에서 축적되며 더 나아가 조직내로 삽입된다. 그리고 진균의 침입과 성장을 차단하는 방벽을 형성한다. 경구적으로 투여되며 정확한 항진균기전은 알려져 있지 않다.

4) 5-Fluorocytosine

5-Fluorocytosine(5-FC)는 RNA합성을 억제하며 주로 cryptococcosis에 효과적으로 사용되는 항진균제이며 경구로 투여된다.

6. 질병 유발 진균(표 10-1)

1) 조균류

(1) Mucor속, Rhizopus속(그림 10-7, 그림 10-8)

집락은 빨리 자라고 수 일 내에 배지 전면을 덮는다. 솜사탕 모양의 균사가 생기며 회흑색의 선모상 집락을 만든다.

무격성의 균사와 접합포자 및 포자낭포자를 가진 것이 특징이다. 서식처 및 감염경로는 자연계에 존재하며 면역기능이 저하되어 있거나 당뇨가 있어 산성혈증이 있을 때 감염이 유발될 수 있다. 가장 흔한 감염경로는 비강내로 침범하여 뇌로 전파되어 사망을 초래하는 경우와 혈관을 통해 침범하여 패혈증을 유발하는 경우도 있다. 치료는 Amphotericin B가 효과적이다.

(2) Coccidioides 속(그림 10-9)

*Coccidioides immitis*는 coccidioidomycosis의 주요 원인균으로 서식처는 토양, 식물, 과실에 분포하고 있다. 오염된 먼지를 흡입함으로써 폐 및 전신 감염을 유발한다. 증상은 60% 정도는 무증상을 나타내며 드물게 열(fever)과 악성종양(malignant)을 유발한다. 북남미에서 볼 수 있으며 우리나라에는 없다. 치료는 amphotericin B가 가장 효과적이다.

표 10-1. 주요 진균증과 원인진균

	질환	원인진균	감염부위
조균류	Coccidioidomycosis	*Coccidioides immitis*	피부, 폐, 전신
	Mucormycosis	*Mucor, Rhizopus, Absidia*	폐, 귀, 장, 중추신경
자낭균류	Aspergillosis	*Aspergillus fumigatus* 및 기타 *Aspergillus*속	폐, 기관지, 귀, 각막, 전신
	Penicillosis	*Penicillium*속	폐, 귀, 피부
불완전균류	Cryptococcosis	*Cryptococcus neoformans*	폐, 피부, 중추신경, 전신
	Candidiasis	*Candida albicans* 및 기타*Candia*속	피부, 손톱, 점막, 폐, 장, 기관지, 전신
	Histoplasmosis	*Histoplasma capsulatum*	피부, 폐, 전신
	Noth American blastomycosis	*Blastomyces dermatitides*	피부, 폐, 전신
	South American blastomycosis	*Paracoccidioides brasiliensis*	피부, 폐, 전신
	Sporotrichosis	*Sporothrix schenckii*	피부, 전신
	Geotrichosis	*Geotrichum candidum*	구강전막, 폐
	Chromoblastomycosis	*Phialophora*속, *Cladosporim*속	피부
	Dermatomycosis	*Trichophyton*속, *Microsporum*속 *Epidemophyton* 속	피부, 손톱, 털
	Keratomycosis	*Fusarium*속, *Cephalosporium*속	각막
	Tinea	*Pityrosporum orbiculare*	피부
	Piedra	*Trichosporon*속, *Piedraia*속	수염, 두발

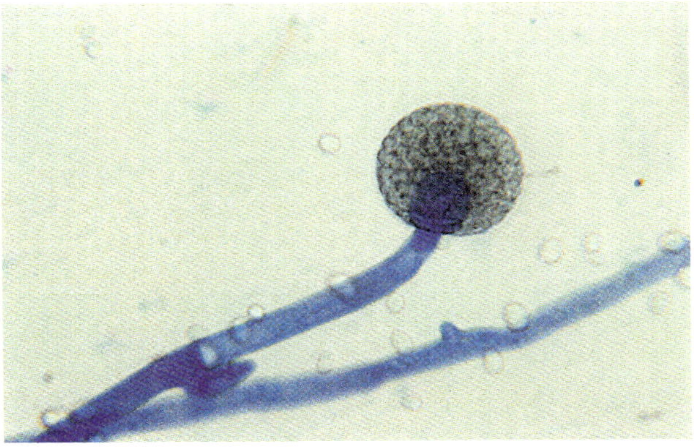

그림 10-7. Lactophenol cotton blue 염색에서의 *Mucor spp.*

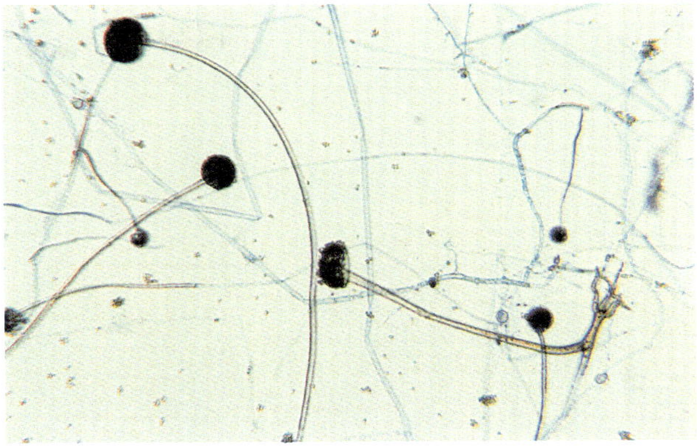

그림 10-8. Lactophenol cotton blue에서의 *Rhizopus spp.*

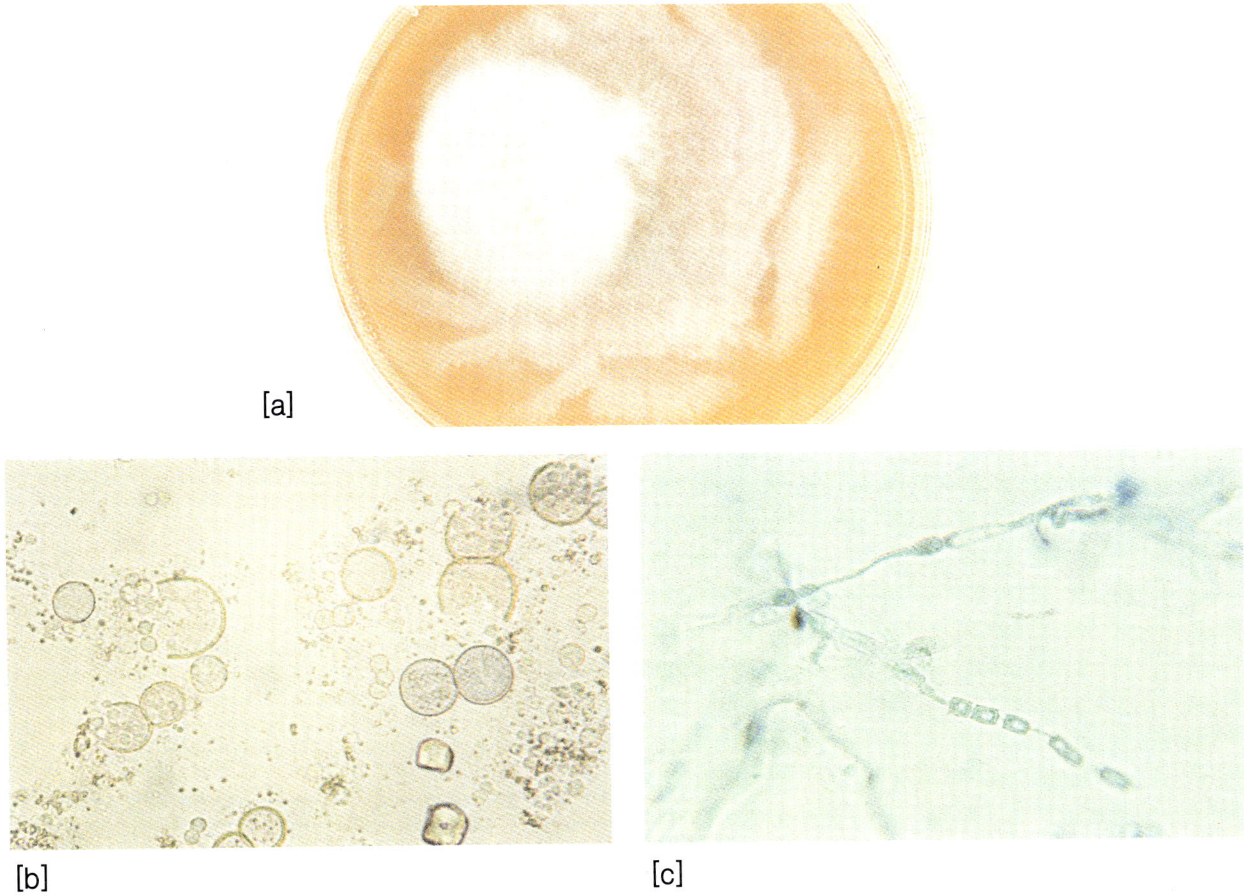

그림 10-9. *Coccidioides immitis*

a. Sabouraud's dextrose agar에서의 집락
b. Wet mount(KOH)에서의 형태
c. Lactophenol cotton blue 염색에서의 형태

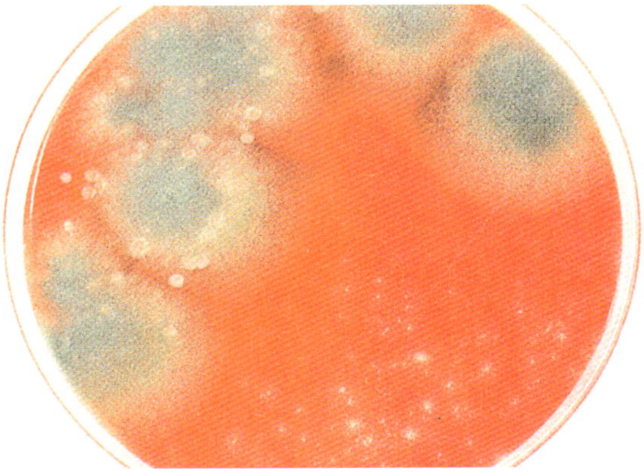

[a]

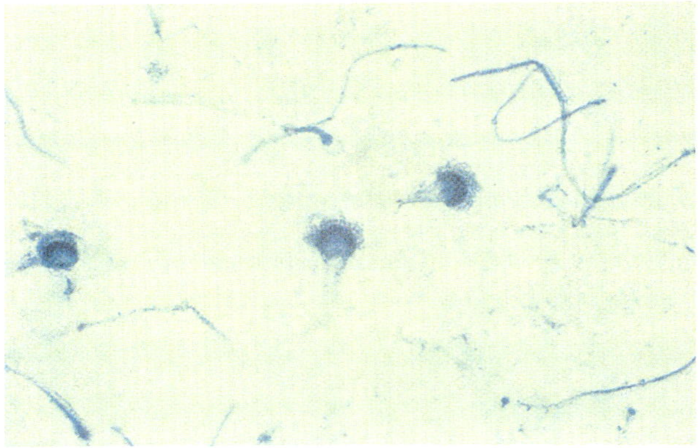

[b]

그림 10-10. *Aspergillus fumigatus*

a. Sheep blood agar에서의 집락　b. Lactophenol cotton blue염색에서의 형태

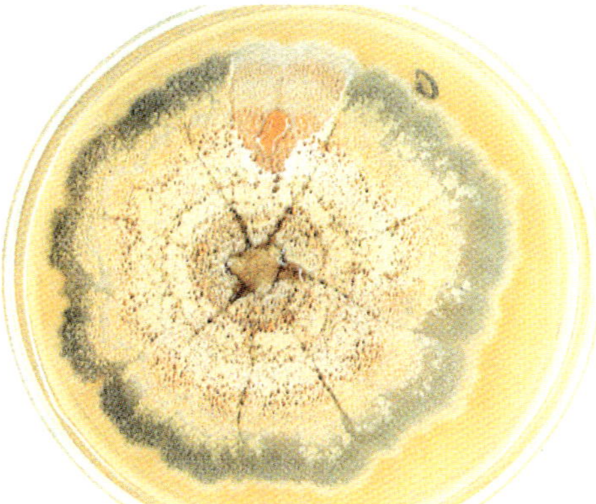

[a]

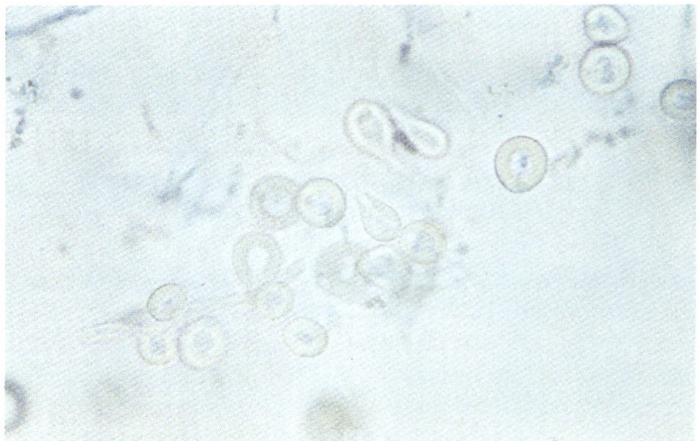

[b]

그림 10-11. *Aspergillus versicolor*

a. Sabouraud's dextrose agar에서의 집락　b. Lactophenol cotton blue염색에서의 형태

2) 자낭균류

(1) Aspergillus속

집락은 회흑색 또는 짙은 초록색이며 균사에는 격벽이 있으며 균사로부터 수직으로 뻗은 분생자병(conidiophore)의 정점이 팽대하여 소낭(vesicle) 이 되어 여기에 다수의 경자(sterigma)가 생겨 그 위에 수 개의 주스(juice)상으로 이어진 원형의 소분생자(microconidia)와 자낭포자가 형성된다. 서식처는 자연계에 널리 분포되어 있는 진균이며 *A. fumigatus*(그림 10-10), *A. versicolor*(그림 10-11), *A. niger*(그림 10-12), *A. terreus*(그림 10-13), *A. flavus*(그림 10-14) 등의 종류가 있다. 면역성이 떨어진 사람한테 주로 감염되어 폐(폐 아스퍼질러스증 ; pulmonary aspergillosis)에 가장 잘 감염된다.

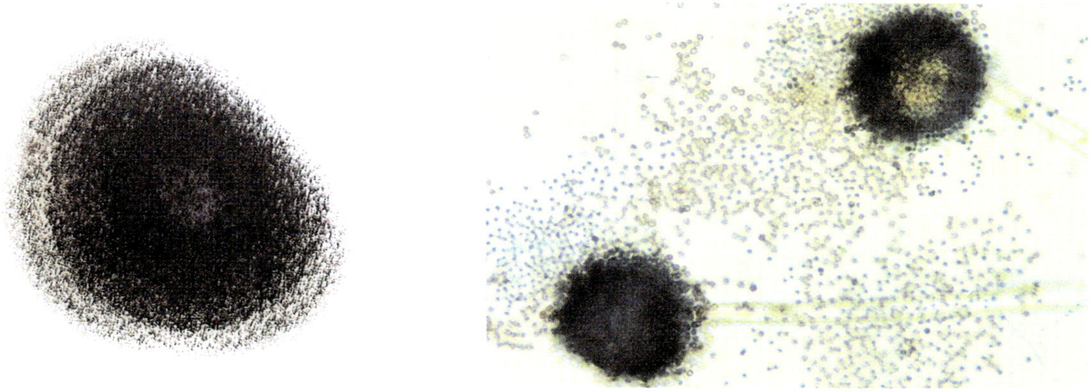

[a] [b]

그림 10-12. *Aspergillus niger*

a. Sabouraud's dextrose agar에서의 집락 b. Lactophenol cotton blue염색에서의 형태

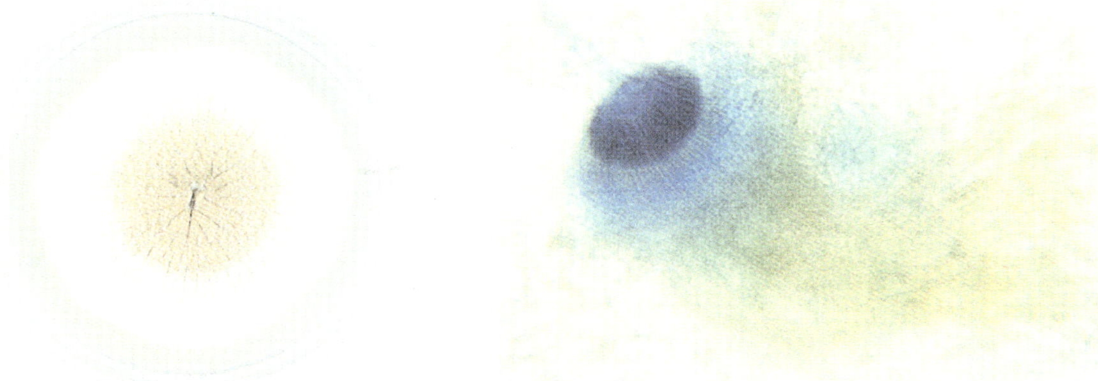

[a] [b]

그림 10-13. *Aspergillus terreus*

a. Sabourd's dextrose agar에서의 집락 b. Lactophenol cotton blue염색에서의 형태

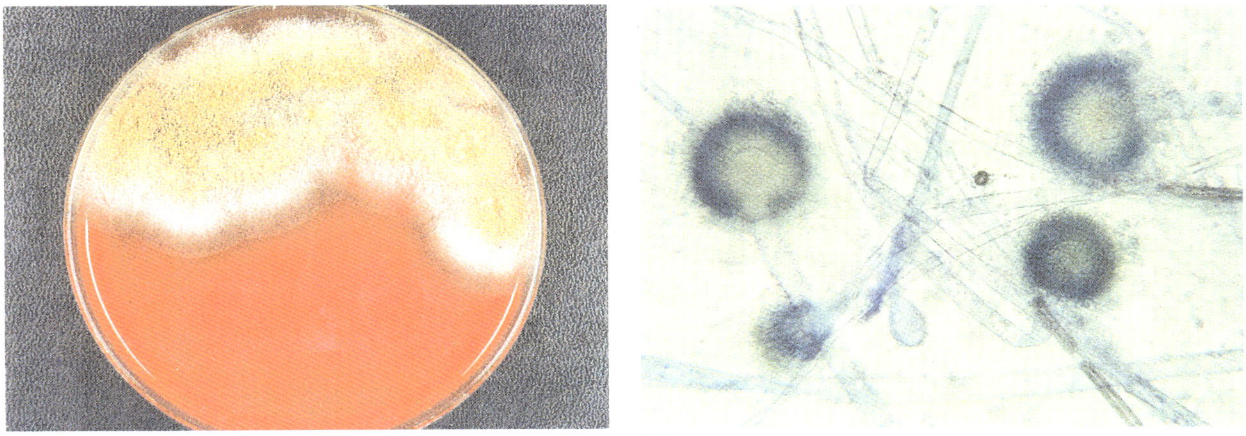

[a] [b]

그림 10-14. *Aspergillus flavus*

a. Sheep blood agar에서의 집락 b. Lactophenol cotton blue염색에서의 형태

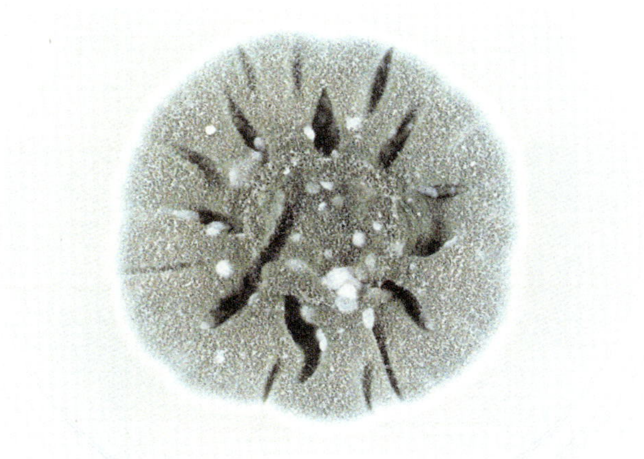

[a]

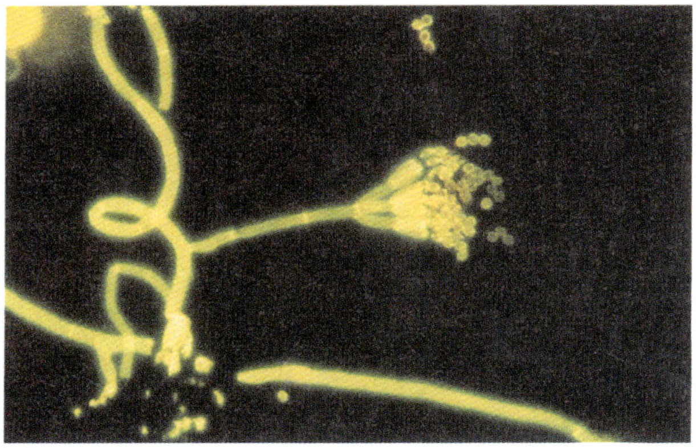

[b]

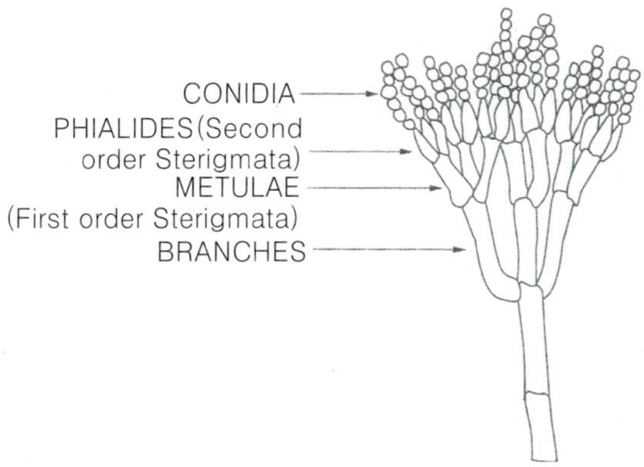

[c]

그림 10-15. *Penicillium spp.*
a. Sabouraud' s dextrose agar에서의 집락
b. Calcofluor white 염색에서의 형태
c. *Penicillium spp.*의 구조

또한 외이도(귀진균증 ; otomycosis), 각막(각막진균증 ; keratomycosis), 전신 감염증을 야기한다. 치료는 Aspergillosis 종류에 따라서 달라지며 침습성 Aspergillosis는 치료가 까다롭다. 귀 진균증에는 페닐초산수은, 폐 아스퍼질러스증에는 amphotericin B가 효과적이다.

(2) *Penicillium*속(그림 10-15)

집락은 빨리 자라며 백색에서 녹색을 나타낸다. 균종에 따라서 분홍색 및 갈색도 나타난다. 균사는 격막을 갖는다. 분생자병 위에 붓 모양의 필상체(penicillius)를 형성한다. 서식처는 자연계에 널리 분포되어 있으며 소위 **"푸른곰팡이"**라고 하는 것으로서 penicillium은 일반적으로 오염균으로 많이 분리되며 때때로 **기회감염균**으로 분리된다. 질병은 진균성 각막염, penicillium증, 외이도염 및 드물게 심부 감염을 일으킨다. 치료는 Amphotericin B가 효과적이다.

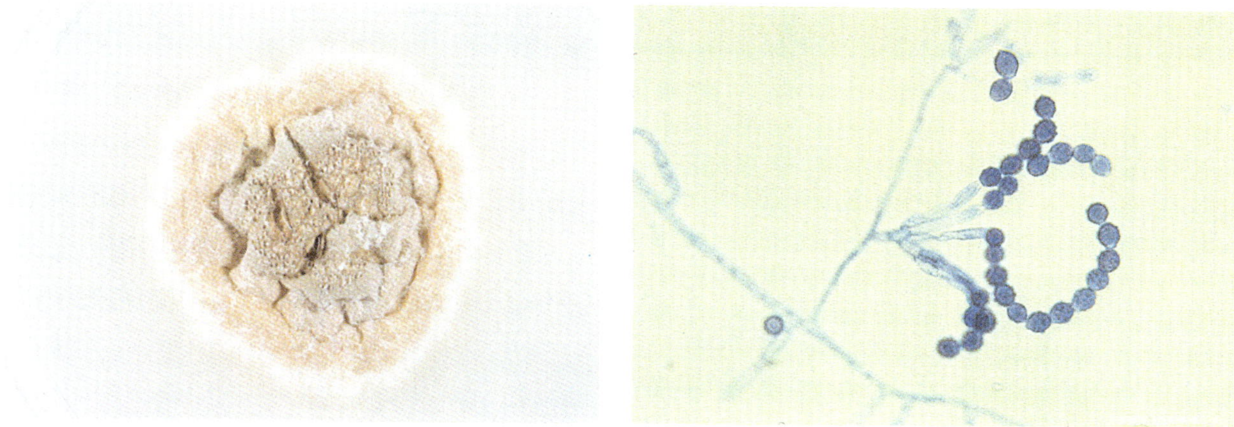

[a] [b]

그림 10-16. *Scopulariopsis spp.*
a. Sabouraud's dextrose agar에서의 집락
b. Lactophenol cotton blue 염색에서의 형태

(3) Scopulariopsis속(그림 10-16)

*Penicillium*과 매우 흡사한 균으로서 집락은 신속히 자라며 처음에는 백색에서 갈색, 황갈색 등 다양하게 나타낸다. Scoplariopsis는 진균성각막염, 기관지폐렴, 외이도염, 서혜부 괴양 등을 야기한다.

3) 불완전균류

(1) *Cryptococcus*속(그림 10-17)

*C. neoformans*는 기회주의 병원균으로써 흰색 또는 담황갈색의 점조성 효모상 집락을 형성하며 원형 혹은 난원형 세포로서 다당체로 형성된 두꺼운 협막을 가진다. 이것은 **묵즙 표본법**에 의해서 증명할 수 있다. 분아에 의해 증식하고 균사는 만들지 않는다. 서식처는 종종 사람의 구강내에 존재하며 또 비둘기, 말의 분변 등에서도 검출된다.

사람의 cryptococcosis 감염경로는 주로 호흡기를 통하여 일차적으로 폐를 침범하고 이곳으로부터 피부, 중추신경계 등 내부장기에 감염을 일으킨다. 증상은 무균성 수막염의 증세를 나타내며, 때로는 환각, 두통, 오심, 구토, 경부강직 등을 나타내며 진행되어 혼수상태에 빠지고 사망하는 경우도 있다. 치료는 amphotericin B, 5-FC(5-flucytosine)가 효과적이다. 그리고 fluconazole은 AIDS환자에 있어서 cryptococcal meningitis를 치료하는데 추천된다.

(2) *Candida*속(그림 10-18, 그림 10-19)

집락은 유백색을 나타내며 난원형의 효모상 세포가 분아에 의해 증식한다. 때때로 가성 균사를 만들고 분아포자를 형성한다. *C. albicans, C. tropicalis, C. pseudotropicalis C. krusei, C. stel!atoidea*등 많은 균종이 있다. *C. albicans*를 비롯한 다른 *Candida* 종에 의하여

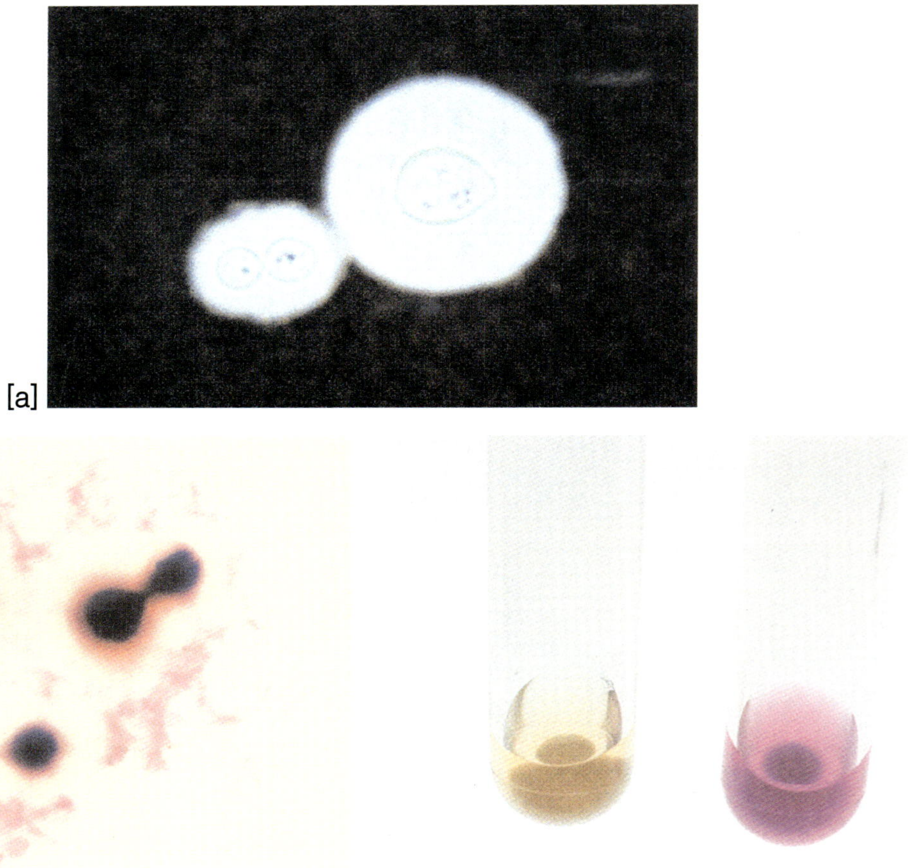

그림 10-17. *Cryptococcus neoformans*

a. India ink 염색에서의 형태(협막)
b. Gram 염색에서의 형태
c. Urease test(pink-purple 양성)

질병이 증가하고 있다. 캔디다증은 항생제의 장기 투여, 당뇨병으로 저항성의 저하, 악성 종양, 후천성 면역결핍증에서 *Candida*균 속이 급속히 증가하여 감염을 일으킨다.

*C. albicans*는 corn meal배지, chlamydospore 배지 등에서 **후막포자**를 형성하는 것이 특징이다. 또한 캔디다증의 진단은 당 발효시험, 이용시험 및 혈청학적 검사로서 다른 균종과 구분할 수 있다. 사람의 구강내, 장내에 상주하며 캔디다증을 일으킨다. 캔디다증은 사람의 진균증 중에서도 빈도가 가장 높은 질환의 하나로서 더욱이 심재성 캔디다증은 최근에 더욱 증가되고 있다. 표재성 캔디다증으로서 구강 점막에 감염되어 아구창(thrush) 등을 일으키며 외음부, 질에 감염하여 때때로 질 캔디다증을 유발한다.

피부 캔디다증(cutaneuous candidiasis, dermatomoniliasis)은 손톱, 손가락사이, 겨드랑이, 세혜부, 항문주위에서 발생한다. 특히 당뇨병 환자나 물을 자주 취급하는 사람들에 감수성이 있다. **국소적 증상**은 붉고, 염증성 및 피부화상과 같이 나타낸다. 심재성 캔디다증으로서 기관지 혹은 폐에 감염하여 **폐 캔디다증**(pulmonary candidiasis)을, 장관에 감염되어 **장관**

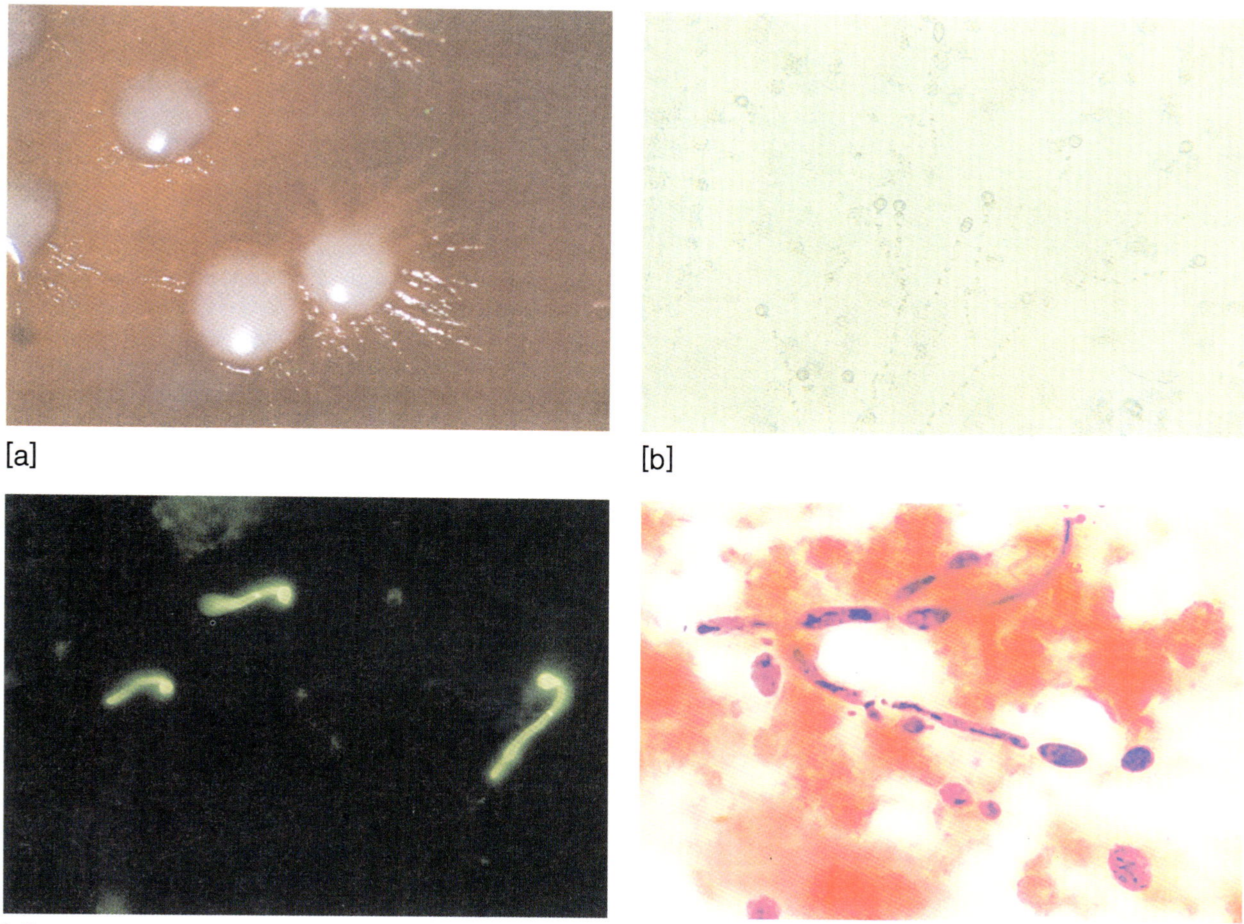

[a] [b] [c] [d]

그림 10-18. *Candida albicans*

a. Sheep blood agar에서의 집락
b. Corn meal agar에서의 집락
c. Calcofluor white 염색에서의 germ tube
d. Blood culture, Gram 염색에서의 형태

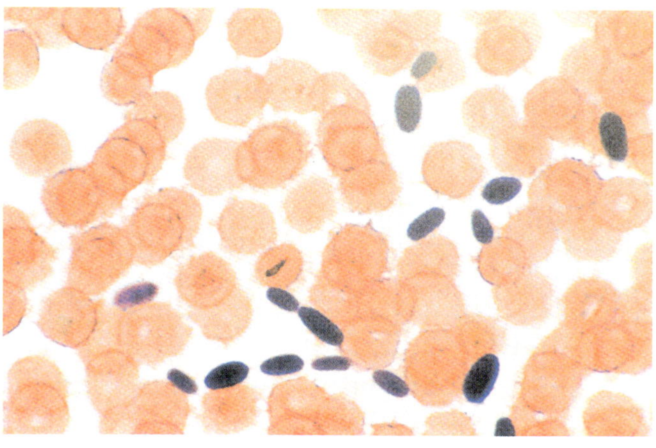

그림 10-19. Blood culture, Gram 염색에서의 *Candida tropicalis*

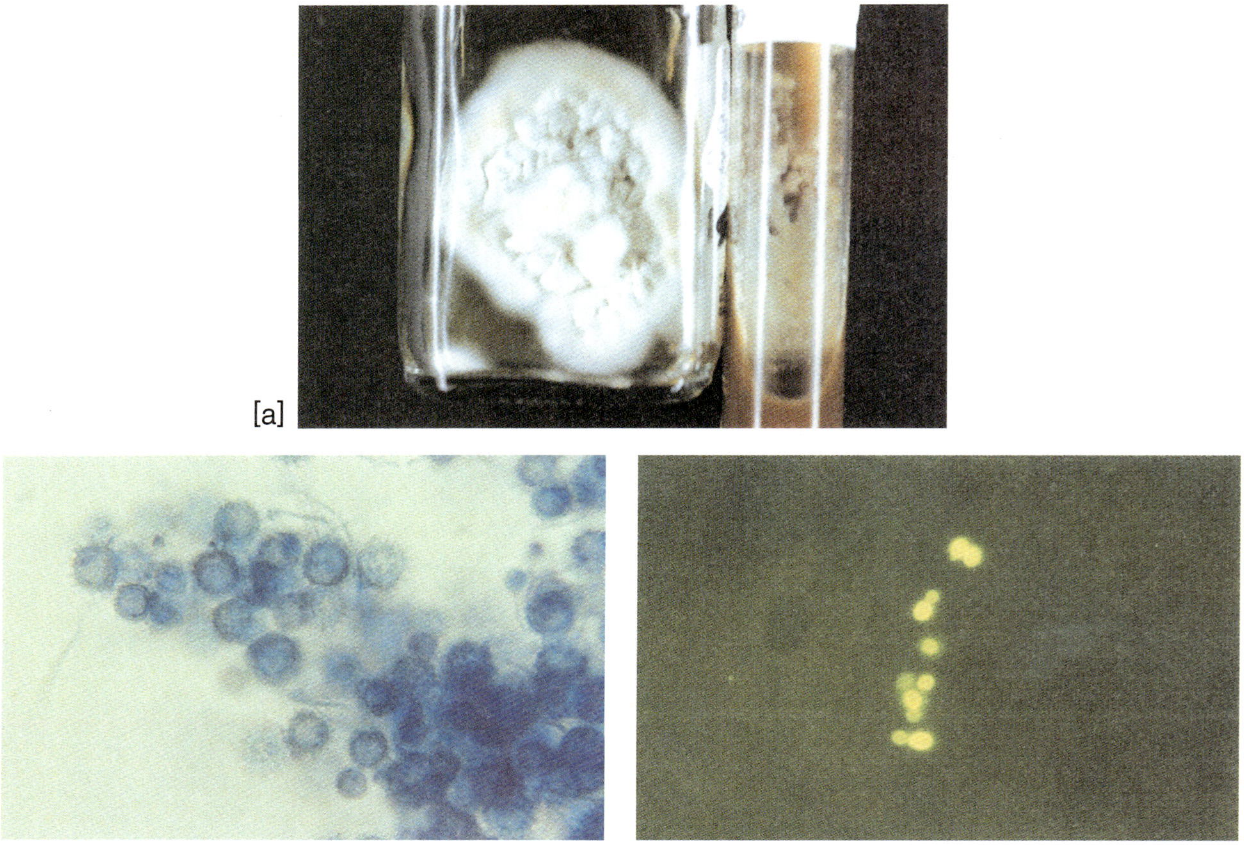

[a] [b] [c]

그림 10-20. *Histoplasma capsulatum*
a. Chocolate agar(37℃)에서의 집락
b. Lactophenol cotton blue 염색에서의 형태
c. Calcofluor white 염색에서의 형태(2500x)

캔디다증(intestinal candidiasis)을 일으키며 더욱이 전신에 퍼져 **전신성 캔디다증**(generalized candidiasis)을 일으키는 경우도 있다. 한편 캔디다 균체 혹은 그 대사산물에 대한 알레르기반응으로 신체 여러 곳에 발진이 생기는 경우가 있다. 피부점막 캔디다증의 치료는 nystatin, imidazole, ketoconazole, itraconazole이 효과적이다. 전신성 캔디다증의 치료는 amphotericin B가 주로 사용된다. 그 외 5-fluorocytosine을 병용하면 상승작용이 있다.

(3) Histoplasma속(그림 10-20)

*Histoplasma capsulatum*은 이형성 진균(dimorphism)의 일종이다. 히스토플라즈마증(histoplasmosis)은 폐에 병변을 야기한다. 또 세망내피계를 침범하여 전신 감염으로 진전되는 수도 있다. 히스토플라스민(histoplasmin)에 의한 피내반응은 양성을 나타낸다. 히스토플라스마증은 주로 Mississipi강 유역 및 미국, 남아프리카에서 보고되고 있다. 히스토 플라즈마증의 치료는 amphotericin B가 효과적이다.

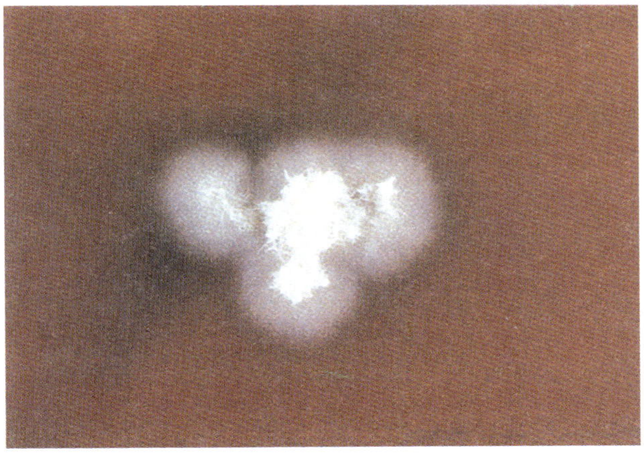
[a]

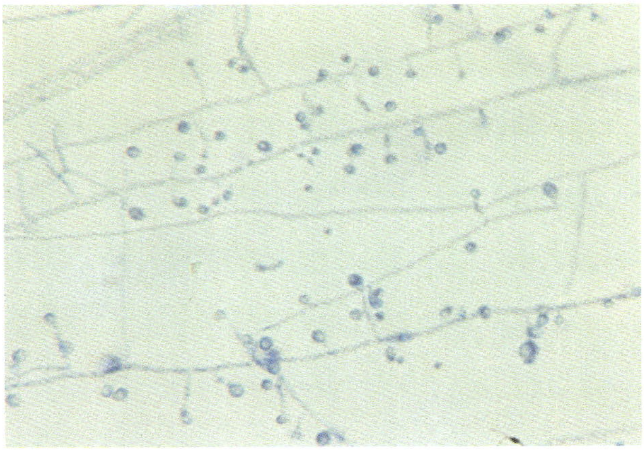
[b]

그림 10-21. *Blastomyces dermatitidis*
a. 10% sheep blood를 첨가한 BHI배지에서의 집락(25℃)
b. Lactophenol cotton blue 염색에서의 형태

(4) Blastomyces속(그림 10-21)

1894년 Gilchrist 가 미국에서 처음으로 보고했으며 북 아메리카 분아 진균증(blastomy-cosis)의 원인균 ***Blastomyces dermatitidis***는 이형성 진균의 일종이다. 질병은 북아메리카 분아 진균증(North American blastomycosis)을 일으키며 증상은 폐, 피부 등에 만성의 육아종성 화농성염을 나타낸다. 미국에 많으며, 캐나다, 멕시코, 아프리카 등에도 있다. blastomycin을 항원으로 사용한 피내반응은 양성을 나타낸다. 감염증이 지속적으로 진행될 때 치료는 amphotericin B가 효과적이다.

(5) Paracoccidioides속(그림 10-22)

1908년 Lutz가 처음으로 보고 했으며 남아메리카 분아진균증의 원인균 ***Paracoccidioides brasiliensis***는 이형성 진균의 일종이다. 이는 브라질을 중심으로 한 남아메리카에서 볼 수 있다. 증상은 구강, 피부, 임파절, 폐 등에 침범하여 궤양을 만들고 육아성염을 일으킨다. Paracoccidioidin항원에 의한 피내반응은 양성을 나타낸다. 치료는 amphotericin B가 이용된다.

(6) Sporothrix속(그림 10-23)

*Sporothrix schenckii*는 전세계적으로 분리되고 토양 및 식물에 존재하며 이형성 진균의 일종이다. 생체 내에서는 백혈구 내에 존재하는 경우가 많다. Sabouraud dextrose agar위에는 가죽같은 크림색의 집락을 형성하며, 배양후기에는 흑색으로 변한다. 균사는 유격성으로서 배(梨)모양의 소분생자가 균사의 측벽에 유방 모양으로 생긴다. 서식처는 식물, 흙, 먼지 중에 널리 분포되어 있다. Sporotrichosis는 사지의 외상으로부터 감염되어 궤양을 형성하고 (스포라트리쿠스성 하감 : sporotrichotic chancre), 2차적으로 림프절 나아가 고환에 전이되는 경우가 많다. 스포로트리킨(sporotrichin)항원에 의한 피내 반응이 진단하는데 도움이 된다. 치료는 요오드칼리의 대량 투여나 amphotericin B가 효과적이다.

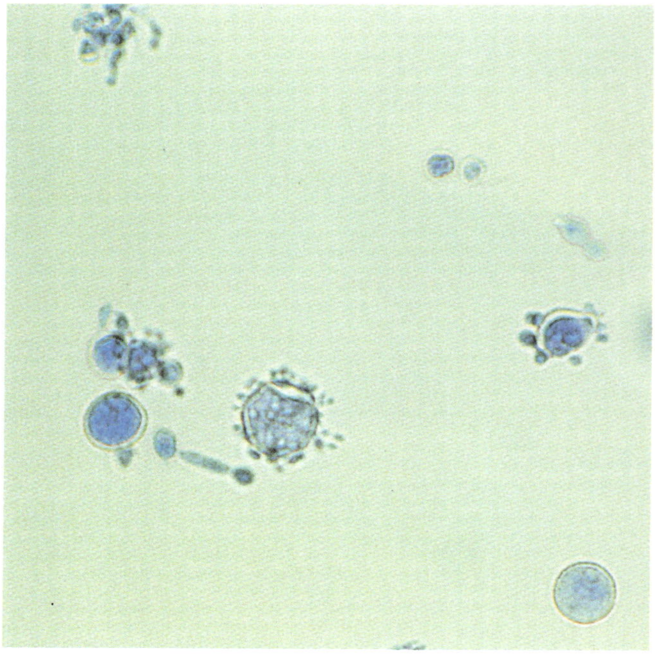

그림 10-22. Lactophenol cotton blue 염색에서의 *Paracoccidioides brasiliensis*의 형태

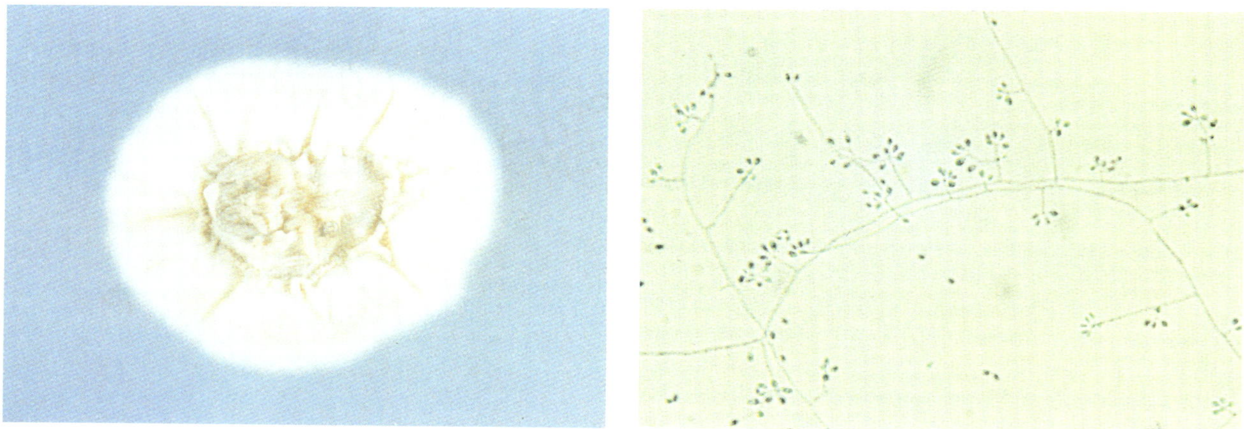

[a] [b]

그림 10-23. *Sporathrix schenckii*

a. Photatodextrose agar에서의 집락(25℃)

b. Lactophenol cotton blue 염색에서의 형태

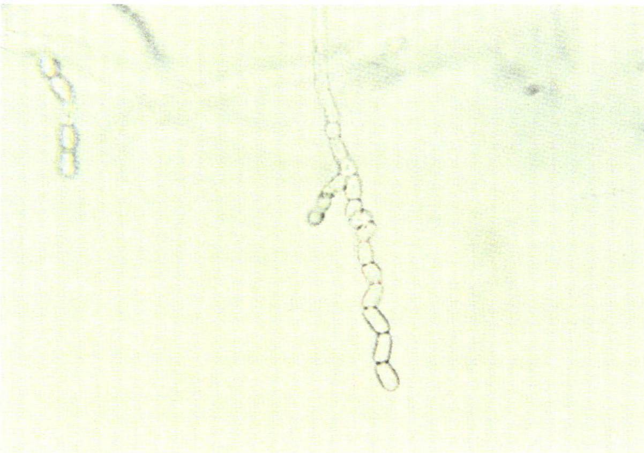

그림 10-24. Corn meal agar에서의 *G. candidum* 집락

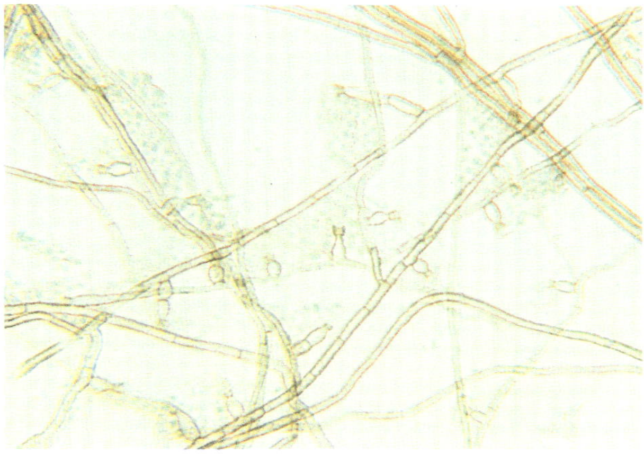

그림 10-25. Lactophenol cotton blue 염색에서의 *Phialophora verrucosa*

(7) Geotrichum속(그림 10-24)

Geotrichum candidum은 막 모양의 부드러운 백색 집락을 만들며 시간이 지나면 집락은 건조하며 방사성의 균사가 나타난다. 그리고 37℃에서 대부분 자라지 않는다. 사람의 구강내, 장관내에 상재하나 때때로 구강, 기관지, 폐 등에 감염되어 지오트리쿰증(geotrichosis)을 일으킨다.

(8) Phialophora속, Cladosporium속(그림 10-25)

Chromoblastomycosis, Chromomycosis을 일으키는 진균에는 *Phialophora pedrosoi (Fonsecaea, pedrcsoi), P. verrucosa, P. compacta, P. dermatitidis, Cladosporium carrionii* 등이 알려져 있다.

이들은 암갈색에서 흑색의 표면에 회백색의 섬모로 뒤덮인 집락을 형성한다. Acrotheca형, Phialophora형 등의 포자형성을 볼 수 있으며 유격성 균사가 분지하고 소분생자가 부착되어 있다. Chromoblastcmycosis는 보통 하지나 두부의 피부에서 볼 수 있으며 만성의 육아종성의 병변을 만들고 궤양이 진행되는 경우가 있다. 본 증은 전세계 어디서나 볼 수 있으나 특히 열대지방에 많다.

(9) 피부진균(Dermatophytes)(표 10-2)

피부진균에 의한 피부증상은 다양하다. **피부진균증(dermatomycosis)**은 피부 및 그 부속기관인 손톱, 털 등의 표재성 감염증, 즉 표피각질층을 감염시키고 더 깊은 조직으로의 침입은 드물다. 피부진균증을 유발하는 진균을 피부진균(dermatophytes) 이라고 한다.

분류학상 매우 유사한 **백선균속(Trychophyton속)**, **소포자균속(Microsporum)**, **표피균속(Epidermophyton속)** 등이 피부진균에 속한다. 피부진균은 백선 또는 완선으로 알려진 환부를 나타내는데 이 환부는 가렵고 표피가 벗겨진다. 부위에 따라 두부백선, 체부백선, 서혜부백

표 10-2. 주요 피부진균의 특징과 질병

피부진균	형 태		질 병
	집락(colony)	Lactophenol cotton blue 염색	
Trichophyton mentagrophytes	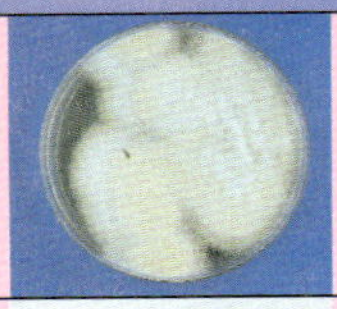	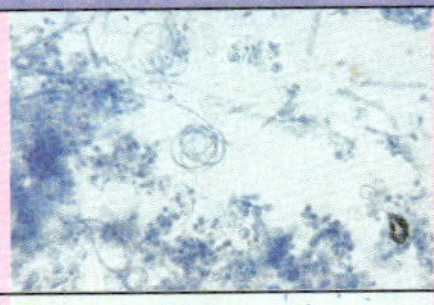	한포상백선, 두부,손톱, 음고부백선, 모창성백선, 케르즈스독창
T. rubrum	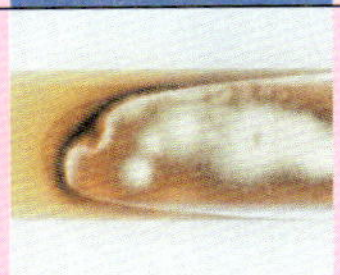	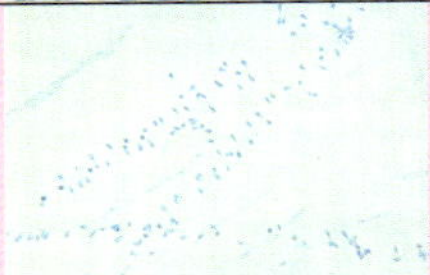	상 동
T. schoenleinii	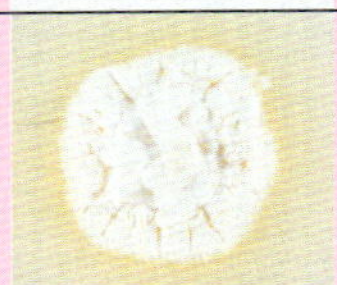	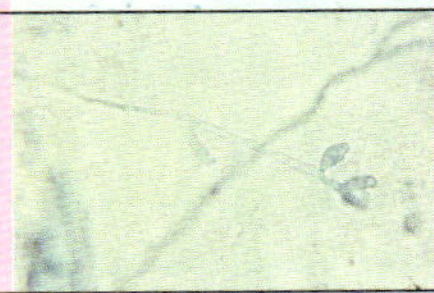	황 선
T. tonsurans	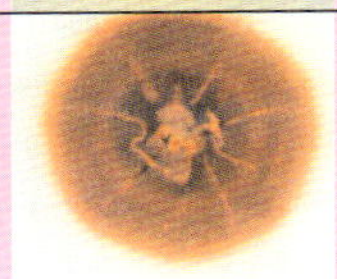	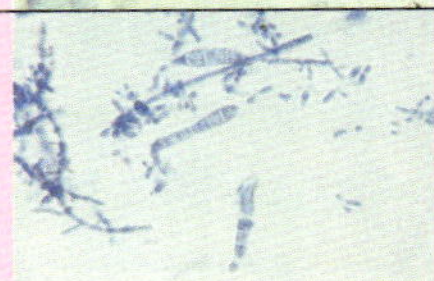	두부백선, 반상수포상 백선, 키르즈스독창
T. verrucosum		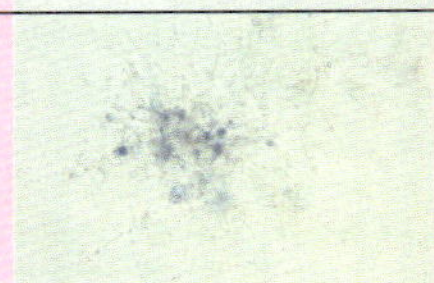	두부 백선
T. violaceum	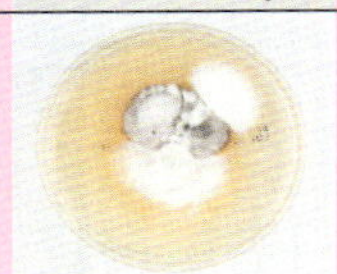	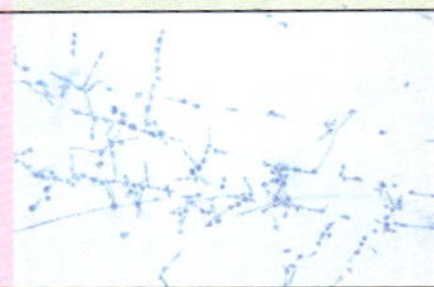	두부 백선
M.canis	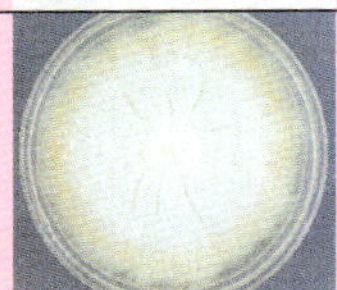	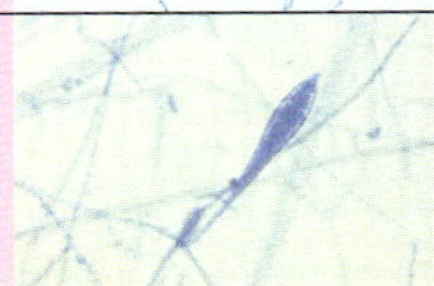	두부 백선
M. audouinii	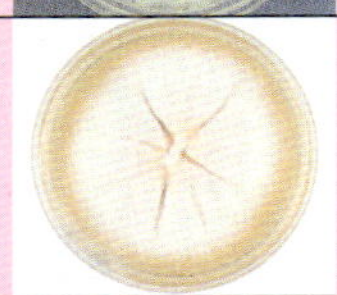	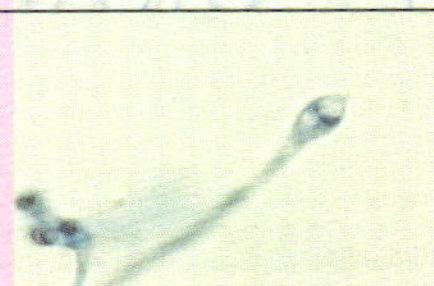	두부 백선
M. gypseum	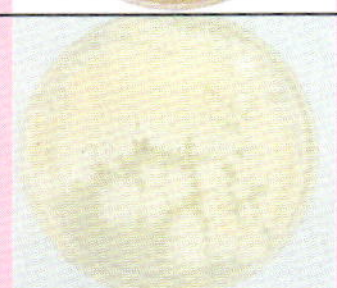	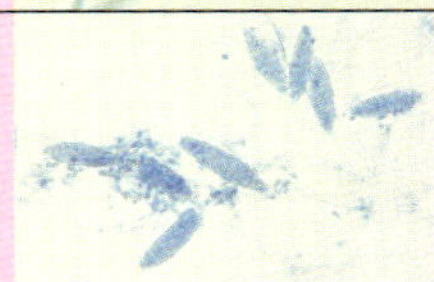	두부백선, 반상수포상백선
E. floccosum	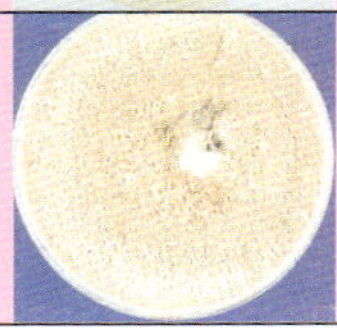	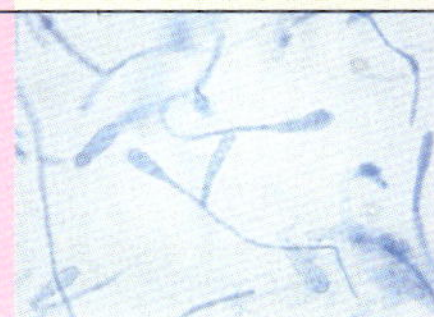	완선, 손톱, 음고부백선, 한포상백선, 반상소수포상백선

선, 조갑(손톱, 발톱)백선 등이 포함되는데 이 증상들은 1차 감염부위가 어딘가에 따라 다르게 나타난다. 때로는 탈모증, 검은점 완선, 황선 등을 동반하기도 하며 때로는 환부가 비후하고 부스럼 딱지가 생기며 각화된 환부를 나타낸다.

Sabouraud dextrose agar 배지상에서의 발육은 비교적 느려 2~3주일이 요구된다. 섬모상으로서 오래되면 가루 모양의 집락을 만들어 색깔은 균종에 따라 다르다. 균사는 유격성으로서 때때로 특수한 형태를 나타낸다. 그 형태는 균종에 따라 어느 정도 특징적이다. 포자는 소생분자, 대분생자, 후막포자 및 분절포자 등을 만들며 특히 대분생자는 소포자균속 및 표피균속으로 형성되기 쉽고 그 형태는 균종에 따라 다르다.

피부 진균증은 종종 **"무좀", "버짐"**으로 나타나며 진균증에서도 보통 잘 알려진 질환이다. 피부진균은 동일 균종에 의한 다양한 증상을 나타내는반면 다른 균종으로서 유사한 증상을 나타내는 경우도 있다. 백선증의 경우 균 추출물 또는 균 배양여액에서 만든 Trichophyton항원에 의한 피내반응에서 양성반응을 나타내어 진단에 도움이 되기도 한다. 피부 진균증의 진단에는 환부의 피부, 손톱, 털 등을 10% KOH로 처리하여 직접 현미경 검사로 균체의 유무를 조사하는 동시에 sabouraud dextrose agar를 사용하여 균을 분리하고 형태학적 특징으로 동정한다.

chapter 11 바이러스

Viruses

1. 개요

1892년 담배 모자이크 질병의 원인을 추적하던 Dmitri Iwanowski는 병든 담배 식물의 수액을 필터로 여과하여 그 병원체가 필터의 가는 기공을 통과한다는 사실을 발견했다. 그리고 여과된 수액을 건강한 식물에 주입했을 때 담배 모자이크 질병이 발생된다는 사실도 증명했다.

1898년 Martinus Beijerinck는 여과액 속의 바이러스를 증명했으며 세균과 담배모자이크 질병바이러스 사이의 차이점을 확립했다(Virus는 라틴어로 독을 의미한다). 1935년 미국인 화학자 Wendell M. Stanley는 담배모자이크 바이러스(tabacco mosaic virus ; TMV)를 처음으로 분리하고 정제했으며 전자현미경을 이용하여 바이러스를 관찰했다. 바이러스는 세포 내에서만 증식 가능하며 사람에게 많은 질병을 야기 시킨다. 또한 바이러스는 동물, 식물 뿐 아니라 진균, 세균, 원생동물을 감염시킨다.

2. 바이러스의 일반적 특징

바이러스는 숙주 세포 밖에서는 활성이 없기 때문에 이들은 살아 있는 생명체로 여겨지지 않는다. 그러나 일단 바이러스가 숙주 세포내로 들어가면 바이러스는 핵산이 활성을 갖게 되어 증식이 일어난다. 바이러스는 매우 작고(여과가능) 절대세포내기생(obligate intracellular parasite)하기 때문에 다른 전염원과는 근본적으로 다르다. 즉 이들은 증식하기 위해서 반드시 살아 있는 숙주를 필요로 한다(표 11-1).

표 11-1. 미생물 종류 및 특징

특징 / 미생물	인공합성 배지	이분열	DNA+RNA	Ribosome	Muramic acid	항생제에 대한 감수성
Bacteria	+	+	+	+	+	+
Mycoplasma	+	+	+	+	−	+
Rickettsia	−	+	+	+	+	+
Chlamydia	−	+	+	+	−	+
Viruses	−	−	−	−	−	−

바이러스의 특성

① 핵산은 DNA 또는 RNA 하나만 가지고 있기 때문에 DNA바이러스 또는 RNA바이러스로 분류한다.

② 핵산을 둘러싸고 있는 단백질막(지질, 단백질, 탄수화물)을 가진다.

③ 세포 내에서만 증식한다.

바이러스는 대사작용을 위한 자체의 효소를 거의 가지고 있지 않다. 예를 들면 바이러스에는 단백질 합성, ATP 생성에 필요한 효소가 결핍되어 있다. 증식하기 위해서 바이러스는 숙주 세포의 대사기구를 이용한다.

1) 바이러스의 숙주

바이러스는 오직 감수성을 갖는 특정한 종의 세포 내에서만 증식하기 때문에 **동물성 바이러스**(animal virus), **세균성 바이러스**(bacteriophage), **식물성 바이러스**(plant virus) 등으로 구분한다. 바이러스의 숙주는 숙주 세포로의 특이적인 흡착에 대한 필요 조건과 증식에 필요한 세포적 요소에 달려있다. 바이러스가 숙주 세포를 감염시키기 위해서 바이러스의 외측 표면이 세포 표면에 존재하는 특이적인 수용체와 화학적으로 결합해야 한다. 두 개의 상보적인 성분들은 수소 결합과 같은 약한 결합에 의해 결합된다. 일부 박테리오파지에서 수용체 부위는 숙주의 세포벽 일부분이 결합장소로 작용한다. 동물성 바이러스의 경우 수용체 부위는 숙주의 원형질막에 존재한다.

2) 바이러스의 크기

바이러스입자의 크기는 막을 통해 투과시킴으로써 최초로 증명되었으며 초원심 분리와 전자 현미경에 의해 측정된다. 또한 전리방사선을 이용한 물리, 화학적 계측방법 등으로 측정하며 바이러스의 크기는 매우 다양하다. 크기는 대략 10~140nm이며 대부분의 바이러스는 일반세균보다 크기가 작다. 그러나 천연두 바이러스 등은 mycoplasma, chlamydia의 세균과 비슷한 크기를 갖는다(그림 11-1).

3. 바이러스의 구조

전자현미경의 발달과 이에 수반된 여러 기술의 개발에 의하여 입체구조를 규명함으로써 바이러스의 미세구조가 자세히 밝혀지게 되었다. 바이러스 입자는 입자핵심부(core)가 위치하며 그 주위를 단백외각(protein coat)이 싸고 있어 일정한 입체적 형태를 유지하고 있다. 이때 단백외각을 캡시드(capsid)라 하고 핵산과 캡시드가 결합하여 일정한 형태를 이룬 상태를 뉴클레오 캡시드(nucleo capsid)라고 한다(그림 11-2).

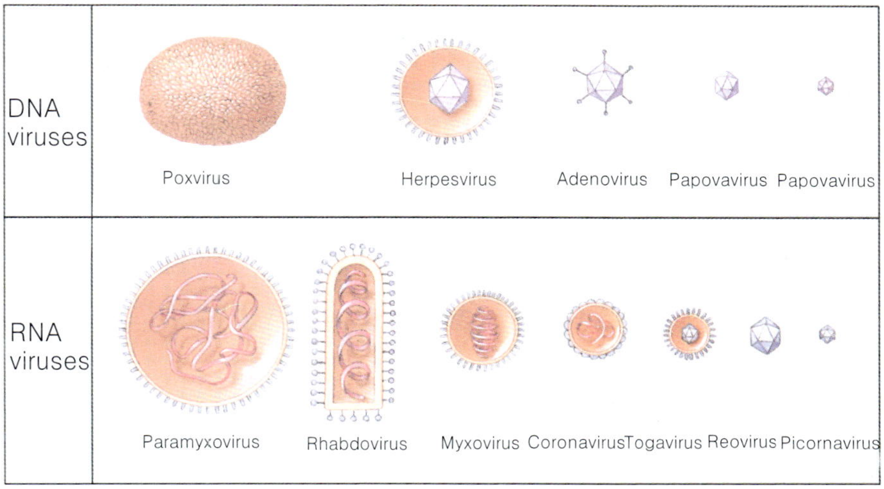

그림 11-1. 바이러스의 모양과 크기

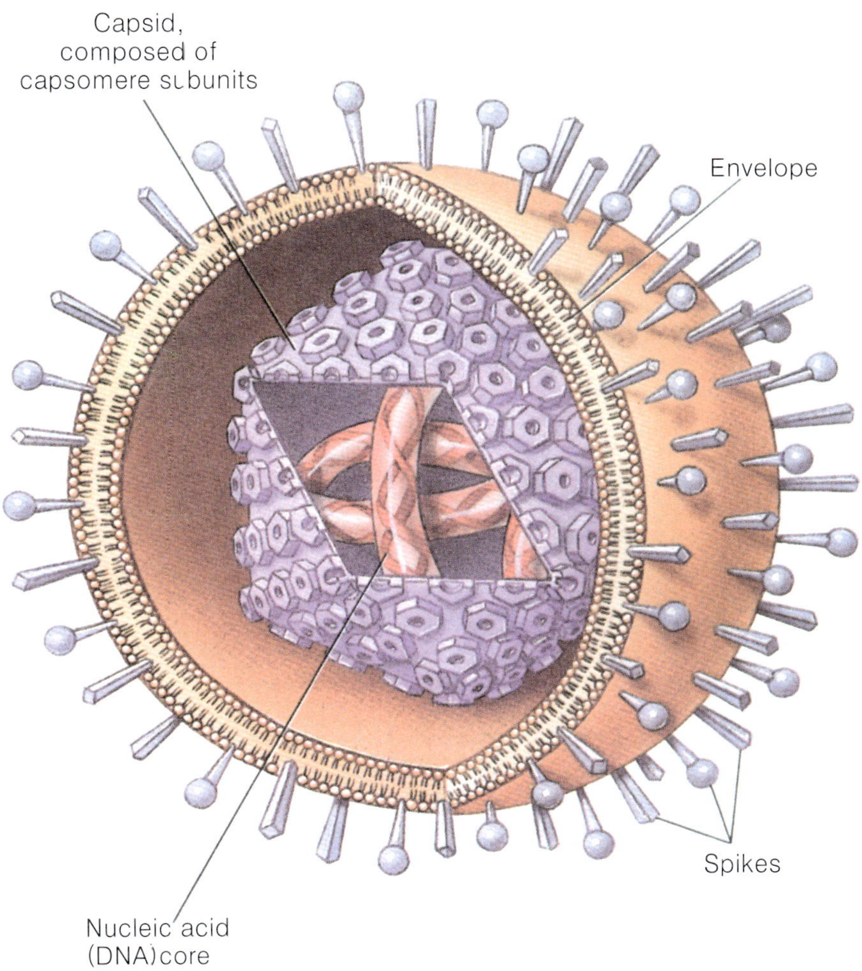

그림 11-2. 전형적인 virus의 구조(herpes virus)

1) 핵산

바이러스의 core는 단 한 종류의 DNA 또는 RNA핵산을 함유한다. 핵산과 단백질의 비율은 독감 바이러스의 경우 약 1%이며 박테리오파지의 경우는 약 50%이다. 핵산의 총량은 수 천 개의 nucleotides(또는 쌍)에서 250,000개의 nucleotides로 다양하다. DNA가 1차적인 유전 물질(RNA는 보조역할을 담당함)인 원핵, 진핵 세포와는 달리 바이러스는 DNA 또는 RNA를 가질 수 있으나 둘 다 가질 수는 없다. 바이러스의 핵산은 단일 나선 또는 이중 나선일 수 있다. 따라서 바이러스는 이중나선 DNA, 단일나선 DNA, 이중나선 RNA, 단일나선 RNA를 갖는다. 바이러스에 따라 핵산은 선형 또는 환형이다. 일부 바이러스(독감 바이러스)의 핵산은 몇 개의 분리된 절편으로 되어 있다.

2) 캡시드와 외피

바이러스의 핵산은 **캡시드**(capsid)라고 불리는 단백질에 둘러싸여 있다. 각각의 캡시드는 캡소머(capsomer)라 불리는 단백질 소단위로 구성되어 있다. 각각의 캡소머는 전자 현미경을 통해 관찰이 가능하며 캡소머의 배열은 바이러스의 특징이 된다. 바이러스의 캡시드는 일반적으로 지질, 단백질, 탄수화물의 조합으로 구성된 **외피**(envelope)로 둘러싸여 있다. 이러한 외피의 분자적 구성은 잘 알려져 있지 않다. 많은 경우에 있어 외피는 바이러스성 핵산에 의해 결정된 단백질을 함유하고 있으며 정상적인 숙주세포 성분으로부터 유래된 물질을 함유한다.

바이러스에 따라 외피는 외피 표면에 돌출 된 탄수화물-단백질 복합체인 **스파이크**(spike)로 덮혀 있거나 그렇지 않을 수도 있다. 어떤 바이러스들은 스파이크를 이용하여 숙주세포에 흡착한다. 돌기는 몇몇 바이러스의 확실한 특징이므로 동정의 수단으로 사용될 수 있다. 독감 바이러스와 같은 일부 바이러스가 적혈구를 응집시킬 수 있는 능력은 스파이크와 연관성이 있다. 이러한 바이러스들은 적혈구와 결합하여 이들 사이에 다리를 형성한다. 이 결과 형성된 응집을 적혈구 응집반응이라 한다. 캡시드가 외피에 둘러싸여 있지 않는 바이러스를 외피 비보유 바이러스라고 한다.

3) 일반적인 형태

바이러스는 전자현미경과 X-ray crystallography 불리는 기법에 의해 밝혀진 각 구조에 따라 몇 개의 형태로 분류할 수 있다.

(1) 나선형 바이러스(Helical viruses)

Helical viruses는 견고하거나 유연성 있는 긴 막대와 비슷한 핵산을 둘러싸고 있으며 나선 구조로 된 속이 빈 실린더 형태이다. 막대형태의 helical virus에는 담배모자이크 바이러스와 박테리오파지인 M13이 있다.

(2) 다면체 바이러스(Polyhedral virus)

일부 동물바이러스, 식물바이러스, 세균성 바이러스들은 다면체 바이러스가 많다. 대부분의 다면체 바이러스 캡시드는 20개의 삼각형 면과 12개의 모퉁이를 가지고 있는 규칙적인 다면체 형태를 띤다. 각 면의 캡소머는 정삼각형을 형성한다. 다면체 바이러스로는 adenovirus와 poliovirus가 있다.

(3) 외피 바이러스(Enveloped virus)

일부 바이러스의 캡시드는 외피에 의해 둘러싸여 있다. 외피 바이러스는 대체적으로 구형이지만 외피가 견고하지 않기 때문에 다양한 형태를 나타낸다. Helical 또는 다면체 바이러스가 외피로 둘러싸여 있으면 enveloped helical 또는 enveloped polyhedral virus로 부른다. 외피에 쌓인 나선 바이러스의 예로는 독감 바이러스가 있다. 외피에 쌓인 다면체 바이러스는 herpes simplex virus가 있다.

(4) 복합형 바이러스(Complex viruses)

세균성 바이러스와 같은 몇몇 바이러스들은 매우 복잡한 구조를 가지고 있어 복합형 바이러스라고 한다. 복합형 바이러스에는 poxvirus가 있으며 이 바이러스는 명백한 캡시드를 가지고 있지 않으나 핵산 주위에 몇몇 단백막을 가지고 있다.

4. 바이러스의 분류

바이러스는 임상적인 측면에서 숙주세포, 표적장기나 조직친화성, 역학적 사항 등을 기준으로 단순하게 분류되어 왔으나 1976년에 창립된 "바이러스 명명 국제위원회(International Commitee on Nomenclation of Viruses)"의 바이러스 명명과 분류기준에 따라서 핵산형(DNA 또는 RNA, 한가닥 또는 두가닥), 바이러스 입자의 구조, 캡소머의 수, 크기, 화학약품에 대한 감수성, 증식부위(핵, 세포질 등), 숙주의 범위(숙주세포의 친화성 유무), 전파방법, 면역학적 특징, 봉입체 유무, 각종 임상증상 등을 종합하여 바이러스를 과(family : -viridae), 속(genus : -virus), 종(species)으로 분류한다(표 11-2).

5. 바이러스의 배양

바이러스는 살아 있는 세포내 절대기생성 미생물이기 때문에 보통 인공합성 배지에서는 증식하지 않는다. 물론 살아 있는 세포들에서도 바이러스가 증식하기 위해서는 이들 세포가 어떤 특정 바이러스에 대한 특이 수용체를 보유하여야 한다. 일반적으로 바이러스의 배양은 동물 접종, 부화란 접종 그리고 세포배양을 이용한다.

표 11-2. 핵산증식에 의한 바이러스의 분류

핵산형	바이러스 종류	형태학적 특징	capsid 의 직경(nm)	특 징
Single-stranded DNA virus	*Parvoviruses* (*Adenostellite*)	Naked polyhedral	18~25	· 아주 작은 바이러스, 대부분 바이러스는 adeno virus와 함께 감염, rats, mice, hamsters 등에 감염
	Papovaviruses (*papilloma, polyma, simian*)	Naked polyhedral	40~57	· 종양을 유발하는 작은 바이러스, human wart virus(papilloma), 일부 바이러스는 동물에 종양을 유발
Double-stranded DNA viruses	*Adenoviruses*	Naked polyhedral	70~80	· 사람에 있어서 호흡기계 감염을 야기하는 중간크기의 바이러스, 이중 일부는 동물에 종양을 유발
	Herpesviruses (*herpes simplex, herpes xoster*)	Enveloped polyhedral	150~250	· 사람에 있어서 fever blister, chickenpox, shingles, infectious mononucleosis를 유발하는 중간크기의 바이러스, 또한 Burkitt's의 lymphoma 유발
	Poxviruses (*variola, cowpox, vaccinia*)	Enveloped polyhedral	200~350	· smallpox(variola), molluscum contagiosum(wartlike skin lesion), cowpox, vaccinia 유발하는 큰 size의 바이러스
	Hepatitis B	Enveloped polyhedral	42	· double-stranded DNA virus 간염과 간암유발
Sense strand RNA viruses	*Picornaviruses* (*poliovirus rhinovirus, hepatitis A virus*)	Enveloped helical	18~38	· polio-, coxsackie, echoviruses, 100여개 종류의 rhinoviruses를 포함하는 아주 작은 RNA바이러스
	Togaviruses (*Arboviruses, alpha virus, flavivirus*)	Enveloped helical	40~60	· 절족동물에 의하여 전파, eastern, equine encephalitis(EEE), Venezueln equine encephalitis (VEE), St. Louis encephalitis (SLE), yellow fever, 댕기열 등 이포함
Antisense strand RNA virus	*Orthomyxoviruses* (*influenza A, B, C*)	Enveloped helical	80~200	· spiked envelope의 바이러스를 가지는 중간크기, 적혈구 응집능력을 가지며 influenza를 유발
	Paramyxoviruses (*measles, mumps*)	Enveloped helical	150~300	· 형태학적으로 orthomyxoviruses와 비슷, 그러나 일반적으로 크기가크다. parainfluenza, measles, mumps 등을 유발

표 11-2. 핵산증식에 의한 바이러스의 분류(계속)

핵산형	바이러스 종류	형태학적 특징	capsid 의 직경(nm)	특 징
Antisense strand RNA virus	*Coronaviruses*	Enveloped helical	80~130	· 상부 호흡기계통 감염과 일반 감기와 관련
	Rhabdoviruses (*rabies*)	Enveloped helical	70~180	· bullet-shaped viruses, spiked envelope를 가진 Bullet모양, 닭의 newcastle질병과 rabies유발
	Arenaviruses (*lassa*)	Enveloped helical	50~300	· granule를 함유한 RNA바이러스 일부는 slow viral infection유발
Double-stranded RNA viruses	*Reoviruses*	Naked polyhedral	60~80	· 호흡기 계통의 감염과 소아의 위장관 감염을 유발, Colorado tickfever를 야기
Reverse transcription viruses	*Retroviruses*	Enveloped helical	100~120	· RNA종양 바이러스가 포함되며, 동물에 있어서 종양과 Leukemia 유발, AIDS유발

1) 동물접종에 의한 배양

바이러스의 증식에 사용되는 동물은 바이러스와 동물간의 감수성(바이러스의 숙주 특이성)이 있어야 하며 마우스, 랫트, 햄스터, 기니픽, 토끼, 원숭이 등이 주로 이용된다. 일반적으로 이들 동물은 정상적인 면역기능을 갖춘 건강 동물을 사용하는 것이 원칙이지만 목적에 따라서는 면역기구를 실험적으로 제거하거나 선천적으로 면역이 결핍된 것을 사용하기도 한다.

2) 부화란을 사용한 배양(그림 11-3)

인플루엔자 바이러스 등의 증식에 사용되는 방법으로 간편하고도 효과적인 배양방법이다. 접종방법은 바이러스에 따라 장뇨막(chorioallantoic membrane), 장뇨강(chorioallantoic cavity), 양막강(amniotic cavity), 양수강(intravenous)접종 등 다양하며 각각 접종법에 알맞는 적기의 발육란을 사용하여야 한다.

3) 세포배양(그림 11-4)

각종 동물의 여러 조직에서 분리된 세포를 시험관내에서 배양시킨 후 바이러스를 접종하여 증식시키는 방법이다. 이 조직세포 배양법은 바이러스와 세포간의 상호작용을 연구하는데 뿐만 아니라 새로운 진단법과 백신을 만드는데 크게 공헌하여 바이러스학 발전에 혁명을 가져오게 하였다. 일부 바이러스는 그들이 증식하는 세포의 종류에 제한을 받으며 극히 일부 바이러스는 배양세포에서 전혀 증식하지 않지만 대부분의 바이러스들은 배양세포에서 잘 증식한다.

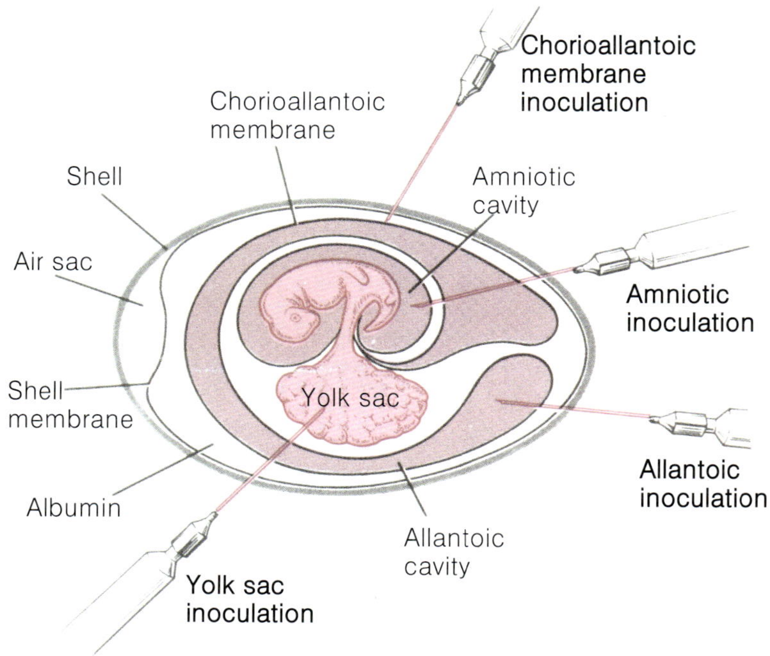

그림 11-3. 부화란 접종배양

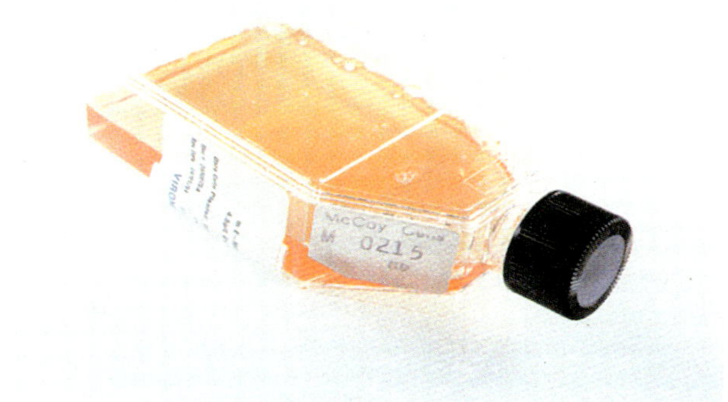
[a]

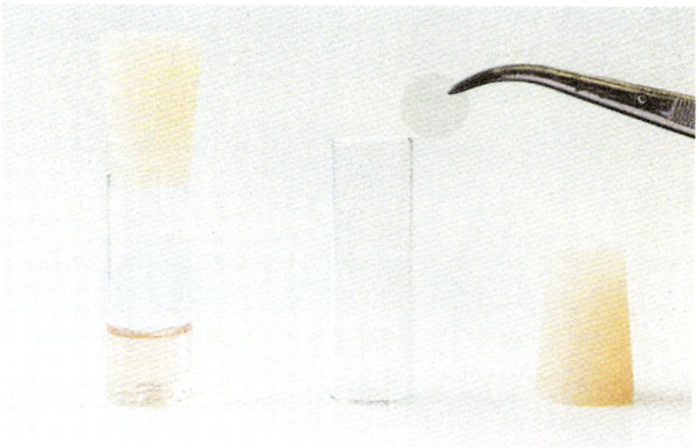
[b]

그림 11-4. a. Tissue culture flask b. Shell vial

4) 바이러스 접종 및 관찰

바이러스를 동물에 접종한 경우 감염의 결과 야기되는 발열, 국소종창, 소포형성, 마비현상, 치사 등 여러 가지 증상의 발현유무로 감염여부를 판정한다. 부화란에 접종한 경우 부화란의 폐사율과 포커스(focus), 포크(pock), 출혈반 등 세포병변효과(CPE ; Cytopathic Effect)를 관찰하여 판정한다. 세포배양한 경우 세포의 변화 및 세포병변효과(plaque, focus, syncytium)를 관찰하여 판정하나 세포변화를 보이지 않는 바이러스는 배양액내의 혈구응집반응, 보체결합반응, 효소면역측정법 등을 이용한다.

6. 바이러스 감염증의 진단법

바이러스성 질환의 대부분은 임상적으로 경미하거나 너무 확연하여(단순포진 등) 실험실에서 확인하지 않는 경우가 많다. 또한 바이러스를 분리하는 데에 시간이 많이 소요되기 때문에 질병이 치유되거나 환자가 사망한 후에 진단되는 경우도 있다. 그러나 약물에 대한 감수성측정, 치료 및 예후 추정, 질병의 원인 규명 및 전파경로 등 역학조사, 환자의 질병진단 등에는 바이러스의 분리동정이 필요하다.

1) 바이러스의 분리

모든 검체는 적절한 부위에서 적절한 시기에 채취하여 실험실로 안전하게 운반되어야 한다. 각 검체는 확실하게 표지되어야 하고 환자의 신원, 임상적 진단명, 의뢰자 성명, 검체의 채취부위, 날짜, 백신접종 유무 등 정보사항이 기록되어야 한다. 실험실로 운반된 검체는 바이러스의 안전성을 염두에 두고 보관하면서 감수성 있는 배양세포, 동물 또는 부화란에 적절한 방법으로 접종하여야 한다. 그 후 바이러스의 증식여부는 검체를 접종한 곳에서 특징적인 세포병변효과, 바이러스항원의 검출, 혈구응집반응을 조사하여 증명한다.

2) 바이러스, 바이러스항원 또는 핵산의 직접 검색법

(1) 조직병리학적 관찰

특정 바이러스의 감염이나 전염병에서 특징적인 세포학적 소견(봉입체 등)을 조직병리학적으로 증명하는 방법이다.

(2) 바이러스항원의 증명

점막탈락 상피세포, 생검표본 또는 부검표본에서 특정 바이러스 항원의 존재여부를 면역형광법, 방사면역측정법, 효소면역측정법, 면역확산법, 적혈구응집억제법 등으로 조사하는 방법이다.

(3) 전자현미경적 관찰

수포진 내용물이나 분변 여과액을 사용하여 면역전자현미경으로 직접 바이러스 입자의 존재 유무와 그 형태학적 특성을 증명하는 방법이다.

(4) DNA검색 진단

DNA probe를 이용한 진단법, 중합효소 연쇄반응(PCR)에 의한 진단법, DNA fingerprinting 진단법, primer extensions에 의한 진단법, dot blots 및 southern analysis 등으로 실시한다.

3) 면역학적 진단

(1) 세포면역학적 진단

피하 과민반응, 림프구 전환시험, 세포 독성시험 등으로 측정할 수 있으나 볼거리, 단순포진 및 두진 등에서의 피하 과민반응을 제외하고는 예민도가 낮다.

(2) 혈청내 특이항체 역가측정법

진단을 하는데 정확한 의미를 부여하기 위해서는 연속적으로 2회 이상 혈청을 채취하여 항체역가를 측정한다. 1차 혈청과 2차 혈청간에 항체 역가가 4배 이상 증가하면 질병 진단에 중요한 기준이 된다. 항체가 측정은 IgM항체검사, 중화항체법, 혈구응집저지시험, 보체결합반응 및 방사면역측정법 과 효소면역측정법 등을 이용한다.

7. 바이러스 증식(Viral Multiplication)

바이러스 증식과정을 이해하는 것은 바이러스학 뿐 아니라 분자생물학 연구에도 중요하다. 각각의 바이러스는 독특한 증식과정을 거치며 이는 유전자 발현과 조절을 이해하는데 크게 도움이 되고 있다. 바이러스에서 핵산은 새로운 바이러스 합성에 필요한 단지 몇 개의 유전자만을 함유하고 있다. 즉 캡시드 단백질과 같은 바이러스의 구조요소, 바이러스 생활주기에 사용되는 효소의 유전자 등을 함유한다. 대부분의 바이러스 효소(또는 바이러스 특이 효소)는 핵산에 의하여 암호화되어 있다. 이러한 효소들은 숙주세포 안에 바이러스가 증식할 때 합성되어지고 기능을 한다. 바이러스성 효소는 바이러스 핵산을 복제하고 처리하는데 사용된다. 바이러스가 증식하는데는 감수성이 있는 숙주세포에 침입하는 것이 필요하며 하나의 바이러스가 하나의 숙주에서 몇 개의 혹은 수 천개의 비슷한 바이러스를 만들 수 있다. 이러한 과정은 숙주 세포의 변화를 일으키고 결과적으로 용균시킨다.

1) 세균파지의 증식(그림 11-5)

바이러스가 숙주에 출입하는 방식이 다양함에도 불구하고 바이러스의 복제양식은 동물바이러스, 식물바이러스, 세균파지가 비슷하다. 바이러스의 생활사 중 가장 잘 알려진 것은 세균파지이다.

(1) Bacteriophages

세균파지는 크고 복잡하고 막이 없는 비리언이며 그림 11-5처럼 머리와 꼬리 구조를 가졌다. 이 세균파지에 있는 DNA의 길이는 대장균이 가지고있는 길이의 약 6%에 지나지 않는다. 즉 세균파지는 100개 정도의 유전자만 가지고 있다. 이 파지의 증식과정은 모든 바이러스처럼 부착, 침입, 합성, 성숙, 방출의 과정을 갖는다.

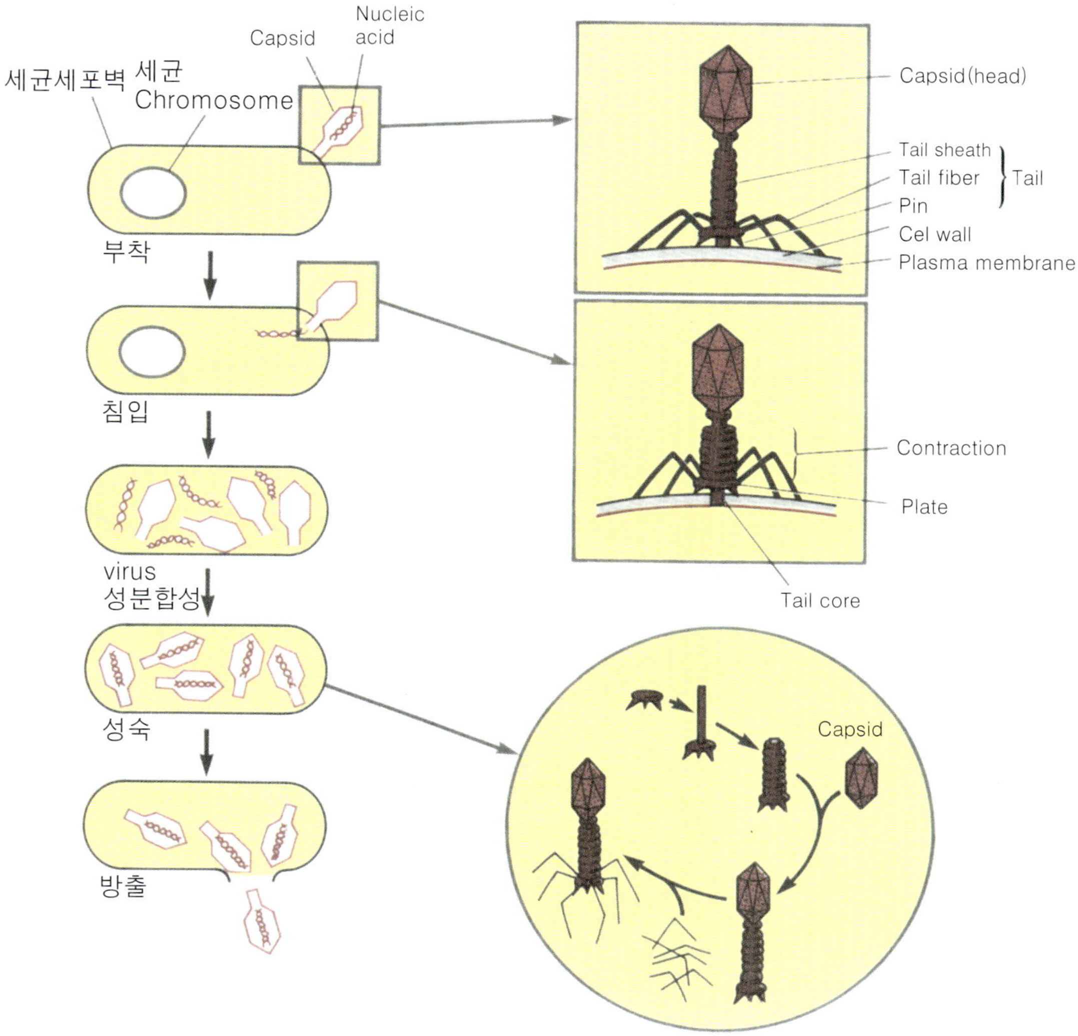

그림 11-5. Bacteriophage의 구조 및 성숙과정

(2) 숙주세포에 부착(Attachment of phage to host cell)

파지와 세균이 마주치면 부착 또는 흡착이 일어난다. 바이러스의 부착장소는 세균세포의 상호보완적인 수용체에 부착한다. 이 부착은 파지와 수용체의 약한결합이 발생하는 화학적 상호작용에 의한 것이다. 세균 파지는 부착장소로서 꼬리 끝의 섬유를 사용하며 상호보완적인 수용체는 세균세포벽에 있다.

(3) 침입(Penetration)

부착 후 파지는 DNA(핵산)를 세균안으로 침투시킨다. 파지의 꼬리는 파지 라이소자임(lysozyme)을 방출하고 세균 세포벽의 한 부위를 붕괴시킨다. 이 통과 과정 중에 파지의 꼬리 덮개는 접촉하고 꼬리의 중심부는 세포벽 안으로 들어가게 된다. 중심부의 끝이 원형질막에 도착하면 파지의 머리에서 DNA가 꼬리의 중심부를 거쳐 원형질막을 통과 세균세포로 들어가게 된다. 대부분의 세균파지의 캡시드는 세균밖에 남게된다.

(4) 암흑기(Eclipse phase)

세균파지가 숙주세포 속에 침입되면 매우 짧은 시간에 파지 DNA입자를 확인할 수 없는 시기가 있는데 이 시기를 암흑기(eclipse phase)라고 말한다. 이 시기는 파지의 단위성분 합성 준비단계이다.

(5) 핵산합성 및 단백질합성

파지의 DNA 가 숙주세포내에 침입하면 파지 자신에 의해서 같은 종류의 파지의 침입을 못하게 하는 면역성(immunity)을 갖게 하면서 m-RNA와 r-RNA의 합성을 억제하는 억제자(repressor)를 합성하여 세포의 효소합성을 못하게 하고 세포내에 존재하는 m-RNA의 기능도 정지시킨다. 그러나 세포 내의 효소와 r-RNA 는 파괴되지 않고 오히려 파지 증식에 공헌을 하게 된다. 이때 침입된 파지 DNA는 두 가닥의 사슬이 분리되어 한 쪽의 뉴클레오티드 사슬의 염기 배열이 주형(TEMPLATE)이 되어서 이로부터 세포내에 존재하는 RNA중합 효소의 도움을 받아 m-RNA가 합성되고 이 m-RNA가 숙주의 r-RNA와 결합하여 숙주세포의 단백질 합성을 이용해서 새로운 단백질을 합성하게 되는데 이것은 **초기단백질**(early protein)이라고 부른다.

이 단백질은 파지 DNA 가 들어온 입구를 봉합하고 세포DNA를 가수분해하며 세포성 DNA에서 유래된 뉴클레오티드로부터 파지 DNA의 복제가 일어나 수많은 파지 DNA을 합성되게 된다. 파지 DNA가 복제되는 동안에 숙주의 대사기능은 완전히 상실되지 않으므로 바이러스의 효소나 핵산을 합성하는데 필요한 혹은 작은 단위물질의 합성은 계속된다.

Duplication ⇄ DNA —Transcription→ RNA —Translation→ Protein

(6) 파지구성 단백질합성

새롭게 복제된 파지 DNA는 새로운 파지 m-RNA를 합성하여 유전정보에 알맞는 파지의 머리(head)와 꼬리(tail) 등의 파지 체구성 단백질을 숙주의 r-RNA와 t-RNA를 이용해서 합성하게 된다. 따라서 이 시기의 세균 세포내에는 수 많은 후손 파지의 구조단백질과 파지 DNA를 갖게 된다.

(7) 성숙

숙주세포 내에서 새로이 합성된 수많은 자손파지의 DNA와 구조 단백질의 단위들이 조립되어 완전한 성숙된 파지 개체를 만드는 과정이다. 파지 DNA가 핵이 되어 우선 머리부분의 캡소머 단백질이 부착되고 꼬리판(tail tube)과 꼬리 피막(tail sheath) 및 꼬리섬유(tail fiber)의 순으로 조립되어 형태학적, 기능적으로 완전한 파지 개체를 완성한다.

(8) 방출

바이러스 증식의 마지막 단계는 숙주세포에서 바이러스의 방출이다. 파지 유전자에 의해 코딩된 리이소자임은 세포안에서 합성되어진다. 이 효소는 세균세포벽을 파괴하고 새로 합성된 세균파지를 숙주세포에서 방출시킨다. 방출된 파지는 다른 감수성 세포를 감염시키고 바이러스 증식순환이 그 세포에서 반복되어진다. 1개의 숙주로부터 유리되는 파아지 수는 숙주에 따라서 다르며 이를 파열량(burst-size)라고 한다. T4 파지에 감염된 대장균의 경우 유리되는 파지의 수는 약 100개 정도이다.

2) 용원성 파지

일반적으로 파지는 숙주세포에 감염되어 숙주를 파괴시키는 독성파지가 있으나 반대로 침입한 파지가 용균현상을 나타내지 못하고 숙주세균의 핵산에 편입되어 세균의 증식과 동일한 행동을 취하게 되는 파지를 **용원성 파지(prophage)**라고 말하며 이런 상태의 숙주균을 용원성 세균(lysogenic bacteria)이라고 한다. 용원성 세균에 자외선 등과 같은 물리적 자극을 주게되면 용균성 파지로 돌아가게 되는데 이런 파지를 temperate phage라고 한다. 그리고 용균성 파지가 숙주내에서 증식 도중에 있는 파지를 발육형 파지(vegetative phage)라고 한다. 이 vegerative phage가 계속해서 성숙하여 숙주 밖으로 방출하게 될 때 이를 virulent phage 라고 한다

8. 바이러스와 암

많은 형태의 암이 바이러스에 의해 유발된다고 알려졌다. 암을 유발시키는 바이러스에 관한 연구는 암을 이해하는데 기초가 되었다. 분자생물학적 연구는 바이러스에 의한 암 뿐 아니라 유사한 질병의 기전을 밝히는데 공헌을 했다. 인체는 100가지 이상의 세포를 가지고 있으며 각각의 세포가 특별한 방식으로 자기 기능을 발휘하지 못할 때 암이 유발된다. 세포가 통제되지 않고 증식되는 조직을 종양이라 한다. 암종양이 악성종양이라 알려져 있는 반면, 비 암종양을 양성종양이라 한다(종양은 발생되어지는 조직의 이름에 접미사 oma를 붙여 명명). 암으로 죽는 대부분의 사람은 1차종양으로 죽지 않고 몸의 다른 부분에 전이됨으로써 죽는다.

암과 바이러스와의 관계는 Wilhelm Ellerman, Dlat Bang이 1908년 닭 백혈병 원인체를 처음 동정하면서 증명되었다. 또한 백혈병은 바이러스로 건강한 닭에 전파될 수 있다는 것을 증명했다. 3년 후에 Francis Rous는 닭 sarcoma가 유사하게 전파된다는 것을 증명했다.

쥐에서 바이러스로 유도되는 adenocarcinomas(상피조직의 암)는 1936년에 발견되었다. 그때 쥐 유선암은 모유를 통해 모체에서부터 자손으로 전파되는 것이 명백히 알려졌다. 암과 바이러스의 관계는 바이러스가 세포를 감염시키지만 대부분의 경우 암을 유발하지 않으며 암은 바이러스가 감염된 후에도 오랜 기간 동안 발전하지 않는다. 그리고 암은 보통의 바이러스성 질환처럼 전염성이 아니다(그림 11-6).

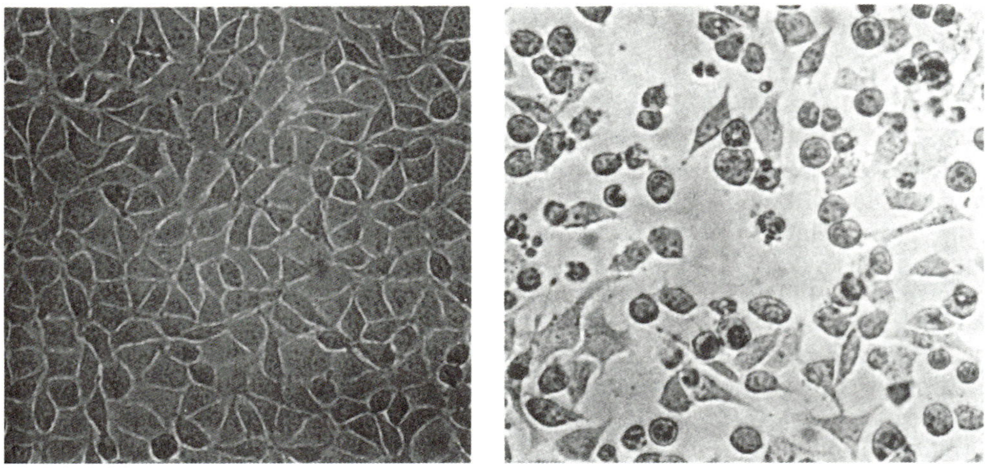

[a] [b]

그림 11-6. a. 정상세포 b. 종양세포

9. DNA virus

1) *Adenovirus*(그림 11-7)

*Adenovirus*는 외피를 보유하지 않으며 두 가닥의 선상 DNA를 가진 20면체의 바이러스이다. 이 바이러스의 종은 40여종의 혈청형이 있으며 이 중 일부 종은 호흡기, 소화기의 감염증을 유발한다. 서식처는 호흡기의 점막이나 감염된 사람의 분변 속에 분포하며 감염경로는 호흡기 및 분변-구강의 경로로 감염된다. 항원성은 모든 mammalian 아데노바이러스의 hexon이 교차반응 에피토프를 함유하며 항원의 fiber tip은 특이한 혈청형이다. penton은 배양된 인체 세포에 독성을 끼친다.

아데노바이러스의 일차표적은 호흡기, 소화기의 상피세포이며 바이러스 증식은 숙주세포를 손상시키며 국소적으로 염증을 야기한다. 아데노바이러스와 관련된 질병은 급성 호흡기 감염, 결막염, 급성 출혈성장염 그리고 무균성 수막염을 유발한다. 아데노바이러스에 대한 효과적인 치료는 아직 없으나 r-globulin은 예방효과가 있다. 아데노바이러스는 인두나 눈의 분비물 또는 대변에 배출되어 여름철 수영장에서 감염되는 사례가 종종 있으므로 수영장의 염소소독을 철저히 하는 것이 중요하다. 진단은 세포배양, 보체결합반응, 형광항체법을 이용한다.

2) *Cytomegalovirus*(그림 11-8)

*Cytomegalovirus*는 20면체의 nucleocapsid와 두 가닥의 DNA를 가진 외피보유 바이러스이다. 서식처는 인체의 타액, 혈액, 경부점액, 정액, 요, 모유 등 많은 체액 중에 분포하고 있으며 면역결핍 사람한테 cytomegalovirus(CMV)의 감염은 임상 증상을 나타낸다. CMV 감염

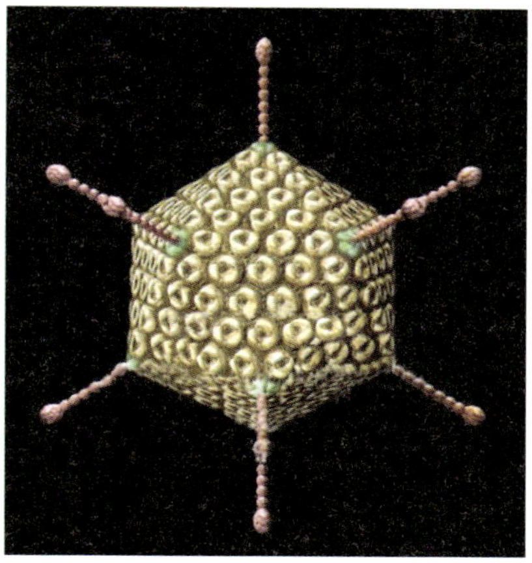

[a]

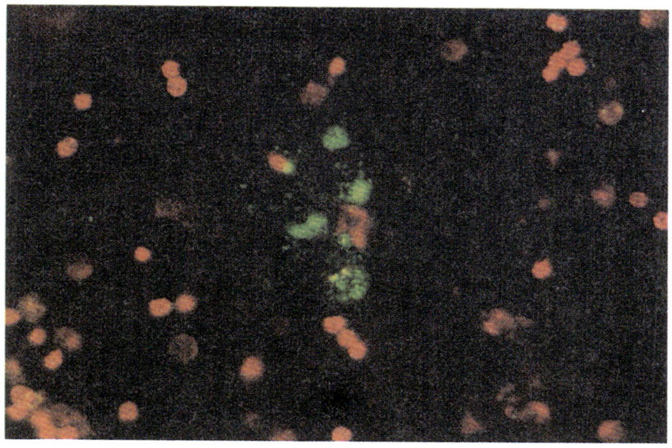

[b]

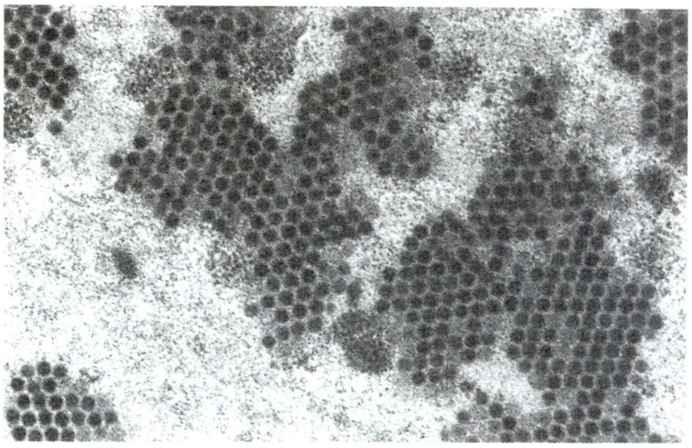

[c]

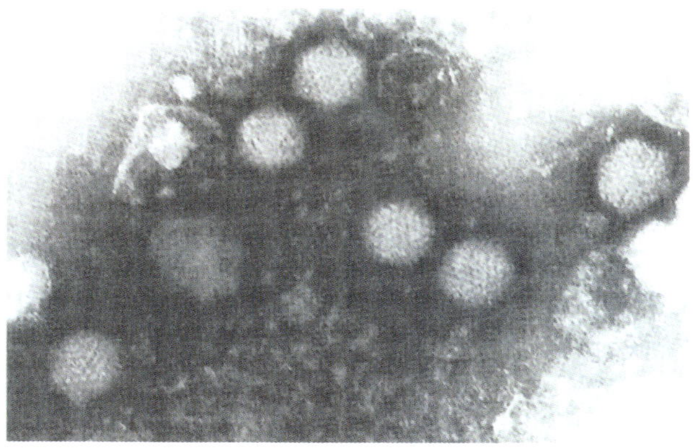

[d]

그림 11-7. a. 아데노바이러스 모형도
b. 직접형광항체법에 의한 *Adenovirus*
c, d. 전자현미경 100,000x negative stain, *Adenovirus*

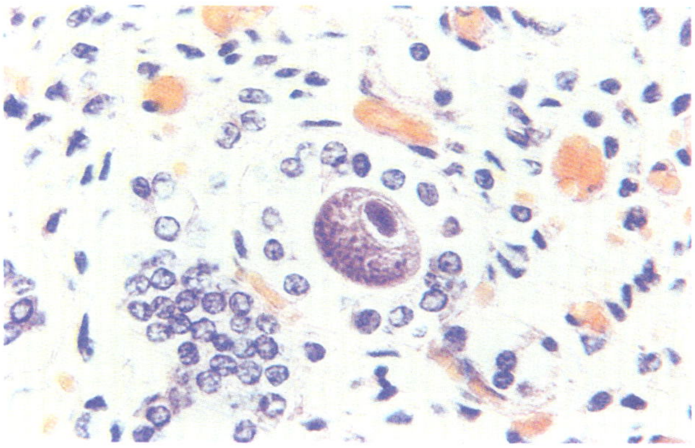

[a]

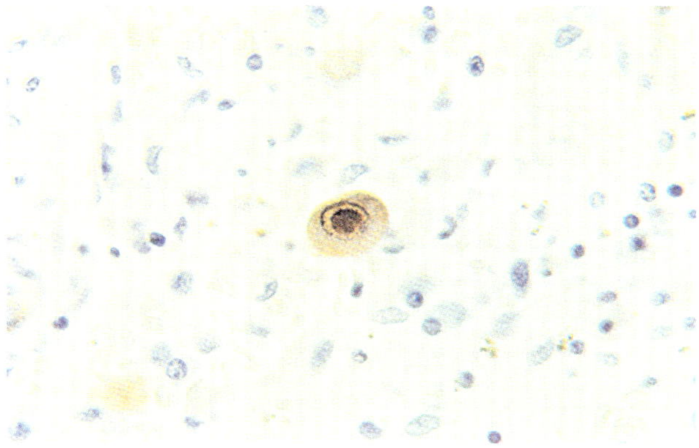

[b]

그림 11-8. *Cytomegalovirus*
a. Kidney H.E stain(500x) b. Lung, Horse radish peroxidase stain(500x)

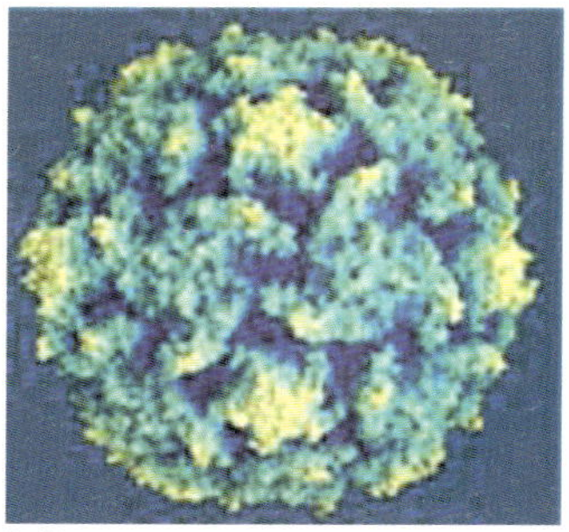

[a]

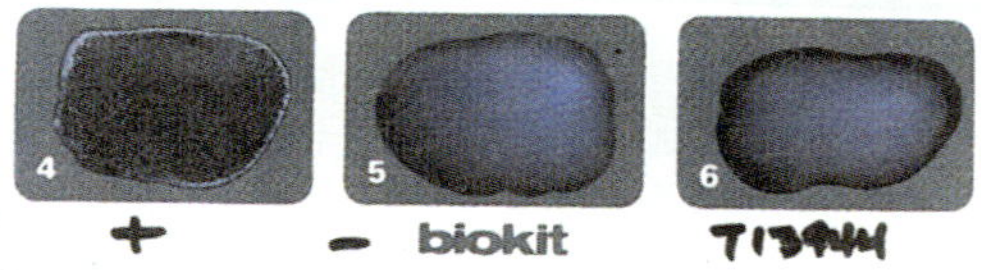

[b]

그림 11-9. a. *Epstein Barr Virus*　　b. EBV감염에 대한 latex응집반응

증의 중요성은 선천성 감염을 야기하고 후천성면역 결핍환자나 장기이식환자에게 기회주의 감염을 유발한다. 이 바이러스가 감염되면 일차감염 동안 신체 전체에 신속하게 확산되며 질병은 retinitis, pneumonitis 그리고 gastroenteritis를 유발하며 CMV는 Intrauterine 감염을 가장 흔하게 야기하는 원인체 중 하나 이다.

Cytomegalo inclusion disease는 일차 CMV 감염으로부터 고통받는 임산부에서 주로 발생한다. 치료는 Ganciclovir, Foscarnet 등이 효과적이며 진단은 세포배양, 형광항체법, "Owl eye"모양의 핵 봉입체 증명 등의 방법을 이용하며 항체연구는 CMV 단핵증으로부터 EBV에 의한 단핵증을 감별하는데 효과적이다.

3) *Epstein Barr virus*(그림 11-9)

Epstein Barr Virus는 20면체의 nucleocapsid와 두 가닥의 DNA를 가진 외피보유 바이러스이다. 서식처는 인체의 혈액이나 타액 중에 분포하며 질병은 전염성 단핵구증(Infectious mononucleosis)이다. Hairy leukoplakia, nasopharyngeal carcinoma, African Burkitt's Lymphoma, salivary gland cacinoma, Hodgkin's 질환 그리고 만성피로 증후군을 유발한다. 치료를 위한 특이 항바이러스제는 비효과적이며 다만 acyclovir은 바이러스 증식을 억제한다. 진단은 면양적혈구를 항원으로 이용하는 이호성 항체의 추정시험 및 감별시험, 림프구 증가증, 림프절 확장증을 이용하며, EBV 항체에 대한 검사는 질병 진단에 효과적이다.

4) *Hepatitis B virus*(그림 11-10)

Hepatitis B virus는 두 가닥의 DNA 핵산을 함유한 외피보유 DNA 바이러스로 분류하며 서식처는 만성보균자의 혈액, 타액, 정액 등에 분포하고 있다. B형 간염 바이러스의 임상적 주요 표적세포는 간세포(hepatocyte)이며 간세포를 침입하여 손상시킨다(표 11-3).

HBsAg, HBcAg는 간세포 표면과 세포질에 풍부하게 존재하고 이들 항원은 순환혈액으로 유리된다. 질병은 간염(hepatitis)과 간암(hepatoma)을 야기하며 관절염, 신우신염, 발진, 소

표 11-3. HBV 감염의 혈청학적 표지

Makkers	해 석
HBs	활동성 간염
HBe 또는 HBc	전염성
Anti HBs	면역
IgM Anti HBc	현재 또는 최근 감염
IgG Anti HBc	현재 또는 과거 감염

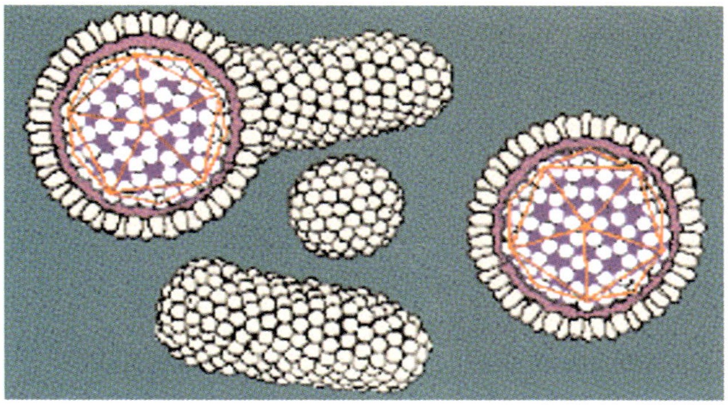

그림 11-10. *Hepatitis B Virus*

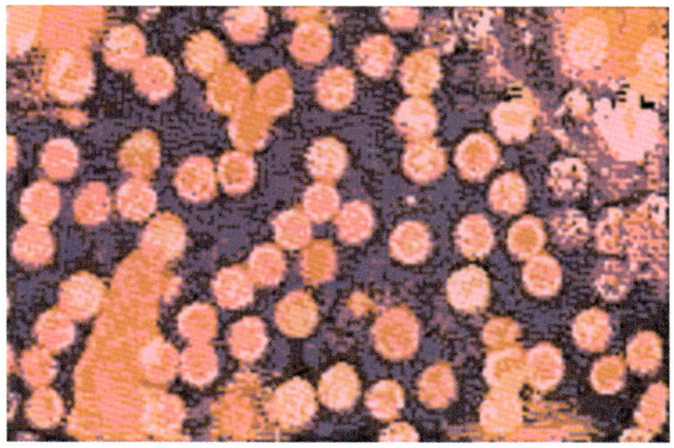

그림 11-11. *Papilloma Virus*

양감도 유발한다. 감염은 주사바늘, 혈액, 체액을 통해 이루어지며 급성 B형 간염의 치료는 아직까지 FDA에서 인정된 항바이러스제가 없다. 그러나 Interferon은 일부분 만성 B형 간염에서 효과를 나타낸다. 진단은 혈구응집법, 효소면역측정법 등 혈청학적검사, 초음파검사, 간조직 검사를 이용하며 혈청학적 표지(marker)를 이용하면 질병상태를 구분하는데 효과적이다.

5) *Papilloma virus*(그림 11-11)

Papilloma virus는 직경 70nm의 크기를 가지며 외피 비보유, virion polymerase가 없는 원형의 두 가닥 DNA 핵산을 갖는 DNA 바이러스이다. 서식처는 사마귀가 있는 조직이며 바이러스와 직접 접촉함으로서 또는 성 접촉으로 감염되며 감염된 사람과의 성 접촉 후 약 60%가 감염된다. 이 바이러스의 표적세포는 피부 또는 점막 편평 상피세포이며 질병은 circumscribed tumor(wart)와 condyloma acuninata를 유발한다. 치료는 α-interferon이 효과적이며 phodophylin과 liquid nitrogen을 사용한다. 진단을 위하여 세포배양이나 혈청학적 방법은 이용되지 않는다.

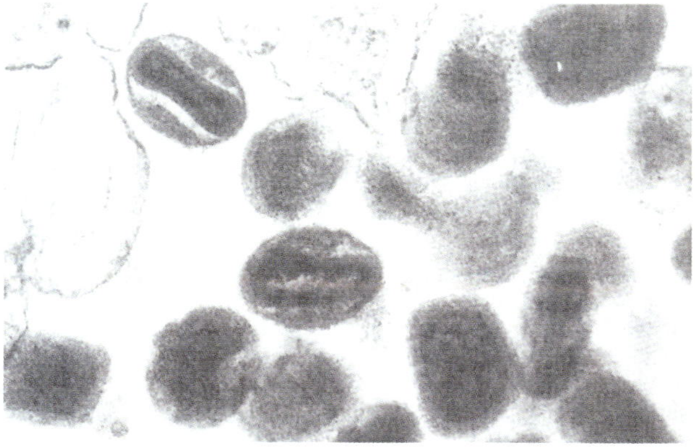

그림 11-12. *Smallpox Virus*(60,000x)

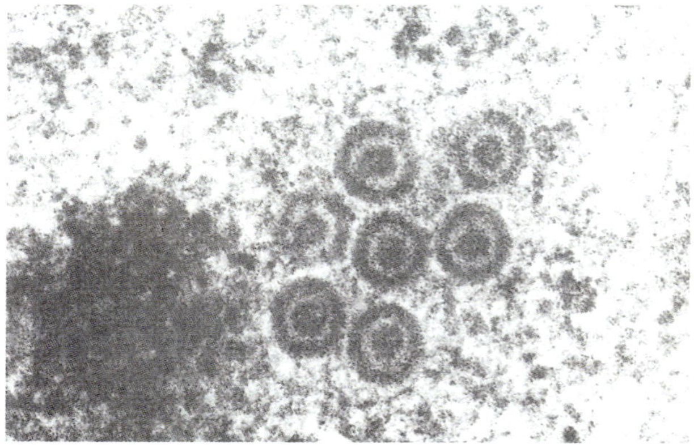

그림 11-13. *Varicella zoster virus*

6) *Smallpox virus*(그림 11-12)

Smallpox virus는 140~260nm의 직경과 220~450nm의 길이를 가지는 선상의 이중나선 DNA를 함유한 외피보유 다형태(pleomorphism)바이러스이며 pox virus로 분류한다. 서식처는 감염된 척추동물, 무척추동물의 비말이나 피부에 분포하고 있다. 천연두의 원인체는 variola virus이며 호흡기를 통하여 감염된다. 이 후 림프절, 간장, 비장, 골수, 피부 그리고 점막 등으로 확산되며 전염성이 강하고 치명적인 감염질환이다. 증상은 잠복기가 약 12일 이며 고열, 피로, 두통이 나며 특히 발진(rash)이 특징이다. 발진은 얼굴, 팔, 다리에 현저하게 발생되며 농으로 가득 차게 된다. 이 질병은 강력하고 지속적인 백신사업과 같은 노력으로 1949년 미국, 1977년 소말라리아에서 발생된 이래 지구상에서 자취를 감추었다. 치료는 천연두에 대한 특별한 치료방법이 없다. 다만 이차감염에 대한 항생제치료가 있으며 백신을 이용한 예방이 중요하다. 진단은 전신에 생긴 발진으로 쉽게 확인할 수 있으며 세포배양, 혈청학적 방법을 이용한다.

7) *Varicella zoster virus*(그림 11-13)

Varicella zoster virus는 20면체의 nucleocapsid와 두 가닥의 선상 DNA를 가진 외피보유 바이러스이며 human herpes virus 3으로 분류한다. 서식처는 바이러스 감염된 척추동물에 존재하며 질병은 어린이한테 비말(droplet)을 통해 수두(chickenpox)를 야기 시키고 어른한테는 대상포진(zooster)을 유발한다. 대상포진은 어릴 때 수두를 앓았던 사람에게 발생하게 되는데 몸에 남아 있던 수두 바이러스에 의해 피부에 작은 물집과 심한 통증이 수반된다. 또한 대상포진은 주로 노인이나 건강이 약화된 사람, 면역기능이 저하된 사람 또는 스트레스를 많이 받는 사람한테 잘 발생된다. 면역성이 저하된 환자에게서 발생한 수두나 대상포진은 치료를 위하여 초기에 항 바이러스제제를 사용하며 acyclovir는 수두나 대상포진이 몸 전체로 확산되는 것을 차단하기 위하여 사용된다. 진단은 세포배양과 혈청학적 방법을 이용하면 효과적이다.

10. RNA virus

1) 토가 바이러스(*Toga virus*) (그림 11-14)

토가 바이러스의 크기는 종류에 따라서 차이가 있지만 대략 60~65nm의 크기를 가진 외피 보유 RNA 바이러스이다. 서식처는 모기와 진드기가 바이러스를 보유했다가 포유동물 및 기타 동물을 물게되면 감염이 성립되어 감염을 유발한다. 바이러스에 감염된 동물은 혈액으로 쉽게 확산되며 이때에 매개곤충이 흡혈하게 되면 바이러스를 보유하게 된다. 질병은 바이러스를 보유한 모기(culex 또는 aedes)에 물리게 되면 감염을 받아서 뇌염이 발생된다. 일차 감염에 대한 뇌염은 중추신경계, 뇌의 기저부위와 대뇌피질에 강력한 병변이 나타난다. 그리고 신경섬유, 수상돌기와 축삭이 파괴되어 스폰지 모양의 세포발현이 특징이다. 치료는 특별한 방법은 없으며 대중요법을 이용한다. 진단은 세포배양을 통한 바이러스 분리와 혈청학적 방법을 통하여 혈청 항체를 증명할 수 있다.

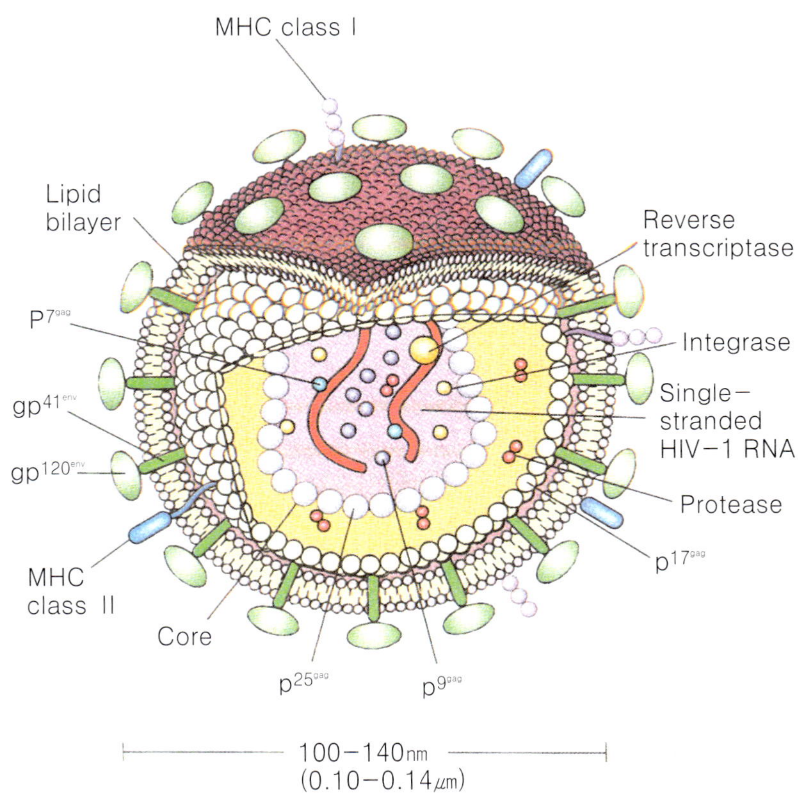

그림 11-14. *Toga virus*

2) 일본뇌염 바이러스(*Japanese encephalitis virus*) (그림 11-15)

일본뇌염 바이러스는 RNA 바이러스로 직경이 40~50nm의 정20면체이다. 바이러스 입자는 지질성 외피로 감싸져 있는 flavivirus과에 속하는 바이러스이다. 서식처는 조류, 변온동물 및 가축 등이며 특히 돼지는 이 바이러스의 증폭숙주(amplify host)가 되며 월동하는 박쥐도 바이러스를 보유한다고 알려져 있다. 바이러스에 감염된 모기의 장, 타액 등에 많은 양으로 존재한다.

질병은 바이러스 보유 모기에 물리면 뇌염이 발생하게 되며 불현성 감염으로 경과되는 경우도 있다. 뇌와 수막에 부종과 출혈, 신경단위의 변성 뉴우로파기아(neurophagia)를 동반하는 신경세포의 괴사 및 뇌의 연수에 단핵구와 다핵세포의 침윤이 유발된다. 이때 증세는 두통, 오한, 발열, 구토 및 전신통이 나타나며 24~48시간 이내에 불안, 기면성, 권태, 불면, 의식불명, 언어장애, 경련 등을 동반한다. 치료를 위한 특별한 방법은 없으며 주로 대중요법을 이용한다. 그리고 사전에 예방접종을 통하여 면역을 증강시켜서 예방하는 것이 중요하다. 진단을 위한 환자혈액으로부터의 바이러스 분리는 매우 어렵다. 다만 사후 뇌조직을 마우스나 양세포에 접종하여 바이러스를 분리한다. 혈청학적 방법으로는 혈구응집저지시험, 보체결합반응, 중화항체시험, PCR 등을 이용할 수 있다.

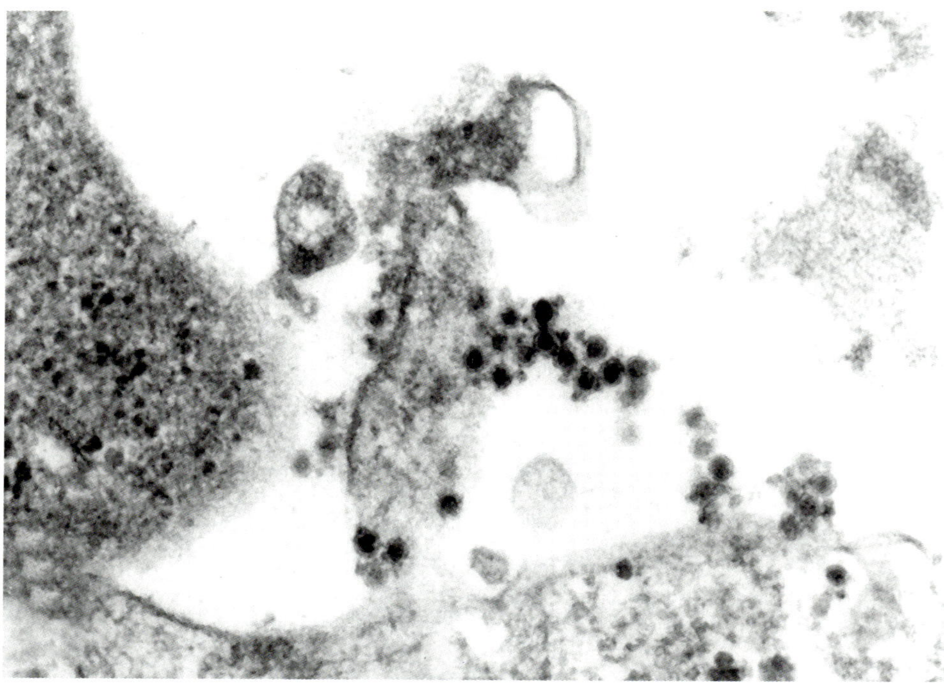

그림 11-15. *Japanese encephalilis virus*

3) 황열 바이러스(*Yellow fever virus*) (그림 11-16)

황열 바이러스(*yellow fever virus*)는 flavivirus과의 특징과 비슷하며 40nm의 크기를 가지는 RNA 바이러스이다. 서식처는 Aedes aegypti 모기이며 바이러스 보유모기가 사람이나 원숭이, 침팬지를 물면 황열이 발생되며 잠복기는 대략 10일에서 15일 이다. 바이러스역학은 도시형과 정글형이 있으며 감염경로 중 도시형은 사람 - 모기 - 사람의 싸이클을 갖는다. 또한 정글형은 감염모기가 침팬지, 원숭이를 교상하고 이들 사이에서 바이러스를 보유하다가 산림 중에서 사람에게 감염을 유발한다. 증상은 두통, 급속한 체온상승, 구토, 간실질조직괴사, 발열성 출혈, 황달, 단백뇨를 동반한 황열이 특징이다. 진단은 발병 5일 이내의 혈액을 채취하여 마우스 및 chicken embryo cell에 배양하여 바이러스를 분리한다. 그리고 중화항체, 보체결합반응, HI 시험, ELISA, PCR 등을 이용할 수 있다. 치료에는 특별한 치료법은 없으나 최근 ribavirin과 같은 화학요법제의 투여가 효과적이며 감마 인터페론도 사용된다.

4) 코로나 바이러스(*Corona virus*) (그림 11-17)

코로나 바이러스(*corona virus*)는 원형이며 직경 80~160nm의 크기를 가지며 선상 ss RNA를 함유한 외피보유 RNA바이러스이다. 감염경로는 높은 종 특이성(species-specificity)을 보이며 침방울 또는 호흡기를 통하여 감염되어 점막상피세포를 파괴한다. 증상은 고열, 두통, 인두통, 기침을 동반한 감기와 심각한 폐렴을 유발하며 전염성이 강하다. 겨울철 및 봄에 발생하는 호흡기계 질환의 중요한 원인병원체의 하나이다. 모든 감기의 10~30%를 차지하며 여러 가축에서 설사, 혈변을 동반한 급성 위장관질환을 유발하기도 한다. 진단에 있어서 코로나바이러스는 세포배양에 의한 증식이 까다롭기 때문에 효소면역측정법을 이용하여 호흡기 분비물내 바이러스를 증명할 수 있으며 보체결합반응, 혈구응집 저지시험의 혈청학적 방법을 이용하기도 한다.

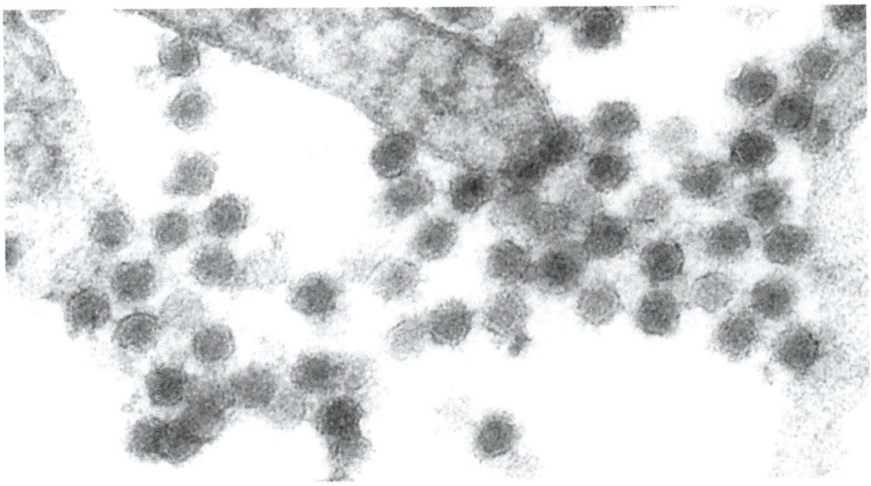

그림 11-16. *Yellow fever virus*

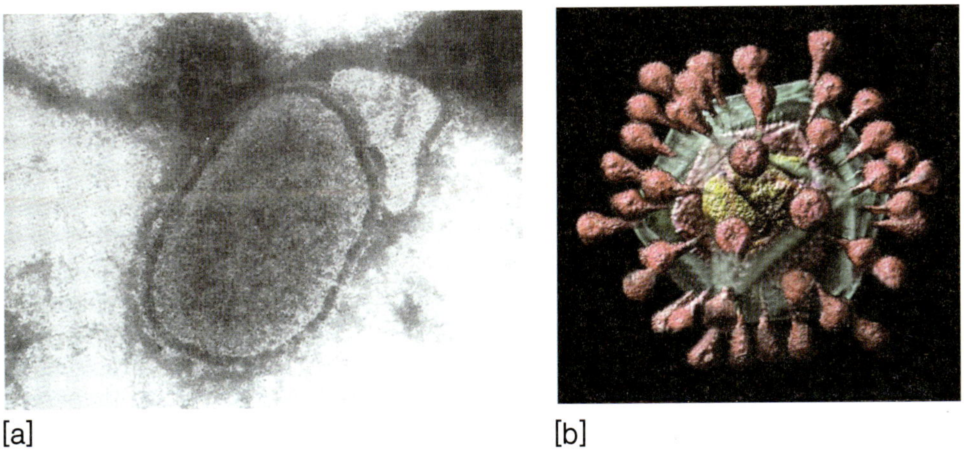

그림 11-17. a. *Corona virus* : negative stain(100,000x)
b. 코르나 바이러스 모형도

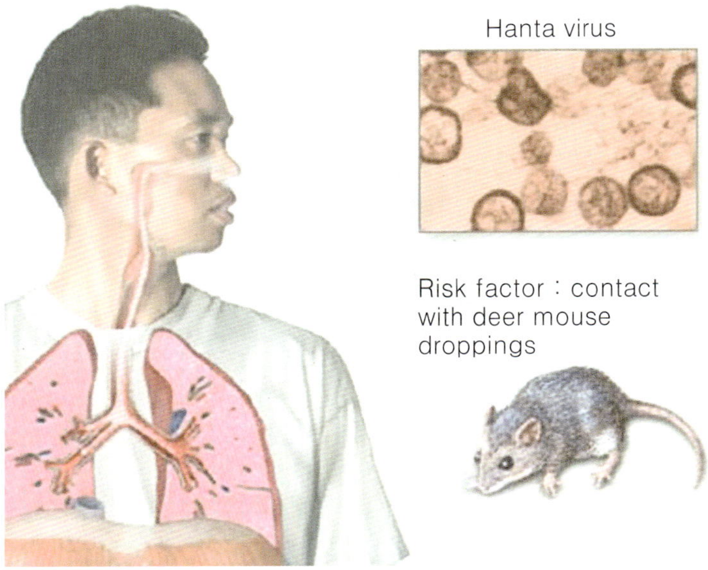

그림 11-18. *Hanta virus* 및 매개체

5) 한타 바이러스(*Hanta virus*) (그림 11-18)

한타 바이러스(*hanta virus*)는 20nm의 spike와 20~250nm의 직경을 가지는 외피보유 RNA 바이러스이다.

서식처는 설치류의 타액, 소변, 대변에 분포하며 배설된 바이러스가 호흡기를 통하여 감염되며 질병은 발열, 저혈압, 혈뇨를 포함한 신장염 신증후출혈열을 유발한다. 진단은 환자혈액을 등줄쥐 및 vero-E 6 세포에 접종하여 바이러스를 분리할 수 있으며 간접형광항체법, 혈구응집저지반응, ELISA, 중화항체법 등의 혈청학적 방법을 이용할 수 있다. 치료는 아직까지

그림 11-19. African green morkey kidney cell로부터의 *Influenza virus*

특별한 방법이 없으며 감뇨기에는 급성 신부전증과 같은 치료가 필요하다. 중증환자는 복막 투석 혹은 혈액투석요법으로 사망율을 저하시킬 수 있다.

6) 인플엔자(독감) 바이러스(그림 11-19)

인플엔자 바이러스 A형, **B형**은 형태학적으로 구분이 안되며 모양은 아주 다양하여 직경이 80~120nm의 크기를 가지는 RNA 바이러스이다. 서식처는 감염된 사람, 돼지, 말, 조류 등이며 감염경로는 비말을 통하여 또는 호흡기를 통하여 감염되어 기도내 상피세포에서 증식한다. 질병은 독감, 인후염, 기관지염, 폐렴, 급성 신부전증, Rey 증후군을 유발한다. 진단은 인후 분비물을 원숭이 신장세포, 부화란의 양막낭에 접종하여 바이러스를 분리한다. 또한 적혈구 응집 저지시험 등의 혈청학적 방법을 이용하기도 한다. 치료는 amantadine이 효과적이며 합병증을 동반시 적절한 항생제를 선택하여 투여하는 것이 중요하다.

7) 홍역 바이러스(*Measles virus*) (그림 11-20)

홍역 바이러스는 구조와 특성이 파라믹소 바이러스와 비슷하며 핵산은 ss RNA를 갖는 음성 극성을 띄는 RNA 바이러스이다. 이 바이러스는 56℃ 30분 처리하거나 1 : 40,000 formaldehyde로 처리해도 쉽게 불활성화 된다. 감염경로는 환자의 비인후 분비물, 기관지 분비물, 혈액을 통하여 감염되며 증상으로는 열, 코막힘, 기침, 눈충혈, 림프구 감소, 발진을 동반한 홍역을 유발한다. 합병증으로 뇌염, 폐렴, 거대세포성 폐렴, 만성 진행성 뇌병증, 중이염 등을 유발할 수 있다. 진단은 세포배양을 통한 바이러스분리 및 보체결합반응, 중화항체시험 등 혈청학적 반응을 이용한다. 또한 비인두 점막세포에서 핵거대세포를 증명하는 세포학적 방법을 이용한다. 치료를 위한 특별한 항 바이러스제는 없으며 합병증 예방을 위하여 적당한 설파제 및 항생제를 선택하여 치료한다. 또한 고 면역항체를 이용하여 증상을 완화시킨다.

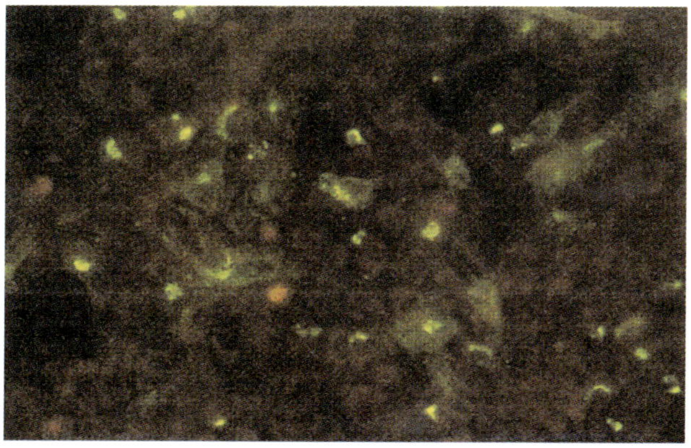

[a]

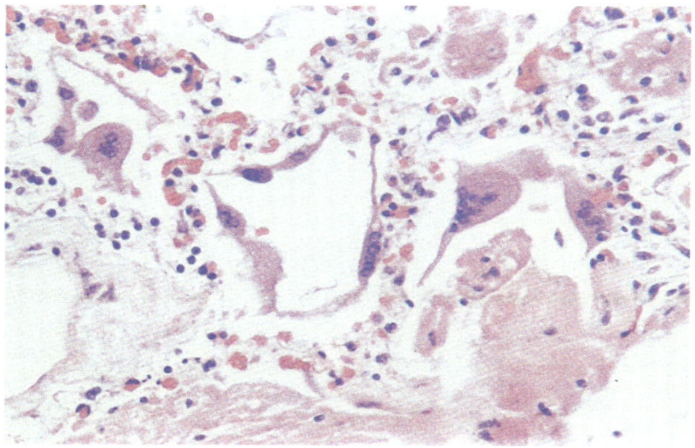

[b]

그림 11-20. *Measles virus*

a. Vero cell culture 형광염색 (500x) b. Lung tissue HE stain (500x)

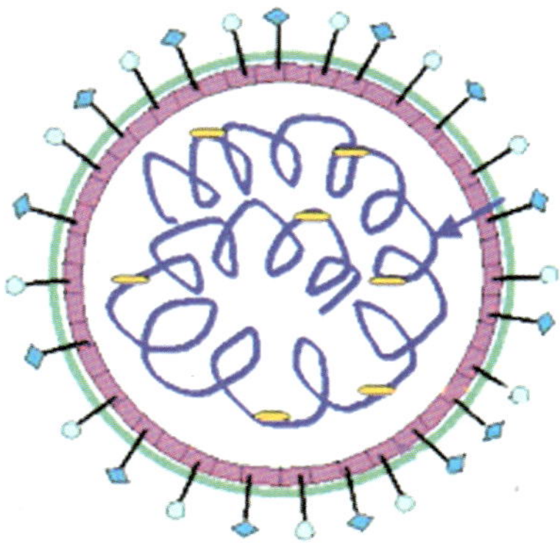

그림 11-21. *Mump virus*

8) *Mump virus*(그림 11-21)

*Mump virus*는 RNA 바이러스이며 전형적인 paramyxovirus의 특성을 가지고 있으며 크기는 직경이 175~200nm이다. 서식처는 감염된 사람의 타액 및 타액선에 분포하고 있으며 질병은 흔히 볼거리라고 하는 유행성이하선염, 크루우프 폐렴, 인두염을 유발하고 고환염, 난소염, 난청, 뇌염 등의 합병증을 야기한다. 감염경로는 주로 비말을 통하여 전파되며 이차적으로 구강을 통해 이하선에 도달하며 증식 후 바이러스 혈증을 유발하고 전신으로 확산된다. 진단은 타액, 혈액, 소변을 이용하여 세포배양을 하며 보체결합반응과 같은 혈청학적 반응을 이용한다. 치료는 특이한 방법은 없고 대중요법을 실시한다.

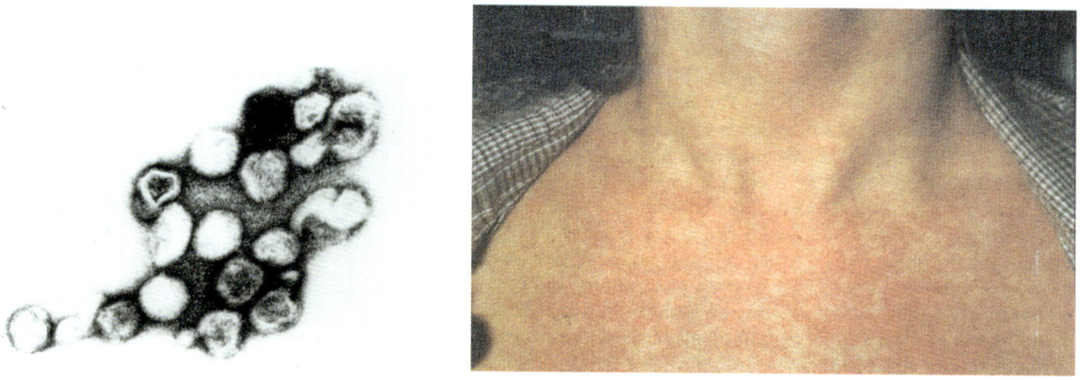

그림 11-22. 풍진 바이러스

9) 풍진 바이러스(German *measles virus, Rubella virus*) (그림 11-22)

풍진 바이러스(*german measles virus*)는 Togavirus과에 속하며 직경이 100~300nm의 크기를 가지는 RNA 바이러스이다. 서식처는 감염된 사람의 비말, 뇨, 인두 분비물, 태반 등에 분포한다. 감염경로는 직접접촉과 오염된 물질을 통하여 감염된다. 구강이나 상기도 점막에 침입하여 경부 림프절에서 일차 증식 후 바이러스 혈증을 통해 전신으로 확산된다. 증상은 발열, 발진, 림프선증, 관절염을 동반한 풍진을 유발하며 홍역의 증상과 비슷하다. 그리고 한번 감염증을 나타낸 사람은 영구면역을 보인다. 감염된 산모로부터 태반을 통해 선천성 풍진증후군을 유발하기도 한다. 진단은 발병 3~4일 이내 비인강 또는 비인후 분비물을 이용하여 세포배양을 함으로서 분리할 수 있다. 그리고 중화항체시험, 적혈구응집저지시험, 보체결합반응, ELISA 등 혈청학적 방법을 이용한다.

10) 광견병 바이러스(*Rabies virus*) (그림 11-23)

광견병바이러스(*rabies virus*)는 *Rhabdovirus*과에 속하며 탄환모양의 독특한 모양을 가진다. Helical 뉴클레오캡시드를 가지고 있으며 크기는 130~240nm의 길이와 90~180nm의 직경을 갖는 ss-RNA 바이러스이다. 서식처는 광견병에 걸린 개에 물림으로서 감염되며 사람 간의 전염은 거의 이루어지지 않는다.

또한 상처를 통하여 침입한 바이러스는 근육과 결체조직에서 증식하며 수일 또는 수개월이 경과한 후 말초신경을 통하여 중추신경계에 도달한다. 심한 경우 뇌염을 야기한다. 증상은 경련, 강직, 음수곤란 및 물에 대한 공포증(공수병), 마비증상의 마비형 광견병이 있으며 극도의 초조, 불안, 돌진 및 물려고 하는 미친 증상의 광폭형 광견병이 있다. 진단은 치명율이 높기 때문에 조기진단이 특히 강조된다. 환자뿐 아니라 물은 동물에 대해서도 임상 관찰과 더불어 각종 실험실 진단이 필요한다. 피부, 타액, 뇌조직 등에서의 광견병 바이러스 증명과 형광항체법, 보체결합반응, 중화반응 등의 혈청학적 방법이 이용된다. 치료는 물린 후 가능한 빠른 시간에 상처부위를 깨끗이 수세하고 면역글로불린을 주사한다.

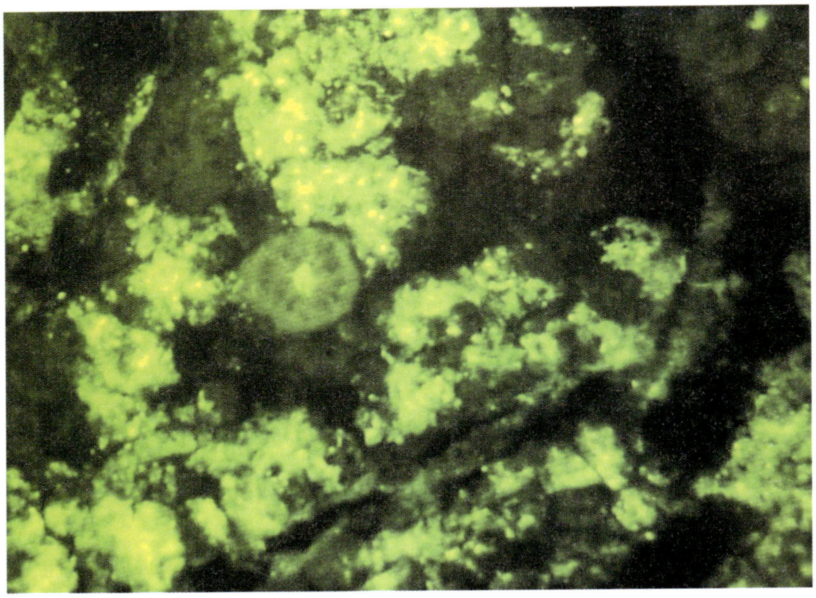

그림 11-23. 면역형광염색에 의한 *Rabies virus*(400x)

11) HIV(*Human Immunodeficiency Virus*) (그림 11-24)

HIV는 후천성 면역결핍증의 원인체로 알려져 있다. 형태는 구형이며 100~140nm의 직경을 가지고 있는 ss-RNA를 함유한 외피보유, 역전사 효소보유 RNA 바이러스이다. 이 바이러스는 건조에 쉽게 불활성화되며 가정용표백제, ethanol, 과산화수소 등에 쉽게 불활성화된다. 서식처는 원숭이와 같은 동물 및 사람이며 오염된 혈액이나 기구, 혈액산물, 성적접촉, 타액, 정액 및 기타 체액 등에 분포한다. 감염경로는 성접촉, 비경구적, 매개동물을 통하여 전염된다. 질병은 만성적인 설사, 체중감소, 열, 림프선종, Kaposi 육종, 림프종, 기회감염 등을 포함한 후천성면역 결핍증(Acquired immunodeficiency syndrome)을 유발한다.

HIV는 세포표면의 CD4 분자에 흡착되어 감염된다. 감염된 CD4 세포표면에는 HIV gp120이 많이 발견되어 감염되지 않은 CD4 세포와 융합을 일으켜 다핵거대세포를 형성하며 결과적으로 CD4 림프구의 결핍이 가속화된다. 면역세포 중에서 가장 중요한 CD4 세포가 HIV에 감염되어 파괴되고 기타 세포와 협동작용이 차단되기 때문에 환자의 면역기능은 약화된다. 결국 환자는 2차 감염을 일으켜 사망하게된다.

진단은 세포배양을 통하여 바이러스를 분리할 수 있으며 CD4 세포와 CD8 세포의 비율, EIA, western blot 등의 혈청학적방법을 이용할 수 있다. 치료는 AZT(3-azido-3-deoxythy-midine), AZT+alpha-interferon, AZT acyclovir 등 병합요법 또는 칵테일요법이 이용되고 있다. 또한 IL-2, gamma interferon 등이 사용된다.

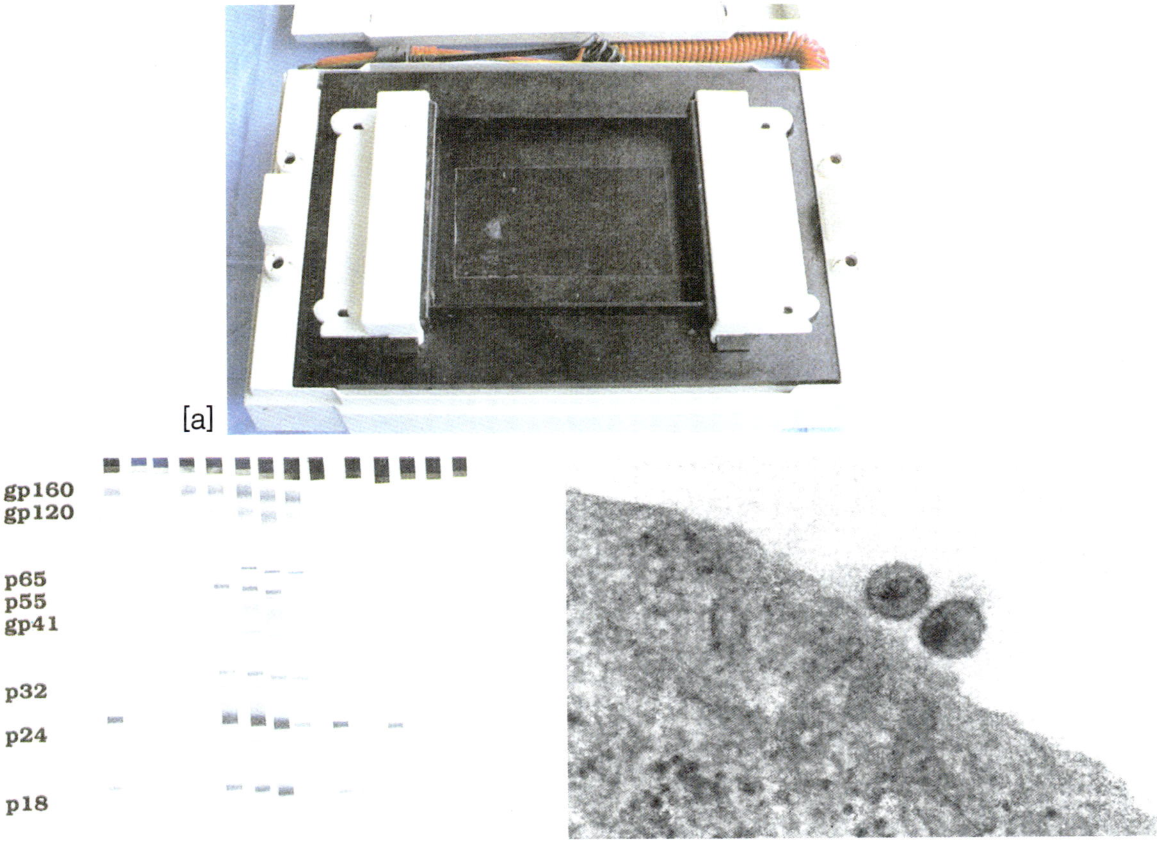

[a] [b] [c]

그림 11-24. *Human Immunodeficiency virus*(HIV)
a, b. Western blot 장치 c. HIV type 1(100.000x)

12) *Polio virus*(그림 11-25)

*Polio virus*는 기본적으로 세 가지(I형, II형, III형) 바이러스형이 있다. 바이러스의 일반적 특성은 피코나바이러스와 대체로 비슷하나 물리화학적으로 다소의 차이가 있다. Polio virus 입자의 직경은 20~30nm, 외피보유 RNA 바이러스이다. 이 바이러스는 56℃ 30분, 0.1 ppm의 클로라인으로 처리하면 쉽게 불활성화되지 않는다. 서식처는 사람이며 오염된 물(식수, 오수, 수영장물)에 분포하여 구강을 통하여 사람한테 감염한다. 구강을 통하여 감염된 polio virus는 편도선, 경부림프절, 파이어판 등에서 증식하며 말초신경의 Axon에 따라 중추신경에 확산되고 바이러스혈증을 야기한다.

이는 주로 소아에 감염되어 중추신경 특히 척수신경(spinal cord)의 운동신경절을 파괴해 하지에 이완성 마비(flaccid paralysis)를 유발한다. 증상은 발열, 권태감, 기면상태, 두통, 구토, 인후통, 경부강직, 하지 이완성 마비 등이 특징이다. 진단은 세포배양을 통한 바이러스분리가 중요하며 보체결합반응, 중화항체반응 등 혈청학적방법을 이용한다. 치료는 통증과 근육경직을 완화하고 탈수방지, 호흡유지 및 근육마비 방지가 중요하다.

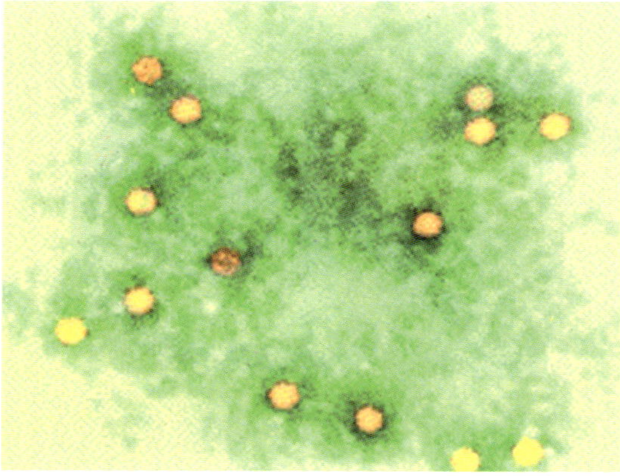

그림 11-25. *Human Polio virus*

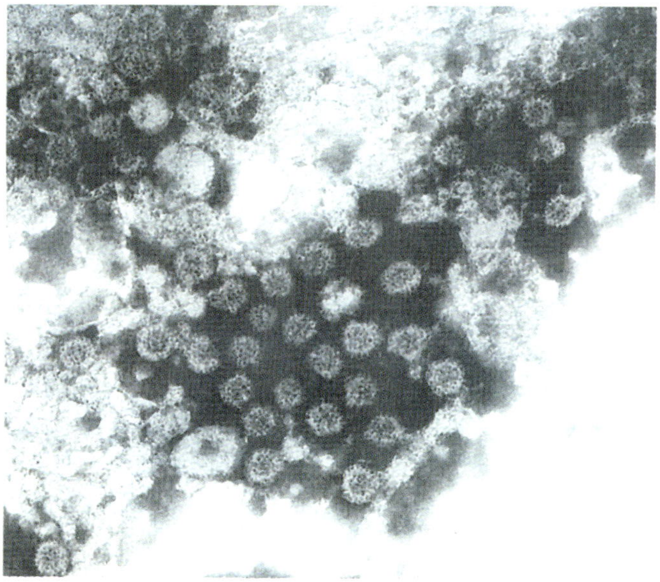

그림 11-26. *Rota virus*, negative stain(100,000x)

13) *Rota virus*(그림 11-26)

Rota virus는 정 20면체 직경이 70nm인 차바퀴 모양의 ds RNA를 함유한 외피비보유 RNA 바이러스이다. 이 바이러스는 pH 3.5 이하 또는 pH 10.0 이상에서 불활성화 되며 56℃ 30분 처리하면 사멸된다. 그러나 ether, chloroform, trypsin 처리에 내성을 나타낸다. 서식처는 감염된 사람의 분변에 분포하고 있으며 비말감염 또는 분변-구강의 경로를 통하여 감염된다. 증상은 구토, 복통, 설사를 동반한 영아 위장염을 유발하며 탈수현상과 전해질 불균형상태를 초래하기도 한다. 진단은 세포배양을 통하여 바이러스를 분리하거나 적혈구응집반응, 보체결합반응 등의 혈청학적방법을 이용한다. 치료는 대중요법을 실시하며 수액보충, 전해질 평형을 유지하는 것이 필요하다.

chapter 12 화학요법

Chemotherapy of Disease Causing Microorganism

1. 개요

인체의 방어기전(defense mechanism)이 침입하는 미생물을 방어하지 못하고 질병이 발생하는 경우 종종 **화학요법**(chemotheraphy)을 이용하여 치료한다. **화학요법제**(chemotherapeutic agent)라는 용어는 두통, 패혈증, 인두염, 말라리아, 고혈압 또는 암과 같은 질병의 치료 목적으로 합성된 화학물질을 일컫는 말이다. 의학적으로 사용되는 화학요법제는 감염성 미생물을 제거하거나 감염을 예방하는데 목적이 있다. 이러한 화학물질은 질병의 증상을 완화시킨다. 화학요법제는 숙주에는 해를 끼치지 않고 선택적으로 감염성 미생물의 성장을 억제하고 파괴시키는 치료제로써 사용한다. 화학요법제에는 실험실내에서 화학적인 방법으로 합성된 **합성제제**(synthetic drugs)와 세균과 진균에 의해 생산된 **항생제**(antibiotic agents)가 있다.

2. 항생물질

항생물질(antibiotics)은 미생물로부터 생성되는 생화학물질로써 인체에 침입한 미생물에 선택적으로 **정균작용**(bacteriostatic)과 **살균작용**(bactericidal)을 한다. 현대 화학요법의 역사는 1910년 독일의 Paul Ehrlich로부터 시작되었으며 그는 숙주에는 해를 끼치지 않고 병원균을 선택적으로 파괴할 수 있는 "**마술의 탄환**" 즉 매독에 효과적인 비소 유도체인 salvarsan이라고 하는화학요법제를 개발했다. Ehrlich의 발견 이전 의학적으로 효과적인 화학요법제는 말라리아의 치료제 퀴닌이 있었다. 1930년대 synthetic drug인 설파제의 발견은 화학요법의 새로운 장을 열게 되었다. Domagk는 sulfonamide계열 약제인 prontosil을 발견하여 베타 용혈성 연쇄상구균에 의한 감염증을 치료하는데 이용했다. 이러한 발견은 오늘날까지도 사용되는 sulfonamide 또는 sulfa drugs 등 각종 세균에 효과적인 설파제가 합성되는 계기가 되었다.

1928년 Alexander Fleming은 배지상에 오염된 **푸른곰팡이**(*Penicillium notatum*) 주변에서 *Staphylococcus aureus* 집락이 용해된다는 사실을 관찰했다(그림 12-1). 그 후 푸른곰팡이로부터 추출된 물질을 페니실린으로 명명했다. 페니실린은 1940년 옥스퍼드 대학의

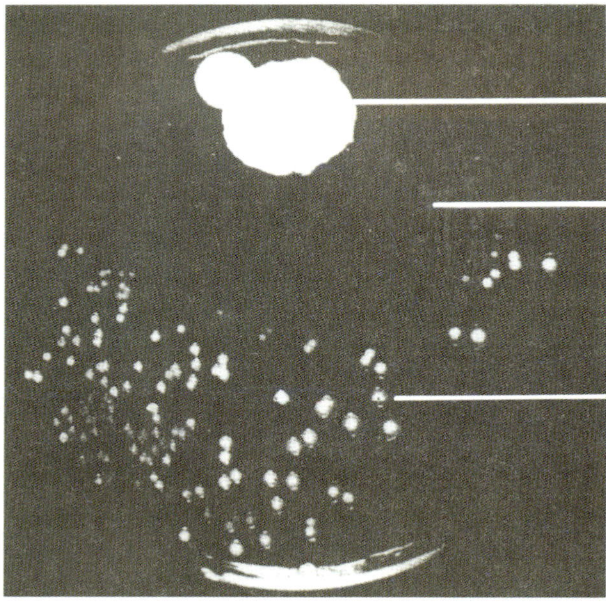

그림 12-1. Alexander fleming이 발견한 *penicillium*집락

Howard Klorey와 Ernst chain에 의하여 안정된 페니실린이 다량 생산되었으며 임상적으로 사용되었다. 고형배지 상에 집락의 억제반응은 흔히 관찰되며 억제하는 작용을 **항생작용**이라 한다. 항생제는 미생물에 의해 생산되며 적은 양으로 다른 미생물의 성장을 억제시킬 수 있는 물질을 의미한다.

항생제의 절반 이상이 토양 속에 서식하는 *Streptomyces* 종에 의해 생산되며 많은 항생제가 *Bacillus* 속, *Penicillium*과, *Cephalosporium* 속에 의해 생산된다(표 12-1).

항균제가 갖추어야할 일반적인 조건

① 항균제가 숙주에게 독성을 끼치지 않고 미생물에게만 독성 작용을 해야 한다.

② 항균제는 대부분의 숙주내에서 과민성 반응을 일으키지 않아야 한다.

③ 항균제는 체액 속에서 잘 용해되어 신체의 조직 속으로 빠르게 침투해야 한다. 또한 침투된 항균제는 신체조직 내에서 지속되어 충분한 효과를 발휘해야 하며 냉장고에 보관시 쉽게 변성해서는 안 된다.

④ 미생물은 항균제에 대해 쉽게 저항성을 가져서는 안 된다.

표 12-1. 미생물에 의해 생성된 주요 항생물질

Microbes	Antibiotics
Fungi	
Aspergillus fumigatus	Fumagillin
Cephalosporium species	Cephalosporins
Penicillium griseofulvum	Griseofulvin
Penicillium notatum	Penicillin
Streptomycetes	
Streptomyces nodosus	Amphotericin B
Streptomyces venezuelae	Chloramphenicol
Streptomyces erythraeus	Erythromycin
Streptomyces griseus	Streptomycin
Streptomyces kanamycetkcus	Kanamycin
Streptomyces fradiae	Neomycin
Streptomyces noursei	Nystatin
Streptomyces antibioticus	Vidarabine
Actinomycetes	
Micronomonospora	Gentamicin
Bacteria	
Bacillus subtilis	Bacitracin
Bacillus polymyxa	Polymyxins
Bacillus brevis	Tyrothrich

3. 세균감염의 치료효과

항생물질을 사용한 치료는 원핵세포(세균)에 대해서는 독성을 끼치지만 사람의 진핵세포에 대해서는 독성이 없어야 한다. 세균감염을 치료하기 위하여 사용되는 대부분의 항생물질은 세포벽 합성억제, 핵산합성억제 그리고 단백질 합성억제작용을 한다. 일부 항균제들은 선택적으로 좁은 범위 세균에 활성을 갖는다. 이와 같은 항균제를 narrow spectrum antibiotics 라고 한다. 예를 들어 페니실린은 그람양성세균에 억제작용을 하지만 그람음성세균에는 영향을 끼치지 못한다. 반대로 일부 항생물질은 많은 수의 그람양성세균 또는 그람음성세균에 영향을 주기 때문에 광범위 **활성항균제**(broad spectrum antibiotics)라고 한다.

세균의 동정이 항상 신속하게 이루어지는 것은 아니기 때문에 광범위 약제들은 시간을 절약하여 질병을 치료할 수 있다는 장점을 갖는다. 반면에 숙주의 많은 정상 상재균까지 파괴할 수 있는 단점도 갖고 있다. 세균감염의 치료 효과는 질병을 앓고 있는 환자로부터 세균을 분리한 다음 항생제 감수성(antibiotic susceptibility)검사를 실시한다. 그 결과 적절한 항생물질을 선택하여 주사 또는 경구를 통하여 치료효과를 극대화 할 수 있으며 또한 항생물질 남용으로 인한 항생제 내성 균주의 출현을 예방할 수 있다.

4. 작용기전

1) 세포벽 합성 저해

세균의 세포벽은 펩티도글리칸(peptidoglycan)이라고 불리는 거대분자의 망상 조직으로 구성되어 있다. 펩티도글리칸은 오직 세균 세포벽에만 발견된다. 페니실린과 cephalosporins은 완전한 펩티도글리칸의 합성을 억제한다. 그리고 인체의 세포가 펩티도글리칸 세포벽을 가지고 있지 않으므로 페니실린은 숙주 세포에 대해서는 독성이 낮다. 그람음성세균은 상대적으로 얇은 펩티도글리칸층 위에 lipopolysaccharide막과 기타 물질을 갖는다. 그람음성세균은 이러한 외막이 페니실린이 펩티도글리칸 합성부위까지 도달하지 못하게 하기 때문에 페니실린에 대해서 상대적인 저항성을 나타낸다. 세포벽 합성이 영향받을 수 있는 몇몇 단계가 있다. 예를 들어 cycloserine은 펩티도글리칸 합성시 필요한 전구체의 형성을 방해한다. Bacitracin과 vancomycin은 펩티도글리칸 가닥을 합성하는 것을 방해한다. Penicillin과 cephalosporin은 펩티도글리칸의 마지막 가교결합을 방해함으로써 거대분자의 세포벽의 조립을 억제한다(그림 12-2).

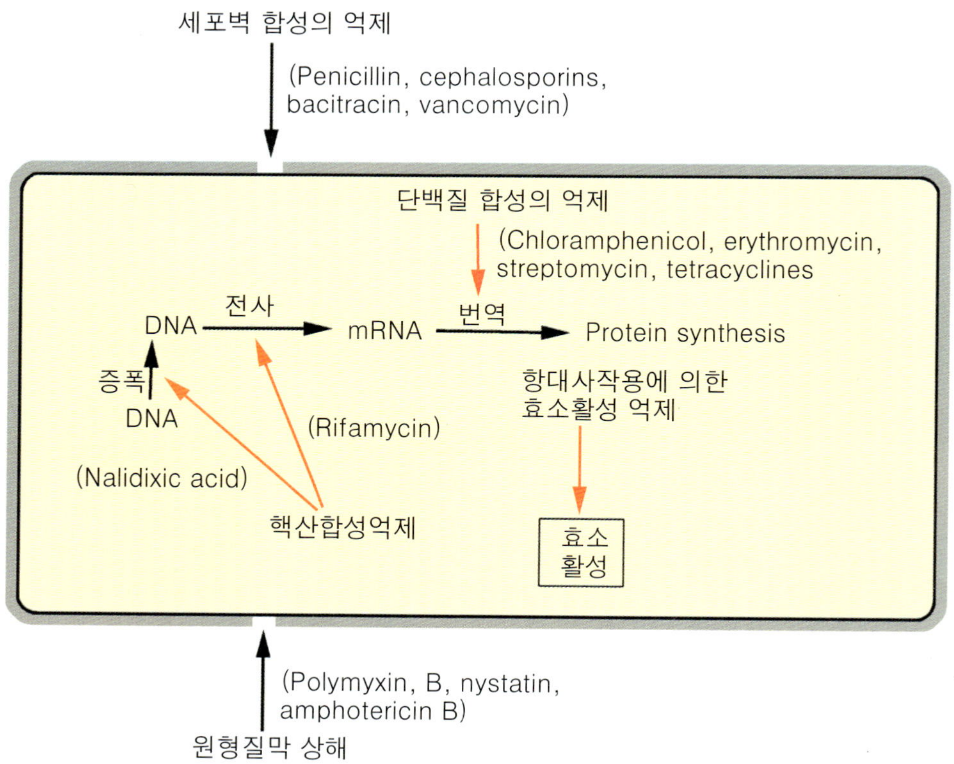

그림 12-2. 항생물질의 작용기전

2) 단백질 합성 저해

원핵세포와 진핵세포는 공통적으로 단백질을 합성한다. 그러나 원핵세포와 진핵세포간의 차이점은 진핵세포는 80S 리보솜을 가지고 있으며 원핵세포는 70S 리보솜을 가지고 있다는 것이다. 리보솜 구조의 차이는 단백질 합성에 영향을 주는 항생제의 선택적 독성의 원인이 된다. 즉 숙주세포의 단백질 합성에는 전혀 영향을 끼치지 않으면서 항균제로서 세균의 단백질 합성을 저해시킬 수 있다. 단백질 합성을 방해하는 항생제 중에는 chloramphenicol, erythromycin, streptomycin 및 tetracyclines이 있다. 70S 리보솜의 50S 부분과 반응하는 chloramphenicol은 성장하고 있는 폴리펩티드 사슬내의 펩티드 결합의 형성을 방해한다. 단백질 합성을 방해하는 대부분의 약제들은 광범위 활성을 갖는다.

Erythromycin은 그람음성세균 벽을 투과하지 못하기 때문에 대부분 그람양성세균에만 영향을 끼친다. 즉 *S. pyogenes*와 같은 그람양성구균에 대해 효과적이다. 따라서 erythromycin은 narrow spectrum antibiotics로 분류할 수 있다. Tetracycline은 아미노산을 리보솜에 운반하는 tRNA의 결합을 방해하여 성장하고 있는 폴리펩티드 사슬로 아미노산의 결합을 차단한다. Tetracycline은 포유동물 세포 속을 완전히 투과하지 못하기 때문에 포유동물의 리보솜합성을 억제하지 못한다. 그러나 rickettsia와 chlamydia가 tetracycline에 민감하다. 이는 적은 양이 숙주세포 내로 침투할 수 있다는 것을 의미한다. 이 약제의 선택적 독성은 리보솜 수준에서 세균의 민감성이 보다 크기 때문이다.

Gentamicin과 streptomycin과 같은 항생제들은 glycoside 결합에 의해 결합된 amino sugar를 함유한 화학구조이기 때문에 aminoglycosides로 알려져 있다. Aminoglycoside 항생제들은 70S 진핵세포성 리보솜 중 30S 부분의 형태를 변화시킴으로써 단백질 합성의 초기 단계를 억제한다. 이들은 그람음성세균에 의한 감염증을 치료하는데 효과적이다. Kanamycin은 *Klebsiella*, *Enterobacter*, *Proteus* 그리고 *E. coli* 감염증에 효과적이다. 또한 이들은 혐기성 세균에 의한 감염증 치료에 효과적이다.

3) 원형질막의 손상

항생제 중 폴리펩티드 항생제는 원형질막의 투과성을 변화시킨다. 이러한 변화는 미생물의 중요한 대사산물의 소실을 가져온다. 이러한 항생제 중 하나는 polymyxin B이다. 이것은 막의 인지질에 결합함으로써 원형질막의 파괴를 야기시킨다. Nystatin, amphotericin, ketoconazole과 같은 항균제들은 많은 전신성 진균증 질병에 효과적이다. 이러한 약제들은 진균류의 원형질막에 존재하는 스테롤과 결합하여 막을 손상시킨다(그림 12-3). 세균의 원형질막은 보통 스테롤을 가지고 있지 않으므로 이들 항생제는 세균에는 작용하지 않는다. 그러나 동물세포의 원형질막이 스테롤을 함유하므로 nystatin과 amphotericin B은 숙주에 독성을 끼칠 수 있다. 다행스럽게도 동물 세포막은 대부분 콜레스테롤을 가지고 있으며 진균류의 세포는 대부분 약제에 보다 민감한 에르고스테롤을 가지고 있으므로 진균류 쪽에서 독성작용이 일어난다.

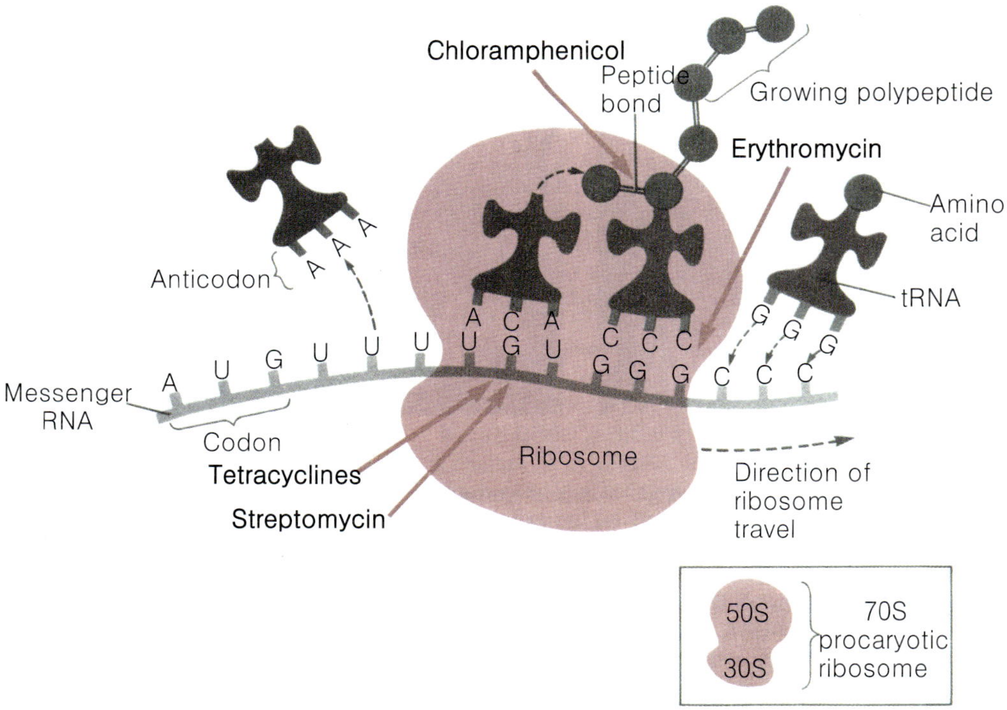

그림 12-3. 항생물질에 의한 단백합성의 억제

4) 핵산 합성 저해

많은 항생제들이 미생물의 핵산 대사작용을 방해한다. 항바이러스성 idoxuridine과 같은 약제들은 포유동물의 DNA와 RNA합성을 억제하므로 매우 제한적으로 사용된다. DNA 합성을 억제하는 약제는 mitomycin, bleomycin, novobiocin 등이 있으며 RNA 합성억제제는 daunomycin, adriamycin 그리고 rifampicin 등이 있다. 최근 herpes virus의 감염증을 치료하기 위한 억제제는 acyclovir가 효과적이며 이는 idoxuridin보다 효과적이다.

5) 효소 활성 저해

미생물의 효소 활성은 효소가 특이적인 기질과 결합했을 때 대사반응 한다. 그러나 기질 대신에 유사한 구조를 갖는 항생물질로 경쟁적으로 반응시키면 효소의 활성을 억제시킬 수 있다. 효소와 결합하여 길항작용 하는 약제로서 sulfanilamide(sulfa drug)와 para-aminobenzoic acid(PABA)사이의 관계가 좋은 예이다. 많은 미생물내에서 PABA는 핵산의 퓨린, 피리미딘 염기의 합성시 조효소로서 기능을 하는 비타민인 엽산합성을 유도하는 효소작용에 필요한 기질이다. Sulfanilamide 존재시 일반적으로 PABA를 엽산으로 전환시키는 효소는 PABA 대신 이 약제와 결합한다. 이러한 결합은 엽산 합성을 저해하여 미생물 성장을 멈추게 한다. 사람은 PABA로부터 엽산을 생성하지 않으므로 sulfanilamide는 선택적인 독성을 보인다.

5. 주요항균제

1) 합성 항균제

(1) Isoniazid(INH)

Isoniazid(INH)는 *Mycobacterium tuberculosis*에 대해 매우 효과적인 항균제이다. 이것은 비타민 B_6(pyridoxine)와 구조적으로 비슷하며 대사과정 중 조효소의 역할을 한다. INH의 주된 효과는 mycobacteria의 유일한 세포벽 구성성분인 mycolic acid의 합성을 억제한다. 폐결핵을 치료하는데 사용되는 INH는 보통 streptomycin, lifampin 혹은 ethambutol과 같은 다른 약제들과 동시에 사용함으로써 효과가 증진된다.

(2) Ethambutol

Ethambutol은 오직 mycobacteria에 대해서만 효과적이다. 이 약제는 어떤 세포성 대사산물의 합성을 억제함으로써 미생물을 파괴한다. 이것은 상대적으로 약한 항결핵약제이며 주로 내성 문제를 피하기 위하여 2차 약제로서 사용한다. Ethambotol은 para-aminosalicylic acid(PAS)를 대신한다.

(3) Sulfonamides

Sulfonamides(sulfa drugs)는 미생물에 의한 질환을 치료하는데 사용된 최초의 합성 항균제 중 하나이다. 불행하게도 많은 병원균들은 그들에 대한 내성을 나타낸다. 그리고 sulfonamide는 많은 사람들에게 과민반응을 일으킨다. Sulfonamide는 어떤 요도 감염을 치료하는데 계속적으로 사용되고 있으며 silver sulfadiazine과 혼합하여 화상 환자의 감염을 제어하는데 사용된다. Sulfonamide는 정균제(bacteriostatic) 작용을 한다. 오늘날 가장 널리 사용되고 있는 sulfa는 trimethoprim과 sulfamethoxazole(TMP-SMZ)의 혼합물이며 상승효과를 나타낸다. 약제들을 혼합하여 사용할 경우 각각을 단독으로 사용할 때 농도의 약 1/10정도만 필요하다. 혼합물은 또한 보다 광범위한 작용 범위를 가지며 내성균주의 출현을 낮출 수 있다. 이들은 요도와 소화관에 존재하는 병원균에 유용하며 pneumocystis pneumonia의 치료를 위해 사용된다.

(4) Nitrofurans

Nitrofurans는 그람 양성과 그람 음성균, 원충류, 진균에 효과적인 약제이다. Nitrofurantoin은 요도 감염시 효과적이다. Nalidixic acid와 마찬가지로 광범위 화학 요법에 유용하다. 이것은 DNA 중합체를 절단하여 세균을 파괴한다. Nitrofurazone, nifuroxime과 같은 nitrofurans는 피부, 눈, 질 감염에 국소적으로 사용된다. Nifurtimox는 trypanosomal 원충류에 대해 효과적이다.

(5) Nalidixic acid

Nalidixic acid는 세균의 DNA 복제를 차단시키며 그람 음성 장내세균에 특히 효과적이다. 소변 속에 축적되기 때문에 이 약제는 Escherichia, Proteus, Klebsiella 속이 관련된 요도감염을 치료하는데 사용된다.

(6) Quinolones

Quinolones는 최근 만들어진 합성 항균제 그룹이다. 이들은 nalidixic acid와 관련이 있으며 경구로 복용된다. 이들의 작용기전은 원핵세포에만 유일하게 DNA 복제를 억제한다. 독성 문제만 해결된다면 quinolone은 상대적으로 값이 저렴하여 그람음성세균의 감염을 제어하는데 사용될 수 있다.

2) 항생물질(Antibiotics)

(1) Penicillin

페니실린은 세균세포벽 구조의 합성을 저해하는 대표적인 항생제이다. 이는 *Penicillium notatum*의 배양액으로부터 추출되며 penicillin G는 그람양성구균 및 간균, 일부 병원성 그람음성 구균과 나선형균에 효과적이다. 반면 대부분의 그람음성세균들과 세포벽이 없는 세균들은 penicillinase와 R-plasmid 생성에 의하여 페니실린에 내성을 나타낸다.

페니실린 내성균 출현에 대한 단점을 보완하기 위하여 만들어진 것이 반합성 페니실린이다. 반합성 페니실린은 가변부위 여러 가지 구조를 가지는 합성물과 치환하여 β-lactam고리를 보호하고 **penicillinase(β-lactamase)**에 저항하는 penicillin으로 methicillin, oxacillin, nafcillin 및 cloxacillin 등이 있다. 반합성 페니실린은 그람양성뿐만 아니라 *E. coli, Shigella* 등 그람음성 병원균에 대해 효과적이다(그림 12-4, 그림 12-5)

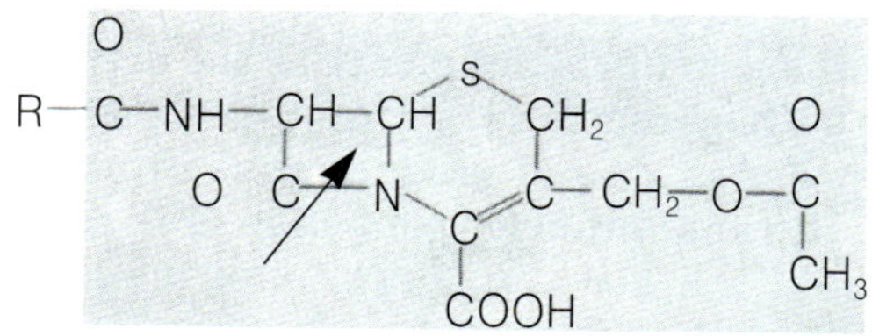

Cephalosporin nucleus

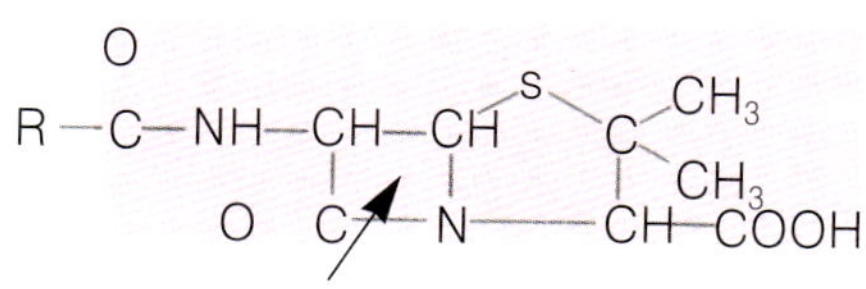

Penicillin nucleus

그림 12-4. Penicillin과 Cephalosporin의 구조(β-lactam ring 포함)

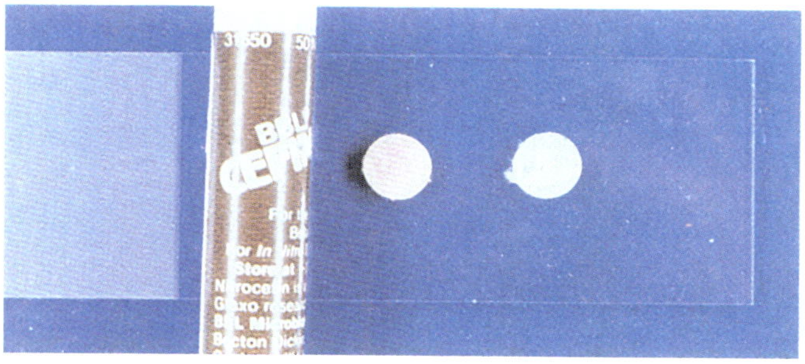

그림 12-5. Cefinase에 의한 β-lactamase 검출

nitrocepin과 chromogenic cephalosporin이 함유된 cepinase disk 위에 β-lactamase 생성세균 집락을 접종하면 disk의 색이 yellow에서 pink로 신속하게 변한다.

최근에는 MRSA(Methicillin Resistance *Staphylococcus aureus*)와 같이 methicillin에 대한 내성균주가 출현하게 되었다. Ureidopenicillin는 최근에 개발된 활성 항균제이다. 이는 Pseudomonas감염증에 효과적이며 aminoglycoside보다 부작용이 적다. 녹농균 감염증에 활성을 나타내는 재제로 mezlocillin, azlocillin 그리고 piperacillin 등이 있다.

(2) Cephalosporins

구조적으로 **cephalosporin**의 중심부위는 페니실린과 유사하다. 또한cephalosporin은 페니실린과 작용기전이 비슷하다. 즉 이들은 세포벽 합성을 억제한다. 비록 cephalosporin이 구조적으로 페니실린과 유사하지만 천연 페니실린보다 penicillinase 저항성이 있으며 훨씬 그람음성세균에 대해 효과적이다. 또한 penicillin에 과민 반응을 나타내는 환자에게 대체 효과를 갖는다.

Cephalosporin의 제제는 cephalothin, cephamandole, cefotaxime 등이 있다. 대부분의 cephalosporin은 주사로 주입되지만 경구적으로 복용되는 경우도 있다. Cephalosporin은 종종 감염성 포도상구균이 β-lactamase를 생성하는 경우에 심내막염과 같은 포도상구균 감염증 치료에 효과적이다. Cephamandol은 폐렴을 유발하는 *Haemophilus influenzae*, *Klebsiella pneumonia*, *Staphylococcus aureus* 등에 효과적이다.

(3) Carbapenems

새로운 항생제 부류인 **carbapenem**은 놀랄 만큼 극대화된 광범위 활성 항생제이다. Primaxim은 β-lactam 항생제(imipenem)와 cilastatin sodium의 혼합체 이다. Cilastatin sodium은 신장에서 이 혼합물이 분해되는 것을 막는다. Primaxin은 병원의 환자로부터 분리한 미생물에 대하여 현저한 효과를 나타낸다.

(4) Aminoglycosides

Aminoglycoside는 아미노산이 glycoside 결합에 의해 구성된 항생제의 그룹이다. 가장 잘 알려진 aminoglycoside로는 1944년 닭의 인후로부터 분리된 *Streptomyces griseus*의 배양액에서 발견된 streptomycin이다. Streptomycin은 결핵과 수 많은 그람음성 세균감염증을 치료하기 위하여 사용되어 왔다. 아직도 streptomycin은 결핵을 치료하는데 사용되는 약제이지만 빠른 내성균의 출현과 심각한 독성 때문에 문제가 되고 있다.

Aminoglycoside에는 중요하고도 널리 사용되는 많은 항생제가 포함되어 있다. 모두 살균제(bactericidal)작용을 하며 단백질 합성을 억제시킨다. 그러나 aminoglycoside는 청각신경에 영구적인 손상을 끼칠 수 있으며 또한 신장에 손상을 끼친다는 것이 보고되었다. Neomycin은 많은 국소적인 처방에 제공된다. Gentamicin은 많은 장내 그람음성세균의 감염과 *Pseudomonas aeruginosa* 감염증 치료시 중요한 역할을 한다. Aminoglycoside에 대한 내성균주에는 aminoglycoside 유도체인 amikacin이 효과적이다.

(5) Tetracyclines

Tetracycline은 *streptomyces spp.*에 의해 생산되며 단백질 합성을 억제하는 광범위 항생제의 한 그룹이다. 이들은 그람양성세균과 그람음성세균에 대해 효과적일 뿐 아니라 rickettsia와 chlamydia에 대해 특히 효과적이다. 가장 널리 사용되는 tetracycline으로는 oxytetracycline, chlotetracyclin과 tetracyclin 등이 있다. Doxycyclin과 minocycline 같은 몇몇 새로운 반합성 tetracyclines이 종종 사용된다. 이들은 체내에서 보다 오랫동안 지속되는 장점을 가지고 있다.

Tetracycline은 많은 요도 감염에 사용되며 특히 *Mycoplasma pneumonia*, *Chlamydia urethritis*, *Rikettsia* 감염증에 효과적이다. 이들은 또한 종종 매독과 임질 등에도 효과를 나타낸다. Tetracycline은 종종 광범위 활성작용 때문에 소장내 정상 상재균을 억제하며 특히 *Candida albicans*에 의한 균교대증을 발생시킨다. 이들은 치아의 갈변을 야기 시키기도 하므로 어린아이들에게 복용하지 못하도록 되어있으며 또한 임신한 여성에게는 간 손상을 야기시킬 수도 있다.

(6) Chloramphenicol

Chloramphenicol은 50S 리보솜 상의 단백질 합성을 억제하는 광범위 활성 정균성 항생제이다. 상대적으로 단순한 구조 때문에 streptomyces로부터 분리하는 것보다 화학적으로 합성하는 편이 값이 저렴하다. 상대적으로 작은 분자량은 보통 다른 약제들이 도달하기 어려운 신체의 각 부위로 확산을 증진시킨다. Choramphenicol은 그람양성 및 음성세균에 항균력이 있으나 내성균주가 출현하고 있다. Rickettsia, Chlamydia 및 Mycoplasma에 대해서도 효과적이다.

그러나 chloramphenicol은 심각한 부작용을 유발한다. 가장 중요한 부작용 중 하나는 사용자 40,000명중 1명 비율로 **재생불량성 빈혈(aplastic anemia)**을 유발하는 것이다. 의사들이 대단치 않은 상태에 이 약을 사용하는 것을 금지하고 있으며 적합한 대용품들을 사용하도록 권장하고 있다. 이것은 최근에 내성 균주들이 발견되었다는 발표에도 불구하고 뇌막염과 장티푸스, *Bacteroid fragilis* 감염증 치료에 사용되고 있다.

(7) Macrolides

임상적으로 사용되는 **macrolid**에는 erythromycin이 있으며 이들의 작용 양상은 단백질 합성을 억제시키는 것이며 작용 범위는 chloramphenicol의 것과 유사하다. 그러나 erythromycin은 대부분 그람음성간균의 세포벽을 투과하지 못한다. 활성 범위는 penicillin G와 유사하며 종종 penicillin의 대용으로 사용된다. 그러나 erythromycin은 Legionella와 *Neisseria gonorrhoeae*에 효과적이다. 경구적으로 복용될 수 있기 때문에 오렌지 향이 나는 erythromycin 조제는 종종 어린아이들의 연쇄상구균, 포도상구균 감염증에 사용된다. 또한 erythromycin은 *Mycoplasma pneumonia*의 치료시 사용된다. 부작용은 비교적 적으나 위장 장애와 간장 장애를 유발하는 경우가 있다.

(8) Bacitracin 및 Polymyxin B

아미노산 사슬인 polypeptide계에는 **bacitracin**과 **polymyxin B** 등이 있으며 이들은 Bacillus 속으로부터 분리 생성되었다. Bacitracin은 비록 몇몇 중요한 Neisseria와 같은 그람음성세균에 사용되지만 포도상구균 및 연쇄상구균 감염증에도 효과적이며 세포벽 합성을 억제한다. Polymyxin B는 그람음성세균에 대해 효과적인 살균성 항생제이다. 수년동안 그람음성세균인 Pseudomonas감염증에 대해 사용되어 왔다. Pseudomonas의 세포벽에 있는 porin은 너무 작아서 많은 항균제를 통과시킬 수 없다. Polymyxin B의 작용기전은 원형질막을 손상시키는 것이다. Polymyxin B는 주사와 연고제로 사용되며 신장 독성이 강하므로 주의를 해야한다.

(9) Vancomycin

Vancomycin은 다른 항생제와는 화학적으로 관련이 없다. 이것은 매우 독성이 강한 약제이다. 세포벽(펩티도글리칸) 합성억제를 하며 penicillinase 생성균주에 효과적이다. Vancomycin은 또한 연쇄상구균에 의한 심내막염과 포도상구균 감염증 치료에 사용된다.

(10) Rifamycins

가장 잘 알려진 **rifamycin**의 유도체는 rifampin으로 이러한 약제들은 mRNA의 합성을 억제한다. 지금까지 rifampin은 주로 결핵 치료시 효과적이지만 수많은 그람음성세균과 neisseria에 대해서도 효과를 나타낸다. Rifampin의 특징은 조직을 투과하여 뇌척수액과 종기 내에서 치료효과를 나타낸다는 것이다. 이러한 특징은 결핵균이 보통 대식세포의 세포내에 머무르기 때문에 항결핵 활성을 나타내는 중요한 요소가 된다.

3) 항진균제(Antifungal drugs)

(1) Polyenes계

가장 흔하게 사용되는 **polyenes**계 항진균제 nystatin과 amphotericin B는 *Streptomyces spp.*의 산물이다. 두 약제 모두 진균 살균제(fungicidal)이며 진균류의 원형질막을 손상시킴으로써 작용을 나타낸다. 이 약제들은 막의 sterol과 결합하며 세균의 원형질막(mycoplasam를 제외하고는)은 sterol을 함유하고 있지 않으므로 세균에는 영향을 끼치지 않는다. Nystatin은 질과 피부의 국부적인 감염을 치료하는데 효과적이며 소장내 candida 감염증에 사용한다. Amphotericin B는 histoplasmosis, coccidioidomycosis, blastomycosis와 같은 전신적 진균성 질병을 치료하는데 효과적이다. 그러나 신장에 부작용을 초래할 수 있다.

(2) Imidazoles계

Clotrimazole, miconazole, ketoconazole과 같은 **imidazole 항진균제**는 다른 항대사적 효과를 가지고 있지만 본래 진균의 sterol 합성을 억제한다. Clotrimazole과 miconazole은 보통 국지적으로 사용되며 대부분은 무좀과 같은 피부성 진균 치료시 종종 사용된다. Ketoconazole은 때때로 간 손상이 보고되기도 하지만 많은 전신적인 진균성 감염에 사용되는 amphotericin B에 비해 독성이 적다. Ketoconazole은 또한 광범위 활성 항진균제이다.

(3) Griseofulvin계

Griseofulvin은 Penicillium 종에 의해 생산되는 항진균제이다. 이 항진균제는 머리카락(두부백선 또는 백선), 손톱과 같은 표피성 감염증에 효과적이다. 이 약제는 피부, 모낭과 손톱에서 발견되는 케라틴에 선택적으로 결합한다. 이들의 작용 양상은 유사분열을 억제하여 진균의 증식을 저해한다.

4) 항바이러스제(Antiviral agents)

서방세계의 감염성 질병중 60%가 바이러스에 의한 것이다. 그러나 항바이러스 제제의 개발이 어려운 이유는 바이러스 증식의 특성 때문이다. 바이러스는 증식을 위해서 숙주세포에 침입하여 숙주의 대사작용에 의존한다. 항바이러스 제제는 항균제와 마찬가지로 숙주세포에 손상을 주지 않고 바이러스 증식만을 억제하는 것이 중요하다. 많은 바이러스성 질병에 대한 최선의 치료법은 적절한 백신을 사용한 예방과 바이러스 숙주로서 작용하는 매개동물의 접촉을 차단하는데 있다.

최초로 바이러스에 영향을 주는 것으로 발견된 물질은 **인터페론(Interferon)**이었다. 인터페론은 단백질로써 바이러스감염에 반응하여 숙주세포에 의하여 생성되며 1956년 영국 바이러스학자 Alick isaacs에 의하여 최초로 발견되었다. 인터페론은 단백질 합성을 억제함으로써 바이러스의 증식을 저해한다. 세균을 이용한 유전자 공법은 충분한 양의 Interferon을 생성할 수 있으며 인터페론은 암뿐만 아니라 바이러스 질병을 치료하는데 효과적이다.

Acyclovir는 구아닌을 함유하고 있는 뉴클레오사이드의 유사물질이다. 이 약제는 *Herpersvirus*에 의한 각막염(Herpes simplex keratitis)의 치료에 사용되고 있다. Acyclovir는 DNA polymerase의 활성을 억제시킴으로써 DNA의 합성을 차단한다. Acyclovir의 항바이러스성 대사작용은 숙주 세포의 DNA 활성에 영향을 미치지 않는다. Acyclovir는 생식기의 herpes와 같은 국부적인 치료에만 유용하다. 정맥내로 투입되면 단순포진 감염을 제거하는데 효과적이다. Idoxuridine과 trifluridine는 thymidine 유도체이며 vidarabine은 퓨린계의 아데닌 유도체이다. 이들 약제 모두 국부적인 연고로서 사용 가능하며 눈의 단순 포진 바이러스 감염(herpes keratitis)을 치료하는데 효과적이다. Vidarabine은 또한 herpesvirus에 의한 뇌염치료와 *Varicellazoster virus*(수두, 대상포진)에 감염된 면역 억제된 사람들을 치료하기 위하여 사용된다. Zidovudine(azaidothymidine, AZT)은 AIDS 환자의 화학요법에 이용되는 thymidine 유도물질이다.

5) 항원충제(Antiprotozoan drugs)

퀴논은 여전히 말라리아를 치료하는데 제한적으로 사용되고 있지만 chloroquine과 같은 합성 유도체들이 이를 대신하고 있다. Chloroquine은 DNA에 질소를 함유하고 있는 염기쌍 사이에 삽입되어 DNA 합성을 위해 DNA가 template 되는 것을 방해한다. Quinacrine의 기능은 매우 유사하며 람블편모충증(giardiasis)을 치료하는데 사용된다. Iodoquinol은 소장의 아메바성 질병에 치료에 사용되는 약제이지만 시신경의 손상을 피하기 위해서 사용량을 주의깊게 조절해야 한다. 작용기전은 아직 알려져 있지 않다.

Metromidazole(flagyl)은 가장 널리 사용된 항원충제 중 하나이다. 이 약제는 기생성 원충류 뿐만 아니라 절대 혐기성 세균에도 효과적이다. 예를 들어 항원충제로서 아메바성이질과 *Trichomonas vaginalis*에 의한 질염을 치료하는데 사용된다. 또한 catalase 음성 세균인 *Gardnerella vaginalis*에 의한 질염을 치료하는데도 효과적이다. 작용기전은 혐기성 대사작용의 산물에 의한 DNA 손상이다. Pentamidine isethionate는 아프리카의 trypanosomiasis의 초기 단계에 사용되지만 미국 내에서는 면역 억제된 사람들과 AIDS환자의 합병증인 pneumocystis성 폐렴을 치료하는데 널리 사용하고 있다. Nifurtimox는 합성 nitrofuran 약제의 하나이며 편모충에 의해 야기된 샤가스 질병에 효과적이다. 치료는 메스꺼움 심지어는 경련과 같은 부작용을 유발할 수 있다.

6. 화학요법제의 효과

1) 항생제 내성

항생제의 사용이 광범위해지고 이를 남용함에 따라서 많은 세균들이 항생제에 내성을 나타내게 되었다. 장내 세균 및 포도상구균은 다제내성균이 많은 것이 특징이다. 환자로부터 분리된 대부분의 포도상구균은 sulfa 제, streptomycin, tetracyclin, penicillin 등에 내성을 나타낸다. 또한 결핵균은 SM, PAS, INH 등에 내성을 나타낸다. 항생제 내성유전자는 염색체나 플라스미드 전달에 의하여 유발될 수 있다. 미생물의 항생제에 대한 내성 출현빈도를 감소하기 위하여 약제들은 무차별하게 사용돼서는 안되며 복용되는 양은 언제나 최적 농도로 투여하는 것이 중요하다. 내성균주의 발생빈도를 줄이기 위한 다른 방법은 두 종류 혹은 그 이상의 약제를 병행하여 치료하는 것이다.

2) 항생물질의 상호작용

약제의 상호작용을 아는 것이 질병치료를 위하여 효과적일 때가 있다. 즉 하나의 항생제는 다른 항생제의 결과에 영향을 줄 수 있다. 예를 들어 세균성 심내막염의 치료시 penicillin과 streptomycin은 각각의 약을 단독으로 사용했을 때보다 함께 사용했을 때가 **상승작용(synergism)**을 일으킬 수 있다. Penicillin에 의한 세균 세포벽의 손상은 streptomycin이 침투하는 것을 보다 쉽게 만든다. 반면에 혼합 약제는 **길항작용(antagonistic)**을 유발할 수 있다. 예를 들어 penicillin과 tetracyclin의 동시 사용은 단독으로 사용할 때보다 덜 효과적이다(그림 12-6, 그림 12-7).

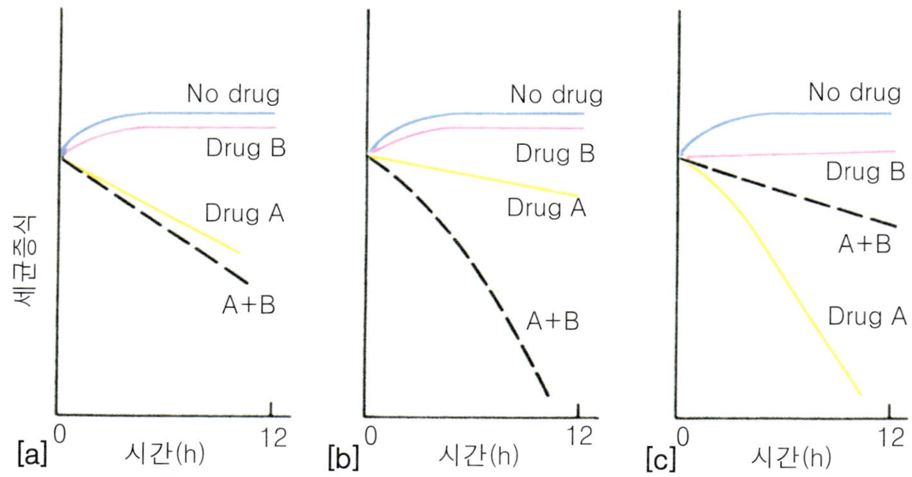

그림 12-6. 항생물질간의 상호작용

a. 무관작용 b. 상승작용 c. 길항작용

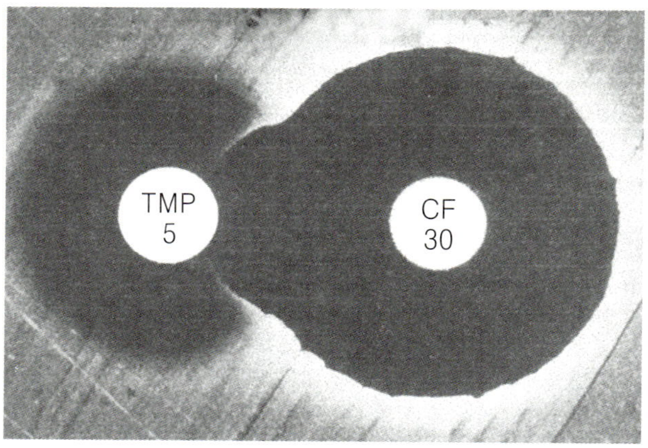

그림 12-7. 항생제 감수성검사에서 측정된 항생제의 상승효과

항미생물 약제의 혼합은 내성균주의 출현을 억제하거나 최소화시키고 치료의 상승효과를 극대화시키는 목적으로 사용된다. 또한 진단이 확실치 않고 생명이 위독할 때 최적 치료법을 제공하고 항생물질의 사용량을 감소시킴으로써 숙주에 대한 약제들의 독성을 감소시키는 장점을 갖는다. 항생제는 비록 문제가 없는 것은 아니지만 분명 의과학 분야의 가장 큰 성공 중 하나 이다. 따라서 항생제의 남용에 의한 병원균의 내성을 감소시키는 노력이 필요하다.

7. 항생제 감수성 검사

미생물의 종과 균주들은 화학요법제에 대해 서로 다른 정도의 감수성을 갖고 있다. 항생제 감수성검사의 결과는 의사가 환자의 질병을 효과적으로 치료하는데 중요한 자료가 된다. 그리고 항생제 감수성검사는 감수성, 내성빈도의 역학조사 및 세균의 동정에 응용될 수 있다(Optochin, Bacitracin).

1) 디스크 확산법

Kirby-Bauer법은 디스크 확산법으로서 Mueller Hinton 평판배지에 일정한 농도로 균주를 희석하여 균일하게 덮히도록 접종한다. 다음으로 농도가 알려진 화학요법제가 흡수된 disk를 배지의 표면 위에 올려 놓는다. 배양동안 화학요법제는 disk로부터 고형배지로 확산되어 간다. 만약 화학요법제가 효과적이라면 세균의 증식을 억제하여 **억제대(Inhibition Zone)**가 disk주변에 형성된다. 억제대의 직경은 약제와 농도에 대한 표준화된 도표와 비교되며 결과는 미생물이 감수성이 강한지 아니면 저항성이 있는지를 알려준다. 이 방법은 단순하고 값이 저렴하기 때문에 실험실에서 미생물 동정과 함께 많이 이용되며 최근에는 간편하게 최저억제농도까지 측정할 수 있는 E test방법을 사용한다(그림 12-8, 표 12-2).

2) 희석법

디스크 확산법의 단점은 약제의 살균작용(bactericidal)과 정균작용(bacteriostatic)을 결정하지 못하는데 있다. 희석법은 항미생물제의 **최저억제농도**(minimal inhibitory concentration : MIC)와 **최저살균농도**(minimal bactericidal concentration : MBC)를 측정할 수 있다. MIC는 미생물의 성장을 억제할 수 있는 화학요법제의 최저농도를 말하며 미생물을 사멸할 수 있는 화학요법제의 최저농도를 MBC라고 한다(그림 12-9).

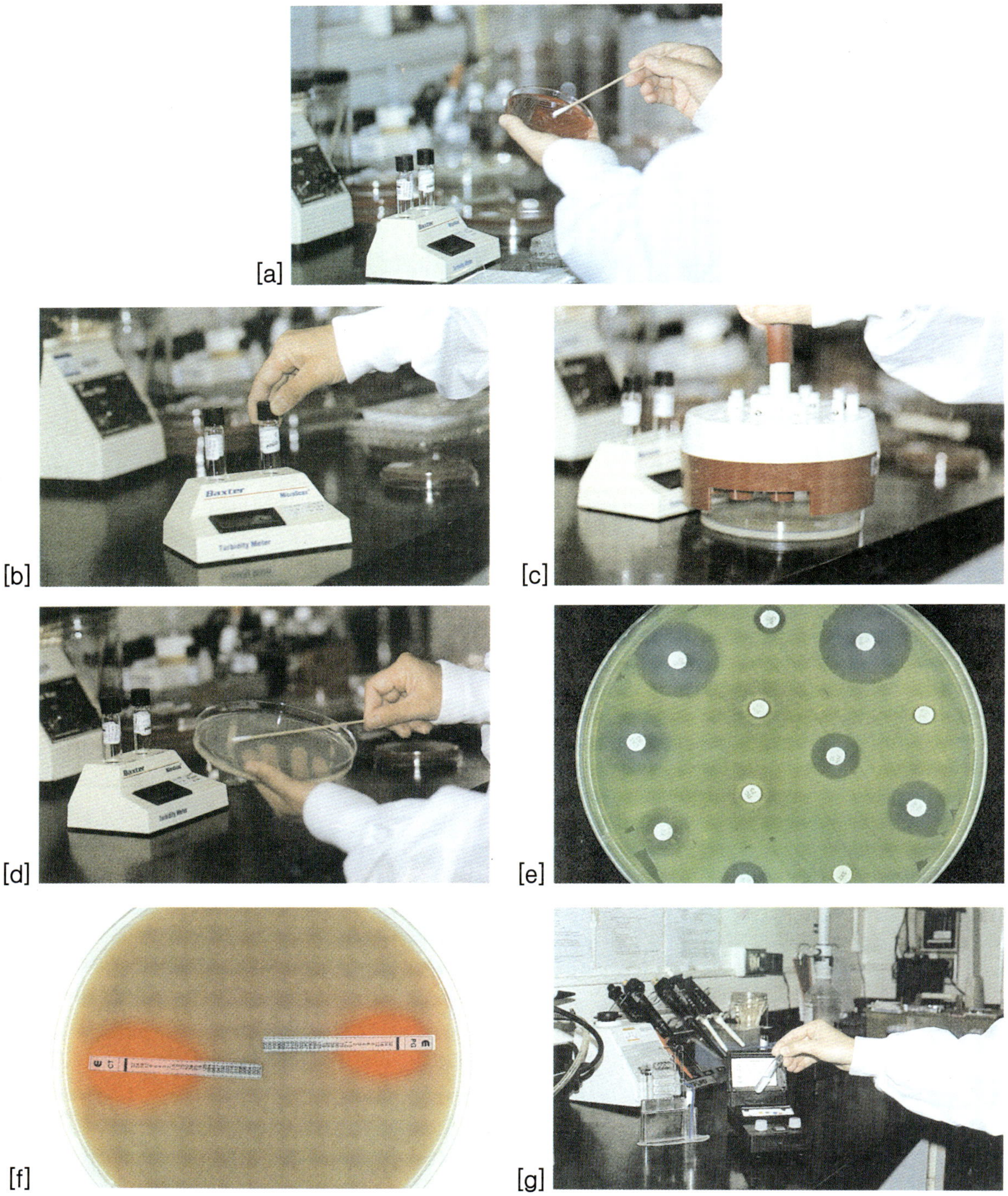

그림 12-8. 디스크확산법에 의한 약제감수성

a. 3-5의 집락을 4-5ml의 Mueller Hinton broth에 옮기고 2~8시간 배양
b. 부유액은 Voltex mixer에서 혼합한 후 0.5 McFarland의 탁도로 맞춤
c. 멸균된 면봉에 부유액을 적신 후 Mueller Hinton agar 표면에 접종
d. Dispenser를 이용하여 배지 표면에 disk를 떨어뜨림
e. Mueller Hinton 배지에서의 성장은 감수성과 저항성을 나타냄
f. E. test
g. 표준탁도(0.5 McFarland)를 맞추는데 이용되는 VioMerieux vitek colorimeter(450nm)

표 12-2. Kirby-baur 항생제 감수성 시험결과 판독표

항생물질	Disc Conc.	Inhibition Zone Diameter(mm)		
		Resistant	Intermediate	Susceptible
Amikacin	10μg	13이하	12~13	14이상
Ampicillin	10μg	11이하	12~13	14이상
Bacitracin	10units	8이하	9~11	13이상
Cephalothin	30μg	14이하	5~17	18이상
Chloramphenicol	30μg	12이하	13~17	18이상
Erythromycin	15μg	13이하	14~17	18이상
Gentamicin	10μg			13이상
Kanamycin	30μg	13이하	14~17	18이상
Lincomycin	2μg	9이하	10~14	15이상
Methicillin	5μg	9이하	10~13	14이상
Nalidixic aicd	3Cμg	13이하	14~18	19이상
Neomycin	30μg	12이하	13~16	17이상
Nitrofurantoin	300μg	14이하	15~16	17이상
PenicillinG (staphylococci)	10units	20이하	21~28	29이상
Penicillin (other organisms)	10units	11이하	12~21	22이상
Polymyxin	300units	8이하	9~11	12이상
Streptomycin	10μg	11이하	12~14	15이상
Sulfonamides	300μg	12이하	13~16	17이상
Tetracycline	30μg	14이하	15~18	19이상
Vancomycin	30μg	9이하	10~11	12이상

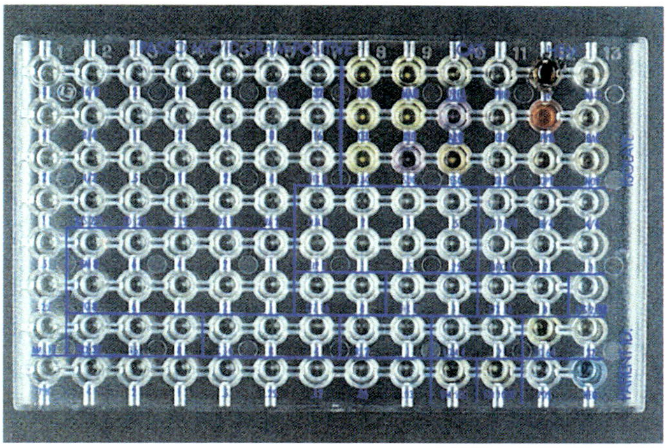

그림 12-9. Broth Microdilution Method : Microdilution panel

표 12-3 . 항생물질의 작용기전 및 효과

항생물질	미생물에 대한 효과	작용기전	임상적 응용/독성
합성제제 (Synthetic Drugs)			
Isoniazid(INH)	정균작용	경쟁적 억제	Streptomycin, rifampin과 함께 결핵 치료에 사용
Ethambutol	정균적용	경쟁적 억제	INH와 함께 결핵 치료에 사용
Sulfonamides	정균작용	경쟁적 억제	Neisseria meningitidis 뇌수막염과 요도관 감염치료
항생제 (Antibiotics)			
Penicillin	살균작용	세포벽 합성억제	그람양성세균
Penicillin, ampi-cillin, methicillin, oxacillin	살균작용	세포벽 합성억제	광범위(ampicillin) penicillinase와 위산 (methicillin, oxacillin)에 대한 저항성
Cephalosporins	살균작용	세포벽 합성억제	Penicillin과 유사함
Cabapenems	살균작용	세포벽 합성억제	매우 광범위함
Aminoglycosides	살균작용	단백질 합성억제	그람음성세균
Streptolycosides	살균작용		그람음성세균
Tetracyclines	정균작용	단백질 합성억제	매우 광범위함 : 치아 변색과 간, 신장 손상을 포함한 유독성 및 부작용이 있음
Choramphenicol	정균작용	단백질 합성억제	Salmonella : 재생불량성 빈혈이 일시적인 부작용으로 나타남
Erythromycin	정균작용	단백질 합성억제	Diphtheria. Legionellosis : Penicillin 알레르기 반응이 있는 사람에게 이용
Bacitracin	살균작용	세포벽 합성억제	그람음성세균, 신장에 유독함 : 때때로 국지적인 연고로 사용
Polymyxin B	살균작용	원형질막 손상	Pseudomonas를 포함한 그람음성세균 : 뇌와 신장에 상해
Vancomycin	살균작용	세포벽 합성억제	Staphylococci : 독성이 강함
Fifampin	살균작용	RNA 합성억제	그람양성세균, 몇몇 그람음성세균, Chlamydias, poxvirus : 종종 INH, ethambutol과 함께 결핵치료에 사용
항진균제 (Antifungal Drugs)			
Polyenes Nystatin Amphotericin B	fungicidal	원형질막 손상	피부와 질의 candida 감염 Histoplasmosis, coccidioidomycosis와 balstomycosis
Imidazoles Clotrimazole, Miconazole	fungicidal	원형질막 손상	진균 감염에 대한 국지적 사용

표 12-3 . 항생물질의 작용기전 및 효과(계속)

항생물질	미생물에 대한 효과	작용기전	임상적 응용/독성
항진균제 (Antifungal Drugs)			
Ketoconazole			전신적 진균 감염
Griseofulvin	fungistatic	방추사 기능억제	피부의 진균 감염, 주로 백선
항바이러스제 (Antiviral Drugs)			
Amantadine	항바이러스성	침입 차단 및 피막형성억제	항바이러스성 약제 A형 독감 prophylaxis와 치료
Guanine 유도체	항바이러스성	DNA와 RNA 합성 방해	바이러스 감염과 암
Rivabirin			바이러스성 폐렴
Acyclovir			Herpes 감염
Thymine유도체			Herpes keratitis
Adenine유도체	항바이러스성	DNA와 RNA 합성 방해	바이러스성 폐렴
Vidarabin			
Interferon	항바이러스성	바이러스의 세포 침입 차단	바이러스 감염과 암
항원충제 (Antiprotozoan drugs)			
Chloroqine	항원충제	DNA 합성억제	말라리아
Pentamidine	항원충제	DNA에 작용함	아프리카tripanosomiasis, pneumocystis성 폐렴
Diiodohydroxyquin	항원충제	알려져 있지 않음	아메바성 감염 : 시신경
Metronidazoel	항원충제	혐기적 대사산물이 DNA 손상 시킴	아메바성 감염 : Trichomonas, 혐기성 세균
Nifurtimox	항원충제	알려져 있지 않음	Chagas' disease 기타 디스토마성 질병
항윤충제 (Antihelmont drugs)			
Praziquantel	항윤충제	ATP 생성억제	Tapeworm

chapter 13 질병과 미생물의 관계
The Relationship of Disease and Microorganism

1. 개요

감염(infection)은 병원성 미생물이 인체 내에 침범하여 증식하는 것을 의미한다. 질병은 감염의 결과로서 건강상태의 변화가 생길 때 일어난다. 감염은 반드시 질병을 유발하는 것은 아니다. 단지 미생물이 인체 내에 존재하는 경우도 있다. 질병(disease)은 인체의 일부나 전체가 적절하지 못하게 조절되거나 정상적인 기능을 수행하지 못하는 상태를 말한다. 미생물이 숙주에 침입하여 질병을 유발할 수 있는 특성을 **병원성**(pathogenicity)이라고 한다. 이는 미생물이 갖고 있는 **독력**(virulence)과 숙주가 가지고 있는 **면역성**(immunity), 유전자(genes)의 관계에 따라서 결정된다. 일반적으로 건강인은 균형을 이루고 있다. 인간이 특정 미생물에 노출되거나 스트레스를 받을 경우 인체의 면역기능이 저하되며 결과적으로 삼각관계의 균형이 깨지면서 질병이 유발된다(그림 13-1).

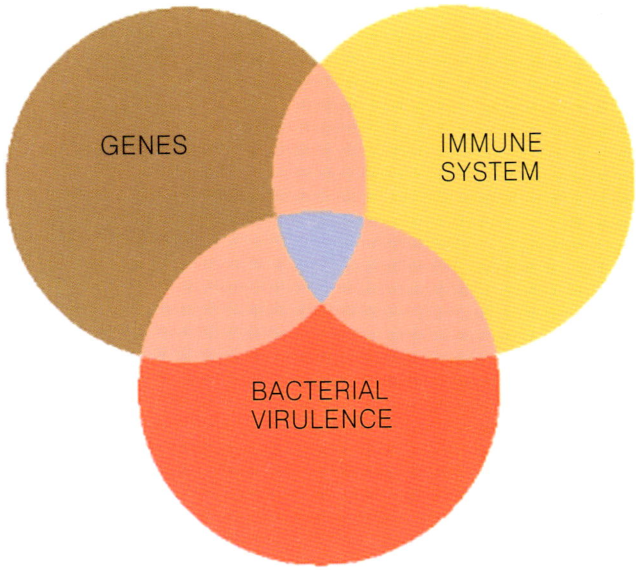

그림 13-1. 질병과 개인의 면역 체계 그리고 유전자의 관계

2. 미생물의 질병유발인자

1) 침입경로

질병의 발생요인 중 미생물의 **침입경로**는 질병을 야기하는데 중요한 인자로 작용할 수 있다. 많은 병원균은 선호하는 침입경로를 갖고 있다. 예를 들면 장티푸스 원인균 *Salmonella typhi*는 경구적으로 침입했을 때 그 질병의 모든 징후와 증상을 일으키지만 피부에 감염되면 아무런 반응을 일으키지 않거나 단지 약간의 염증만 일으킨다. 연쇄상구균(streptococci)은 호흡기를 통해 감염되어 폐렴을 일으키지만 경구적으로 감염되면 아무런 징후나 증상을 나타내지 않는다. 페스트를 일으키는 미생물과 같은 몇몇 병원균들은 둘 이상의 침입경로를 통해 질병을 유발한다(표 13-1).

2) 침입하는 미생물의 수

침입하는 **미생물의 수**는 질병을 야기하는데 중요한 요인이다. 만일 소수의 미생물이 인체 내에 침입하면 숙주의 방어체계에 의해 질병은 발생하지 않지만 많은 수의 미생물이 침입하면 질병이 야기된다. 미생물의 독성 즉 그 미생물이 가지는 독성 물질의 효력은 보통 LD_{50} (Lethal Dose 치사량)으로 나타내며 이것은 표준조건 하에서 접종한 실험 동물의 50%를 죽게 하는 접종량에 들어 있는 미생물의 수를 나타내는 수치이다.

3) 부착인자(Adhesion factors)

부착(adherence)은 질병유발의 필수적인 단계이다. 미생물과 숙주 사이의 부착은 미생물의 표면분자인 부착인자(adhesin)이나 리간드(ligand)에 의해 이루어진다. 이들은 특정한 숙주 조직의 세포에 있는 상보적인 표면의 수용체에 특이적으로 결합한다(그림 13-2). 부착인자는 미생물의 **협막**(capsule)과 **필리**(pili)와 같은 표면구조물이 작용한다. 미생물의 부착인자의 대다수는 당단백질 또는 지질단백질로 구성되어 있다. 전형적으로 숙주세포상의 수용체는 만노즈(mannose)와 같은 당질이다. 만일 부착인자나 수용체의 구조를 변형시킨다면 미생물의 감염을 차단하거나 통제할 수 있다.

4) 식균작용의 저지

(1) 협막(Capsule)

협막(capsule)을 형성하는 세균의 대부분은 독력이 강하다. 즉 이들은 면역 세포의 탐식작용으로부터 저항하기 때문에 인체 내에서 오래 지속할 수 있다. 그러나 인체의 면역계는 협막에 대한 항체를 생산하며 생성된 항체가 협막의 표면에 작용하면 세균은 탐식작용에 의하여 쉽게 파괴된다(그림 13-3).

표 13-1. 침입경로, 원인균, 질병 그리고 잠복기의 관계

침입경로	원인균	질병	잠복기
호흡기계통	*Corynebacterium diphtheriae*	Diphtheria(디프테리아)	2~5일
	Neisseria meningitidis	Meningococcal meningitis	1~7일
	Streptococcus pneumoniae	Pneumococcal pneumonia	다 양
	Mycobacterium tuberculosis	Tuberculosis(결핵)	다 양
	Bordetella pertussis	Whooping cough(백일해)	12~20일
	Myxovirus	Influenza(인플렌자)	8~36일
	Paramyxovirus	Measles(홍역)	11~14일
	Togavirus	German measles(풍진)	2~3일
	Epstein-Barr virus(herpesvirus)	Infectious mononucleosis (전염성 단핵증)	2~6일
	Varicella-Zoster virus(herpesvirus)	Chickenpox (수두)	14~16일
	Poxvirus	Smallpox(천연두)	12일
	Coccidioides immitis(fungus)	Coccidioidomycosis (primary infection)	1~3일
	Histoplasma capsulatum(fungus)	Histoplasmosis (히스토플라즈마증)	5~18일
위장관계통	*Shigella species*	Bacillary dysentery(이질)	1~2일
	Brucella melitensis	Brucellosis(브루셀라증)	6~14일
	Vibrio cholerae	Cholera(콜레라)	1~3일
	Salmonella enteritidis,	Salmonellosis(살모넬라증)	7~22일
	Salmonella typhi	Thyphoid fever(장티푸스)	7~24일
	Hepatitis A virus	Hepatitis A(A형간염)	15~50일
	Paramyxovirus	Mumps(유행성이하선염)	2~3일
	Poliovirus	Poliomyelitis(회백수염)	4~7일
	Trichinella spiralis(helminth)	Trichinosis	2~28일
비뇨 생식기계통	*Neisseria gonorrhoeae*	Gonorrhea(임질)	3~8일
	Treponema pallidum	Syphilis(매독)	9~90일
피부 및 비경구적 계통	*Clostridium perfringens*	Gas gangrene(가스괴저)	1~5일
	Clostridium tetani	Tetanus(파상풍)	3~21일
	Leptospira interrogans	Leptospirosis	2~20일
	Yersinia pestis	Plaque(페스트)	2~6일
	Rickettsia rickettsii	Rocky Mountain spotted fever(록키산홍반열)	3~12일
	Hepatitis B virus	Hepatitis B	6주~6달
	Rhabdovirus	Rabies(공수병)	10일~1년
	Togavirus	Yellow fever(황열)	3~6일
	Plasmodium species(protozoa)	Malaria	2주

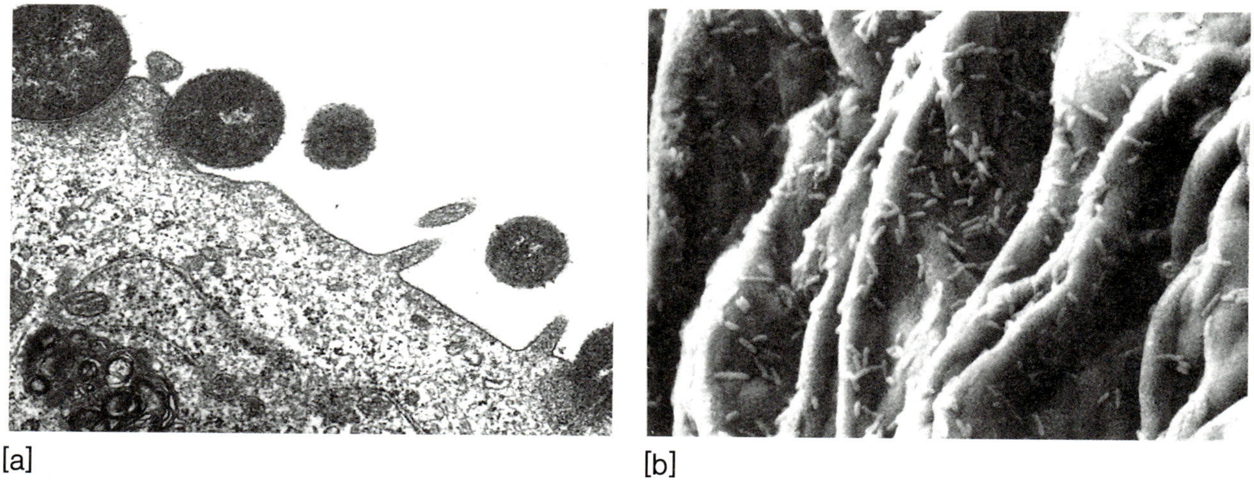

그림 13-2. 부착

a. 토끼의 장관조직에 병원성 *E.coli*의 부착(17,000×)
b. Salamander의 피부에 세균의 부착(1260×)

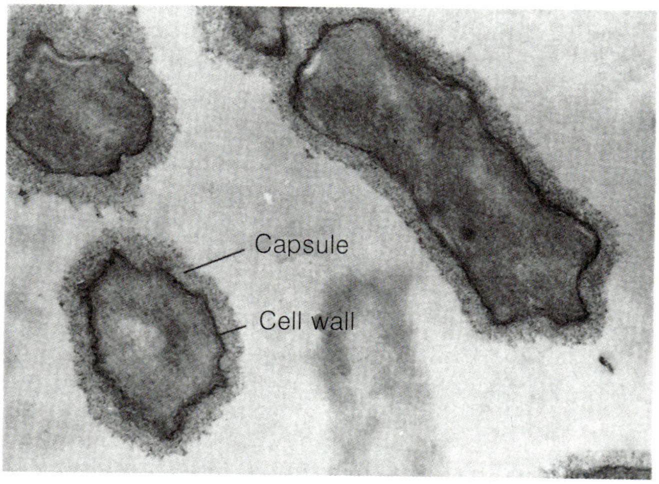

그림 13-3. 세균성협막(Bacterial capsule)

협막을 갖는 *Streptococcus pneumoniae*는 독성이 강하지만 협막이 없는 경우는 쉽게 탐식되므로 독성이 약하다. 독성과 관련된 협막을 갖는 세균으로서 폐렴 원인균인 *Klebsieilla pneumoniae*, 어린이의 폐렴과 뇌막염의 *Hemophilus influenzae*, 탄저병의 원인이 되는 *Bacillus anthracis*, 선페스트의 원인균인 *Yersinia pestis* 그리고 진균에 속하는 *Cryptococcus neoformans* 등이 있다. 협막이 독성의 유일한 원인은 아니다. 많은 비병원성 세균이 협막을 갖고 있으며 어떤 병원균은 협막의 존재와는 관계없이 독성을 나타낸다.

(2) M 단백질 (M protein)

일부 세균의 세포벽은 독성으로 작용하는 화학물질을 내포하고 있다. 예를 들면 *Streptococcus pyogenes*는 열과 산에 저항하는 **M 단백질**을 함유하고 있다. 이 단백질은 *S. pyogenes*의 fimbriae와 세포표면에서 발견된다. M 단백질은 세균이 숙주의 상피세포에 부착하는 것을 중개하며 세균이 백혈구의 탐식작용에 저항할 수 있도록 돕는다.

이 단백질은 미생물의 독성을 증가시킨다. *Mycobacterium tuberculosis*의 세포벽을 구성하는 왁스도 역시 탐식작용에 저항함으로써 독성을 증가시키며 실제로 *M. tuberculosis*는 대식세포 안에서 증식할 수 있다.

5) 효소(Enzyme)

세균의 독성은 세포 외 **효소**(exoenzyme)와 밀접한 관련을 갖고 있다. 이들 효소는 혈액을 응집시키거나 물질을 용해하고 종종 파괴한다. 그러나 이들 효소 중 일부는 세균의 독성에 대한 기전이 아직 확실하게 증명되지 않았다. 포도상구균과 연쇄상구균에 의하여 생성되는 **leukocidin**은 탐식 작용하는 neutrophil을 파괴하며 또한 조직에 존재하는 대식세포에 대항하여 활동성을 띤다. 백혈구 리소좀에서 분비되는 **가수분해 효소**들은 숙주세포 구조에 손상을 입혀서 연쇄구균에 의한 감염증을 더욱 증가시키며 백혈구에 가해지는 손상은 숙주의 저항성을 감소시킨다. 용혈소(hemolysin)는 포도상구균, 연쇄상구균 그리고 *Clostridium perfringens* 등에 의하여 생성되며 적혈구를 용해시킨다.

*Staphylococcus aureus*와 같은 세균이 분비하는 **응고효소**(coagulase)는 혈액의 섬유소원(fibronogen)을 섬유소(fibrin)로 전환시켜 응고시키는 효소이다. 섬유소원은 간에서 생산되는 혈장 단백질로 응고 효소에 의해 응집이 형성되고 섬유소(fibrin)로 전환된다. 응고 효소에 의해 형성된 섬유소 응집은 세균을 탐식 작용으로부터 보호하며 병원성을 야기한다. 그러나 응고 효소를 분비하지 않는 포도상 구균도 독성을 갖는다. **카이네이즈**(kinase)는 응집괴를 분해시키는 효소이다. 이와 같은 효소를 fibrinolysin이라고도 하며 *Streptococcus pyogenes*와 같은 연쇄상구균에 의하여 생성된다. Streptokinase를 혈액에 직접 주입하면 관상동맥이 막혀서 일어나는 심장 질환에서 혈액응고를 용해시킨다.

확산인자(hyaluronidase)도 연쇄상구균과 같은 몇몇 세균에서 분비되는 또 하나의 효소로서 미생물 독성과 연관되어 있다. 이 효소는 신체의 일정한 세포들 특히 결합 조직을 연결하는 다당류 일종의 hyaluronic aicd를 용해시켜서 감염 부위를 확산시킨다. 확산인자는 가스괴저를 유발하는 몇몇 clostridium에 의해서도 생성된다. 치료 목적으로 확산인자(hyaluronidase)는 약제 투여시 신체 조직으로 고루 퍼지도록 촉진하기 위해서 약제와 혼합하여 사용한다. 몇몇 clostridium에 의하여 생성되는 **collagenase** 는 gas gangrene 의 확산을 촉진시켜 침습성을 증진시킨다.

기타 미생물의 독성과 관련된 효소에는 세포의 파괴를 유발하는 **괴사인자**(necrotizing factor), 체온을 낮추는 **체온 저하 인자**(hypothermic factor), DNase와 적혈구 주변에 많은 세포막을 파괴하는 **lecithinase** 와 근육조직에서 단백질을 분해하는 **protease** 등이 있다.

6) 독소(Toxin)

독소(toxin)란 일정한 미생물에 의해 생성되는 독성 물질을 말한다. 미생물이 독소를 생산하는 능력을 **독소원성**(toxigenicity)라고 한다. 혈액이나 림프에 의해 운송되는 독소는 심각하고 종종 치명적인 결과를 초래한다. 몇몇 독소는 열, 심장과 혈관 장애, 설사, 쇼크를 일으킨다. 또한 독소는 단백질 합성을 방해하고 혈구 세포와 혈관을 파괴하며 경련을 일으킴으로써 신경계를 혼란시킨다. 220여 가지의 세균 독소 중에 거의 40%가 진핵 세포의 세포막을 손상시킴으로써 질병을 유발한다. **독혈증**(toxemia)라는 용어는 혈액 내의 독소에 의해 야기되는 증상들을 말한다. 일반적으로 독소는 **체외독소**(exotoxin)와 **체내독소**(endotoxin)의 두 가지 종류로 분류한다.

(1) 체외독소(Exotoxin)

체외독소(exotoxin)는 일부 세균 안에서 그들의 성장과 대사작용의 결과로서 생성되며 세균 주변으로 유리되는 독소이다. 체외독소는 단백질이고 그 중 많은 것들이 일정한 생화학적 반응만을 촉매 하는 효소이다. 체외독소를 생성하는 대부분의 세균은 **그람양성**(gram positive)이다. 체외독소는 체액에서 가용성이기 때문에 혈액으로 쉽게 확산될 수 있고 신체 전체로 빠르게 이동될 수 있다. 체외독소는 숙주 세포의 특정한 부분을 파괴시키거나 일정한 대사 작용을 방해한다. 체외독소는 지금까지 알려진 가장 치명적인 물질에 속하며 또한 질병에 특이적이다. 즉 *Clostridium tetani*가 상처에 감염되면 파상풍을 유발한다. **항독소**(antitoxin)는 체외독소에 대한 항체를 의미하며 체외독소를 중화한다. 체외독소가 열이나 포름알데히드, 요오드 또는 다른 화학물질에 의해 불활성화 되면 더 이상 질병을 유발하지는 않지만 여전히 몸에서 항독소를 생산하도록 자극한다. 이러한 변형된 체외독소를 변성독소(toxoid)라고 한다. 변성 독소를 백신으로 신체에 주사하면 항독소 생성을 자극해서 질병에 대한 면역이 성립되도록 한다. 디프테리아와 파상풍은 변성독소에 의해 예방할 수 있는 일반적인 질병이다. 체외독소는 작용기전에 따라서 세가지 주요 그룹으로 구분하며 숙주세포를 직접 파괴하고 기능을 변형시키는 **세포독소**(cytotoxin), 신경자극 전달을 저해하는 **신경독소**(neutoxin) 그리고 위장관세포에 영향을 끼치는 **장독소**(enterotoxin) 등이 있다.

① 세포독소(Cytotoxins)

디프테리아 독소 (Diphtheria toxin) : *Corynebacterium diphteriae*는 **톡스**(tox) 유전자를 가지는 용원성(lysogenic) 파지에 감염되었을 때에만 디프테리아 독소를 생성한다. 이 세포독소는 진핵세포에서 단백질 합성을 방해한다(그림 13-4). 디프테리아 독소는 A(active 활성), B(binding 부착)의 두 가지 폴리펩티드로 이루어져 있다. 폴리펩티드 A만이 숙주에서 질병을 일으키는 활성 구성요소이지만 A가 활성을 나타내기 위해서는 폴리펩티드 B가 필요하다. 폴리펩티드 B는 숙주세포의 표면에 있는 수용체에 부착해서 그 단백질 전체가 세포막을 통과해서 세포 안으로 들어가도록 한다. 이렇게 되고 나면 폴리펩티드 A는 그 세포 안에서 단백질 합성을 억제한다.

Erythrogenic toxin : *Streptococcus pyogenes*는 세포 독소를 합성할 수 있는 유전 물질을 가지고 있다. 이들 Erythrogenic toxin 은 피하 모세혈관에 손상을 가하고 붉은색

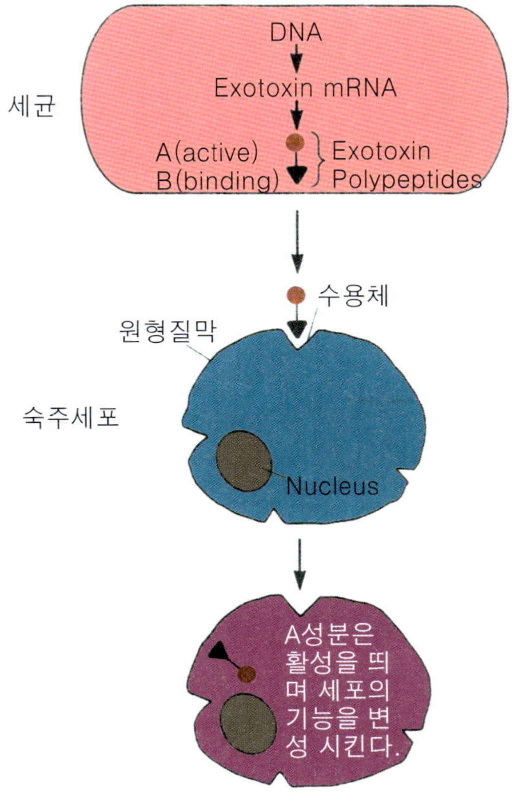

그림 13-4. Exotoxin 활성의 기전

의 피부 발진이 생기게 한다. *S. pyogenes*에 의해 일어나는 성홍열은 특징적인 발진 때문에 명명된 것이다.

② 신경독소(Neurctoxins)

보툴리눔 독소 (Botulinum toxin)는 *Clostridium botulinum*에 의해서 생성되는 신경독소이다. 그렇지만 보툴리눔 독소는 전형적인 체외독소는 아니다. 이 독소는 *Clostridium spp.* 세포 안에서 세포 밖으로 유리된다. 보툴리눔 독소는 신경근육 연결부위(neuro-muscular junction)에서 작용하며 신경세포에서 근육으로의 자극 전달을 방해한다. 이 독소는 신경세포에 부착해서 아세틸콜린이라는 신경전달물질의 분비를 방해함으로써 이러한 작용을 할 수 있다. 그 결과 보툴리눔 독소는 근육의 마비(flaccid paralysis)를 초래한다.

③ 파상풍 독소(Tetanus toxin)

Clostridium tetani는 tetanospasmin이라고도 알려져 있는 파상풍 신경독소를 생성한다. 이 독소는 중추 신경계에 도달하여 골격근의 수축을 조절하는 신경세포와 결합한다. 그 결과 조절 불가능한 수축이 일어나 파상풍의 경련 증상 이른바 **개구불능**(lockjaw) 증상을 유발한다.

표 13-2. 체외독소에 의해 유발되는 질병

질병	원인세균	작용기전
보툴리누스 중독	*Clostridium botulinum*	신경독소가 신경자극의 전달 방해, 무기력 마비
파상풍	*Clostridium tetani*	신경독소가 신경자극을 차단하여 근육이 수축하고 있는 동안 골격근의 이완
가스괴저와 식중독	*Clostridium perfringens*와 기타 *Clostridium*	체외독소(세포독소)가 대량의 적혈구 파괴(용혈), 기타 체외독소(장독소)는 식중독과 관련 설사를 유발
디프테리아	*Corynebacterium diphtheriae*	세포독소가 특히 신경, 심장, 신장세포에서 단백질합성 방해
화상피부증후군, 식중독, 독성 쇼크증후군(TSS)	*Staphylococcus aureus*	피부층이 분리되고 손상, 장독소는 설사와 구토 유발, 또 다른 체외독소는 TSS와 관련된 증상 유발
콜레라	*Vibrio cholerae*	장독소가 설사 유발
성홍열	*Streptococcus pyogenes*	세포독소가 혈관확장을 일으켜 특징적인 발진 유발
여행자 설사	*Escherichia coli*와 *Camphylobacter jejuni*	장독소가 과도한 이온과 수분의 분비를 일으켜 설사 유발

④ 장독소(Enterotoxin)

비브리오 장독소는 *Vibrio cholerae*에 의하여 생성되는 choleragen 장독소이다. 디프테리아 독소처럼 choleragen도 A(active)와 B(binding)의 두 가지 폴리티드로 구성되어 있다. B는 소장의 상피세포 세포막에 부착하고 A는 세포질에서 ATP로부터 cyclic AMP의 형성을 유도한다. 그 결과 상피세포는 다량의 액체와 전해질(이온)을 유리 한다. 정상의 근육수축이 방해를 받아서 구토를 동반하는 심각한 설사가 일어난다. 몇몇 *E. coli*에 의해 생성되는 열에 불안정한 장독소(heat-labile enterotoxin)도 choleragen과 똑같은 작용을 하여 위장관계의 염증을 일으킨다.

포도상구균 장독소는 *Staphylococcus aureus*에 의하여 생성되며choleragen과 같은 방식으로 장관에 영향을 끼치는 장독소이다. *S. aureus*는 **독성 쇼크 증후군**(Toxin shock syndrom)과 관련된 증상들을 일으키는 장독소를 만들어 내기도 한다. 체외독소에 의해 야기되는 질병은 표 13-2에 요약되어 있다.

(2) 체내독소(Endotoxin)

체내독소(endotoxin)는 몇 가지 점에서 체외독소와 차이가 있다 체내독소는 대부분 그람음성 세균의 세포벽 바깥쪽 부분의 일부가 작용하여 분비된다. 그람음성세균은 세포벽의 peptidoglycan 층을 둘러싸고 있는 외막을 가지고 있다. 이 외막은 지질단백질, 인지질, 지질

표 13-3. 체외독소와 체내독소의 특성비교

특 성	체외독소	체내독소
기 원	대부분 그람양성세균	대부분 그람음성세균
정 의	대사산물이 세균의 성장 중에 체외로 분비되는 독소	세포벽의 외막의 LPS에 존재하며 세균이 파괴될 때 만 분비되는 효소
열에 대한 안정성	불안정, 60~80℃에서 파괴 (포도상구균 장독소는 예외)	Autoclave(121℃, 1시간)에도 안정 열에 대한 저항
독 성	높다	낮다
면역성	항독소에 의해 쉽게 변성 독소화 됨, 쉽게 불활성화 됨	항독소에 의해 쉽게 변성독소화되지 않음, 쉽게 불활성화되지 않음
치사량	작다	많다
질 병	가스괴저, 파상풍, 성홍열, 디프테리아, 보툴리누스중독	살모넬라증, 전염성 뇌막염, 야토병

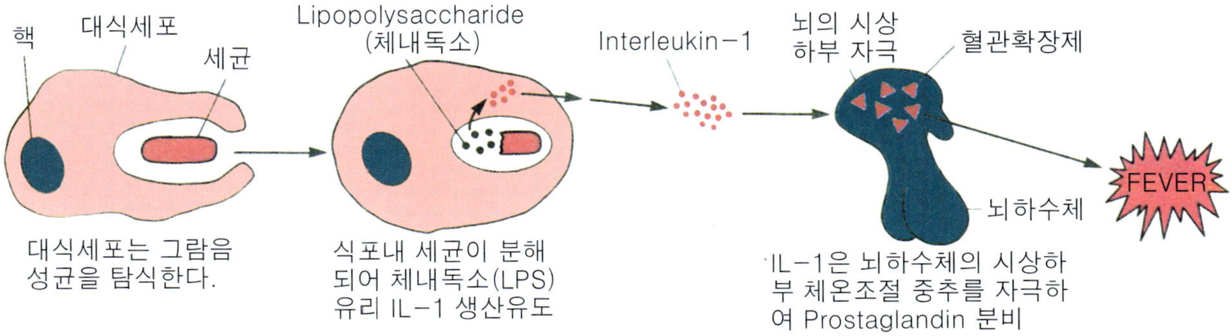

그림 13-5. Pyrogenic response(발열반응)

다당류(lipopolysaccharide, LPS)로 구성되어 있다. 인지질이라 불리는 LPS의 지질부분이 체내독소로 작용한다. 따라서 체외독소는 단백질임에 반해 체내독소는 지질 다당류이다(표 13-3).

체내독소는 그람음성세균이 파괴되면 그 세포벽이 용해되어서 체내독소인 lipopolysa-ccharide 독소를 분비하게 된다. 모든 체내독소는 정도의 차이가 있지만 종에 관계없이 비슷한 징후와 증상을 일으킨다. 체내독소에 의한 숙주의 반응은 **발열**(그림13-5)과 허약, 일반적인 통증과, 쇼크를 유발한다. 체내독소를 생성하는 대표적인 미생물에는 *Salmonella typhi, Proteus, Neisseria meningitidis* 등이 있다.

3. 질병의 감염경로

미생물이 한 숙주로부터 다른 숙주에 도달하는 과정을 감염(infection)이라고 한다. 사람에서 사람으로 또는 동물에서 사람으로, 직접 또는 간접적으로 횡적으로 감염되는 경우를 수평감염이라고 하며 임신부에서 태아로 감염되는 경우를 수직감염이라고 한다. 수직감염은 자궁 내 태반을 통하여 일어나고 출생시에는 산도(질, 외음부)를 매개로 그리고 출생 후에는 모유를 통하여 또는 모친과 접촉으로 일어난다. 감염증은 감염원, 감염 경로, 숙주의 감수성 등 세 가지 요인에 의하여 야기된다(그림 13-6).

감염원은 병원체를 배설하고 있는 사람 또는 동물이 감염원이 될 수 있다. 현재 질병을 앓고 있는 환자가 감염원이 된다. 뿐만 아니라 불현성 감염인 경우에도 감염원으로서의 위험성이 높다. 증상을 나타내지 않으면서 병원체를 배출하는 사람을 **보균자**(carrier)라고 한다. 보균자에는 회복기 보균자와 건강 보균자가 있다. 감염원은 사람뿐 아니라 주변에 있는 곤충이나 동물들도 감염원이 된다. 살모넬라 식중독은 종종 소, 돼지, 닭으로부터 감염되고 우형 결핵은 소, 야토병은 토끼, 탄저병은 소, 말 면양 등의 보균 동물과 그 고기에 의하여 감염이 일어난다. 이와 같은 전염병을 **인수 공통병**(Zoonosis)이라고 한다(표 13-4). 모기와 같은 절지동물(anthropod)이 주로 인간 질병의 중요한 매개체이다(표 3-5). 환경 속에 존재하는 병원성 세균 역시 인간에게 감염원이 될 수 있다. 예를 들면 토양에는 *C. tetani*, *C. botulinum*, 진균의 포자가 있으며 수중에는 *Pseudomonas*, *Legionella* 등이 있다.

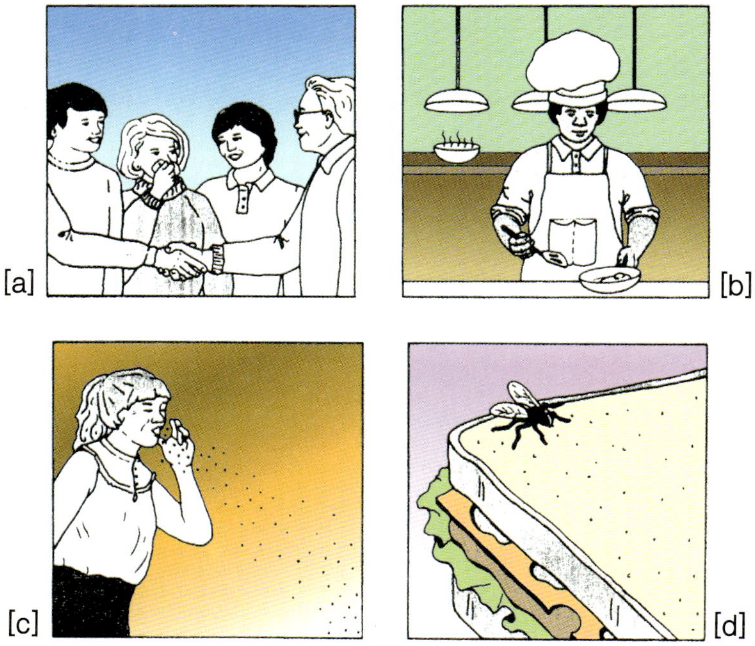

그림 13-6. 질병의 전파경로

a.접촉 전파 b. 식품 매개전파 c. 공기 매개전파 d. 매개체(vector)에 의한 전파

표 13-4. 사람에게 전염되는 인수공통전염병(Zoonoses)

질병	원인미생물	서식처	감염경로
바이러스성			
인푸르엔자	*Myxovirus*	백조	직접접촉
광견병	*Rhabdovirus*	박쥐, 스컹크, 여우, 개, 고양이	직접접촉(물FLA)
서양말 뇌염	*Arbovirus*	말, 새	Culex 모기 물림
황열	*Arbovirus*	원숭이	Aedes모기 물림
세균성			
탄저병	*Bacillus anthracis*	가축	오염된 가죽이나 동물, 공기, 음식물에 의한 직접접촉
브루셀라증	*Brucella spp.*	가축	오염된 우유, 동물의 직접접촉
임파선종전염병	*Yersinia pestis*	설치류	벼룩 물림
Cat-scratch fever	그람음성 간균	고양이	직접접촉
렙토스피라증	*Leptospira*	야생포유류, 개, 고양이	뇨, 흙, 물의 직접접촉
관절염	*Borelia burgdorferi*	새, 사슴	진드기 물림
페스트	*Yersinia pestis*	설치류	직접접촉
앵무병	*Chlamydia psittaci*	새, 특히 앵무새	직접접촉
Q 열	*Coxiella burnetii*	가축	흡입, 진드기 물림
록키산 반점열	*Rickettsia rickettsii*	설치류	진드기 물림
살모넬라증	*Samonella sp*	가금류, 쥐, 거북이	오염된 음식, 물의 섭취
야토병	*Francisella tularensis*	야생포유동물, 가축, 특히 야생쥐	감염 동물과 직접접촉, Deer파리 물림
발진티푸스	*Rickettsia typhi*	설치류	벼룩 물림
진균성			
백선	*Trichopyton* *Microsporum* *Epidermophyton*	가축포유류	매개물에 의한 직접접촉
원생동물성			
Chagas' 병	*Trypanosoma cruzi*	야생 포유류	Kissing bug 물림
말라리아	*Plasmodium spp*	원숭이	Anopheles 모기 물림
주혈흡충증	*Toxoplasma gondii*	고양이와 다른 포유류	감염조직이나 분변물질에 의한 직접접촉
기생충성			
낭포 cyst증	*Echinococcus granulosus*	개	분변성물질과 직접접촉
촌충증	*Taenia saginata* *Taenia solium*	소, 돼지	오염된 소고기, 돼지고기 섭취
선모충증	*Trichinella spiralis*	돼지, 곰	오염된 고기의 섭취

표 13-5. 대표적인 절지동물 매개체와 질병

질 병	원 인 체	절지동물 매개체
말라리아	*Plasmodium spp.*	모기
아프리카 트리파노소마증	*Trypanosoma brucei*	Glossina sp(파리)
미국 트리파노소마증	*Trypanosoma cruzi*	흡혈곤충
황열	*Arbovirus*(황열병바이러스)	모기
뎅기열	*Arbovirus*(뎅기열바이러스)	Aegypti(모기)
뇌염	*Arbovirus*(뇌염바이러스)	모기
발진티푸스	*Richettsia prowazekii*	Pediculus humanus(이)
풍토병 무린 발진티푸스	*Richettsia typhi*	Xenopsylla cheopis(쥐벼룩)
록키산 반점열	*Richettsia richettsii*	Dermacentor andersoni, other species(진드기)
페스트	*Yersinia pestis*	Xenopsylla cheopis(쥐벼룩)

1) 공기 매개질환

많은 미생물이 공기를 매개로 한 숙주에서 다른 숙주로 전파된다. 호흡기 질환 환자로부터의 병원미생물은 기침이나 재채기를 통하여 공기 매개 감염을 유발한다. 홍역을 일으키는 virus나 결핵을 일으키는 세균은 이와 같은 공기 매개로 감염되며 먼지에 있는 감염체들도 공중전파로 감염되어진다. 진균에 의해 만들어진 포자도 공기를 매개하여 감염되고 histoplasmosis, coccidioidomycosis, 그리고 blastomycosis 등을 유발한다. 공기매개 질환을 차단하기 위하여 환자와 함께 있을 경우 마스크를 착용하며 그렇지 않은 경우에는 감염된 사람과 안전 거리 유지 또는 **격리**하는 것이 질병의 감염빈도를 줄일 수 있다.

2) 절지동물 매개질환

한 숙주에서 다른 숙주로 병원균을 옮기는 곤충은 질병을 감염시키는 중요한 **매개체**(vector)이다. 절지동물은 두 가지 방법에 의해 질병을 감염시킨다. **기계적인 감염**은 곤충의 발이나 다른 신체 부위에 붙어서 병원균을 운반한다. 만약 곤충이 숙주의 음식에 접촉한다면 병원균은 음식에 남게되고 숙주가 음식물을 먹게 된다. 예를 들면 파리는 감염된 사람의 변에서 음식으로 장티푸스균이나 이질균(bacillary dyentery : shigellosis)을 옮길 수 있다. **생물학적 감염**은 절지동물이 감염된 사람이나 동물을 물고 감염된 혈액을 섭취함으로써 발생된다. 병원균은 그 매개체에서 증식하며 다른 숙주로 감염될 가능성을 증가시킨다. 만약 절지동물이 숙주를 무는 동안 배설물을 배출하게 된다면 기생 병원균은 상처를 통해 감염된다. 또 다른 경로로는 모기와 같은 절지동물이 숙주를 물 때 침샘을 통하여 병원균이 감염된다.

3) 식품 매개질환

식품의 대부분은 미생물에 있어서 영양원이 된다. 생 식품은 대부분 비병원성균을 포함한 미생물로 오염되어 있다고 생각해도 좋다. 쇠고기와 생선, 우유 등의 동물성식품은 처음부터 병원체를 갖고 있다. 예를 들어 여러 가지 기생충란이나 Samonella 등으로 오염된 식육, 우형 결핵균이나 연쇄상구균으로 오염된 우유, 장염 vibrio균으로 오염된 어패류 등이 있다.

한편 조리 중이나 조리 후에도 식품이 오염되기 쉽다. 요리는 요리사의 손으로 하는 것이므로 이로 인하여 오염되기도 하고 오염된 칼이나 도마 등에 의해서도 일어날 수 있다. 오염된 식품에서 균이 증식하여 식중독을 일으키는 것은 종종 있으나 그 외에 이질, 장티푸스, 콜레라 등의 소화기계 전염병이 감염의 원인이 되는 것도 잘 알려진 사실이다. 이와 같은 감염을 방지하기 위해서는 식품을 가열 조리한 후 시간을 오래 두지 않고 먹을 것과 생요리의 경우 특히 조리방법과 보존방법에 주의해야 한다. 조리사의 건강상태를 점검하고 조리 전에 충분히 손을 씻는 것이 필요하다(그림 13-7).

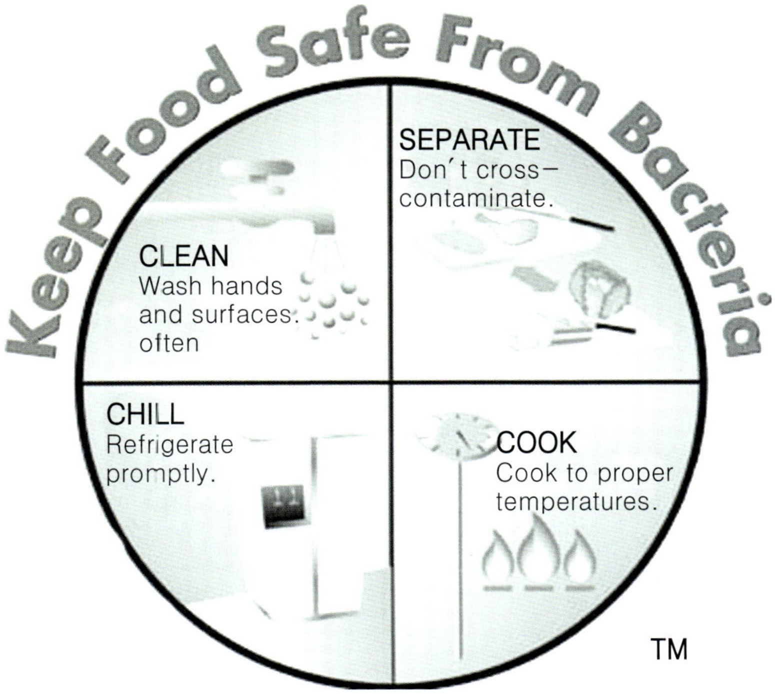
Keep Food Safe From Bacteria
CLEAN
Wash hands and surfaces often
SEPARATE
Don't cross-contaminate.
CHILL
Refrigerate promptly.
COOK
Cook to proper temperatures.
TM

그림 13-7. 세균으로부터의 식품관리

4) 물 매개질환

자연계에 존재하는 물은 많든 적든 간에 미생물이 존재한다. 주로 문제가 되는 것은 수돗물, 샘물, 수영장 등의 물이 병원체로 오염되었을 경우이다. 오염의 원인은 대부분의 경우 소화기계의 전염병인 이질, 장티푸스, 콜레라, 파라티푸스, A형 간염virus에 의한 유행성 간염, 폴리오(poliomyelitis) 등의 수계 감염을 일으킨다. 일반적으로 상수도는 염소로 완전하게 소독하여 안전하나 설비나 관리가 불충분한 우물물이나 일부의 간이 상수도 등에서는 이러한 전염병이 집단 발생하는 경우가 있다.

5) 성 매개질환

비뇨생식기관은 제한된 병원 미생물의 침투 경로이다. 이런 경로를 통해 인체에 침입하는 병원균은 직접적인 성 접촉에 의해서만 감염된다. 이러한 질병의 감염을 억제하기 위해서는 감염된 사람과 성 접촉을 피하며 적절한 예방 수단을 강구하는 것이 필수적이다. 예로는 매독이나 임질과 같은 성병 등이 있다.

6) 직접접촉에 의한 피부질환

피부는 일반적으로 대부분의 미생물에 대한 효과적인 방어벽을 형성한다. 그러나 일부 기생충은 피부를 직접 뚫고 침투할 수 있으며 많은 세균과 진균류가 피부에 직접적으로 접촉했을 때 감염을 일으킬 수 있다. 이런 질병의 확산을 예방하기 위해서는 감염된 사람과의 접촉을 피하는 것이 중요하다. 직접적인 접촉에 의한 피부질환에는 *Herpes viruses*에 의한 포진, 나균에 의한 나병 등이 감염될 수 있다.

4. 역학(Epidemiology)

세계의 과잉인구, 음식물과 상품들의 대량생산 및 신속배달, 빈번한 여행 등은 질병을 빠르고 쉽게 확산시키는 요인이다. 오염된 물과 음식물은 매우 빨리 많은 사람을 감염시킨다. 원인체를 확인함으로써 질병을 효과적으로 통제하고 치료할 수 있으며 질병의 전파방식과 지리학적 분포를 이해하는 것이 바람직하다. 언제, 어디서, 질병이 발병하고 어떻게 인간에게 전파되는지를 다루는 과학이 **역학(epidemiology)**이다. 현대 역학은 1854년 **존 스노우(John Snow)**에 의해 시작되었으며 그는 콜레라가 오염된 물에 의해서 전파되는 것을 증명하였다. 그는 런던에서 콜레라의 일부 환자들에게 의문을 가졌고 브로드거리의 우물에서 음료수를 마셨다는 것을 알았다. 또한 그는 발병이 깨끗한 물을 사용하는 테임즈강 상류보다 하류에 있는 사람들에게서 많이 발병된다는 것을 알았다.

오늘날 역학자들은 원인을 발견하고 질병 확산을 막는데 중점을 두고 있다. 역학자는 질병의 원인을 결정할 뿐 아니라 중요한 인자들과 사람들에게 영향을 미치는데 관련된 형태 등을 확인한다. 역학자들의 중요한 작업의 한 부분을 조합하고 나이, 성, 직업, 개인의 습관, 시회적 지위, 예방주사의 유무, 다른 질병의 존재, 개개인에게 영향을 미치는 일반적 사건(같은 음식을 먹거나, 같은 의사를 방문한 것 같은) 등을 분석한다. 또한 미래의 전염병 확산을 막기 위해 감염되기 쉬운 숙주와 감염원과의 접촉하는 장소와 위치를 아는 것이 중요하다. 그리고 역학자들은 질병이 발생한 동안의 기간 즉 계절이나 년도 등의 기초를 기반으로 시간을 고려한다.

그러한 자료는 질병의 확산이 **산발적**(sporadic)인지, **유행성**(epidemic)인지 정보를 제공해 주며 유행성(epidemic)이면 어떻게 질병이 확산되는지 지표가 된다. 개체군에서 질병 발생빈도와 전파시키는 인자를 증명함으로써 역학자들은 질병의 예후와 치료를 결정하는데 중요한 정보를 제공한다. 역학자들은 또한 공동체 집단에서 질병이 효과적으로 통제되는지를 평가하며 예방주사나 공동체에 전반적인 건강보건을 계획하고 평가하는데 도움이 되는 자료를 제공한다.

5. 병원감염(Nosocomial Infection)

병원에 있는 동안 얻어진 감염을 **병원감염**(nosocomial infection)이라 한다. 즉 병원 입원 이전에 감염되지 않았던 사람이 입원 후 병원 환경에서 병원성 미생물에 노출되어 발생되었거나 환자 자신이 이미 가지고 있던 내인성 미생물에 의해 발생된 감염증을 말한다. **질병관리센터**(Centers for Disease Control)는 병원 환자의 5~15%가 병원에서 감염 되어진다고 추정한다. 병원에서 얻은 감염은 병원환경내의 미생물, 면역성이 떨어진 숙주 그리고 병원에서의 전파사슬 등 복합인자의 상호작용 결과이다(표 13-6).

표 13-6. 창상감염과 관련된 미생물(%)

Pathogen	Frequency
S.aureus	20
CNS	14
Enterococci	12
E.coli	8
P.aeruginosa	8
Enterobacterspp	7
P.mirabilis	3
K.pneumonia	3
Other streptococci	3
C.albicans	3
Streptococci	2
기타 gram pos aerobes	2

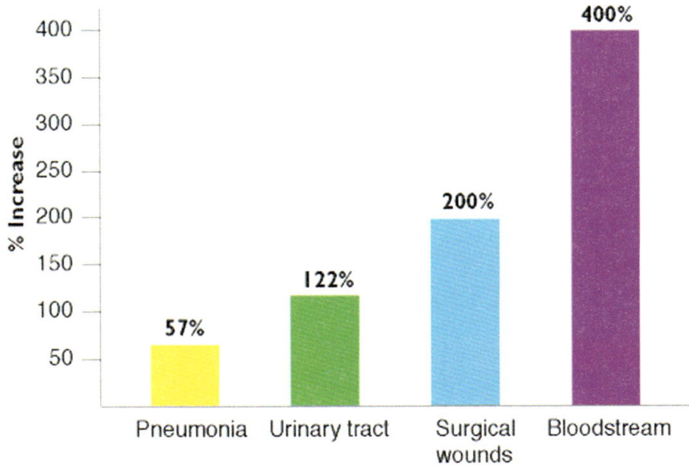

그림 13-8. 감염경로에 따른 감염 증가율(2000년)

1) 병원내 미생물

병원에서는 미생물을 관리하기 위하여 철저한 소독을 하고 있음에도 불구하고 병원환경은 다양한 병원균의 **병원소**로 작용한다. 이유는 사람 인체내 정상균주는 기회적이고 병원환자들에게는 특히 위험하다는 것이다. 사실상 병원에서 감염을 일으키는 대부분의 세균은 건강한 사람에게는 질병을 일으키지 않지만 질병이나 치료로 인해 면역체계가 약화된 된 환자들에게는 병원성을 나타낸다.(그림13-8)

한때 그람양성 *Staphylococcus aureus*가 병원내 감염의 중요한 원인균이였다. 그러나 최근에 감염 주요 원인균은 *E. coli*, *Pseudomonas aeruginosa* 같은 그람음성세균이다. 특히 항생제 내성 균주인 *P.aeruginosa*는 수술환자나 화상환자에게서 피부 감염을 일으킨다. 병원내 미생물들은 기회감염의 위협 외에도 항미생물 약품에 내성을 나타낸다. 예를 들면 *P. aeruginosa*와 기타 그람음성세균은 항생제에 내성을 결정하는 유전인자 R-plasmid를 가지고 있기 때문에 항생제로 조절하기 어렵다. R-plasmid가 재조합되기 때문에 새롭고 다양한 내성 인자들이 생산된다. 이러한 균주들이 환자들과 병원관계자들에게 감염되고 항생제 치료에 더욱 내성을 갖게 한다.

2) 숙주의 면역결핍

숙주는 질병, 약물치료, 화상 등에 의해서 감염에 대한 저항력이 약해진다. 피부나 점막의 손상, 면역체계의 저하 그리고 세포 활성의 저하는 병원내 감염을 유발한다. 피부와 점막은 병원균에 대한 강력한 물리적 장벽을 구성한다. 화상, 수술상처, 외상, 혈관치료 그리고 요도 카테타법 등은 방어의 첫 번째 장벽을 파괴한다. 따라서 환자들은 병원에서 질병에 더욱 감염되기 쉽다. 화상환자들은 특히 병원내에서 감염이 잘 된다. 그들의 피부가 더 이상 미생물에 효과적인 장벽이 아니기 때문이다. 또한 감염의 위험성중 전신마취하는 경우에 폐렴을 걸리게 한다. 건강한 사람들은 T림프구의 백혈구가 직접 병원균을 파괴하고 질병에 저항한다. 그러나 방사선치료, 스테로이드 치료, 화상, 당뇨, 백혈병, 신장질병 그리고 영양실조는 T림프구의 활동에 영향을 미치며 숙주의 면역성을 약화시킨다.

3) 전파사슬(Chain of transmission)

병원감염의 주요 감염경로는 병원 관계자에서 환자로, 환자에서 환자로 직접접촉전파, 매개물(fomite)을 통한 간접 접촉전파 그리고 병원 환풍시스템에 의한 공중전파 등이 있다. 병원에서 종사하는 사람들은 종종 환자들과 직접접촉하기 때문에 그들은 질병을 전파할 수 있다. 예를 들면 의사나 간호사들이 환자를 치료할 때 그들이 가지고 있는 정상 상재균을 환자에게 전파시킬 수 있다. 장티푸스 보균자의 요리사는 음식물을 감염시켜 환자에게 전파시킬 수 있다. 병원에서의 화상치료, 혈액투석, 회복실, 중환자실 그리고 암 치료실 등은 특별히 주의 깊은 관리가 필요하다. 따라서 방문객은 극히 제한하고 마스크와 가운착용, 특별한 공기여과장치가 필수적이며 때에 따라서는 완전한 격리가 필요하다.

방광에서 소변을 배설하기 위한 요도 카테터를 비롯한 여러 기구는 병원감염을 전파한다. **의학적 무균(medical asepsis)**이란 병원성 미생물의 수를 감소시킴으로서 그리고 한 곳에서 다른 곳으로 이동되지 않도록 함으로써 병원성 미생물의 감염을 줄이는 수단을 말한다. 지속적으로 손을 씻고 기본적인 감염 통제방법을 교육시키고 침상과 입원실은 자주 소독해야만 한다. 환자들에 사용되는 튜브는 사용할 때마다 멸균을 하여 환자들에게 병원균의 노출을 줄이는 것이 중요하다. 호흡 보조기와 습도계는 일부세균의 알맞은 성장 환경과 공중 오염 전파를 제공해 준다. 병원내 감염의 근원은 완전하고 깨끗하게 소독되어져야 하고 붕대나 기구들은 사용 전에 멸균되어져야 하며 멸균을 유지하기 위해 포장물은 무균적으로 운반되어져야 한다. 의사는 필요할 때만 항생제를 처방함으로서 항생제 내성 균주의 출현을 막는 것이 중요하다.

4) 효율적인 감염 관리

병원감염(Nosocomial infection)은 사회적으로 큰 문제이다. 병원감염에 의한 사망자수는 교통사고에서의 사망자수보다 더 많다. 병원감염을 감소시키기 위해서는 개인 위생의 철저, 병원 환경의 청결, 체계적인 감염 관리, 병원감염 위험성에 대한 교육 및 계몽활동 등이 요구된다(그림 13-9).

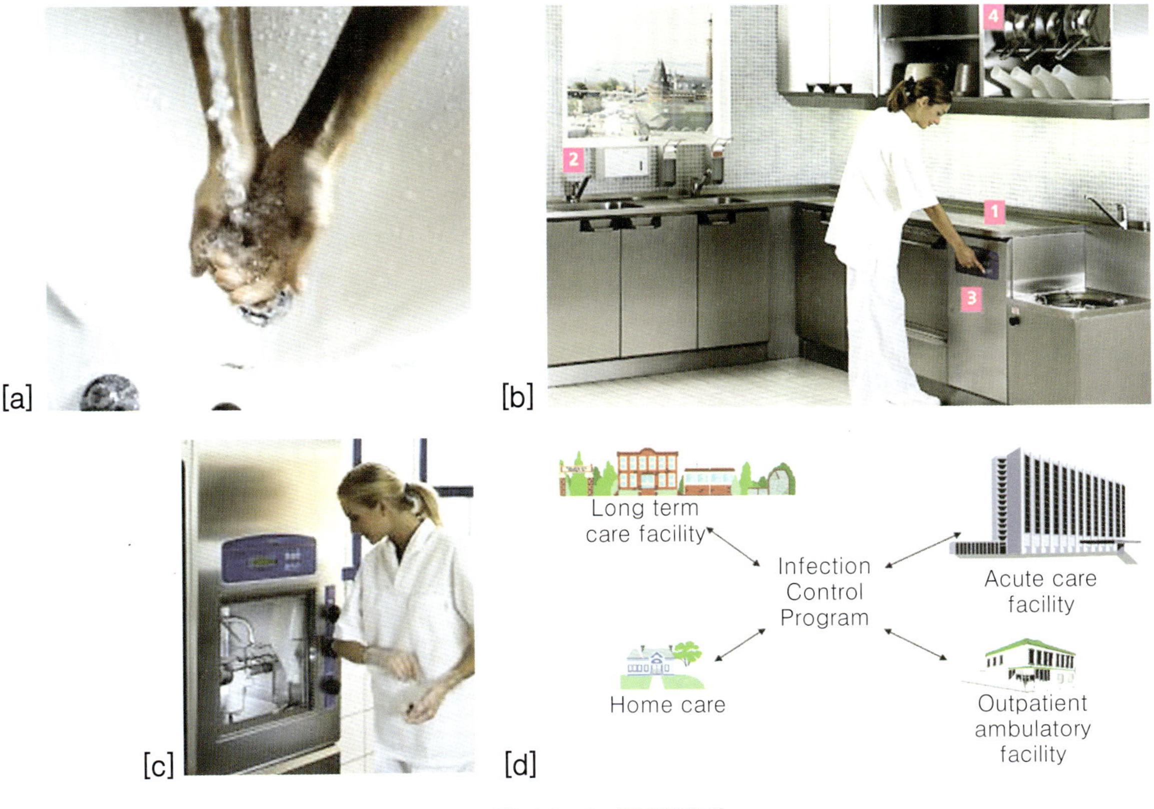

그림 13-9. 감염관리

a. 손씻기 b. 병원환경 청결 c. 기구멸균 d. 체계적인 감염관리 프로그램

chapter 14 감염에 대한 숙주의 방어기전

Host Defenses Mechanism

1. 개요

사람을 비롯한 모든 동물은 일반세균, 진균, 바이러스, 기생충과 같은 미생물의 감염에 항상 노출되어 있으며 미생믈에 의하여 유발되는 질병에 스스로를 방어해야 한다. 만약 미생물에 의한 질병에 방어 할 수 없다면 감염의 결과로 몇 일 또는 몇 주 내로 사망을 초래할 수 있다. 그러나 우리 인체는 이들 감염에 대하여 자신을 보호할 수 있는 면역계(Immunosystem)가 있기 때문에 건강한 생경을 유지할 수 있다.

면역계는 **비특이 면역**(Non specific immunity)과 **특이 면역**(Specific immunity)으로 분류하며 특이 면역은 다시 **체액성 면역**(Humoral immunity)과 **세포성면역**(Cellular immunity)으로 구분한다. 우리 인체의 체액성 면역과 세포성 면역 시스템은 침범하는 세균, 바이러스, 진균, 원충류에 방어를 하며 체내의 비정상세포인 암세포를 비롯하여 화학적으로 변형된 바이러스를 제거한다. 일반적으로 체액성 면역은 세균과 같은 감염인자에 대한 면역을 담당하며 세포성 면역은 주로 세포에 결합한 바이러스항원에 관계한다.

2. 비특이 면역

사람의 **피부**는 견고하고 밀집된 구조를 하고 있어서 미생물의 침입을 차단하는 방어벽으로 작용하며 피부로 배설되는 땀이나 피지에 섞여 나오는 화학물질은 침입하는 세균을 파괴한다. 음식물과 같이 섞여 들어오는 미생물들은 위에서 분비되는 산이나 효소에 의해 파괴되기도 하며, 공기와 같이 들어오는 병원체도 코나 호흡기 점막에서 분비되는 점액에 걸려 코나 가래 등으로 외부로 배출되며 탐식세포(phagocyte)들에 의해 파괴된다(그림 14-1).

인체의 조직에 정상적으로 존재하는 미생물 그룹을 정상상재균(normal microflora)라고 한다. 이들 정상 상재균은 병원미생물에 의한 감염에 대해 인체를 보호하는 방어기전(defense mechanism)에 어느 정도 기여를 한다. 예를 들어 질속에 정상적으로 존재하는 Lactobacillus는 젖산을 생성하여 pH를 낮추며 *N. gonorrheae*의 감염 가능성을 줄인다. 미생물이 조직에 감염되었을 때 감염조직 부위에서는 **염증**(inflammation)을 일으킨다. 즉 손상

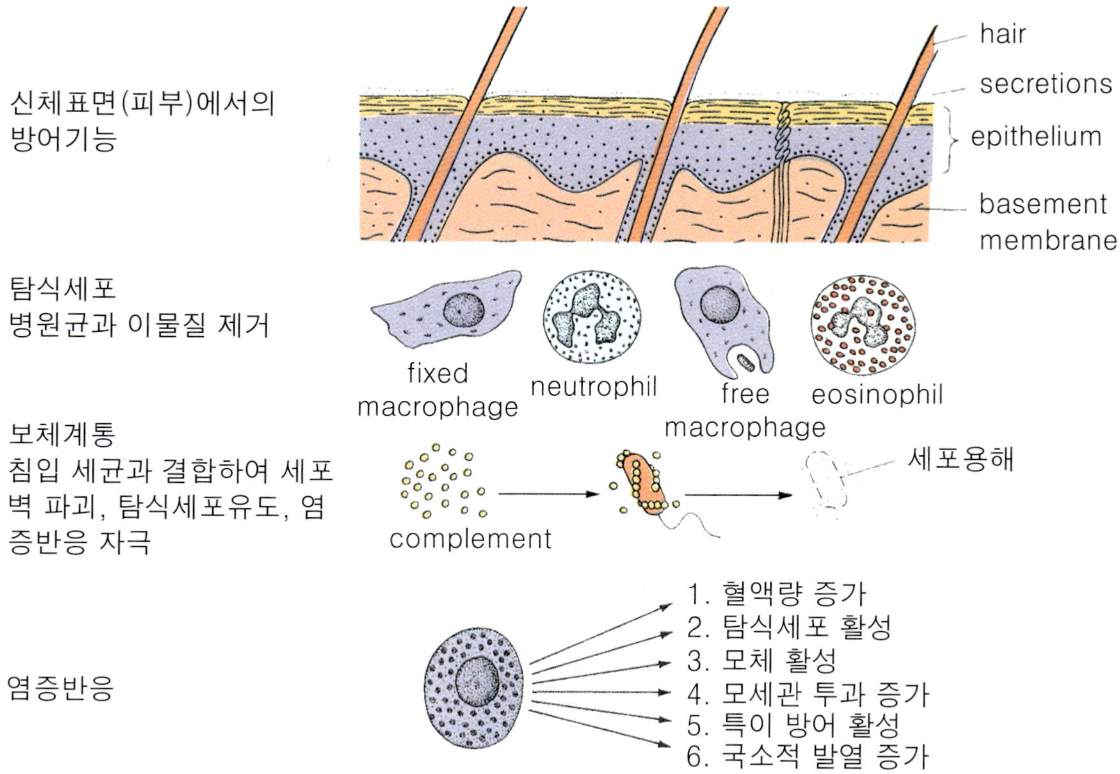

그림 14-1. 비특이면역에 관여하는 성분

받은 세포는 몇 가지 화학물질을 방출하며 이들의 작용으로 손상 받은 부위의 혈관들이 확장된다. 그러므로 감염부위로 혈류량이 증가되어 감염부위의 피부가 붉게 보이는 **발적(red)** 증상을 보이며 체온이 상승한다. 또한 모세혈관의 투과성이 커짐으로써 혈장성분이 감염조직부위로 많이 이동하여 세포간 질액의 용적이 늘어나는 **부종(edema)**이 되고 부종과 손상세포에서 방출되는 화학물질에 의해 염증시 **통증(pain)**을 느끼게 되는 것이다. 또한 염증시 혈류의 증가는 많은 수의 탐식세포(호중성 백혈구와 단핵구)를 감염부위로 이동시키며 이를 화학주성(chemotaxis)현상이라 한다. 이들 백혈구와 대식세포(macrophage)들의 탐식작용(phagocytosis)에 의하여 침입한 미생물을 파괴하여 배설한다(그림14-2). 또한 탐식세포에 의해 유도되는 **발열물질(pyrogens)**에 의해 **열(fever)**이 오른다. 이상은 국소적으로 일어나는 염증이고 때로는 전신성 염증도 있으며 염증이 경과하는 지속시간에 따라 급성 및 만성으로 분류한다.

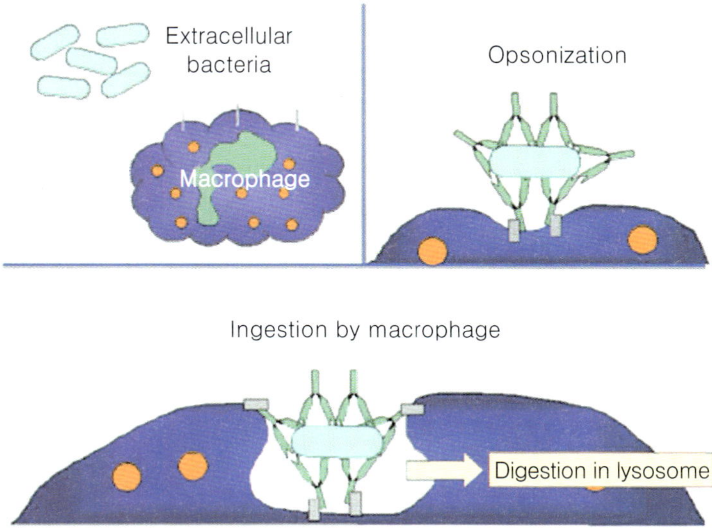

그림 14-2. 탐식작용의 기전

표 14-1. 비특이면역과 특이면역의 특징

비특이면역	특이면역
항원 비의존반응 항원 노출 후 즉각적이고 최대반응 항원 특이성이 없다. 면역학적 기억반응을 일으키지 않는다.	항원 의존반응 항원 노출 후 유도기를 거쳐 최대반응 항원 특이성이 있다. 면역학적 기억반응을 일으킨다.
피부, 장운동, 섬모운동 탐식작용에 의한 방어작용	항체관여 면역반응, TC세포, K세포에 의한 바이러스, 암세포, 세균파괴작용

3. 특이 면역

특이 면역은 이물질(notself)에 대항하는 특이 항체를 생산하여 면역기능을 나타내는 **체액성 면역계**(Humoral Immunosystem)와 암세포, 바이러스를 직접 파괴하거나 과민반응, 이식조직에 대한 거부반응 등에 관여하는 **세포성 면역계**(Cellular Immunosystem)가 있다.

이 두 가지 면역계는 완전히 독립되어 이루어지는 것이 아니고 상호협력 하여 방어기능을 수행하고 있다. 또한 이와 같은 면역계는 면역기억(immunological memory)을 나타내는 특징을 가지고 있어서 어떤 이물질과 처음 만나 1차 면역응답(primary immune response)을 한 뒤에 다시 동일한 이물질을 만나는 경우 1차 응답에 비해 신속하고 강력한 2차 면역응답(secondary immune response)을 나타낸다(그림 14-3).

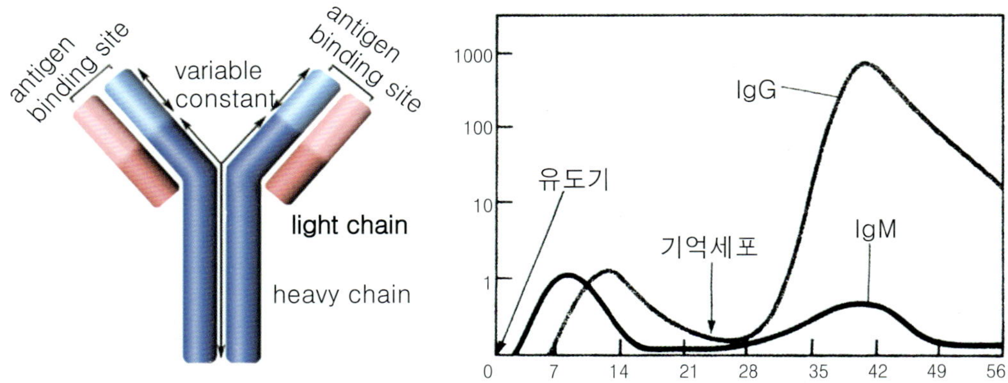

그림 14-3. 항체생성의 일차반응과 이차반응

1) 면역계의 세포

면역계에 관여하는 세포는 **림프구**(lymphocyte)와 **대식세포**(macrophage)로서 특히 림프구가 모든 면역응답의 특이성을 결정해 주는 세포이다. 림프구는 체내에서 조직세포 사이를 왕래하며 혈액과 림프를 따라 순환하고 또한 림프기관인 비장(spleen)이나 림프절(lymph node)에 축적되어 있기도 한다. 양서류 이상의 척추동물에서 림프구는 **T-세포**와 B-세포로 분류된다. B세포는 항원자극에 의해 분화하여 항체를 합성하며 합성된 항체는 혈액속으로 분비되어 체액성 면역을 담당한다. T세포는 여러 기능을 갖는 세포군으로 분화되며 이들은 침입항원에 대해 세포독작용(cytotoxic effect)을 나타내거나 항원에 의해 자극을 받은 B세포 및 T세포의 성숙과 분화를 돕거나 억제하는 기능을 나타내는 세포성 면역을 담당한다. 이들 두 세포는 서로 다른 기능을 나타내지만 그 모양은 거의 유사하여 형태적으로 구분하기 어렵다. 그러나 이들 세포는 각기 고유의 세포막 **표면표지자**(surface marker)들을 가지고 있으므로 그 표면표지자를 분석함으로써 구분이 가능하다.

한편 **대식세포**(macrophage)는 혈액내의 단핵구가 체내 여러 조직부위로 이동하여 분화된 것으로 생각되고 있으며 비정형 형태의 위족을 내어 빨리 운동하는 특성을 갖는다. 대식세포는 세망조직내에 들어 있으므로 **세망내피계세포**(Reticuloendotherlial cell : RES)라고도 한다. 대식세포는 이물질을 탐식하여 가수분해시키는 비특이적 면역작용에 관여할 뿐 아니라 다른 탐식세포와는 달리 죽은 세포(죽은 적혈구나 과립백혈구)도 탐식, 소화하여 처리하는 청소부(scavenger)역할을 한다. 또한 항원을 인식하고 결합하여 림프구(T-세포와 B-세포)에 정보를 전달해 줌으로써 이들 세포들에 의한 면역의 시작 및 조절작용을 갖는 특이적 면역응답의 중계자 역할을 한다(그림 14-4).

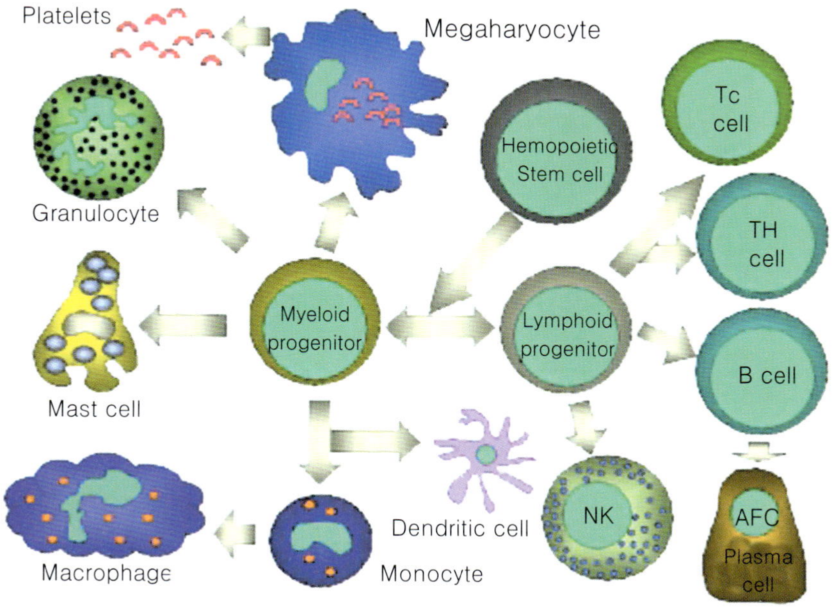

그림 14-4. 면역계의 세포형성

2) 체액성 면역

체액성 면역은 B 림프구가 특이항원과 반응하여 생산한 **항체**(Antibody : Immunoglobulin)에 의한 면역이다. 즉 동물체내에 침입한 이물질(foreign body)은 면역체계의 작용을 자극하여 항체를 생성하며 생성된 항체는 체내에서 항원을 중화시키고 또한 제거시키는 작용을 한다. 이러한 작용은 항체가 가지는 아이소타입에 따라 특유의 작용을 나타낸다. 체액성 면역의 기본은 세포표면에 IgM과 IgD를 표현하고 있는 B 림프구가 항원과 결합하여 B 림프구 증식이 일어나고 세포표면 면역글로불린을 분비하는 형질세포(plasma)로 분화한다. 형질세포에서 면역글로불린이 생성되지만 이는 T세포, B세포, 협동작용의 결과이다. 생성된 항체(면역글로불린)는 감염인자와 직접 결합하여 감염인자를 파괴시키는 체액성 면역을 담당한다.

3) 세포성 면역

일반적으로 항원이 면역계를 자극하여 B림프구가 항체를 생산하고 이 항체가 항원과 특이반응하는 면역반응을 체액성 면역 반응이라 하며 T림프구가 주가되어 항원을 가진 세포와 특이반응을 하며 T림프구가 생산한 **cytokine**이 대식세포, 살해세포 그리고 자연살해세포 등을 활성화하여 세포내 바이러스 또는 암세포를 파괴하는 반응을 **세포성면역**이라 한다. 즉 항체가 작용하는 경우를 체액성 면역 그리고 세포가 작용하여 숙주를 보호하는 면역을 세포성 면역이라고 한다.

4. 세균에 대한 면역

특이성 면역반응의 세균방어 기전에는 4가지 기본작용이 있다.

① 항체에 의한 독소나 효소의 중화
② 항체, 보체 그리고 라이소자임에 의한 세포의 파괴
③ 호중구와 일반 대식세포에 의한 세균의 옵소닌작용과 탐식작용
④ 활성화된 대식세포에 의한 세균의 식작용과 세포내 파괴

이들 과정의 상대적 중요성은 질병을 일으키는 기전과 관여하는 미생물에 따라서 달라진다.

1) 세균의 체외독소에 대한 체액성면역

*Clotridium tetani*나 *Bacillus anthracis*와 같이 체외독소를 생성하는 세균에 의하여 발생되는 질병의 면역반응은 침투한 미생물을 제거하는 것 뿐만아니라 그들에 의해 생성된 독소를 **중화**하는 기능도 해야한다. 중화반응은 독소와 숙주세포 수용체의 결합을 차단함으로써 성립된다. IgM분자는 대개 결합성이 약하기 때문에 IgG가 독소중화에 거의 전적으로 책임을 진다. IgM이 독소분자와 결합하면 그것은 쉽게 분리되고 독소는 그의 독소작용을 그대로 발휘한다. 그러므로 중화반응은 독소분자에 대한 항체와 수용체 사이의 반응에 기초를 두고 있다(그림 14-5).

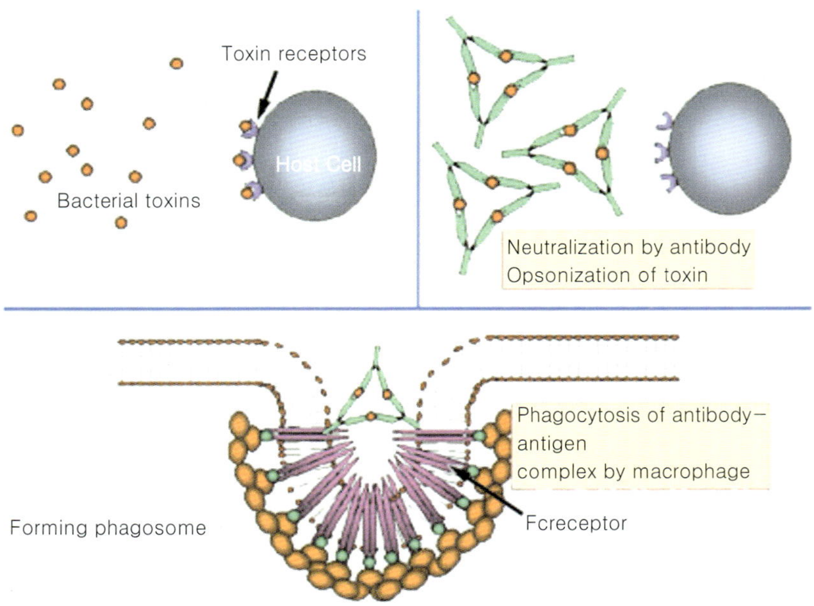

그림 14-5. 중화작용의 모식도

2) 세균에 대한 체액성면역

침입하는 세균에 대한 숙주의 보호작용은 세균의 표면항원에 대한 항체에 의해 매개된다. 협막 항원에 대한 항체는 협막의 탐식작용 저지 특성을 중화하여 세균을 옵소닌화 하고 탐식세포에 의해 파괴되도록 한다. 협막이 없는 미생물의 경우 균체항원(O항원)에 대한 항체가 탐식작용을 촉진하여 침입한 세균을 파괴한다. 많은 세균의 운명은 보체의 활성에 관계없이 면역글로불린의 아이소타입에 영향을 받는다. 보체가 없는 경우는 IgG가 IgM보다 훨씬 효율적인 옵소닌 작용을 하나 IgM은 IgG보다 보체를 효과적으로 활성화시키므로 보체의 존재하에서는 IgM이 가장 효율적인 **옵소닌 작용**을 한다.

일부 세균은 호중구나 대식세포에 의해 직접 탐식되고 파괴되는 반면 다른 것들은 혈액내 항체, 보체가 작용함으로써 침범한 세균을 파괴한다. 이와 같은 면역반응을 체액성 면역반응이라고 한다(그림 14-6).

3) 세포내 통성 혐기성세균에 대한 세포성면역

임상에서 중요성을 지닌 *Mycoplama*, *Brucella*, *Mycobacteria*, *Listeria*, *Legionella*, *Corynebacteria* 그리고 *Salmonella* 등은 대식세포에 의해 쉽게 탐식 되지만 이들은 세포내에서 파괴되지 않고 저항성을 나타낸다. 이들 세포내 통성 혐기성 세균은 대식세포 내에서 증식할 수 있는데 세포내부는 항체가 없는 환경이므로 보통의 체액성 면역 반응은 이들 세균에

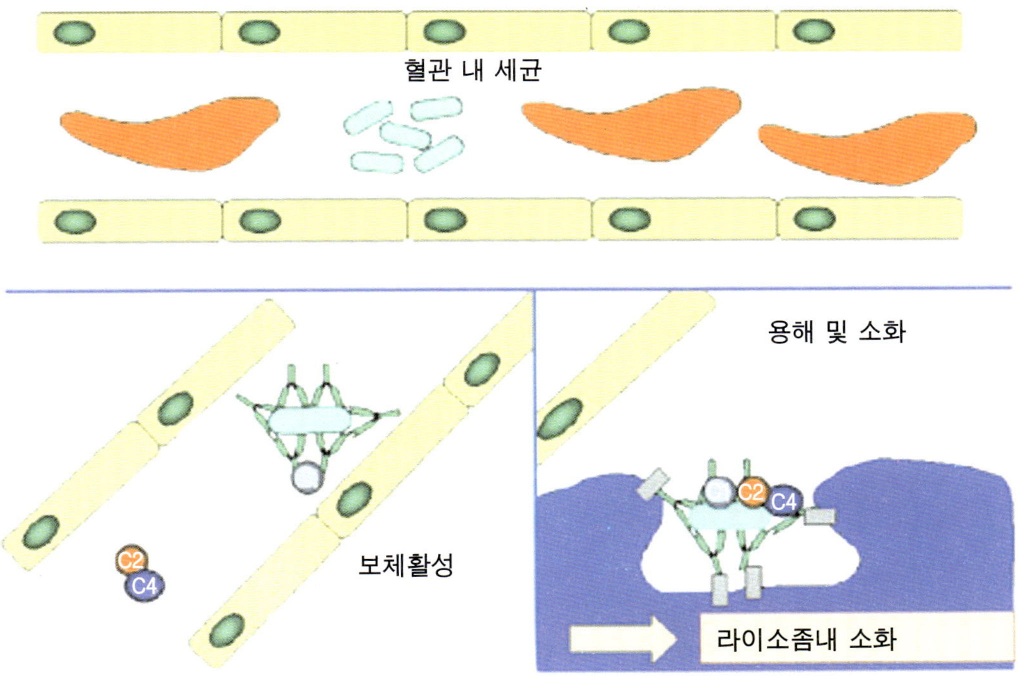

그림 14-6. 침입세균에 대한 체액성 면역반응

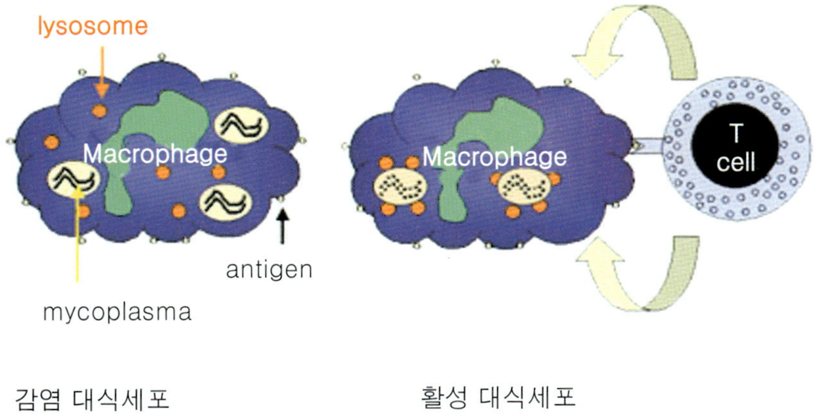

그림 14-7. 세포내 세균에 대한 세포성 면역반응

대해 파괴작용을 할 수 없다. 반면에 T세포는 통성 혐기성세균이 감염된 세포표면에 결합하여 감염된 세포를 파괴하며 r-IFN이 이러한 반응을 매개하고 촉진한다. 이와 같은 세균에 대한 면역반응을 세포성 면역이라 한다(그림 14-7).

5. 바이러스에 대한 면역

1) 바이러스에 대한 체액성면역

항체는 유리 바이러스를 파괴하며 세포에 감염되는 것을 차단하거나 바이러스 감염 세포를 파괴한다. 바이러스가 세포를 감염시키려면 표적세포에 먼저 부착해야 한다. 항체는 바이러스가 세포 수용체에 부착되는 것을 차단함으로써 바이러스를 중화할 수 있다. 이런 형태의 바이러스 **중화**의 효율성은 바이러스 종류에 따라 다르다. T-even파지(T_2, T_4 등)의 경우는 오직 하나의 주요 부착자리 만을 가지므로 한 개의 면역글로불린 분자로 그 자리를 차단함으로써 중화가 가능하다.

반면에 인플엔자와 같은 *Orthomyxovirus*는 많은 부착수용체를 가지므로 인플렌자의 중화는 모든 부위가 다 차단되었을 때만 가능하고 따라서 훨씬 많은 면역글로불린이 요구된다. 바이러스와 항체의 결합은 그 자체로 바이러스를 파괴하지는 않는다. 그럼에도 불구하고 항바이러스성 항체는 **옵소닌**으로 작용하여 대식세포에 의한 바이러스 입자의 탐식작용을 촉진한다.

항체는 바이러스 입자를 응집하여 세포 침투에 필요한 감염성 바이러스의 숫자를 줄이거나 또는 보체매개 바이러스 중화를 시작한다. **보체**는 바이러스의 감염을 저지할 수 있는 중요한 역할을 한다. 다단계의 보체 활성화 경로는 바이러스 표면에 붙은 항체나 보체 부경로의 활성화 혹은 바이러스 당단백질에 의한 Clq의 직접적 자극에 의하여 활성화된다.

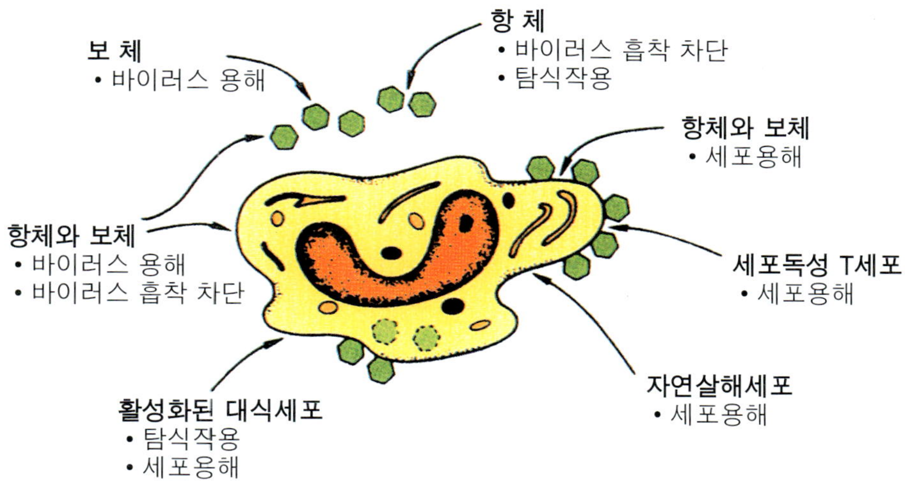

그림 14-8. 바이러스에 대한 체액성 면역

외피 보유 바이러스의 보체 경로는 끝까지 진행되어 바이러스를 용해시킨다. 그러나 다른 바이러스들은 보체 성분 C3b에 의해 직접 중화되기도 한다. C3b는 항체와 마찬가지로 부착 자리를 차단하여 바이러스를 중화하는 것으로 생각된다. 항체와 보체는 살아있는 바이러스에 대해서만 활성을 갖는 것이 아니라 **감염세포** 표면에 발현된 바이러스 항원에 대해서도 활성을 갖는다. 이들 세포는 항체 매개 옵소닌작용이나 보체 매개 용해작용에 의해 파괴되는 것으로 보인다.

항체의존 세포성 세포독성작용(Antibody-dependentcellular cytotoxicity : ADCC)은 바이러스 감염세포 파괴 기전에 매우 중요하다. 이 과정에서 Fc수용체를 갖는 세포독성 세포는 항체로 피막된 표적세포에 결합하여 용해시킨다. ADCC에서 표적 세포상에 생기는 상해는 보체에 의한 상해와 비슷하나 보다 크며 강력하다. ADCC를 수행하는 세포에는 대식세포, 다형핵세포(호중구와 호산구) 그리고 Fc 수용체를 갖는 **살해(killer)세포**가 있다. 이들 살해세포는 거의 **자연살해(NK)**세포와 동일하다(그림 14-8).

2) 바이러스에 대한 세포성면역

혈청내의 항체와 브체는 바이러스를 중화하고 바이러스 감염세포를 파괴 할 수 있기는 하지만 바이러스 질병을 근절하는 가장 중요한 면역기전은 **세포성 면역반응**이다. 이는 면역 결핍된 사람에게서 쉽게 알 수 있다. 항체 매개 반응 능력이 결여된 사람의 무감마글로불린 혈증은 심하고 재발되는 세균감염에 의해 고통받으나 바이러스질환 즉 유행성이하선염, 홍역, 회백수염, 인플엔자 등으로부터 회복되는 경향이 있다. 반면에 세포성 면역반응이 선천적으로 결핍된 사람은 보통 세균감염에는 내성이 있으나 바이러스성 질병에는 고도의 감수성을 갖는다. 즉 세포매개 면역반응은 감염된 바이러스를 제거하는데 효과적이다.

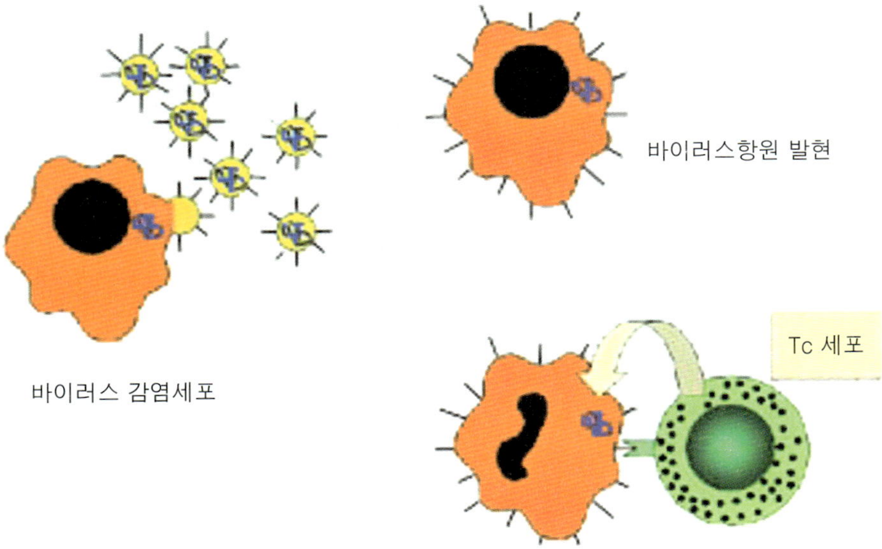

그림 14-9. 바이러스에 대한 세포성면역

Tc세포는 바이러스에 감염된 세포를 인지하고 직접 파괴한다.

세포독성 T 세포(cytotoxic T cell)는 세포매개 세포독성 작용을 한다. 세포독성 T 세포는 인터페론에 의해 현저히 자극되며 그 결과 세포독성 T 세포의 활성은 바이러스 감염 시작 후 신속하게 증대된다.

바이러스에 감염된 세포는 세포 표면에 바이러스에 대한 항원을 발현한다. 세포독성 T 세포는 세포 표면에 발현된 항원에 결합하여 숙주 DNA와 바이러스 DNA를 분리할 수 있는 nuclease를 활성화시킨다. 그리고 바이러스에 감염된 세포를 파괴한다(그림14-9).

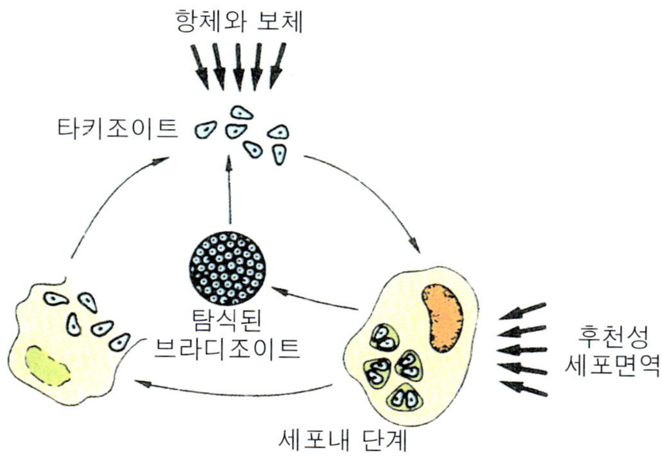

그림 14-10. Toxoplama를 파괴하는 체액성 및 세포성 면역반응

6. 원충류에 대한 면역

대부분의 기생충은 항원성을 갖고 면역반응에 관계한다. 따라서 다른 항원입자와 마찬가지로 원충류도 체액성과 세포성 면역반응을 자극할 수 있다. 일반적으로 항체는 혈류와 조직내에 자유로이 존재하는 기생충의 양을 조절하고 반면에 세포성 면역은 주로 세포내 기생충에 대하여 작용한다(그림 14-10). 원충류의 표면 항원에 대한 혈청항체는 항원을 옵소닌화 시키며 응집을 일으키고 운동성을 억제할 수 있다. 항체는 또한 보체와 세포독성 세포와 함께 항원을 파괴하며 일부 항체는 원충류 효소의 복제를 차단하는 작용을 한다.

chapter 15 피부의 감염질환

Skin Infection

1. 개요

피부(skin)는 견고하고 밀집된 구조를 하고 있으며 신체의 전 표면을 덮고 있기 때문에 외부로부터 여러 가지 물질이나 병원체의 침입을 차단시키는 첫 번째 방어벽 역할을 한다. 또한 피부는 외부물질과 직접접촉하거나 또는 기계적, 물리적, 화학적 자극에 의해 피부질환이 발생된다. 신경계, 내분비계 질환이나 비타민 결핍증, 당뇨병, 간장질환, 담도질환, 위장질환, 혈액질환 그리고 암 등 여러 가지 질환이 있을 때도 피부에 다양한 증상이 나타내기 때문에 피부질환의 원인을 찾을 때는 전신 질환의 유무를 확인해야 한다. 여러 가지 복합적인 요인이 작용할 때도 있으며 아직까지 불분명한 피부질환도 많다. 피부감염증에는 전염성 농가진, 수두, 단순포진, 사마귀, 무좀, 완선, 피부결핵, 나병 등이 있다.

2. 피부의 구조와 기능

성인의 평균 피부는 1.9㎡의 면적을 가지고 있고 두께는 0.05~3.0mm로 다양하다. 피부는 상피(epidermis)와 진피(dermis) 중요한 두 부분으로 구성되어 있다(그림 15-1).

상피는 얇고 바깥쪽부분에 위치하며 상피세포 서너 겹으로 구성되어 있으며 빛(light), 열(heat), 미생물 그리고 화학물질에 대한 방어벽 역할을 한다. 상피의 가장 바깥쪽은 keratin이라는 단백질을 함유한 죽은 세포들로 구성되어 있다. **진피**는 안쪽에 있는 부분이고 주로 결합조직으로 구성되어 있으며 상대적으로 두꺼운 부분이다. 진피는 많은 혈관, 림프관, 신경, 모낭 그리고 땀샘과 피지선을 가지고 있다. 땀샘들은 진피에서 유래되었고 관을 통해 바깥쪽에 있는 땀구멍으로 땀을 분비한다. 피지선은 피지를 모낭으로 나오는 관을 가지고 있다. 모낭, 땀샘, 피지선관 등은 미생물들이 피부나 더 깊은 조직으로 침투할 수 있는 통로가 될 수 있다. 한선에서 나오는 땀은 발한작용으로 피부표면으로 분비된다. 땀은 물과 염분(대부분이 소금), 요소, 아미노산 등의 혼합물로 이루어져 있고 여기에 lysozyme 등과 같은 물질도 함유하고 있다. 이런 혼합물이 미생물 생장에 수분과 영양분을 제공한다. 그러나 염분은 미생물을 탈수시키는 고장액의 환경을 조성하고 lysozyme은 세균의 세포벽을 파괴하여 감염에 대한 방어작용을 한다.

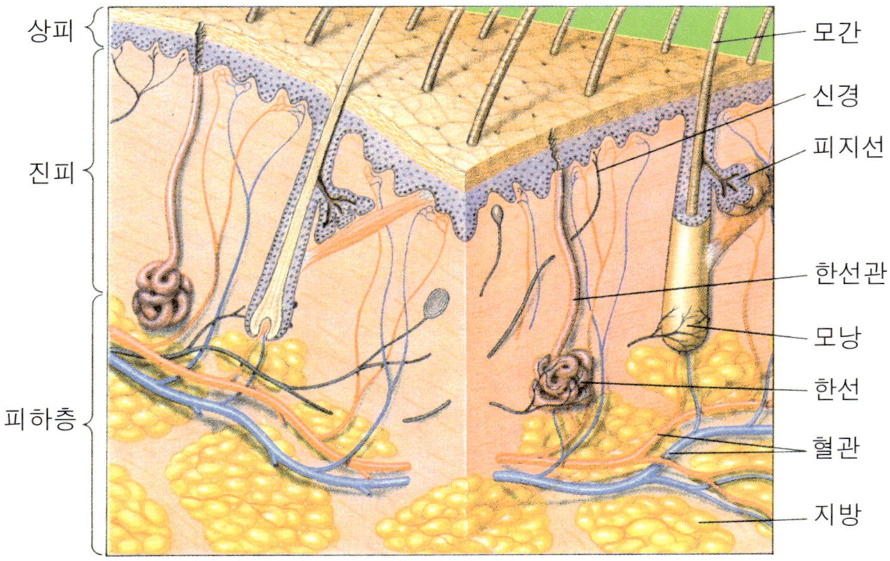

그림 15-1. 피부의 구조

피지선에서 분비되는 피지는 지질(불포화 지방산 등), 단백질, 염의 혼합물이며 이것은 털이 마르는 것을 방지한다. 피지는 모낭을 따라 위쪽으로 연결되어 있고 피부에까지 퍼져나가 피부의 과도한 수분증발을 막는다. 비록 지방산들이 어떤 병원균의 성장을 억제할지라도 발한과 피지는 corynebacteria의 영양소가 된다. 피지가 축적되어 표면이 커지면 검은 여드름으로 발달된다. 피지는 몇몇 종류의 미생물 군에 영양을 공급하기 때문에 여드름이나 종기 등이 나타날 수도 있다. 검은 여드름의 색깔은 먼지 때문이 아니라 산화된 피지 때문이다. 입, 코, 요도, 생식기, 장 등은 미생물이 침입하지 못하도록 보호장벽 역할을 한다. 예를 들면 일부 세포들은 섬모작용을 하며 일부 세포들은 상피세포의 바깥층 아래에 있는 선(gland)으로부터 점액을 분비한다. 호흡기계에서는 점막층이 미생물의 입자를 흡착시켜서 섬모운동을 통해 몸밖으로 내보내는 역할을 한다. 점막은 주로 산성이며 미생물의 생장을 제한하는 경향이 있다.

3. 피부의 정상상재균

피부는 미생물 생장에 부적합하지만 종종 정상 상재균의 미생물이 피부에 서식한다(그림 15-2). 피부 표면에는 정상 상재균 호기성세균이 산소 존재 하에서 존재하며 지방산을 이용한다. 이러한 활성은 피부에 있는 지방산의 정상적인 수준을 유지하는데 도움을 주고 또한 pH에도 영향을 준다. 비누나 물 또는 소독제로 피부에 많이 존재하는 미생물을 제거해도 모낭이나 땀샘에 있는 미생물들이 정상 상재균의 군집을 재구성한다. 피부표면에 지배적으로 많이 존재하는 미생물은 건조와 Nacl에 내성을 갖는 *Staphylococcus*와 *Micrococcus*같은 Gram양성세균이다.

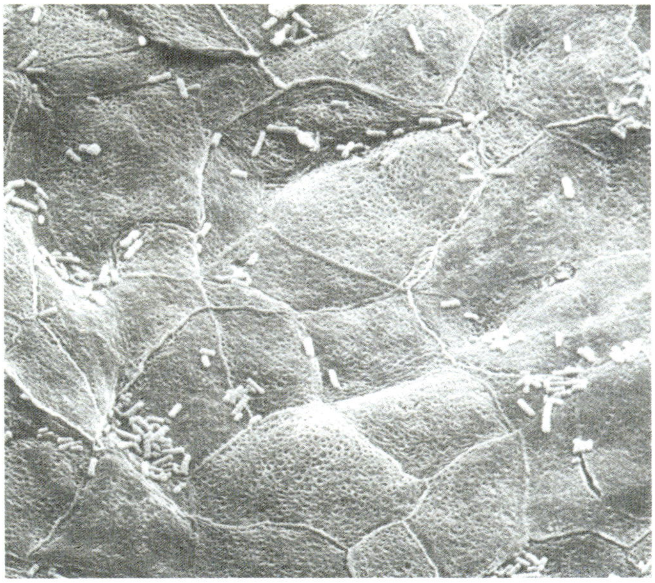

그림 15-2. 잇몸(gum)절단면에서 서식하는 세균(800x)

이들은 항 미생물질을 분비하여 병원성 세균이 피부에 침입하는 것을 막고 항산성을 유지하도록 작용한다. 또한 피부 정상 상재균에는 diphtheroids의 Gram양성간균이 있다. 예를 들면 *Propionibacterium acnes*는 전형적인 혐기성으로 모낭에 서식하며 *Corynebacterium xerosis*는 호기성이며 피부의 표면에 서식한다. Pityrosporium 속에 속하는 효모는 피부표면에 지질을 이용할 수 있으며 주로 피부에 서식한다. 피부 사상균류는 때때로 무좀(athletes foot), 윤선(ring worm)과 같은 질병을 유발하며 피부표면에서 생장한다.

4. 피부의 감염증

1) 세균성 질환

(1) 나병(Leprosy, Hansen's disease)

1871년에 노르웨이의 **한센**(G.H. Hansen : 1841~1912)이 발견한 **나균**(***Mycobacterium leprae***)에 의한 만성 육아종성 질환으로서 문둥병, 한센병, 레프라(lepra)라고도 한다(그림 15-3). 개체의 면역상태에 따라 자연 치유되거나 진행되기도 하며 주로 표재성 말초신경, 피부, 상기도의 점막, 눈이나 고환 등에 침범하는데 이 질병의 형태는 손, 코 등 다양한 신체부위에 변형을 유발한다. 일반적인 감염경로는 감염된 사람과 직접 접촉을 하거나 나병이 유행하는 지역에 살고 있는 사람들에게서 발병될 수 있다. 증상은 피부에 과색소침착, 감각결여, 마비, 근육변형을 나타내며 진단은 피부나병과 결절나병을 구분하기 위하여 lepromin skin

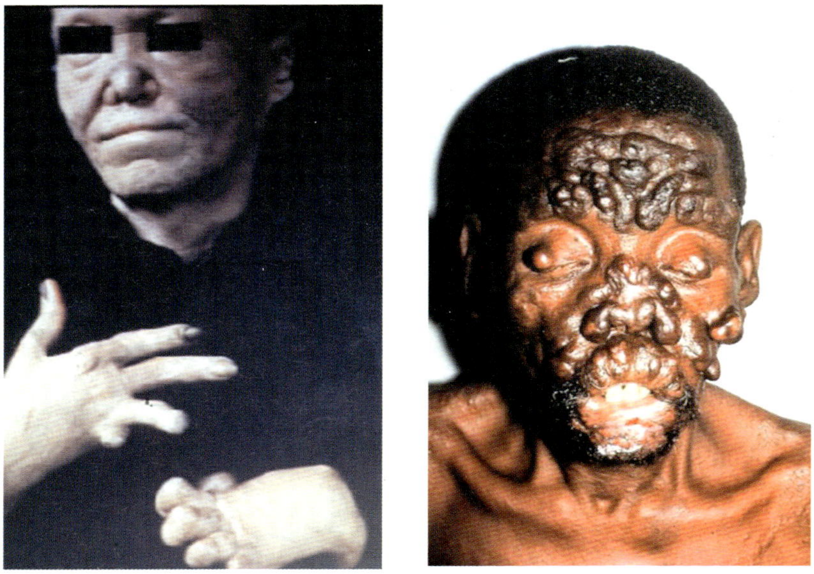

그림 15-3. 나병(Leprosy, Hansen's disease)

test를 하며 AFB stain을 하여 *M. leprae*를 증명할 수 있다. 치료는 rifampin, clofazimine, ethionamide, aspirin을 이용함으로써 피부의 병변은 많이 향상되나 신경손상은 회복되지 않는다.

① 피부나병 또는 나종성 라
(lepromatous leprosy, lepromatous lepra, lepromatous tyupe)
면역성이 약한 사람에게 나타나며 초기에 작고 많은 저색소, 과색소 또는 홍반성 반점이 얼굴, 사지, 둔부 따위에 대칭적으로 분포하다가 진행되면 반(plaque)과 결절이 나타나 융합되기도 하며 지각 변화는 뒤늦게 나타난다. 비점막에 침범하면 안장코(saddle nose)가 되고 후두에 침범하면 쉰 목소리를 내며 고환에 침범하면 불임증이 유발될 수도 있다. 세균 검사상 피부병소에서 많은 균이 발견되며 면역상태를 검사하는 **레프로민 반응(lepromin reaction)**은 음성이다.

② 결절 나병 또는 결핵양 라(tuberculoid leprosy, tuberculoid lepra)
비교적 큰 저색소 침착 또는 홍반성의 고립성 반(plaque)이 둔부, 사지 및 얼굴에 비대칭적으로 생기고 초기에 지각마비, 탈신경, 배모양(saucer-shaped)의 피부병변이 나타난다. 병소에 존재하고 있는 세균은 전염성이 있으며 피부나 점액질막을 통해 감수성을 갖는 사람에게 전염된다. 세균 검사상 균은 잘 발견되지 않으며 **레프로민 반응(lepromin reaction)**은 양성이다.

(2) 피부 탄저병 (Cutaneous anthrax)

피부 탄저병은 Gram양성 혐기성균인 탄저균(*Bacillus anthracis*)의 감염에 의한 가축의 급성전염병으로 주로 양이나 소, 말 등의 초식동물에서 발생하며 감염된 동물은 심한 패혈증

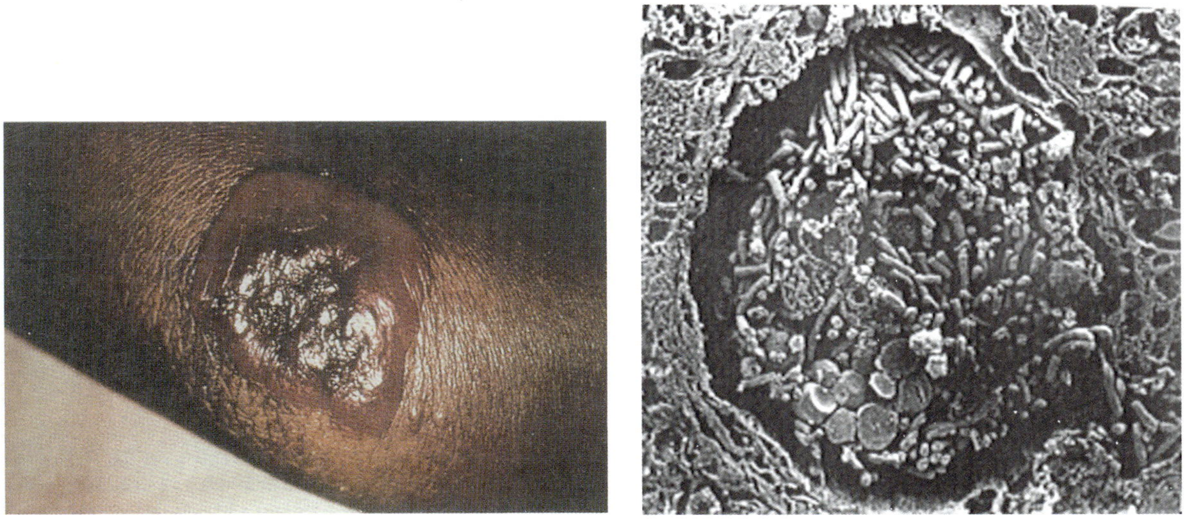

그림 15-4. a. 피부탄저병(Cutaneous anthrax) 병변
b. 감염부위 Capillary에 가득찬 Anthrax bacteria

(septic disease)을 일으켜 며칠 안에 사망한다. 또한 사람한테도 감염되며 감염경로는 아포의 흡입, 아포의 섭취, 그리고 아포의 피부찰과상과 직접 접촉 등에 의하여 발생되며 증상은 구진(papule), 수포를 동반하며 비장(spleen)이 종대하여 암흑색으로 괴사된다. 피부탄저의 발현은 전신성 감염을 유발하며 치료되지 않은 경우 10~20%의 치사율을 나타낸다. 진단은 gram stain, CSF culture, PCR, 형광항체법 등을 활용한다. 피부탄저의 치료는 doxycycline, cifrofloxacin, penicillin과 기타 항생제를 사용함으로써 효과적이다. 또한 감염율을 낮추는 방법으로써 감염된 동물과의 접촉을 피하는 것이 중요하며 백신을 주사하는 것도 동물의 탄저병 발생을 낮추는 효과적인 방법이다(그림 15-4).

(3) 농피증과 농가진(Pyoderma and Impetigo)

농가진(impetigo)은 표피 각질층에서 얕은 부위에 수포 내지 농포와 가피를 형성하는 국한성의 화농성 병변을 두루 일컫는 말이다. 보통 포도상구균성 농가진(impetigo albostaphylogenes), 연쇄구균성 농가진(impetigo streptogenes), 모낭성 농가진(impetigo follicularis ; Bockhart's impetigo)의 3가지형으로 분류한다. 최근에는 황색포도구균(*Staphylococcus aureus*)에 의한 가피성 농가진이 많다. 감염경로는 곤충, 동물, 사람 등에 물렸을 때 상처난 피부를 통하여 세균은 체내에 침입한다.

증상은 표재성 농피증(superficial pyoderma)의 전형으로서 균의 침입은 각질층에서 과립층 내지 표피의 얕은 부위에 걸쳐서 생기고 그 부위에 염증반응을 일으킨다. 또한 이 질환 중 포도상구균성 농가진은 대부분 신생아에 발생하며 전염성이 강하여 여름에 유행성으로 많이 발생한다. 임상적으로 얼굴, 몸통, 팔다리에 완두콩 크기 만한 수포가 쉽게 터져서 짓무르고 헐게 되어 부스럼 딱지가 형성된다. 이 수포의 내용물에 접촉하면 곧 농가진이 생겨 퍼진다.

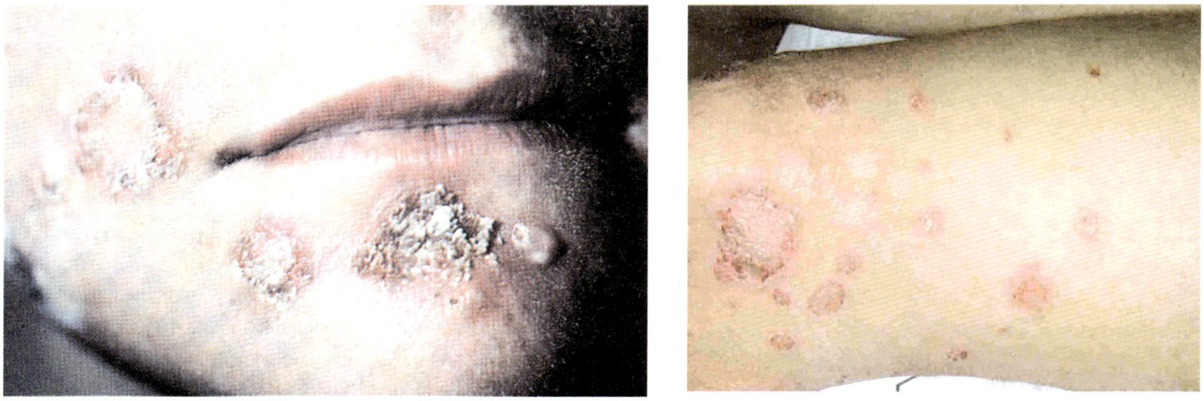

그림 15-5. 포도상구균 또는 연쇄상 구균에 의한 Impetigo

이에 대해 연쇄구균성 농가진(가피성 농가진)은 계절에 관계없이 유아와 소아는 물론 성인에게도 발생한다. 얼굴, 팔다리 등 노출된 부위에 처음에는 붉고 작은 구진이 생겼다가 곧 소농포로 변하여 황갈색 가피를 형성하기에 이른다(그림 15-5).

진단은 일차적으로 피부에 출현한 증상을 기초로 하며 배양검사를 이용하여 포도상구균, 연쇄상구균 등을 증명할 수 있다. 치료는 표재성 농피증이기 때문에 연고 등 외용약을 바르는 방법만으로 치료를 할 수 있다. 그러나 전염성이 강해 목의 곳곳에 차례로 새 농가진이 생기고 다른 사람에게도 전염되기 쉬우며 때로 신장염(nephritis)이 발생할 수 있으므로 조기에 강력하게 치료를 해야 한다. 따라서 항생물질을 전신적으로 투여해야 한다. 이 농가진은 벌레에 물려서 생긴 피부병, 아토피성 피부염(atopic dermatitis) 등에서 이행하는 경우가 많아서 원인질환을 치료하는 일도 중요하다.

(4) 성홍열(Scarlet fever)

성홍열은 일명 Strep throat 또는 Scarlatina라고 하며 완전용혈 연쇄상구균(Beta hemolytic Streptococci)에 의한 것으로 면역성이 약한 어린이한테 잘 감염되는 질환이다. 감염경로는 물방울, 먼지 등으로 감염되며 잠복기는 보통 1~2일이다. 증상은 *Streptococcus pyogenes*의 독소에 의해 고열, 구토, 복통, 오한을 일으키고 얼굴에 짙은 다홍빛을 띄며 전신에 붉은 발진이 특징이다. 가을부터 겨울 사이에 유행하며 한 번 걸리면 평생면역이 되나 폐렴, 수막염, 중이염, 인후염, 신장염 그리고 류마티스 열 등이 합병증으로 발생한다. 진단은 throat의 배양검사와 신속한 항원항체검출의 혈청학적 방법이 이용된다. 치료는 penicillin, amoxicillin, erythromycin 등이 효과적이다.(그림 15-6)

(5) 여드름(Acne)

여드름(acne)은 일명 Acne vulgaris 또는 pimple 이라고도 하며 피부감염 중 가장 일반적인 질병 중의 하나이다. 여드름은 호르몬의 변화가 심한 청소년기 즉 10대들의 65%이상이

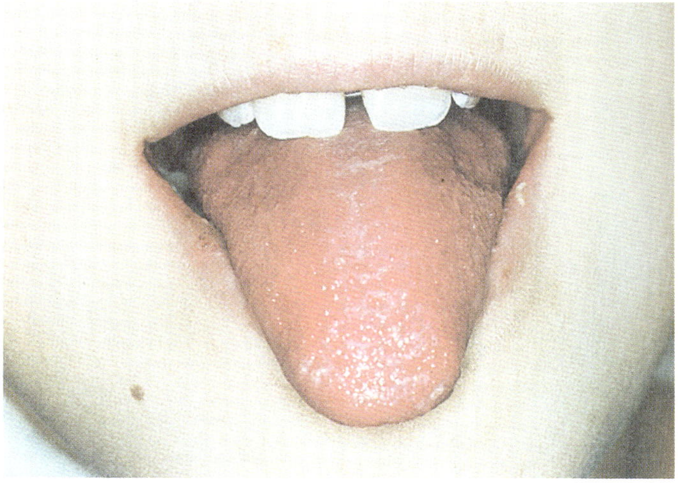

그림 15-6. 성홍열환자의 혀(strawberry)

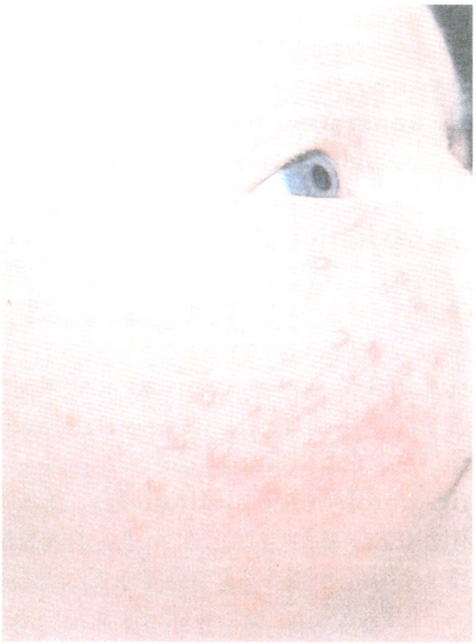

그림 15-7. 여드름
(Acne 또는 Acne vulgaris)

여드름으로 고통을 겪는다. 미국에서는 매년 35만 명이 심한 여드름으로 고통을 받는데 이것은 염증성 낭포를 형성하고 얼굴 등에 흉터를 남기는 것이 특징이다. 10대 이후에는 여드름의 발병율이 떨어지지만 심한 경우에는 흉터가 남게 된다. 여드름은 피지의 피부표면으로 통로가 막히게 되어 일어난다. 피지의 축적이 하얀 여드름을 형성하게 되고 나중에는 검어진다. 몇몇의 경우에는 피지의 축적이 모낭으로의 통로를 막게 된다. 증상은 얼굴, 가슴, 목 부분에 나타나는 발진, 농포, 낭포, 구진, 홍반, 피부분출물의 딱지, 피부의 흉터 등이 특징이다(그림 15-7).

여드름의 원인체는 *Propionibacterium acnes*(*Corynebacterium acnes*)와 *Staphylococcus epidermidis* 등 세균이 작용한다. 피지를 대사 하여 *P.acnes*는 몸에서 염증반응을 일으키는 지방산을 생산한다. 이 염증반응이 조직의 손상이나 계속적인 여드름의 흉터를 남긴다. 그 부의를 짜거나 긁게 되면 흉터가 생기는 빈도가 증가한다. 일부 화장품의 사용은 이 증세를 악화시키는 경우가 있다. 그러나 쵸콜렛 같은 음식에 의해서는 이 질병에 큰 영향이 없는 것으로 알려져 있다. 진단은 피부에 나타난 여드름을 근거로 하여 특별한 검사는 요구되지 않는다. 심한 여드름의 치료는 이미 형성된 여드름을 치료하여 여드름이 새로운 지역에 확산되는 것을 예방하는 것이 목적이며 tetracyclin, erythromycin, clindamycin 등이 효과적이다. 경구적으로 먹는 tetracycline은 치아를 변색시키는 부작용이 있다.

(6) 방선균증(Actinomycosis)

방선균(actinomycestes)은 1877년 독일의 병리학자인 **볼링거**(Otto von Bollinger : 1843~1909)가 소에서 처음으로 발견한 균으로 그람 양성의 혐기성 세균이다. 피부의 감염

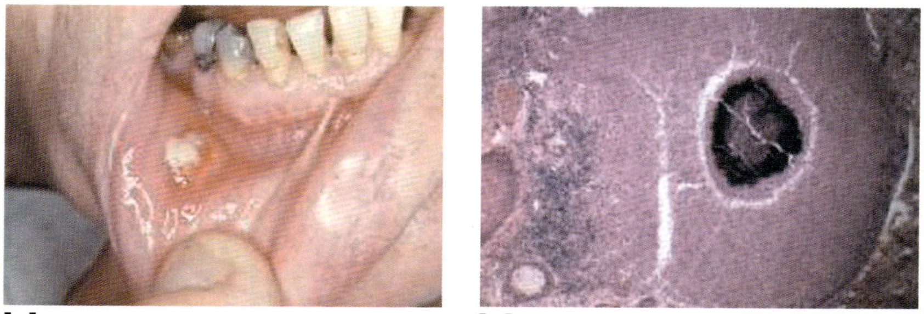

[a] [b]

그림 15-8. a. 구강 Actinomycosis
b. Actinomycosis의 유황과립(HE stain cox)

성 질병인 방선균증은 일명 Lumpy jaw 라고 하며 *Actinomyces israelii*의 혐기성세균에 의하여 야기되며 이것은 정상적으로 코와 인후에서 발견되는 비병원성 세균이다. 감염경로는 찰과상, 수술, 치아 농양, 구강수술을 통해 피부 속으로 침투한다. 증상은 종창, 열, 체중감소와 함께 농즙 안에 육안으로도 볼 수 있는 황색 또는 백색의 유황과립이 발견된다는 것이 특징이다(그림 15-8).

조직학적으로는 균덩어리의 중심에 균사가 얽혀 뻗치거나 방선 모양으로 배열하고 그 둘레에는 곤봉 모양으로 부푼 것을 볼 수 있다. 이러한 균덩어리의 둘레에는 많은 호중구가 몰려서 농양을 형성하고 있다. 호중구 침윤의 바깥둘레에는 고도의 지방탐식을 나타내는 조직구의 증식층을 볼 수 있는데 이를 **가황색종세포(pseudoxanthoma cell)**라고 한다. 오래된 병소 둘레에는 교원섬유의 증식이 두드러지며 그로 인해 병소는 딱딱하게 된다. 진단은 감염부위에서 유황과립(sulfur granule)과 조직 및 감염부위의 배양을 통한 Actinomyces species 증명이 이용된다. 치료는 장기간이 요구되며 그람양성 세균에 유효한 penicillin, amphotericin B, 설파제 등이 효과적이다.

2) 바이러스성 감염질환

(1) 사마귀(Warts)

사마귀는 바이러스성 질병이며 감염경로는 직접접촉이나 성접촉으로 사람들에게 전파될 수 있다는 것은 오래 전부터 알려져 왔다. 조직에서 바이러스가 동정된 것은 1949년이며 약 25가지 종류의 DNA 바이러스 *papillomaviruses*가 사마귀를 일으키는 것으로 알려져 있다. 감염 후 사마귀가 나타나기 전 몇 주간의 잠복기를 가진다. 증상은 피부 상에 작고 단단한 사마귀를 나타내며 발생되는 부위는 손바닥, 손등을 비롯하여 다양한 부분에서 발생된다. 사마귀가 있는 피부는 변색되는 경우도 있다. 진단은 피부에 나타난 사마귀를 근거로 하며 피부생검(biopsy)은 진단을 확정하기 위하여 필요할 때가 있다.

사마귀 치료의 가장 일반적인 의학적 방법으로는 아주 차가운 액체질소로 처리하거나(cryotherapy), 전류를 이용하여 건조시키거나(electrodesiccation), 산으로 태우는 것이다.

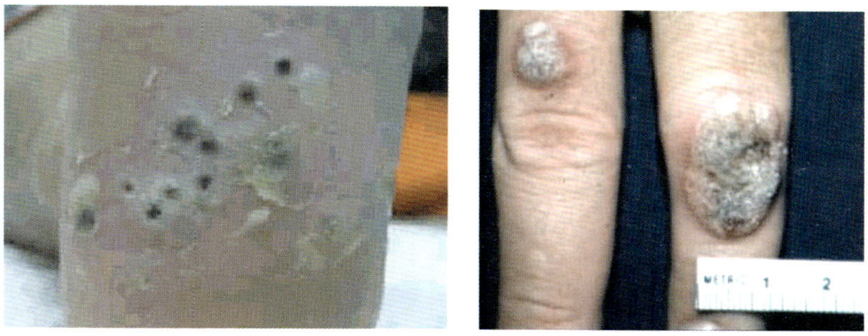

그림 15-9. Human papilloma바이러스에 의한 사마귀

산으로 태우는 것은 가정의 민간요법으로 많이 사용된다. 이런 방법으로 효과가 없으면 interferon을 주사하여 치료를 한다. 사마귀 자체는 암을 일으키지는 않으나 몇 가지의 피부암이나 자궁암의 경우에는 *papilloma vireses*가 연관된 것으로 보인다(그림 15-9).

(2) 천연두(Variola, Small pox)

천연두는 제1종 법정전염병으로서 속칭 마마 또는 두창 이라고도 한다. 약 3,000년 전에 중국에 천연두가 있었다는 기록이 있으며 전세계적으로 발병하여 많은 사망자를 내기도 한 무서운 전염병이었으나 **제너(Edward Jenner ; 1749~1823)**에 의해 종두법이 완성된 이후 WHO의 체계적인 프로그램에 의하여 1977년 이후 천연두는 지구에서 완전히 사라진 것으로 알려졌다. 잠복기는 평균 7~17일이며 예방접종을 받은 사람에게서는 잠복기가 길어진다.

감염경로는 사람을 숙주로 하는 천연두 바이러스(*Variola virus*)에 의하여 발생하는데 이 바이러스는 *Orthopox virus*의 일종이며 일상 조건에서는 사람만이 숙주이다. 환자의 기도에서 분비되는 분비물이나 피부에 발생한 병소의 수포액에서 발견할 수 있으며 부스럼 딱지 속에서도 몇 개월씩 감염력을 보유한다. 전자현미경으로 보면 벽돌모양이며 크기는 250~300×200nm이다. 공기를 통하여 전염되며 일부는 피부의 상처부위나 소화관 등을 통하여 전염되기도 한다.

증상은 38.9~40.5℃의 고열과 두통 및 심한 오한 등의 증상이 갑자기 시작되며 요통, 근육통 등의 증상이 나타나는 수도 있다. 심한 경우 특히 어린아이는 구토, 가면, 혼수, 경련 등의 중추신경계 증상을 수반하는 수도 있다. 이러한 초기증상은 약 2~4일간 지속된 후 열이 떨어지면서 피부에 특징적인 발진이 나타나기 시작한다. 그후 발진은 물집으로 진행된다. 약 9일째가 되면 발진들은 탈수되어 특징적인 부스럼 딱지가 형성되기 시작한다. 이러한 딱지는 약 3주간 지속되다가 떨어지기 시작하며 얼굴에 상처자국을 남기게 된다. 체온은 대개 발병 초반에는 떨어졌다가 건조기에 다시 상승하나 10~12일 이후에 발생하는 고열은 2차적인 세균감염을 의심해야 한다.

예방은 환자가 생기면 즉시 격리시켜야 하며 부스럼 딱지가 떨어질 때까지 계속 격리한다. 환자가 사용한 물품은 열을 가하여 소독한다. 환자와 접촉한 사람은 즉시 예방접종을 하거나 재접종해야 하며 접촉 후 적어도 잠복기(7~17일) 동안은 관찰하여야 한다. 접촉자에게 고열

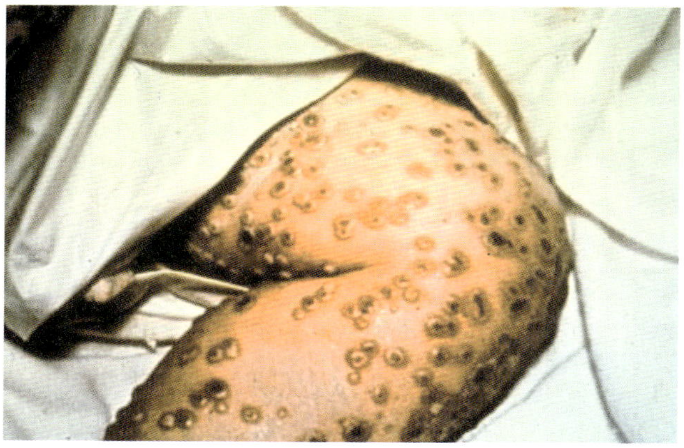

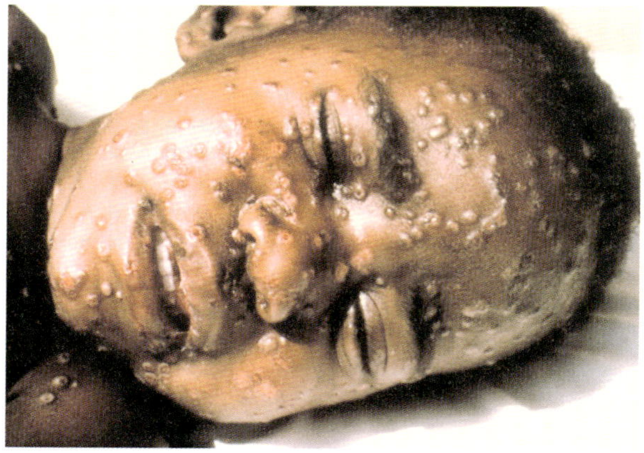

그림 15-10. 천연두(Small pox)

이 발생하면 임상증상의 양상이 발현될 때까지 격리해야 한다. 특히 환자의 환경에 대한 예방은 부스럼 딱지가 앉은 후에도 몇 개월 동안 바이러스가 살아 있으므로 이 기간 동안 반드시 필요하다.

진단은 세포배양 및 전자현미경에서의 관찰, 백혈구 및 혈소판 계산 그리고 항체검출의 혈청학적방법을 이용한다. 치료는 천연두에 걸린 후에 수동면역(passive immunity) 즉 면역글로불린의 사용은 간혹 효과를 보이기도 하고 때로는 methisazone이 사용되기도 하나 이 약제는 부작용이 많아 사용이 극히 제한되기도 한다(그림 15-10).

(3) 수두와 대상포진 (Chickenpox, Varicella and Shingles, Herpes Zoster)

수두(Chickenpox, Vavicella)는 유아기에 발생하는 바이러스성 급성발진 질환으로서 수포창 이라고 한다. 수두는 전염성이 높은 질병이며 감염경로는 오염된 비말(droplets)과 *varicella zoster viruses*를 함유한 소적의 직접접촉을 통해 감염된다. 증상은 통증과 열, 고름으로 찬 수포 및 피부발진, 수포가 터진 후 발생되는 딱지(scar), 가려움증이 특징이며 합병증은 2차 감염, 단독, 성홍열, 골수염, 수막염이 발생될 수 있다.

진단은 일반적으로 피부발진(rash)이 진단을 확정하는데 충분하며 발진의 분비물 현미경검사와 혈액검사가 이용된다. 치료는 acyclovir 사용과 함께 차가운 물로 피부의 가려움증을 감소시켜 다른 지역으로 확산되는 것을 차단해야 하며 손톱도 2차 감염의 원인이 되므로 긁는 것을 예방하기 위하여 청결해야만 한다. 어린이의 손은 벙어리장갑을 착용시키는 것도 하나의 방법이 될 수 있다. 가려움증을 감소하기 위하여 calamine 연고를 사용하기도 하며 열에 대하여 tylenol을 이용한다(그림 15-11).

Reye's syndrome은 chickenpox, influenza 그리고 기타 바이러스성 질병의 복합체 증상을 의미한다. 이러한 경우 초기 감염이 끝난 환자는 계속적으로 구토와 뇌 장애의 증세를 보인다. 뇌 손상을 받은 생존자들은 뇌가 부풀어올라 혈류를 막게 된다. 한때 사망율이 90%까

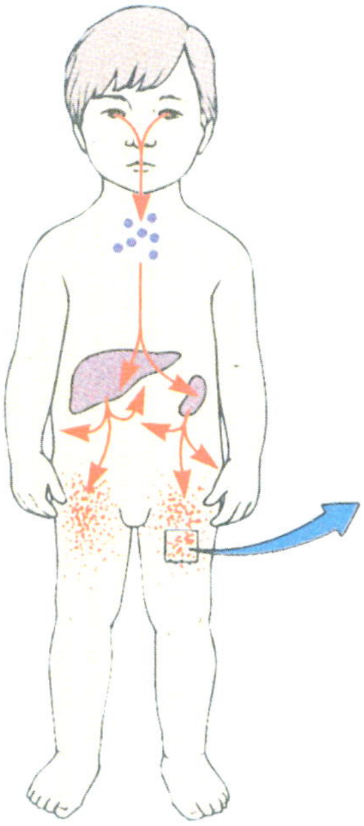

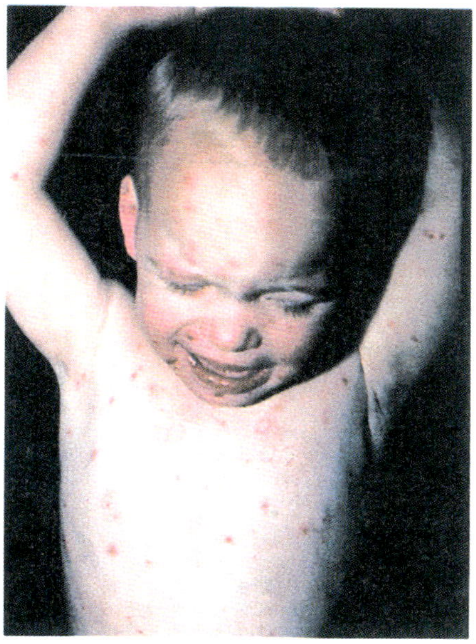

그림 15-11. Chickenpox의 피부발진

지 달했으나 최근에는 10% 이하로 낮아졌다. Reye's syndrome은 대부분 면역성이 약한 어린이나 10대들에게 영향을 준다. 수두나 influenza의 환자가 미열을 치료하기 위해 아스피린을 사용하는 경우 Reye's syndrome에 걸리는 경우가 많다.

대상포진(shingles)은 *Varicella zoster virus*에 감염된 결과 나타나는 질병이다. 대상포진에 유아들이 노출될 때는 수두에 걸리게 된다. 그러나 대상포진은 20세 미만의 사람에게서는 거의 발견되지 않으며 지금까지 가장 높은 발병율을 나타낸 집단은 노인집단에서 보이고 있다. 대상포진(shingles)은 수두와 비슷한 수포가 생성되나 그 위치는 제한된다. 얼굴이나 가슴부위에도 대상포진 감염증상이 나타나지만 전형적으로 허리부근에 분포하게 된다. 감염은 감염된 피부감각신경들을 따라 분포하게 되며 한번에 한쪽 몸의 부위에 국한된다. 이는 신경들이 한쪽으로만 분포하기 때문이다. 때로는 이러한 신경감염이 신경손상을 일으키기도 하는데 이 결과로 시력감퇴나 마비까지 올 수 있다. 면역 결핍된 환자들은 잠복성 *varicella-zoster virus*에 의한 아주 심각한 감염증을 나타내며 사망율이 17%정도에 이른다. 이런 경우 치료는 항 바이러스제 인 acyclovir가 효과적이다.

(4) 단순포진(Herpes simplex infection)

단순포진은 Herpes, Cold sores, Fever Blisters라고 하며 herpes virus 1 또는 *herpes virus* 2에 의하여 야기되는 질환이다. Type 1, 2 모두는 구강과 생식기 주변에 분포하지만 *herpes virus* 1은 구강에 대부분 존재하며 *herpes virus* 2는 주로 생식기에 서식한다. 감염경로는 *herpes virus* 1은 모든 사람의 85% 정도에서 발생되며 *herpes virus* 2는 성 접촉에

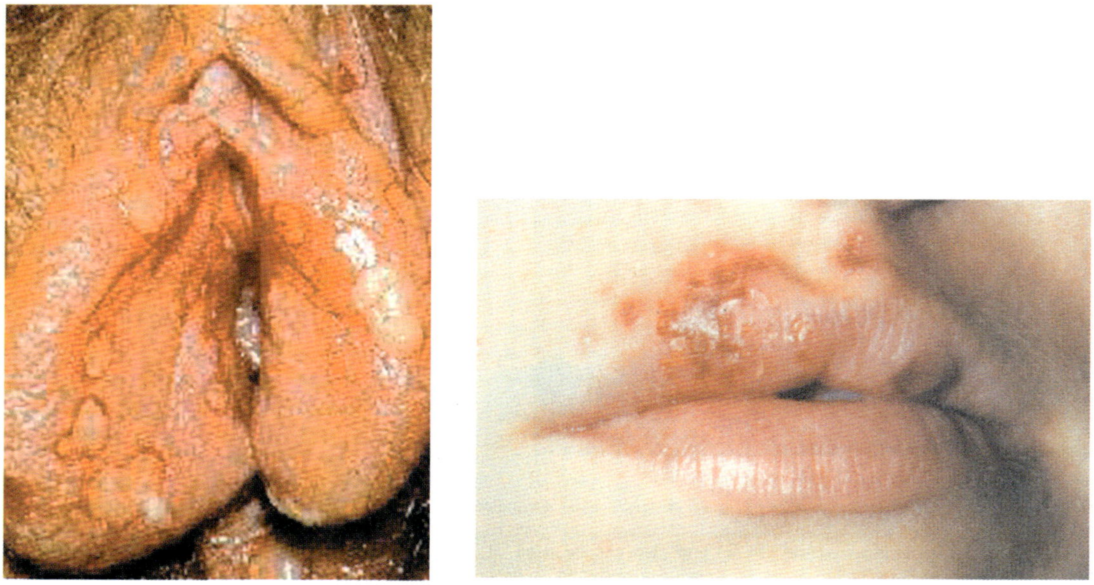

그림 15-12. *Herpes simplex virus*에 의한 단순포진

의하여 전파된다. 이 바이러스는 신경세포에서 잠복하고 있다가 스트레스 등에 의하여 자극을 받으면 활동성을 띠고 cold sore(열성수포)를 유발한다. 햇빛, 호르몬변화, 임신, 약품, 음식 알러지에 의해서도 유발될 수 있다. 수포는 *herpes virus*와 액으로 가득 차 있으며 완전히 치료될 때까지는 전염성이 매우 높다. *Herpes virus*는 태반을 통하여 수직 감염을 일으킨다. 증상은 구강, 입술, 혀, 잇몸, 코 등에 수포가 발생되며 경미한 통증도 수반한다.

수포는 약 7~10일 정도 지속되며 보통 흉터도 남기지 않고 치유된다. 어떤 경우는 중추신경계까지 침입하여 뇌염(encephalitis)을 유발하고 식도에 감염되어 식도염을 유발할 수 있다. 진단은 형광항체법, 바이러스 배양, Tzank test를 이용한다. 치료는 acyclovir, vidarabine 등이 효과적이며 cold sore인 경우 denavir 연고가 사용된다(그림 15-12).

(5) 홍역(Measles, Rubeola)

홍역은 전세계적으로 어린아이들에게 발생하는 전염성이 강한 질병으로 *measles virus*라고 불리는 *paramyxovirus*에 의하여 야기된다. 감염경로는 감염된 사람이 코, 입, 인후로부터의 비말과 접촉함으로써 전파되며 8~12일의 잠복기를 거쳐 피부발진과 같은 증상을 나타낸다. 증상은 인후통증(sore throat), 콧물, 기침, 근육통, 열, 충혈 된 눈, 발진, 발진의 가려움증 그리고 입 주변에 희미한 백색반점(koplik's spots) 등이 특징이다(그림 15-13).

홍역은 특히 아주 어린아이나 노인들에게 위험한 질병이다. 이것은 종종 합병증을 나타내는데 기관지염, 중이염, 폐렴, 기타 세균에 의한 2차 감염을 일으킨다. 뇌염은 극히 드물게 발생되며 생존자들도 영원히 뇌 손상을 받는다. 뇌염 같은 합병증이 나타나면 1주 후에 발진이 나타난다. 홍역 바이러스는 회복된 환자들에게도 지속적으로 존재한다. 주로 비정상 생활사를

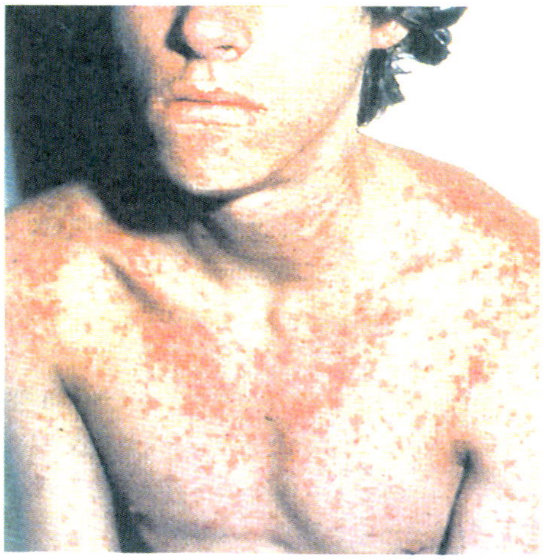

그림 15-13. 홍역으로 인한 피부발진

그림 15-14. 풍진에 의한 발진

갖는 바이러스의 변형체들이 환자들의 세포에 남아있다. 이런 손상된 홍역바이러스의 존재는 결과적으로 아급성 경화성 범뇌염(subacute sclerosing panencephalitis ; SSPE)과 어린이한테 신경계의 치명적인 손실을 일으킨다. 진단은 바이러스배양 및 혈청학적 방법을 이용하며 치료는 특이한 방법은 없으나 vitamin A 보충, 휴식, 수분보충 그리고 진통해열제인 acetaminophen 투여는 증상을 감소시키는데 효과적이다.

(6) 풍진 (Rubella, German measles)

피부의 발진을 동반하는 바이러스성 전염병, 독일홍역, 3일홍역, 유행성 장미진이라고도 한다. 감염경로는 기침이나 재채기 또는 침방울의 작은 수포로 전파되며 5~6세의 어린이에게 흔히 발생한다. 잠복기는 14~21일(대개 17일)이며 증상은 아무런 증세가 없는 경우도 있고 가벼운 발열 및 비인두염 증세가 동반되기도 한다. 그러나 대개는 귀바퀴 뒤, 목 뒤, 후두부의 림프절이 붓고 만지면 아픈 것이 특징이며 림프절 종창이 없이 발진만 보이는 증례는 없다(그림 15-14).

발진은 림프절이 커진 1주일 후에 나타나는데 처음에는 얼굴에 나타나며 2~3시간 내에 머리, 팔, 몸통 등 온몸에 급속히 퍼지고 일부는 발에도 나타난다. 발진은 연분홍색의 홍반 구진으로 수효는 많으나 홍역처럼 형태가 불규칙해지거나 서로 융합되지 않고 시간이 지나면 혼합되어 홍반이 된다. 첫날에는 발진이 홍역과 비슷하고 둘째날에는 성홍열과 비슷하며 셋째날에는 없어지는 특징이 있어서 **3일 홍역**이란 명칭이 붙었다. 풍진은 대개 증세도 가볍고 합병증도 없이 자연 치유되는 것이 보통이나 간혹 뇌염, 자반증, 출혈성 경향이 따르고 성장한 어린이에게는 관절염이 발생하기도 한다. 이와 같이 풍진 자체는 가벼운 질환이지만 임신부가 임신동안 풍진에 감염되면 태반을 통해서 태아에게 전염되어 이중 약 10% 정도가 선천성 풍진증후군을 초래하게 된다. 즉 선천성 기형으로서 풍진백내장, 심장질환, 귀머거리와 심한 지능박약을 동반하는 소두증(microencephaly) 등이 발생하는 수가 있다.

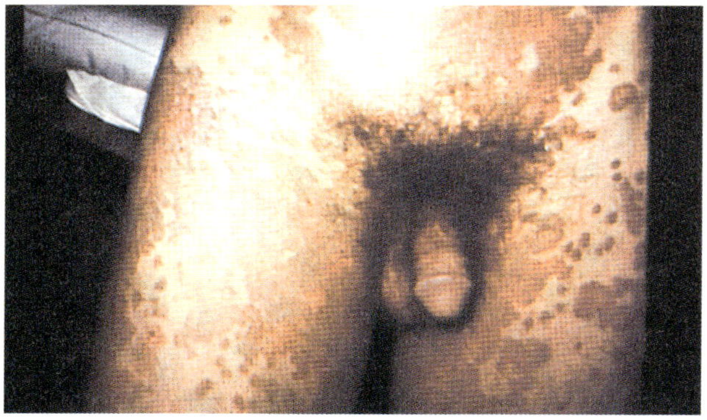
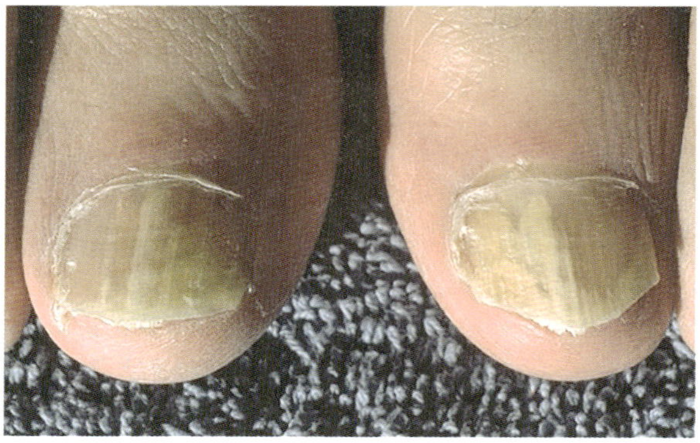

그림 15-15. 진균에 의한 백선(Tinea, Ring worm)

생후 15개월에 풍진백신 또는 MMR(Measles, Mumps, Rubella)을 접종하고 임신 가능한 사춘기의 여아에게 추가접종 하는 것이 바람직하다. 진단은 바이러스배양, 혈청학적 방법이 이용되며 치료는 특별한 방법은 없으나 vitamin A 투여, 휴식, 수분보충 그리고 진통해열제인 acetaminophen 투여는 증상을 감소시키는데 효과적이다.

3) 진균성 질환

피부는 높은 삼투압과 낮은 수분에도 저항성을 가지는 미생물에 대해 대부분 민감하다. 균류가 여러 가지의 피부질환을 일으킨다는 것은 놀랄 일이 아니다. 신체에서 일어나는 진균류의 감염을 진균증(mycosis)라고 한다.

(1) 백선(Tinea, Ring worm)

백선은 진균류에 의하여 발생하는 표재성 진균 감염증의 총칭이며 피부 사상균증의 하나이다. 원인균에는 Trichophyton, Microsporum, Epidermophyton 등이 있다. 대체로 Trichophyton은 피부, 머리털, 조갑(nail plate)에 Microsprorum은 피부와 털에, Epidermophyton은 피부 및 조갑에 각각 기생하여 병변을 일으킨다(그림 15-15). 백선증상은 발생부위, 원인균, 숙주의 세포성 면역 상태 등에 따라 조금씩 다르다. 그러나 대부분의 피부 병변은 가려움증(itch)과 함께 작고 붉게 종창된 발진(eruption)이 발생하여 차차 퍼지면서 경계가 뚜렷해지고 융기된 가장자리에는 구진(papule), 수포(vesicle), 농포(pustule) 및 인설(scale)이 생겨 반달꼴의 병변이 나타난다. 그밖에 두부백선인 경우에는 피부 병변과 함께 탈모(calvities) 등을 보이고 조갑 백선에서는 조갑의 혼탁, 비후 등을 볼 수 있다.

백선 예방은 발생부위에 따라 다르나 가장 중요한 것은 균이 쉽게 자랄 수 있는 환경을 제거하는 일이다. 그러므로 고온 다습한 환경, 땀의 흡수나 통풍이 잘되지 않는 의복 등을 피하고 청결한 피부상태를 유지하는 것이 필요하다. 그리고 애완동물 개와 고양이에 있는 Microsporum이 사람에게 전파되는 경우가 많으므로 애완동물의 취급에도 주의를 해야 한다. 치료는 miconazole, amphotericin B와 같은 항진균제가 효과적이다. 손톱이나 발톱에 감염된 경우 griseofulvin, itvaconazole을 지속적으로 사용함으로써 완치할 수 있다.

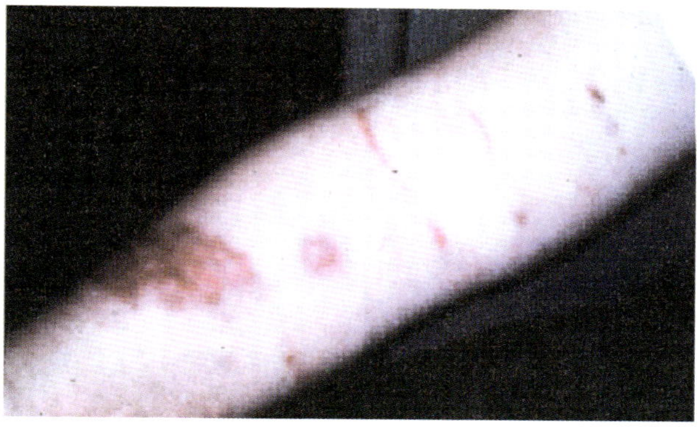

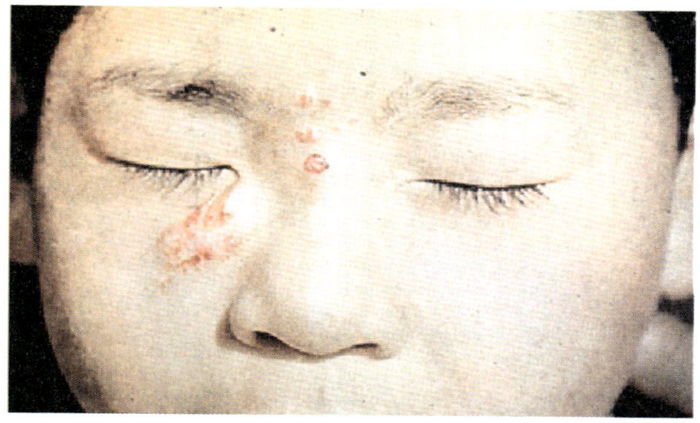

그림 15-16. *Sporothrix schenckii*에 의한 sporotrichosis

(2) 스포르트리큠 감염증(Sporotrichosis)

주로 토양 속에서 서식하는 *Sporothrix schenckii*의 감염에 의하여 발병하는 만성피부감염증으로서 sporotrichosis라고 한다. 감염경로는 *S. schenckii*에 의하여 감염된 장미관목과 같은 식물을 취급하는 동안 피부의 상처를 통하여 전파된다. 따라서 스포로트리큠 감염증은 농부, 원예가, 장미정원사 등에 있어서 직업병이다.

증상은 외상 후 2~10주의 잠복기간을 거쳐 창상부위에 무통증의 농포(pustule)나 피내 또는 피하에 소결절이 생겨서 서서히 증대하여 육아종양으로 발달하며 때로는 궤양을 만든다. 면역기능이 결여된 사람한테는 골수염, 관절염, 수막염 등의 합병증이 유발될 수 있다. 진단은 생검 조직을 배양함으로써 *S. schenckii*를 증명하여 확진한다.

치료는 보통 potassium idode로 하며 증상이 확대된 경우 amphotericin B와 Itraconazole, clotrimazole 5-FC(5-fluorocytosine : flucytosine) 등이 효과적이다(그림 15-16).

chapter 16 심장혈관계와 림프계의 감염질환

Disease of the Cardiovascular and Lymphatic system

1. 심장혈관계 및 림프계의 구조와 기능

순환계는 혈관계(blood vascular)와 림프계(lymph vascular)로 구성된다. 두 계통은 신체 전역을 통해 다양한 물질을 순환시킨다. 순환계의 중심부는 심장이며 심장의 기능은 신체의 조직을 통해 혈액을 순환시키는 펌프역활을 한다. 동맥은 혈액을 심장으로부터 신체의 다른 조직으로 운반시켜주는 혈관이다. 동맥이 그들의 목적지에 다다르면 소동맥이라 불리는 보다 작은 관으로 분지 되고 이 혈관들은 모세혈관이라 불리는 보다 더 작은 혈관으로 분지 된다. 모세혈관벽은 세포 한 개의 두께정도이며 이들 벽을 통해 혈액과 조직 세포가 물질을 교환한다. 조직 세포로부터 혈액을 운반하는 모세혈관은 모여서 소정맥이라 불리는 작은 정맥을 형성한다. 소정맥은 모여서 정맥을 형성하며 정맥은 혈액을 심장으로 송환시킨다.

혈액 자체는 세포와 혈장이라 불리는 액체의 혼합체이다. 혈장은 용해된 영양분을 신체 세포로 운송하며 노폐물을 세포로부터 제거시킨다. 혈액내 세포는 적혈구, 백혈구, 혈소판 등이 있다. 혈액 속에는 대부분 이산화탄소가 혈장 속에 용해되어 있고 적혈구가 산소와 약간의 이산화탄소를 운반한다. 백혈구는 감염에 대한 신체 방어를 담당한다. 특히 호중구와 같은 일부 백혈구는 대식세포로 작용한다. 림프구인 B 세포와 T 세포는 면역반응에 중요한 역할을 한다. 혈소판이라 불리는 세포 는 혈액 응고에 관여한다.

림프계는 순환의 일부를 담당하며 혈장은 모세 혈관으로부터 조직 세포 사이의 공간으로 여과되어 나온다. 조직 세포를 둘러싸거나 이들 사이를 순환하는 체액을 간질액이라 부른다. 조직 세포를 둘러싸고 있는 미세 림프관을 림프 모세혈관이라 부르며, 이들은 혈액 모세혈관보다 크며 보다 투과성이 있다. 간질액이 조직 세포 주위를 이동할 때 림프 모세혈관에 의해 흡수되는 체액을 림프액이라 부른다.

림프 모세혈관은 매우 투과성이 크므로 미생물이나 이들의 산물을 쉽게 흡수한다. 림프액은 림프 모세혈관으로부터 림프관이라 불리는 보다 큰 림프관으로 운송되며 이는 림프액이 계속해서 심장으로 이동할 수 있도록 해주는 판막을 가지고 있다. 결과적으로 모든 림프액은 혈액이 심장의 우심방으로 들어가기 바로 전에 혈액으로 송환된다. 이러한 순환의 결과로 혈장으로부터 여과된 단백질과 체액이 혈액으로 되돌아간다.

림프계의 여러 지점에는 림프액이 흐르는 난형 또는 콩 모양의 구조인 림프절(lymphnode)

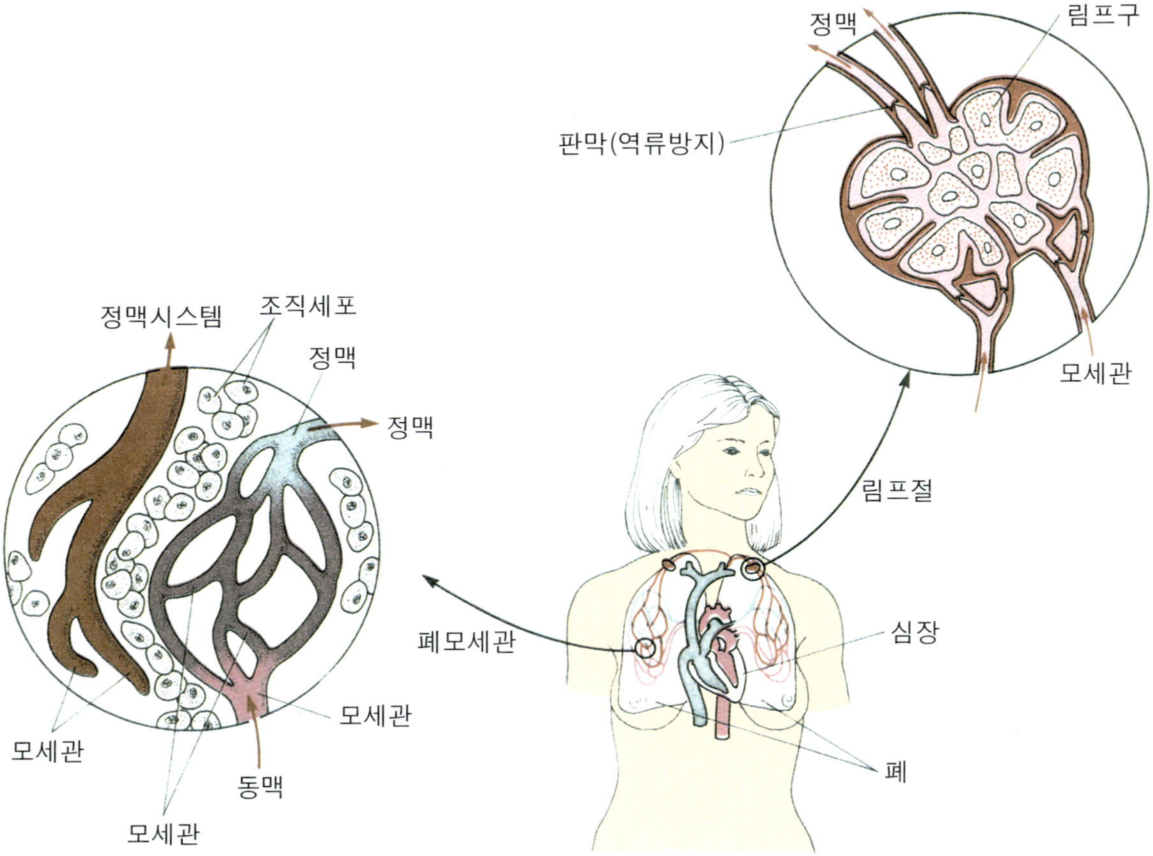

그림 16-1. 심장혈관계와 림프계

이 있다. 림프절내 세포들은 탐식작용을 할 수 있으므로 림프액에 존재하는 미생물을 제거한다. 때때로 림프절을 통해 순환하는 미생물들의 수가 너무 많으면 림프절 스스로가 감염되어 거대화되고 손상된다. 또한 림프절은 침입한 미생물에 대한 신체의 면역 작용에 중요하다. 림프절과 다른 림프 조직으로 들어간 미생물들은 T세포와 B세포의 림프구와 마주친다. B세포는 항체를 생성하며, T세포는 효과세포(effect cell)로 분화한다(그림 16-1).

2. 순환계의 세균성 질병(표 16-1)

1) 패혈증(Septicemia)

패혈증(septicemia)은 심장내벽, 혈관내벽 혹은 혈관에 직접 접촉하는 장소에 존재하는 화농성의 세균이 지속적 혹은 간헐적으로 혈액 중에 들어가 그것이 원인이 되어 위독한 전신증상을 나타내는 감염증이며 혈액에 들어간 세균은 중추신경계, 폐, 복부, 비뇨기계 등 신체의

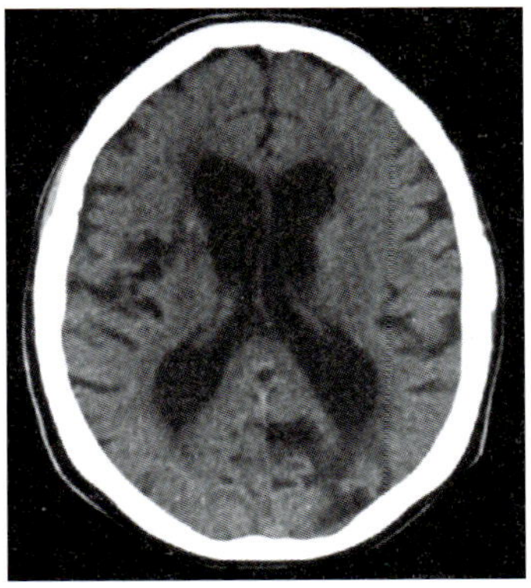

그림 16-2. 패혈증 환자의 뇌(CT image)

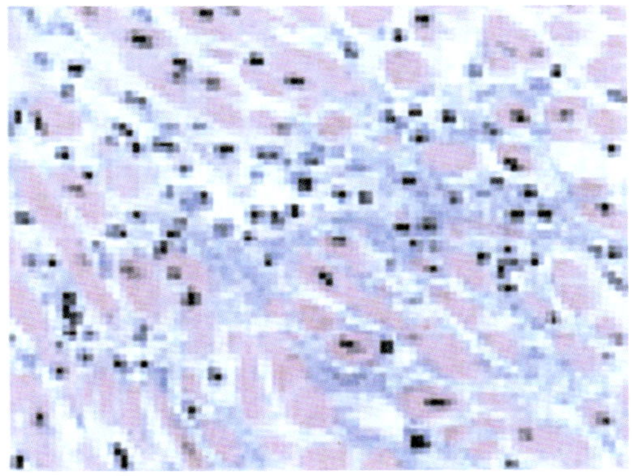

그림 16-3. 산욕열에서의 염증성세포

다른 부위로 확산된다. 패혈증을 앓고 있는 사람은 내독소에 의하여 쇼크(septic shock)의 증상을 보인다. 작은 동맥과 정맥이 수축되고, 말초 혈액 순환이 감소하므로 조직은 산소 결핍을 나타낸다. 환자는 빠른 호흡과 심장박동 현상을 보이며, 혈압이 떨어지고 정신적인 혼란을 겪게 된다. 말단부위가 차가워지며 파랗게 변한다. 패혈성 쇼크는 혼수상태와 죽음으로 진행될 수 있다. 자주 패혈증에 관여하는 미생물은 체내독소를 분비하는 그람 음성 간균이다. 그람음성간균에는 *Escherichia coli*, *Serratia marcescens*, *Proteus mirabilis*, *Enterobacter aerogenes*, *Pseudomonas aeruginosa*와 *Bacteroides* 등이 있다(그림 16-2).

진단은 혈액, 요, CSF의 배양 및 CBC, 혈소판 count, Blood gas analysis 등을 이용한다. 패혈증의 치료는 신체기능을 유지하고 쇼크의 영향을 제한하면서 치료를 한다. Ampicillin, cephalosporin, carbenicillin 등 항생물질은 감염세균을 제거하는데 사용된다. 체내독소 쇼크의 경우 항생물질 투여와 함께 스테로이드를 대량 투여하는 것이 효과적이다.

2) 산욕열(Puerperal fever)

산욕열은 childbed fever라고 하며 감염경로는 분만할 때 산도, 자궁, 질, 회음 등에 상처가 생겨서 그곳에 세균이 감염하여 열이 발생하는 전신성감염증이다. 원인균은 포도상구균, 연쇄상구균, 대장균 등이며 주로 분만시 난산 때에 세균에 감염될 기회가 많게 된다. 증상은 골반복막염과 골반결합직염을 나타낸다.

항생제의 발달로 산욕열은 현저히 감소되고 있다. 치료를 위한 항생제의 선택은 질병의 상태에 따라서 결정한다. penicillin과 erythromycin은 *S. pyogenes*에 대해 효과적이다. 부적절하게 시행된 낙태와 관련된 감염은 엄격히 말해서 산욕열은 아니다. 종종 혐기성 세균인 *Bacteriodies* 또는 *Clostridium* 속에 의해서도 야기되며 이 경우 chloramphenicol과 penicillin을 사용함으로써 치료효과를 나타낸다. 진단은 배양을 통하여 신속한 동정이 중요하다(그림 16-3).

3) 세균성 심내막염(Baterial endocarditis)

심내막염(endocarditis)은 심장의 안쪽막(endocardium)의 감염증을 의미하며 주로 세균에 의하여 유발되지만 진균, 바이러스 및 기타 미생물에 의해서도 야기된다. 세균성 심내막염의 한 형태인 아급성 세균성 심내막염(subacute bacterial endocarditis)의 증상은 발열, 빈혈, 두통, 흉통, 피로, 기침, 발과 다리의 종대, 전신성 쇠약과 심장의 잔음 등이 특징이다. 완전용혈 연쇄상구균과 포도상구균 역시 심내막염을 유발할 수 있지만 주로 부분용혈 연쇄상구균에 의해 야기된다. 선천적인 심장의 장애 또는 류머티스열, 매독과 같은 질병으로 인해 심장 판막이 비정상적인 사람들에게는 세균성 아급성 심내막염이 치명적으로 작용될 수 있다.

세균성 심내막염의 다른 형태는 급성 세균성 심내막염(acute bacterial endocarditis)이며 이는 *Staphylococcus aureus*와 *Streptococcus pneumoniae*에 의해 유발된다(그림 16-4). 빠른 심장 판막의 파괴가 몇 일 또는 몇 주내에 치명적인 결과를 가져온다. Streptococci는 또한 심장을 둘러싸고 있는 낭의 염증반응인 심낭염(pericarditis)을 유발시킬 수 있다.

세균성 심내막염의 진단은 혈액 배양으로부터 세균을 신속히 분리하는 것이 중요하다. 치료시 가장 일반적으로 사용되는 약제는 penicillin이다. 이 약제는 류머티스열을 앓거나 치아 발치, 편도선 제거 수술을 받은 사람들과 같은 감수성 있는 사람들에게 있어 예방적으로 사용하기에 좋다. Erythromycin 또한 효과적이다.

4) 류머티스열(Rheumatic fever)

류마티스열은 *Streptococcus pyogenes*(groupA 완전용혈 연쇄상구균) 감염으로 유발되며 연로한 사람에게 관절염의 원인이 되기도 한다. 류마티스열의 증상은 고열, 구토, 복통, 코피, 권태감, 심장판막의 염증 그리고 관절의 통증 등이 특징이다. 보통 어린이에게 영구적인 심장손상을 유발하여 이상을 나타낸다. 류마티스열은 인후염을 일으키는 *S. pyogenes*의 상부호흡기 질환과 관련이 있다. 목의 통증이 있은 지 1~5주 후에 심장 이상증세를 나타낸다. 완전용혈 연쇄상구균 감염증이 완전히 치료되지 않은 경우 약 3% 정도의 아이들이 류머티스열에 걸린다(그림 16-5).

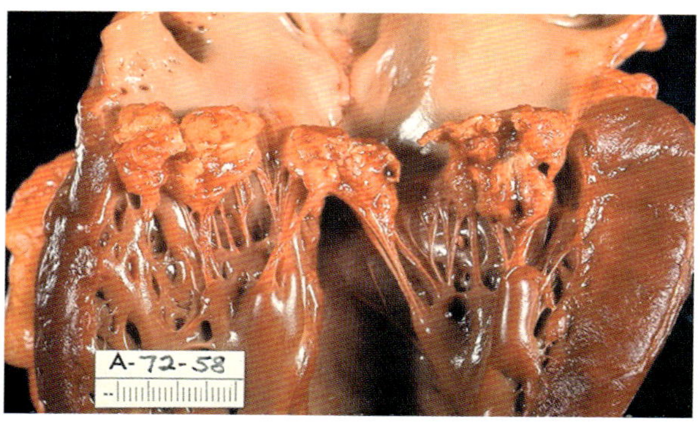

그림 16-4. 세균성 아급성 심내막염

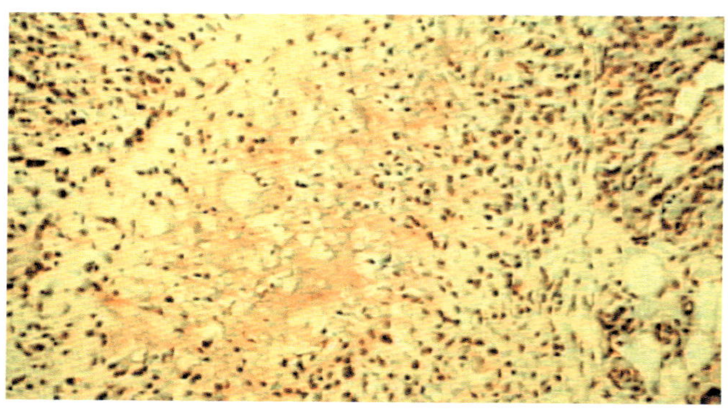

그림 16-5. Rheumatic fever에서의 염증세포

연쇄상구균에 의하여 발생되는 류머티스열에 대한 정확한 기전은 분명하지 않지만 심장과 관절속에서 면역 반응이 일어난다는 몇몇 자료가 있다. 예를들어 group A 완전용혈 연쇄상구균에 의한 감염은 관절과 심장에 M 단백질과 같은 연쇄상구균 항원의 침전을 야기시킨다. 신체가 이 항원에 대한 항체를 생성하면 항원-항체 복합체가 형성되고 **자가면역(autoimmune) 반응**을 일으킨다. 또한 streptococci의 항원이 심장 근육의 성분과 교차 반응하여 심장을 손상시키기도 한다. 류머티스열로부터 고통받는 사람들은 streptococci 항원에 대한 높은 항체의 역가를 가진다. 진단은 신속한 세균의 분리와 CRP, ESR, ASO 검사가 이용되고 있다. 치료는 항생제 penicillin을 사용하며 이런 경우 penicillin에 대한 allergy 유무를 확인해야 한다. 또한 aspirin 등도 발열, 관절통증을 감소시키는데 이용되며 prenisone과 같은 steroid도 심한 심장병에 이용된다.

5) 야토병(Tularemia)

야토병은 일명 rabbit fever 라고 하며 그람음성, 절대 혐기성, 다형성, 간균 형태의 *Francisella tularensis*에 의해 야기되는 질병이다. 이 미생물은 산토끼에서 최초로 관찰되었던 California의 Tulare 라는 지역의 이름을 따서 명명되었다. 야토병의 감염은 감염동물과 접촉했을 때 상처를 통해 또는 병원세균을 지니고 있는 진드기 등이 물은 곳을 통해 침입한다. 증상은 궤양을 일으키고 국소적 림프의 종창을 초래한다. 병원체를 흡입한 경우 괴사성 기관지 폐렴을 일으키고 많은 양의 균을 흡입한 경우는 장티푸스양 증후군 즉 발열, 발한, 오한, 두통, 근육통이 일어난다. 결막에 침입하는 경우 결막궤양, 부종, 울혈을 야기 시킨다(그림 16-6).

[a]
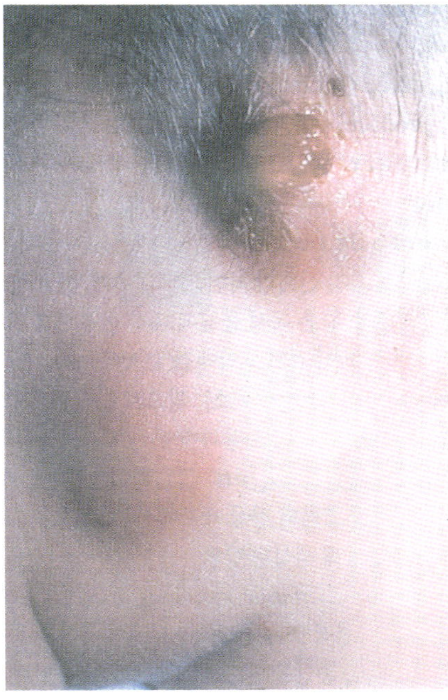

[b]
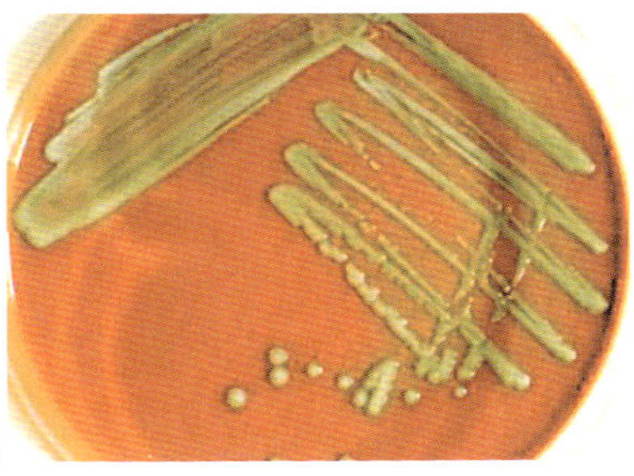

그림 16-6. a. 야토병환자의 종창
b. cystein heart agaar에서의 *F. tularensis*(37℃ 72hs)

*F. tularensis*는 배지 속에 일반적으로 존재하는 아미노산 cysteine의 보다 더 많은 양을 요구하기 때문에 배양이 까다롭다. 비록 독성에 관여하는 명확한 독소가 알려져 있지 않으나 *F. tularensis*는 대식세포를 포함한 체내 세포내에서 오랜 기간동안 생존한다. 감염 후 약 10시간 후에 항체 역가가 증가함으로써 혈청학적 응집반응으로 진단이 가능하다. 이 미생물은 다루기에 위험한 것으로 여겨지므로 진단을 하기 위해서는 특수한 분리 후드 장치가 필요하다. 진단은 혈청학적 실험과 함께 혈액배양을 통해서 신속히 원인균을 검출하는 것이 중요하다. 치료는 streptomycin 과 tetracycline을 사용함으로써 효과적이다.

6) 페스트(Plague)

중세기에 흑사병으로 알려진 페스트 보다 인간의 역사 속에 영향을 끼친 질병은 별로 없다. 14세기동안 이 질병은 유럽 전 인구의 1/4을 전멸시켰다. 이 질병은 그람음성간균 형태의 세균인 *Yersinia pestis*에 의해 야기된다. 정상적으로 쥐의 질병인 **페스트**는 쥐벼룩인 *Xenopsylla cheopis*에 의해 한 쥐에서 다른 쥐에게로 전파된다. 이 질병은 미국내의 북서부, 남서부에서 특히 구멍 파는 다람쥐, 마모트, 얼룩다람쥐와 같은 야생 설치류 속의 풍토병이다.

사람들과 쥐의 접촉이 많은 나라에서는 페스트 감염이 여전히 만연한다. 감염경로로는 감염된 설치류에 서식하는 벼룩에게 물리면 세균은 사람의 혈류로 들어가 림프와 혈액내에서 증식한다. 페스트 세균의 독성의 한 요소는 대식세포에 의해 파괴되기보다는 이들 내에서 증식하고 생존할 수 있다. 증상은 서혜부와 겨드랑이의 림프절이 확장되며 감염에 대한 신체의 방어 작용의 결과로 발열이 나타난다. 또한 심각한 조직의 괴사와 림프절 종대의 결과를 초래하며 림프선종(buboes)을 유발하며 **선 페스트(bubonic plague)**라고도 한다. 치료되지 않은 선 페스트의 사망율은 50%에서 75%사이이다. 선 페스트에 의한 사망은 보통 증상이 나타난지 1주일 이내에 일어난다(그림 16-7).

*Y. pestis*가 혈액에 의해 폐로 운반됨으로써 폐 페스트(pneumonic plague)가 발생한다. 이러한 형태의 페스트의 사망율은 거의 100%이다. 폐 페스트에 걸린 사람들은 고열, 오한, 두통, 근육통과 함께 호흡기장애 등으로 보통 3일 이내에 죽는다. 독감과 마찬가지로, 폐 페스트는 사람 또는 동물의 경우에 있어 공기를 매개로 쉽게 퍼진다. 페스트의 진단은 보통 대부분 세균을 분리하고 형광항체법과 phage typing에 의하여 동정할 수 있다. 감염된 개체와 접촉시에는 꼭 glove를 착용하고 감염에 대한 주의를 기울여야 한다. 치료는 streptomycin과 tetracycline을 포함한 많은 항생제가 효과적이다.

7) 재귀열(Relapsing fever)

재귀열(relapsing fever)은 일명 Tick fever라고 하며 이(lice)나 진드기(tick)에 의해 매개되고 그람음성나선균 Borrelia 에 의하여 발생된다. 감염경로는 이와 접촉에 의해 손상된 피부를 통하여 감염되며 혹은 오염된 음식물을 섭취함으로써 위장 등을 거쳐 사람에게 감염된다. 진드기 경우 찌를 때 타액이나 배설물을 통해 사람에게 감염된다. 비위생적인 환경에서

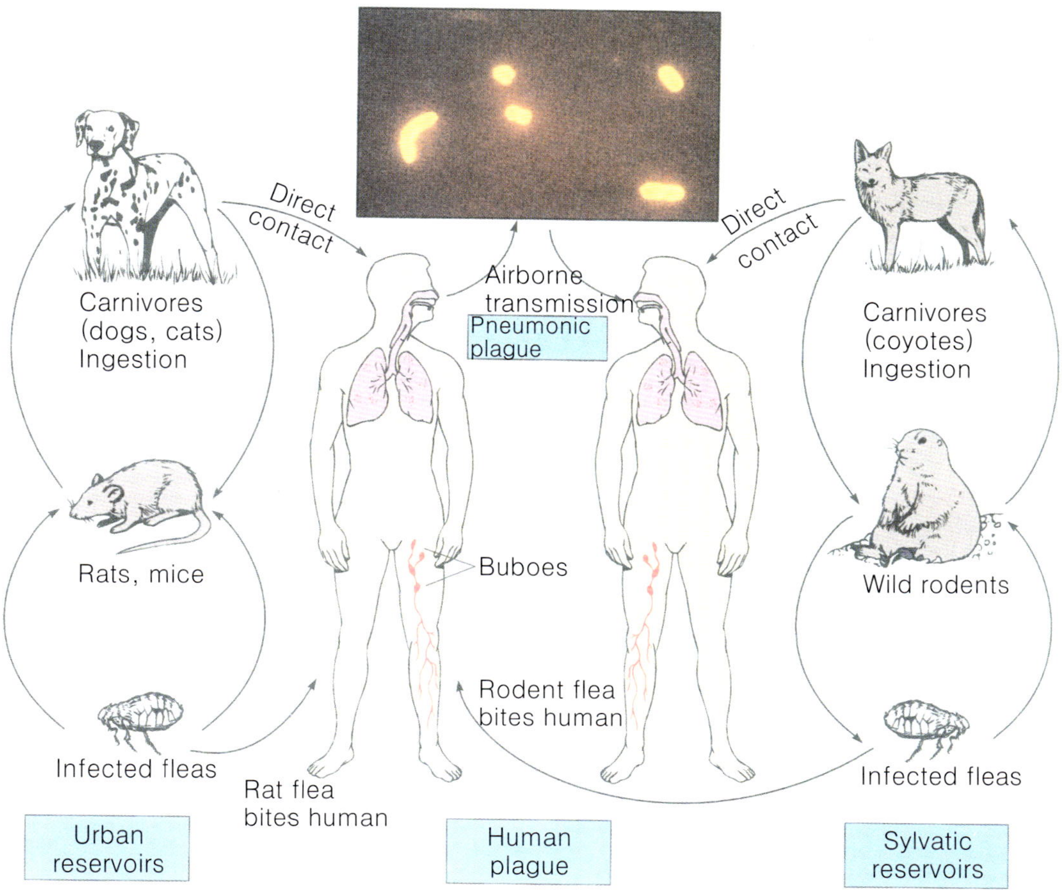

그림 16-7. 선 페스트 Bubonic plague

밀집된 생활을 하는 경우에 유행한다. 발생빈도는 설치류와 절지동물이 활동이 왕성한 여름철에 증가한다. 증상은 오한, 구토, 관절통, 근육통 및 40℃에 이르는 고열과 더불어 간비종, 황달, 혈뇨를 동반한다. 그리고 혼수, 경련, 실어증, 뇌신경염 등의 신경증상을 나타낸다. 치사율은 약 2~8%이다. 진단은 초기 발열기의 혈액 속에서 세균을 증명하는 것이며 Weil-Felix 반응, 보체결합시험, 운동억제시험을 이용하며 치료는tetracycline, chloramphenicl, streptomycin, penicillin, erythromycin 등이 효과적이다(그림 16-8).

8) 가스괴저(Gas gangrene)

가스괴저(Gas gangrene)는 *C.perfringens C. septicum, C. welchii, C. novyi* 등 혐기성세균의 감염으로 유발되는 질환이며 증상은 근육괴사, 독소로 인한 전신증상을 초래하는 중증질환이다. 혐기성인 이들 세균이 근막하에서 증식하여 근 단백질을 분해해서 괴사에 이르게 하고 당을 분해하여 가스를 발생시킨다. 체외독소(exotoxin)에 의한 독혈증은 빈맥, 갑작스런 혈압강하를 초래한다. 진단은 백혈구 count, creatinine kinase 측정, x-ray 사진상에서

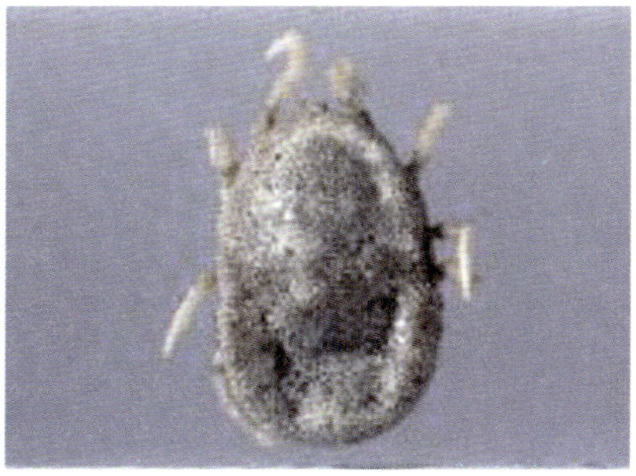
[a]

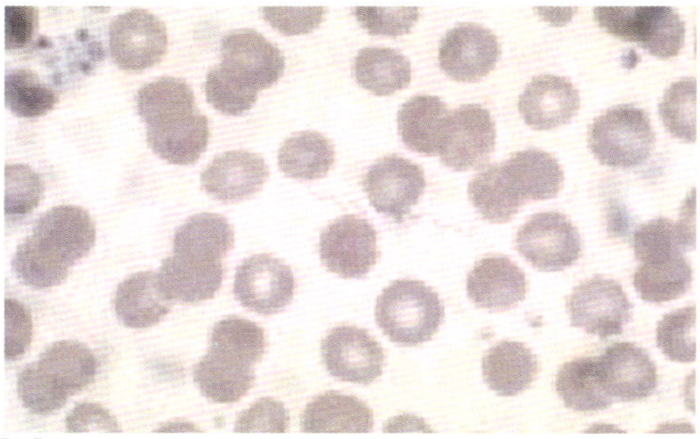
[b]

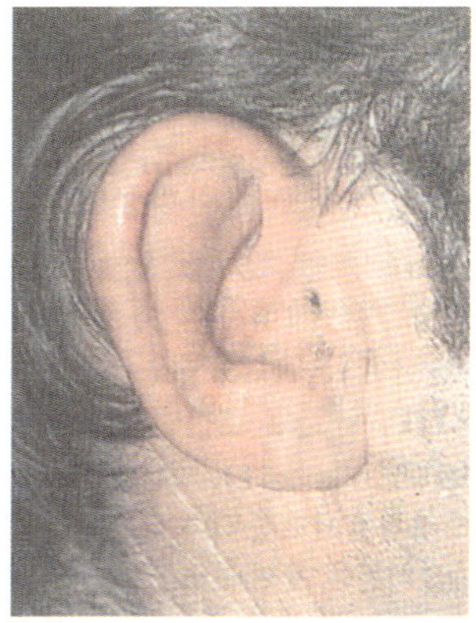
[c]

그림 16-8. a. 재귀열 매개 tick
b. wright 염색에서의 Borrelia
c. 재귀열에 의한 연골염

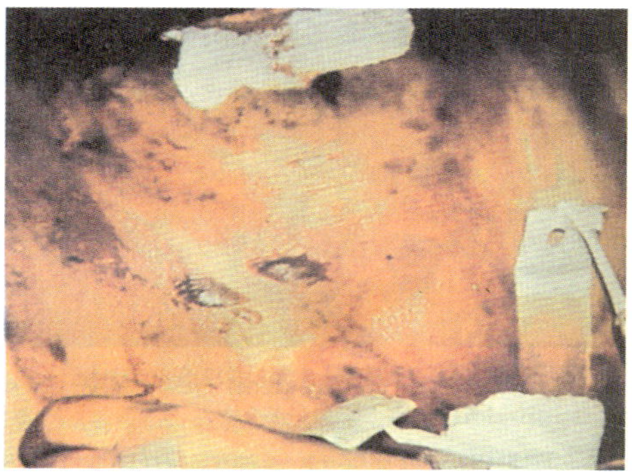

그림 16-9. Gas gangrene의 증상

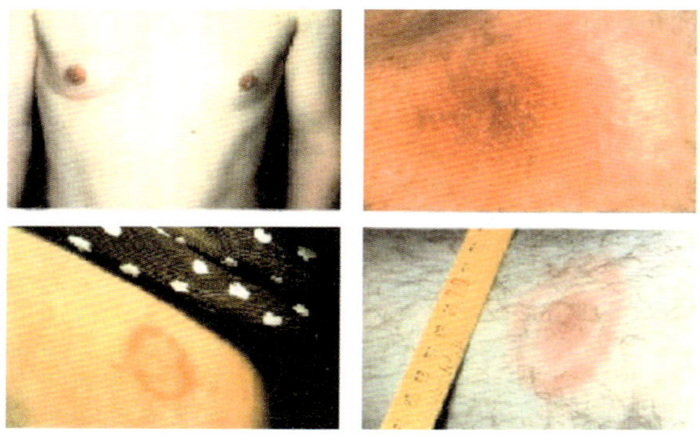

그림 16-10. Lyme disease의 증상 (Bulls Eye Rash)

gas 확인과 함께 배양을 통한 세균의 신속한 분리 동정이 이용된다. 치료는 상처의 이물질과 괴사조직을 제거하거나 상처를 개방하는 요법을 시행한다. 또한 항생물질의 대량투여와 함께 항독소혈청을 투여함으로써 효과를 증진시킬 수 있다(그림 16-9).

9) 라임병(Lyme disease)

라임병(lyme disease)은 진드기에 물려서 전염되는 전염병의 하나이다. 1975년 미국 Connecticut 주에서 발견된 이래 미국 43개 주로 급속히 퍼졌고, 유럽, 중국, 일본 등에서도 발견되었으며 미국에서는 후천성 면역결핍증 다음가는 공중보건의 문제로 꼽히고 있다. 라임병의 감염경로는 참진드기 매개체에 의하여 전달될 수 있으며 나선균의 *Borrelia*에 의하여 유발된다. 증상은 물린 부위가 발적을 나타내며 심한 두통, 발열, 근육통, 관절통을 나타낸다. 환자의 대부분은 수주일 내에 증세가 없어진다(그림 16-10). 진단은 혈청학적 방법을 이용할 수 있으나 양성반응을 나타낼지라도 라임병으로 확정하기에는 불충분하다. 치료는 진드기에

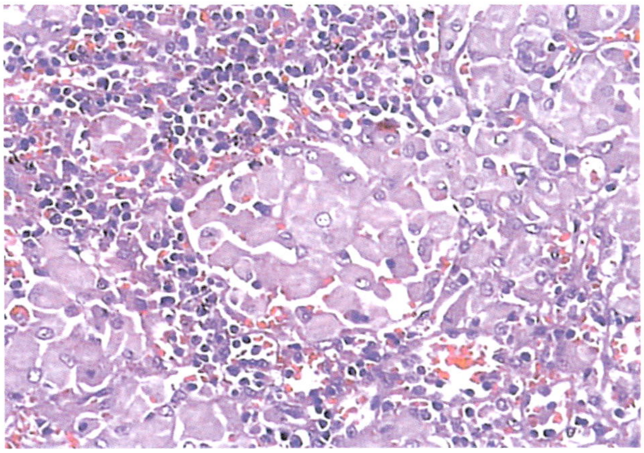

그림 16-11. 장티프스에 의한 비장세포

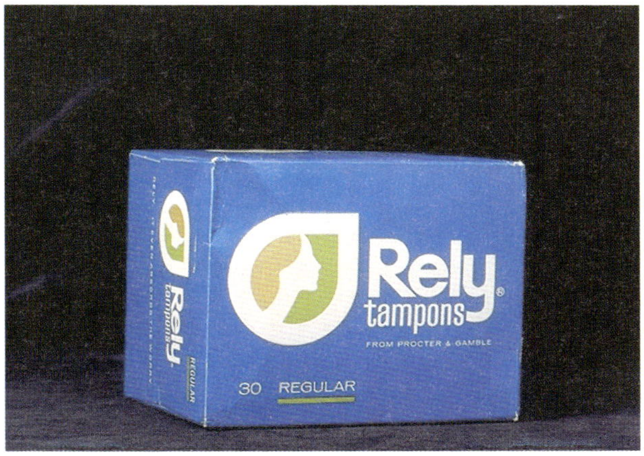

그림 16-12. Toxic Shock Syndrome의 Tampons

물려 증세를 보이는 초기 penicillin, tetracycline등 항생제를 사용하면 합병증을 예방할 수 있고 효과적이다.

10) 장티푸스(Typhoid fever)

일명 Enteric fever라고 불리우는 **장티푸스**는 ***Salmonella typhi***에 의하여 유발되며 파라티프스는 *Salmonella parathyphi A*와 *Salmonella paratyphi B*에 의해서 야기된다. 감염경로는 오염된 음식물 또는 물을 섭취함으로써 침입하며 균들은 소장에 도달하고 장 림프절에 확산하여 혈류로 운반된다. 이 균은 혈류를 통해 간장, 비장, 골수, 소화관 등에 운반된다. 또한 장 림프절에서 증식하고 소변과 대변으로 배설된다. 잠복기는 10~14일 이며 증상으로는 발열, 권태감, 두통, 홍반, 설사, 근육통 등을 나타낸다. 열이 점차 상승하여 40℃에 이르고 때때로 헛소리를 하고 복통을 호소한다. 백혈구는 정상이거나 낮게 나타난다. 적절히 치료하지 않으면 장 천공과 장출혈을 동반한다. 치사율은 항생물질의 발달로 인하여 1% 이하로 감소되었다(그림 16-11). 진단은 blood, stool 배양, EIA, 형광항체법 등 혈청학적 방법을 이용하면 효과적이며 치료는 전해질 보충과 함께 chloramphenicol이 효과적이다.

11) Toxic Shock Syndrome(TSS)

일명 Staphylococcal Toxin Shock Syndrome(TSS)이라고 하며 황색포도상구균의 toxin에 의해서 야기되는 심한 질병이다. 이 질병은 여성의 생리적 **tampons**를 이용시 주로 발생되며 약55%는 여성생리와 관련되어 있다. 그러나 때로는 어린이, 폐경 여성, 또는 남성에서도 발생되는 경우가 있다. 증상은 고열, 오한, 구토, 설사, 발진, 근육통을 동반하며 저혈압 및 쇼크를 유발한다. 진단은 blood culture를 통한 *S. aureus*의 신속한 분리 동정으로 하며 치료는 tampon의 제거와 함께 항생제 감수성 검사를 통한 항생제 치료가 효과적이다(그림 16-12).

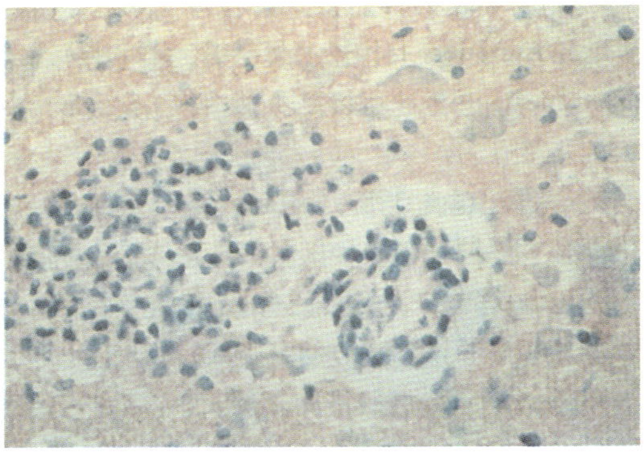

그림 16-13. 발진티프스에 의한 뇌결절

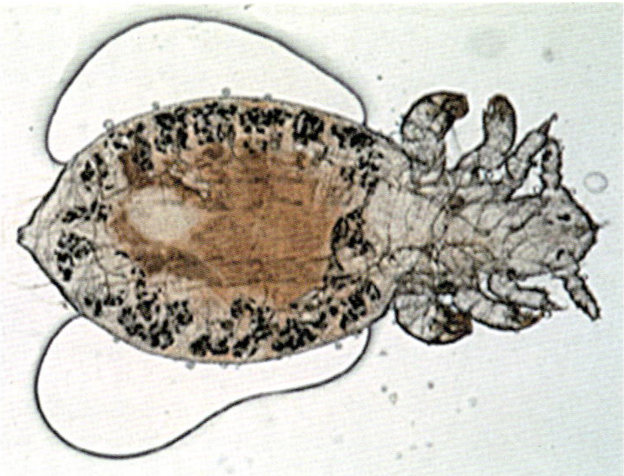

그림 16-14. 발진열 매개체
Polyplax Spinulosa lice

12) 발진티푸스(Epidemic typhus, typhus fever)

발진티푸스는 *Rickettsia prowazekii*의 감염으로 발생하는 열성 급성전염병이다. 감염경로는 쥐벼룩 또는 이(lice)에 의해서 사람에게 매개되며 잠복기간은 10~14일 이다. 증상은 갑작스런 오한, 발열, 두통, 관절통, 혈막충혈 등을 나타내며 지름 2mm정도의 붉은 출혈성 발진이 온 몸에 생긴다. 이에 더하여 혈관장애, 신경장애 등이 나타나기도 한다. 진단은 Weil-Felix, 보체결합반응, 면역형광항체법을 이용한다. 치료는 doxycycline, chloramphenicol과 tetracycline이 효과적이다. 더욱 중요한 것은 환경을 조절하여 이 질병을 제어하는 것이 효과적이다(그림 16-13).

13) 발진열(Murine typhus, Endemic typus)

발진열(endemic typus)은 발진티푸스와 유사한 열성급성 전염병의 하나이다. 이질환은 *Rickettsia mooseri*에 의하여 유발된다. *R. mooseri*의 감염경로는 설치류의 쥐벼룩이 매개하여 감염된다. 따라서 이 병은 곳간, 식품저장창고 등에서 일하는 사람들에게 발생한다. 증상은 두통, 오한, 발열로 발병하며 몇 시간 이내에 오심구토가 야기된다.

일반적으로 성인은 어린이 보다 증상이 심하다. 초기에 완두콩 크기의 홍반은 점차 구진으로 발달한다. 구진은 손바닥보다는 몸통에 많이 존재한다. 진단은 Weil-Felix 응집반응, 보체결합반응, 면역형광체법이 효과적이다. 치료는 doxycycline, tetracyclin과 chloramphenicol이 효과적이며 확진 전 임상증상을 근거로 하여 시작하는 것이 중요하다(그림 16-14).

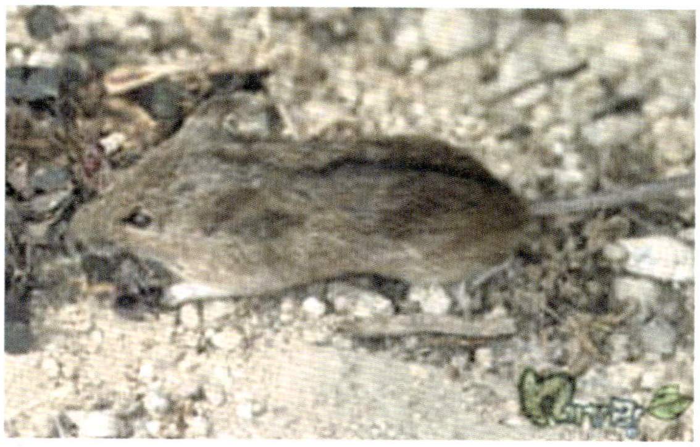

그림 16-15. 양충병매개 등줄쥐 (Apodemus agrarius)

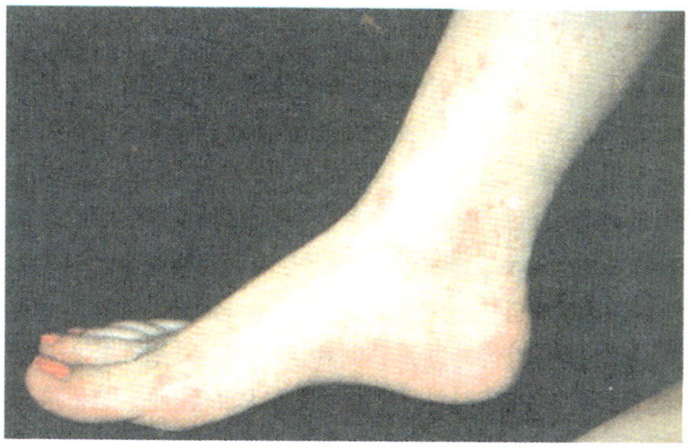

그림 16-16. 록키산 홍반열에 의한 발진

14) 쓰쓰가무시병, 양충병(Scrub typhus)

양충병(scrub typhus)은 *R. tsutsugamushi*에 의하여 발생되며 증상은 발열, 림프절 종창, 발진 및 환부의 염증, 가피형성 등의 특징을 나타낸다. *R. tsutsugamushi*는 숙주세포 내에서 증식하기 때문에 바이러스와 유사하며, 형태학적 특징은 세균과 가까운 특징을 갖는다. *R. tsutsugamushi*는 *Gilliam*, *Kato*, karp형이 있으며 이중 kato형이 가장 독력이 강하다. 양충은 일생 중 유충이 1회만 숙주에게 달라붙어 조직액을 흡입한다. 이때 양충에 침입한 리케치아는 알을 통하여 다음세대로 전해지고 알에서 부화한 애벌레는 다른 동물에게 달라붙어 쓰쓰가무시병을 전파하는 것으로 생각된다. 주된 증상은 혈관내막염, 혈관염, 심근염, 간질성 폐렴, 신장장애 등이 있다. 치료는 tetracyclin과 chloramphenicol이 효과적이다(그림 16-15).

15) 록키산 홍반열(Rocky mountain spotted fever)

진드기 매개성 티푸스 또는 **록키산 홍반열**(rocky mountain spotted fever)은 *Rickettsia rickettsii*에 의해 야기된다. 처음 록키산에서 발병하여 명명되었지만 이 질병은 미국 남동부 지역 등에서 가장 흔하다. 리케치아는 진드기의 기생충이며 증상은 진드기가 문지 약 1주 후에 발진이 나타나 때때로 홍역으로 오인될 수 있다. 그러나 이 발진은 종종 바이러스성 발진에서는 일어나지 않는 손바닥과 발바닥에 나타난다. 발진은 혈관 손상의 증거이며 이 결과 혈액이 주위 조직으로 누출되는데 이는 많은 리케치아성 감염의 특징이다. 발진은 발열과 두통을 동반한다. 그리고 리케치아는 세동맥 내막에서 증식하므로 신장염, 뇌척수염 등을 일으킨다. 사망율은 20%이며 진단은 발진열, 발진티프스와 같이 형광항체법, Weil-Felix 반응, 보체결합반응을 이용한다(그림 16-16).

치료는 tetracycline과 chloramphenicol과 같은 항생제가 초기 단계에 매우 효과적이다. 또한 치료방법은 확증이 있기 전 임상적인 증상을 근거로 하여 시작되어야 한다.

3. 순환계의 바이러스성 질병

1) 심근염(Myocarditis)

심장근육의 염증은 세균, 진균 또는 원충류에 의해 야기될 수 있지만 보통 바이러스성 감염의 결과로 나타난다. 종종 심근염을 야기 시키는 바이러스는 *adenovirus*, *echovirus*, *coxsackievirus*가 원인으로 작용하며 호흡기 또는 위장관을 감염시킨 후, 이 바이러스는 혈액 또는 림프액을 통해 심장에 다다른다. 증상은 발열, 흉통, 관절통을 동반하며 심근을 손상시켜 조직에 상처를 남긴다. 때때로 심낭염이 심근염의 결과로 나타난다. 종종 *coxsackievirus*에 의해 야기되는 갓난아기의 심근염은 치명적이다. 진단은 Electrocardiogram(ECG), Chest x-ray, 심근생검 등을 이용한다. 치료는 저농도 염, 음식조절 및 steroid, 항생제를 이용한다(그림 16-17).

2) 전염성 단핵증(Infectious Mononucleosis)

*Epstein-Barr(EB) virus*는 DNA핵산을 갖는 *herpesvirus*이다. 개발도상국의 4세 이상 아동은 90%이상 항체를 갖고 있다. EB virus에 의한 아이들 감염은 보통 무증상이지만 감염이 청장년기까지 연장되면 전염성 단핵증 및 Burkitt's lymphoma를 야기한다. 주로 약 15~25세 사이에 발생한다. 증상으로는 보통 발열, 후두염, 홍역과 비슷한 pink 빛의 발진, 림프절확장, 전신쇠약 등을 나타낸다. 비장이 종종 비대해지며 격렬한 활성은 파열을 야기시킬 수 있는데 이는 이 질병의 드문 사망의 주된 원인이다. 회복은 보통 몇 주 내에 완성되며 면역성은 영구적이다.

일반적 감염경로는 키스 또는 잔을 공유함으로써 타액에 의하여 전이된다. 이 질병은 공기를 통한 전파의 가능성이 없다. 증상이 나타나기 전 잠복기는 4주에서 7주이다. 단핵증이란

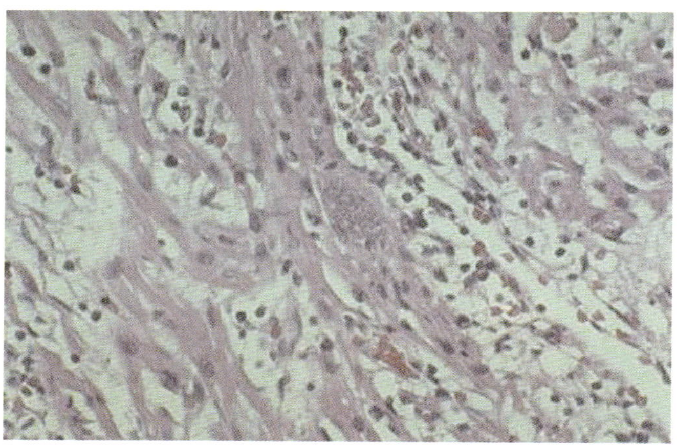

그림 16-17. 심근염에서의 세포(림프구 증가)

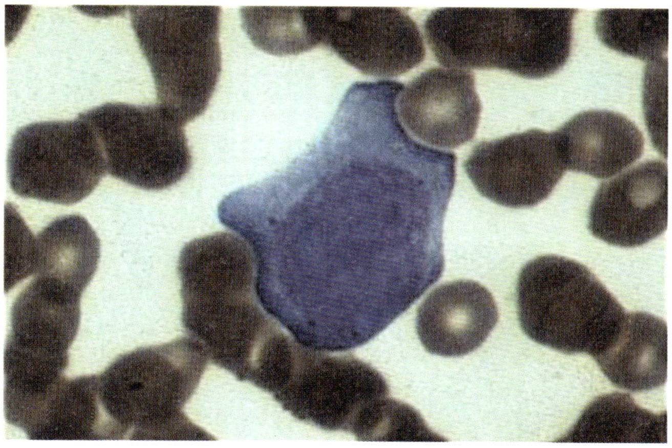

그림 16-18. 전염성 단핵구증의 Downy cell

질병의 이름은 급성 감염시기 동안 림프구가 혈액내에서 증식하는 특이한 증상을 의미한다. 감염된 B 세포는 이종 친화성 항체라고 불리는 비특이적인 항체를 생산한다. 진단으로는 림프구계산, 혈구응집법, 형광항체법을 이용한다. 또한 전염성 단핵구증의 치료는 휴식과 함께 acyclovir를 사용함으로써 효과적이다(그림 16-18).

3) 황열(Yellow fever)

황열은 열대지방과 아열대지방에서 주로 발생하는 급성전염병의 풍토병이다. **황열바이러스**(*yellow fever virus*)에 의하여 야기되는 질병으로 모기에 의해서 모든 종류의 원숭이와 사람 그리고 가끔 작은 동물에도 감염을 일으킨다. 1648년 중앙 아메리카의 유카탄 반도에서 대유행이 시작된 이래 200년간 세계 최대의 재앙으로 생각되어 왔다. 황열의 감염경로는 *Aedes aegypti*에 의해서 사람과 사람 사이에 전파되는 도시형 황열과 산림에 서식하는 모기가 야생동물 특히 원숭이 피를 흡입한 뒤 사람에 전파하는 정글형 황열 두 가지가 있다.

모기에 의해 피부로 감염된 이후 국지적인 림프절로 확산되어 그곳에서 증식하며 림프절로부터 간, 비장, 신장, 심장으로 진전하여 수일동안 지속될 수 있다. 이 질병의 초기 증상은 구역질, 구토에 이어 발열, 오한, 근육통, 두통 등을 나타낸다. 이 단계 후 피부의 황달이 나타난다. 황달은 간 손상의 결과로써 피부와 점막에 담즙 색소가 침착함으로써 야기된다. 심한 경우에는 감염된 기관내에 손상을 야기 시켜 출혈을 유발한다. 황열의 치사율은 약 5% 이다. 진단은 보통 임상적인 징후에 의해 이루어지지만 항체 역가의 상승 또는 혈액으로부터 바이러스를 분리하는 방법으로 동정할 수 있다. 황열의 특별한 치료는 아직 없다. 다만 예방접종을 통하여 예방할 수 있으며 모기를 박멸하는 것이 황열의 발생빈도를 낮추는데 중요하다(그림 16-19).

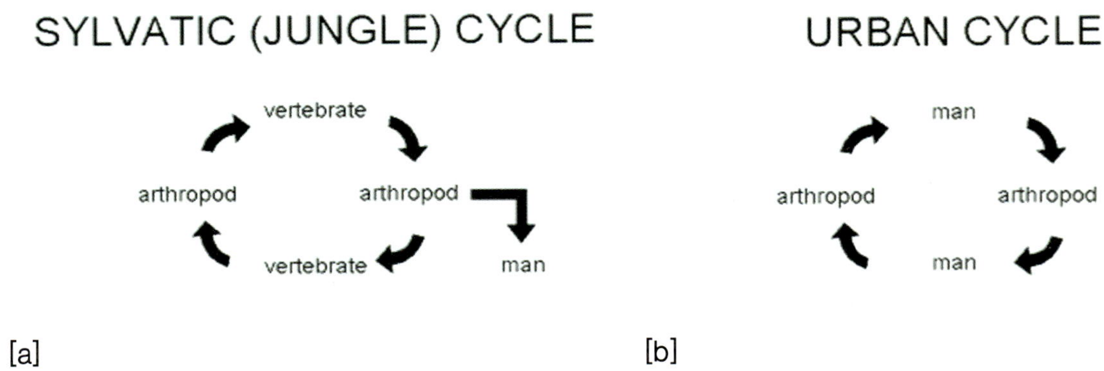

그림 16-19. 황열의 감염경로
a. 정글형 b. 도시형

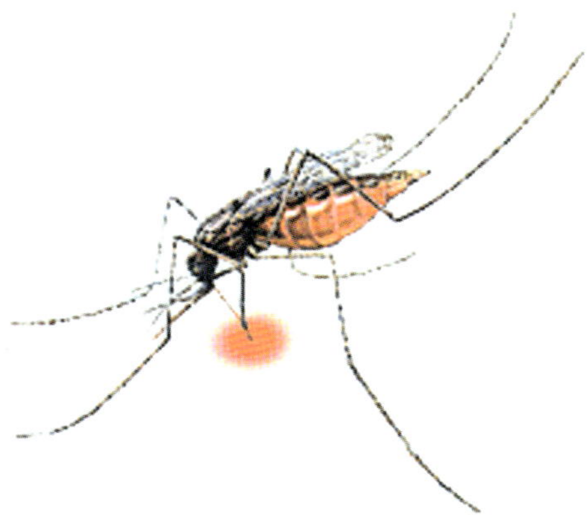

그림 16-20. 뎅기열 매개모기

4) 뎅기열(Dengue fever)

뎅기열은 일명 West Nile fever 라고 하는 뎅기열은 *Aedes aegypti* 모기에 의해 야기되는 바이러스성 질병과 유사하거나 증상이 보다 약하다. Caribbean과 열대성 지역에서 발생되는 풍토병이며 뎅기열 바이러스인 *arbovirus*에 의해 야기된다. 초기 증상은 결막염이나 감기 같은 증상을 보이며 동통, 발열, 심한 근육통과 관절통, 발진 등을 나타낸다. 뎅기열의 가장 심각한 형태인 출혈성 뎅기열은 피부, 잇몸, 위장관의 출혈, 때때로 순환계의 손상과 쇼크를 유발한다. 진단은 일반적으로 증상에 의해 이루어지며 보체고정법을 이용한다. 댕기열에 대한 효과적인 치료는 아직 없지만 탈수현상을 보이면 수분을 보충하여야 하며 고열 발생시 aspirin을 제외한 aceteaminophen으로 치료할 수 있다. 댕기열 발생빈도를 낮추기 위해서는 모기를 박멸하는 것이 중요하다(그림 16-20).

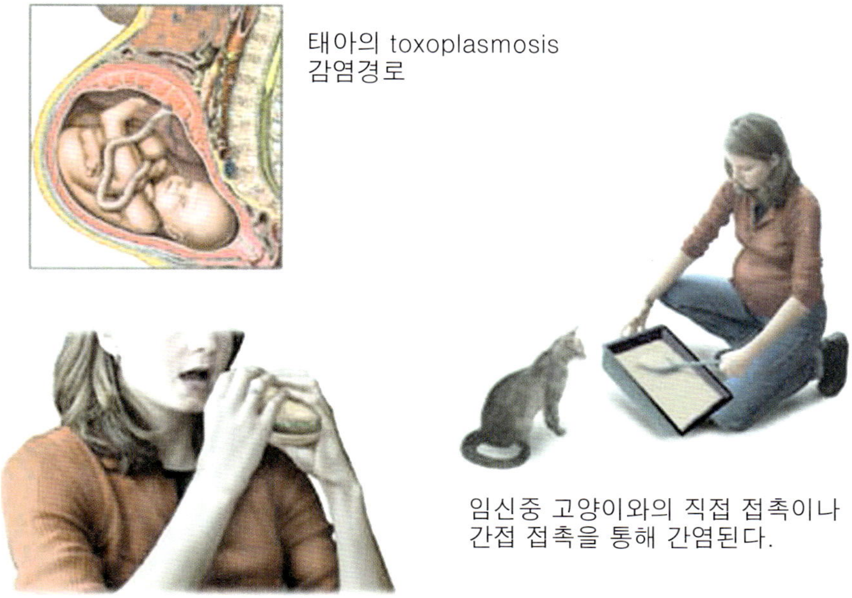

그림 16-21. 선천성 톡소플라마증(Congenital Toxoplasmosis)

4. 순환계의 원충류 질병

1) 톡소플라스마증(Toxoplasmosis)

톡소플라스마증은 *Toxoplasma gondii*에 의해 야기되는 혈관계와 림프계의 질병이다. *T. gondii*는 말라리아 기생충과 유사한 포자충이다. 고양이가 *T. gondii*의 생활사에 필수적인 자연계 숙주이다. 고양이의 배설물 속에 존재하는 *T. gondii*는 음식물 또는 식수를 오염시켜 다른 동물들에 의해 섭취 될 수 있다. 이 원충류는 새로운 숙주내에서 무성적으로 번식하며 trophozoite는 숙주의 조직내 머무른다. 감염경로는 익히지 않은 고기를 섭취하거나 고양이의 건조된 배설물(예를 들면 짚 상자를 청소하는 동안)을 통하여 전파된다(그림 16-21).

이 질병 증상은 대부분 미약하게 발생되며 태아에 대한 작용은 경련, 심각한 뇌 손상, 실명과 죽음을 야기한다. 이 질병은 모체의 태반을 통하여 신생아에 수직감염을 일으킨다. 임신한 여성은 고양이 깔짚 상자를 청소하거나 고양이와의 불필요한 접촉을 피하는 것이 중요하다. *T. gondii*는 중추 신경계에 침입을 하여 면역기능을 약화시킨다. 진단은 *T. gondii*의 분리, 세포배양, 혈청학적 검사법은 형광 항체법 또는 혈구응집을 이용한다. 치료는 trisulfapyrimidine 또는 sulfadiazine 중 하나를 pyrimethamine과 혼합하여 사용한다.

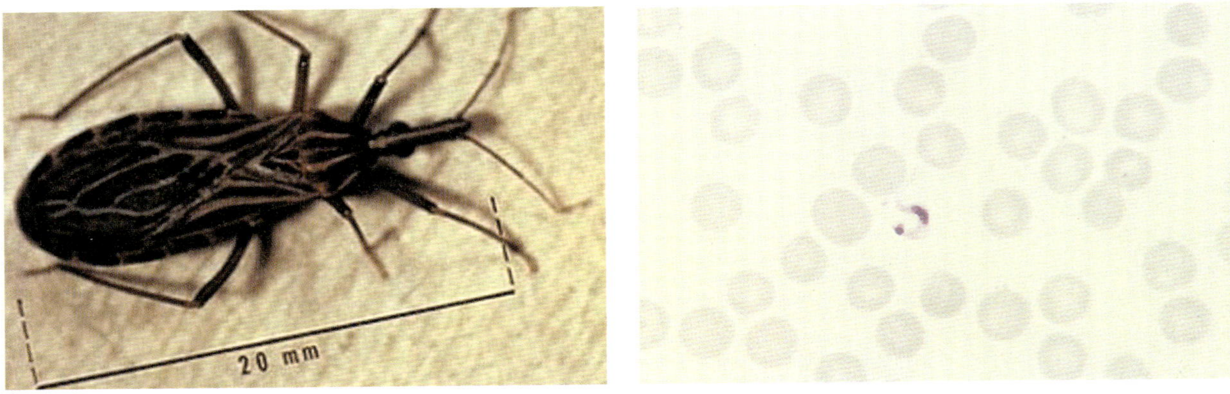

[a] [b]

그림 16-22. Trypanosoma cruzi(Chagas' disease)
a. Kissing bug *b. T. cruzi*

2) 아메리카 트리파노소마증 (American Trypamosomiasis, Chaga's disease)

아메리카 트리파노소마증은 일명 Chaga's disease라고 하는 순환계의 질병이며 *Trypanosoma cruzi*에 의하여 야기된다. 이 질병은 미국의 남부지방, 멕시코, 중앙 아메리카, 남아메리카에서 주로 발생한다. 미국 내에는 오직 소수의 사례만이 보도되고 있지만 이 질병은 남아메리카의 어떤 지방 내에서는 인구의 40~50%를 감염시키고 있다. *T. cruzi*의 자연계 숙주는 설치류를 포함한 다양한 야생 동물이다. 절지동물 매개체는 reduviid bug인데 이는 종종 사람들의 입 주위를 물기 때문에 "키씽 버그"라고도 한다(그림 16-22). 물린 사람 또는 동물은 종종 물린 상처 내로 배변을 문질러 들어가게 하거나 피부 찰과상 또는 문지름으로써 눈 내로 들어간다. 증상은 림프절을 확장시키고 혈액을 따라 간, 비장의 대식세포, 종종 심장과 같은 신체내의 다른 기관으로 이동하며 염증반응을 야기한다. 비록 성인에 있어 중추 신경계 감염은 드물지만 어린아이는 흔하게 발생된다. 신경계 감염결과는 식도와 위장관의 불수의근 수축기능 저하를 야기하며 이들 기관은 매우 비대해진다.

아메리카 트리파노소마증 진단은 혈액 내에서 트리파노좀 관찰, 혈액 배양, 형광항체법을 이용함으로써 가능하다. 치료에 있어서 트리파노좀은 세포 내에서 증식하기 때문에 화학요법제로 치료하기가 어렵다. Benzidazole, nifultimox는 기생충의 수를 감소시켜 주는 역할을 함으로써 치료효과를 나타낸다.

3) 말라리아(Malaria)

말라리아는 오한과 발열 그리고 종종 구토와 심한 두통을 야기하는 전염병중의 하나이다. 말라리아는 모기 매개체인 Anopheles가 *Plasmodium*을 사람에게 전파함으로써 발생된다. 이 질병은 한때 전세계적으로 가장 흔한 질병 중에 하나였지만, 효과적인 모기 방제로 인해

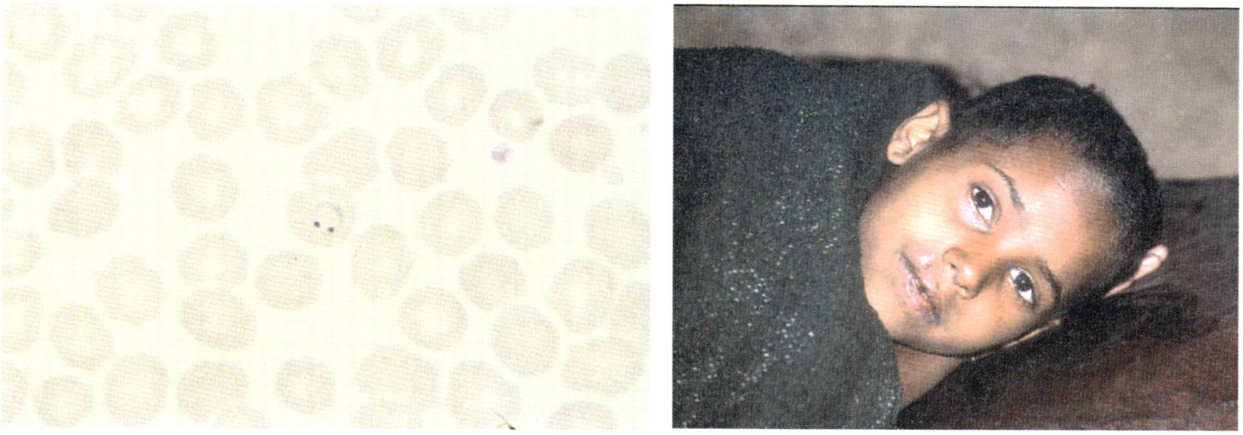

[a] [b]

그림 16-23. a. *Plasmodium vivax*의 ring form
b. 말라리아 환자

점차 감소되었다. 그러나 최근에는 말라리아 환자가 다시 증가되는 추세이다. 말라리아는 열대 아시아, 아프리카, 중앙과 남아메리카에서 여전히 심각한 문제로 남아 있으며, 해마다 전세계적으로 약 3억의 사람들이 감염되며 약 2~4백만 사람들이 사망한다. 말라리아는 포자를 형성하는 *Plasmodium* 속에 의하여 발생된다. *Plasmodium*은 4가지 종류 즉 *P. falciparum*, *P. vivax*, *P. malariae*, *P. ovale*이 있으며 이 중 *P. falciparum*과 *P.vivax*가 가장 빈번하게 나타난다.

모기는 타액속에 원충류인 Plasmodium의 sporozoite형을 지니고 있다. sporozite는 물린 사람들의 혈류 속으로 들어가 30분내에 간세포 속으로 들어간다. 간세포 속의 sporozoite는 여러 단계를 거쳐 분열생식을 수행하여 마침내 혈류 속으로 수많은 merozoite를 방출시킨다. 이들 merozoite는 적혈구를 감염시켜 분열증식을 계속한다. 결국 적혈구는 파괴되어 수많은 merozoite가 방출된다. 증상은 오한과 발열을 야기 시키며 발열은 40℃(104°F)에 이른다. 적혈구의 파괴로 빈혈이 야기되며 간과 비장의 비대로 인한 합병증이 일어난다. 진단은 혈액도말의 염색에 의하여 확인 할 수 있다. 말라리아의 치료는 한때 qunine으로 효과적으로 치료되었으나 primaquine과 특히 chloroquine과 같은 새로운 quinine 유도체를 이용하여 말라리아의 예방과 치료를 하고 있다. 화학요법제는 Fansidar, pyrimethamine과 sulfadoxine 등이 효과적이다. 말라리아의 효과적인 방제는 화학요법과 면역학적 방법의 이용과 더불어 모기의 서식처를 제거하여 환경위생을 청결히 하는 것이 중요하다(그림 16-23).

4) 주혈흡충증(Schistosomiasis)

주혈흡충증은 기생충 *Schistosoma* 속의 디스토마에 의해 야기되는 질병이다. 아시아, 아프리카, 남아메리카와 카리브해 내의 약 2억명의 사람들 이 질병에 감염되어 있다. 감염경로는 중간숙주인 달팽이에서 나온 cercaria 유충이 사람의 피부를 뚫고 들어올 때 피부염을 일으

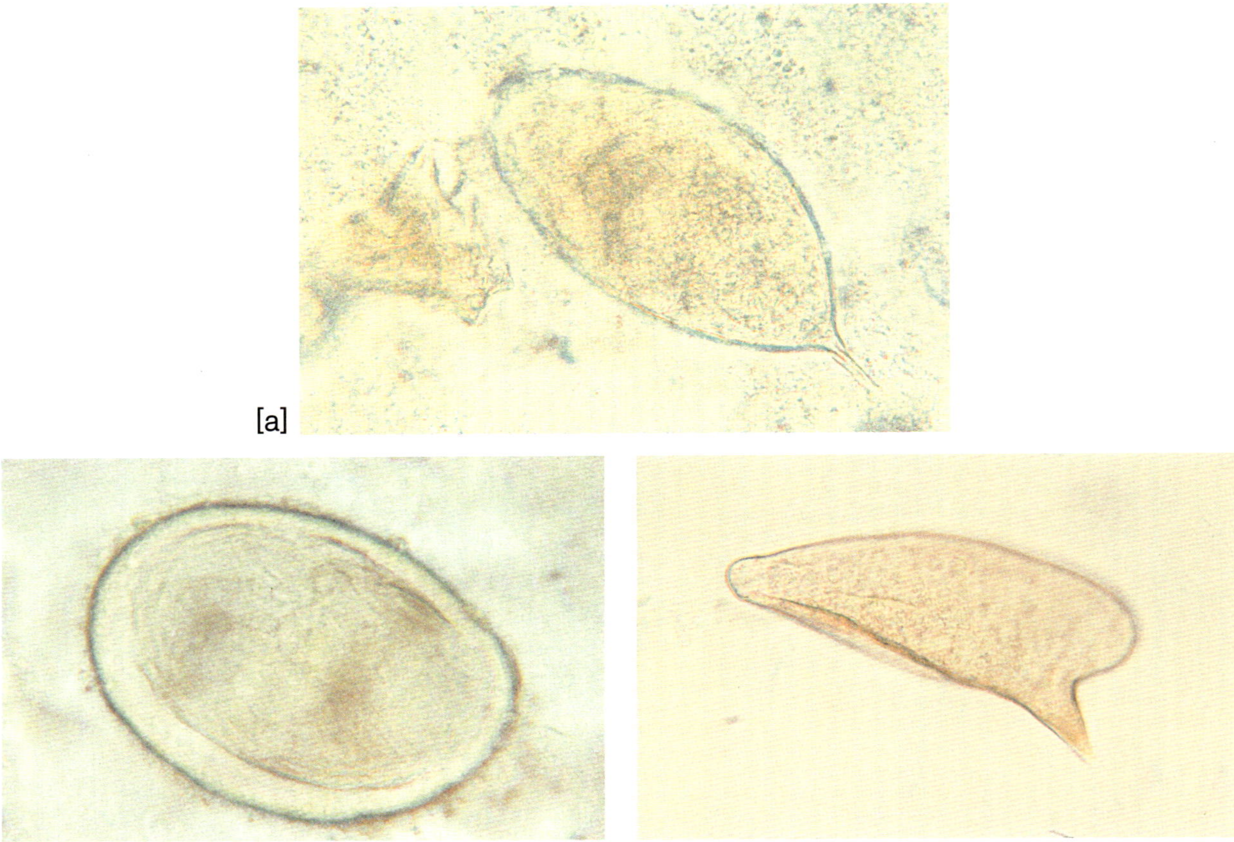

[a]

[b] [c]

그림 16-24. Schistosoma spp

a. S. haematobium egg b. S. japonicum egg c. S. mansoni egg

킨다. 일본 주혈흡충증과 만손 주혈흡충증의 급성기 증상에는 발열, 이질점혈변, 복통이 있고 만성기 증상에는 간비대 등 간경변 증상을 나타낸다. 충란이 폐나 뇌의 모세혈관에 자리잡게 되면 심폐기능장애나 간실질성 발작이 나타난다. 진단은 변검사, 소변검사로 충란을 검출할 수 있다. 만성기에는 직장 생검조직검사나 방광 생검조직검사로 충란을 증명할 수 있다. 기타 여러 가지 면역학적 방법으로 진단할 수 있으며 치료에는 schistosoma에 대한 praziquantel과 oxiaminiquine을 이용하는 것이 효과적이다(그림 16-24).

5) 상피증(Elephantiasis)

일명 Elephantiasis라고 하는 **상피증**은 모기를 매개로 하는 반크롭프트 사상충(*Wuchereria bancrofti*)또는 말레이사상충(*Wuchereria malayi*)의 기생으로 발생되는 질병이다. 반크로프트 사상충에 의하여 발생되는 것을 열대성 상피증(elephantiasis tropica)이라 한다. 증상은 오한, 발열을 동반하며 종아리에서 발에 이르기까지 발적과 종창이 출현했다가

표 16-1. 질병의 원인체 및 치료

질병	원인체	전파경로	치료
산욕열	*Streptococcus pyogenes:* *Clostridium* *Bacteroides spp.*	출산과 낙태시 비위생적인 환경	***S.pyrogen*** : Penicillin, Erythromycin, Bacteroides *Clostridium* : Chloramphenicol, Pecnicillin
세균성 아급성 심내막염	*α-hemolytic streptococci* *Streptococcus viridans*	정상 상재균이 순환계에 들어가 심장조직에 침범	Penicillin Erythromycin
세균성 급성 심내막염	*Staphylococcus aureus,* *Streptococcus pneumoniae*	정상 상재균이 순환계에 들어가 심장조직에 침범	***S.aureus*** : Methicillin,Oxacillin Penicillin유도체
류머티스 열	*group A β-hemolytic streptococci(S. pyogenes)*	인두염을 유발하는 연쇄상 구균 감염	Penicillin
야토병	*Francisella tularensis*	동물성 보유숙주 (토끼) : 피부찰과상, 섭취, 흡입, 자상	Streptomycin Tetracycline
브루셀라증	*Brucella spp.*	동물성 보유숙주(소) 우유를 통한 섭취, 피부찰과상의 직접적 접촉	Streptomycin Tetracycline
탄저병	*Bacillus anthracis*	보유숙주는 토양 또는 동물 많은양의 포자를 흡입하거나 섭취	Penicillin Tetracycline Erythromycin Chloramphenicol
가스괴저	*Clostridium perfrigenes*	Clostridium 아포에 의한 개방된 상처의 오염	소제법, 절단, 고산소요법 챔버, Penicillin, Clindamycin, Chloramphenicol
페스트	*Yersinia pestis*	Xenopsylla cheopis (랫트의 벼룩)	Tetracycline Streptomycin
재귀열	*Borrelia spp.*	Ornithodorus종(soft tick)	Tetracycline
라임병	*Borrelia burgdorferi*	Ixodes 종(진드기)	Penicillin
발진티푸스	*Rickettsia prowazekii*	Pediculus humanus corporis 몸의 이	Tetracycline Chloramphenicol
발진열	*Rickettsia typhi*	Xenopsylla cheopis (랫트의 벼룩)	Tetracycline Chloramphenicol
록키산 홍반열	*Rickettsia rickettsii*	Dermacentor andersoni와 다른 종(진드기)	Tetracycline Chloramphenicol
바이러스성 심근염	*Coxsackievirus* *(enterovirus)*	Coxsackievirus : 흡입과 섭취	

표 16-1. 질병의 원인체 및 치료(계속)

질병	원인체	전파경로	치료
심낭염	몇 몇 원인균, 특히 *Coxsackievirus(enterovirus)*	바이러스성 심근염의 합병증	
전염성 단핵증	*Epstein-Barr virus*	구강분비물, 키스	
황열	*Arbovirus*(황열 바이러스)	Aedes aegypti(모기)	
뎅그열	*Arbovirus*(뎅그열 바이러스)	Aedes aegypti(모기)	
원충동물성 톡소플라즈마증	*Toxoplasma gondii*	고양이 배설물 오염되고 조리되지 않은 고기	Trisulfapyrimidine Sulfadiazind Pyrimethamine
아메리카 트리파노조마증	*Trypanosoma cruzi*	Reduviid bug에 의한 자상	초기단계에서의 Nifurtimox
말라리아	*Plasmodium*종	Anopheles모기	Chloroquine
바베시아증	*Babesia microti*	Ixodes spp.(진드기)	
기생충성 질병 주혈흡충증	*Schistosoma*종	오염된 물: Cercariae가 피부를 통해 체내로 침입	Praziquantel

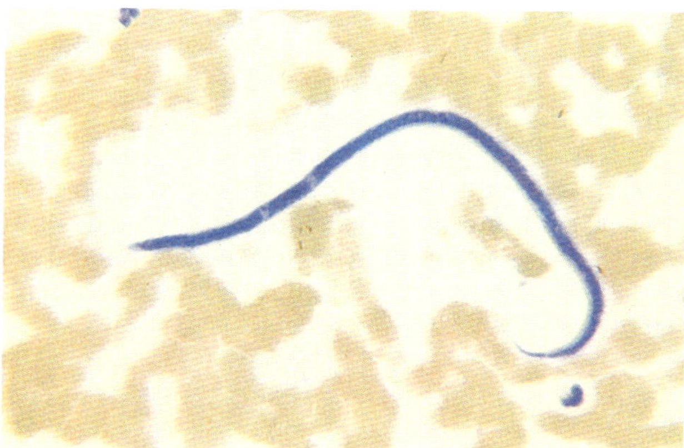

[a]

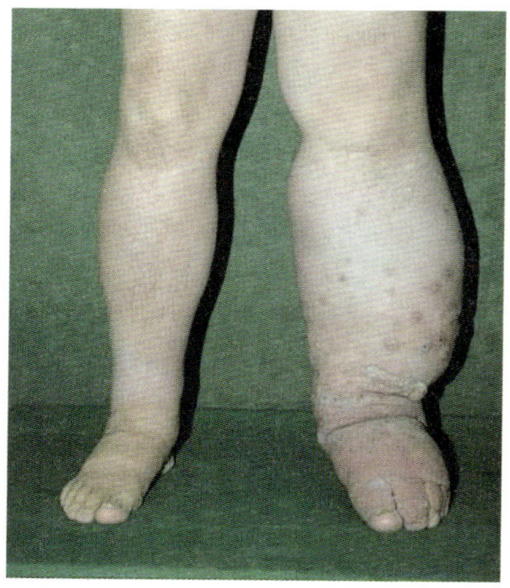

[b]

그림 16-25. a. Wuchereria bancrofti Micro filariae(blood giemsa stain 500x)
b. Lymphoedema(Elephantiasis)

몇 일 후에는 없어지기를 반복한다. 재발을 되풀이하는 동안에 점차 Lymphedema는 피부가 비후해지며 색소침착을 보여 상피 즉 코끼리 피부와 같은 외관을 나타내는 질병이다. 다리 외에도 음낭, 음순에도 잘 발생된다. 열대. 아열대지역에서 볼 수 있는 질환이다. 진단은 혈액 내에서 microfilaria 증명, 혈청학적 방법, 혈액내 호산구증 증가, 혈청내 IgE의 증가 등으로 알 수 있다. 상피증의 치료에는 diethylcarbamazine 등이 효과적이다(그림 16-25).

chapter 17 호흡기계 감염질환
Respiratory Tract Infections

1. 호흡기계의 구조와 기능

호흡기계는 상부 호흡기계와 하부 호흡기계로 구성되어 있다. 상부 호흡기계는 공기 중 병원체에 대하여 방어기능을 갖는다. 코 내부에 거칠고 굵은 털은 공기로부터 크고 오염된 입자들을 여과해 준다. 코는 수많은 점액질과 섬모를 가진 점액질성 막으로 둘러싸여 있다. 인후의 윗 부분 또한 섬모가 있는 점액질성막을 가지고 있다. 점액은 습기를 유지하여 먼지와 미생물을 여과해 준다. 섬모는 이런 입자들을 제거하는데 도움을 준다(그림 17-1).

코와 인후의 연결부위에는 림프조직, 편도선과 아데노이드가 있다. 이것들은 감염인자에 대하여 면역기능을 한다. 그러나 경우에 따라 이런 조직들은 감염되어 이관을 통해 귀로 감염이

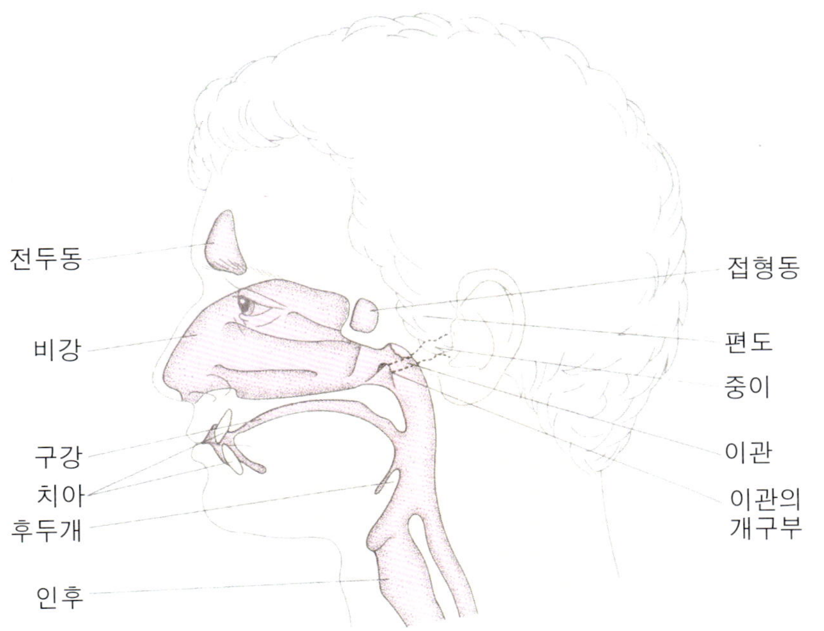

그림 17-1. 상부 호흡기계의 구조

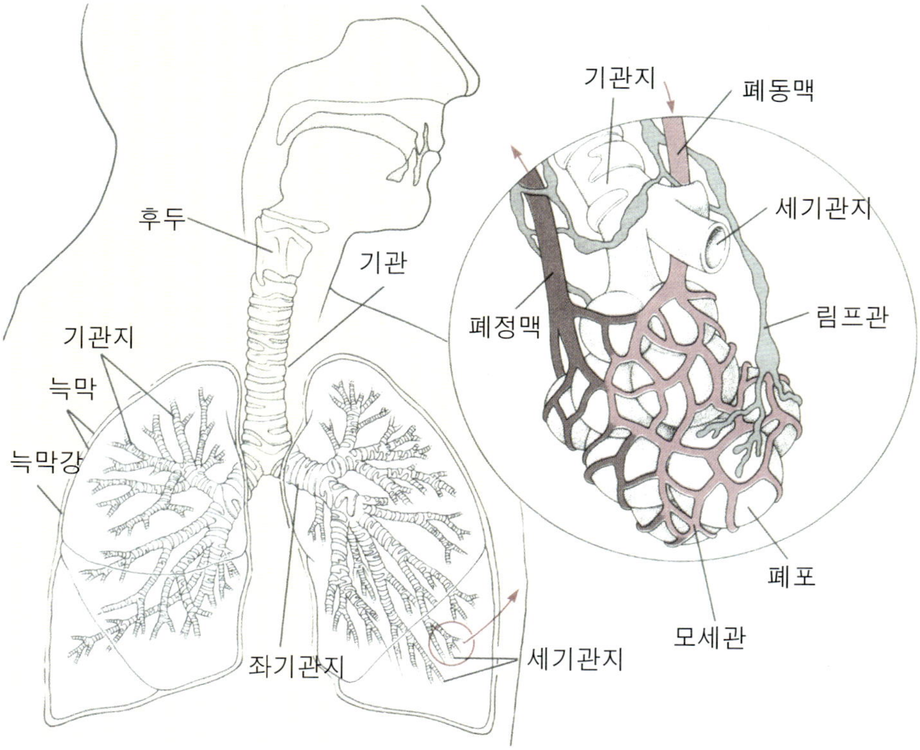

그림 17-2. 하부 호흡기계의 구조

확산되도록 작용하기도 한다. 하부호흡기계는 후두, 기관, 기관지 그리고 폐포로 구성되어 있다. 폐포는 폐조직을 구성하는 공기 주머니들이다. 폐포 내부에서 산소와 이산화탄소는 폐와 혈액 사이에 교환된다. 폐를 덮고 있는 두 층의 막은 흉막이다. 섬모를 가진 점액성막이 배열해 있어 미생물이 폐까지 도달하는 것을 방어한다. 후두, 기관 그리고 더 큰 기관지에서 여과된 입자들은 섬모의 운동으로 인후를 통해 제거된다. 만일 미생물이 폐에 도달한다면 폐포의 대식세포는 탐식작용으로 대부분을 파괴한다. 호흡점액, 침, 눈물 등에 분비되는 IgA 항체는 많은 미생물이 호흡기계에 감염되는 것을 억제한다(그림 17-2). 그러나 만일 이런 기전들이 기능을 하지 못하면 미생물이 숙주에 감염되어 호흡기계질병을 유발한다.

2. 호흡기계의 정상 상재균

대다수의 병원성 미생물은 상부 호흡기계에서 정상 상재균으로 존재한다. 그람 양성의 *Diphtheroid, Staphylococci, Bacillus* 는 비강에서 정상적으로 발견되고 코 근처의 인후에서는 *S. pneumoniae* 뿐 만 아니라 그람음성인 *Haemophilus influenzae, Neisseria meningitidis* 등이 있다. 이러한 미생물의 존재에도 불구하고 정상 상재균은 영양분에 대해 서로 경쟁

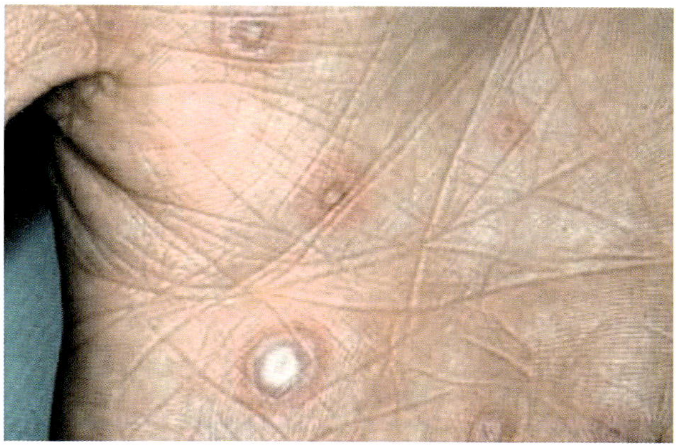

그림 17-3. 인두염에 의한 홍반

하고 저해물질을 생산함으로서 서로의 성장을 억제시키기 때문에 전염병이나 질병을 거의 일으키지 않는다. 대조적으로 기관지에 일부 세균이 있을 수 있지만 하부 호흡기는 섬모 작용과 탐식작용이 있기 때문에 일반적으로 미생물이 거의 존재하지 않는다.

3. 호흡기계의 세균성 감염

다양한 종류의 바이러스, 세균 그리고 진균류는 호흡기의 조직내에서 증식할 수 있고 때로는 국소감염을 일으키며 호흡기와 관련되어 있는 여러 가지 혈관을 통해 순환계에 침입하여 다른 기관으로 퍼져 나간다. 공기 매개감염은 질병에 감염된 사람으로부터 침방울을 통하여 감수성 있는 사람에게 전파된다. 호흡기감염과 관계되는 기침과 재채기는 병원균 확산의 원인이 된다.

1) 인두염(Pharyngitis)

인두염은 Strep pharyngitis 또는 Strep throat라고 하며 주로 완전용혈을 일으키는 Group A 연쇄상구균(*S.pyogens*)과 여러 바이러스에 의하여 발생되는 호흡기 질병이다. 감염경로는 감염된 비말에 의하여 전파되며 Group A 연쇄상구균은 탐식작용에 저항하고 용혈소를 생산한다. 인두염의 일반적인 증상은 인후부의 통증, 발적 그리고 발열이 있다. 또는 편도선염, 중이염, 류마티스열, 신장염을 유발하기도 한다. 진단은 백혈구 수의 증가, 배양검사를 통한 세균분리 그리고 ASLO와 같은 혈청학적 방법을 이용함으로써 검출할 수 있다. 치료는 penicillin, amoxicillin 그리고 erythromycin을 이용하여 합병증을 막을 수 있다(그림 17-3).

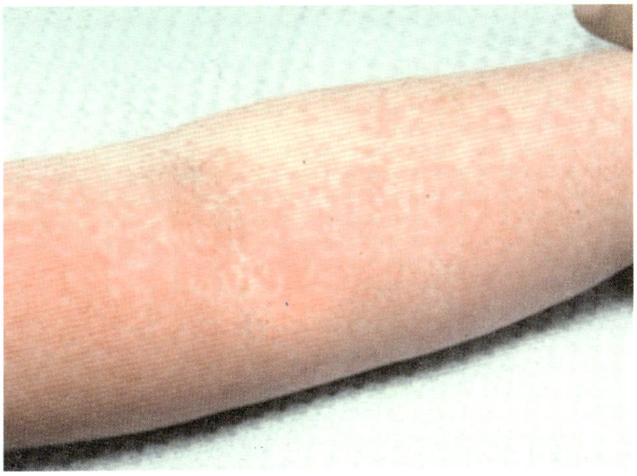

그림 17-4. 성홍열

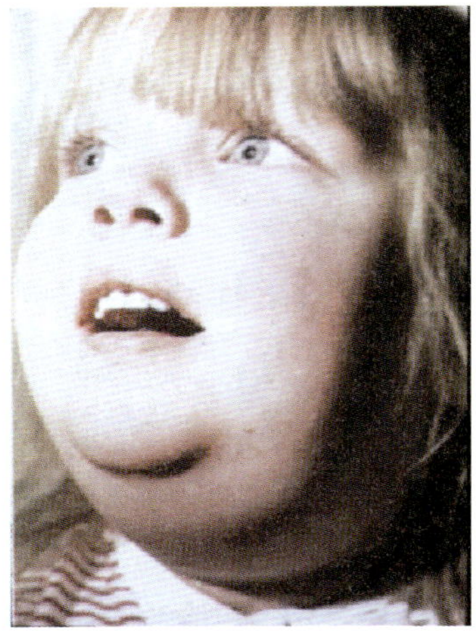

그림 17-5. 디프테리아에 의한 목(neck)의 부종(bull-necked)

2) 성홍열(Scarlet fever)

성홍열은 **용혈성 연쇄상구균(*S.pyogenes*)** erythrogenic toxin에 의하여 발생되는 급성열성 발진성 질환이다. 3세 이상의 어린이에게 잘 발생되며 계절적으로는 겨울에서 봄 사이에 많다. 증상은 2~4일간의 잠복기를 거쳐 발열, 인두통, 두통, 구토, 권태감, 근육통을 보이며 편도가 벌겋게 부어오르며 전신에 발진이 생기며 혀에 백태가 생긴다. 합병증으로는 급성 류마티스열, 중이염, 폐렴, 부비강염, 관절염, 수막염, 간염을 유발할 수 있다. 진단은 백혈구 수 계산, 배양검사를 통하여 확인할 수 있다. 치료는 penicillin, erythromycin, cephalosporin 등의 항생제가 효과적이다(그림 17-4).

3) 디프테리아(Diphtheria)

디프테리아는 *Corynebacterium diphtheriae*에 의하여 발생된다. 감염경로는 감염된 사람의 비말을 통하여 전파되며 상부 호흡기계 점막내층의 표면에 국소감염을 일으킨다. *C. diphtheria*는 강력한 체외독소(exotoxin)를 분비함으로써 디프테리아를 유발한다. 디프테리아 독소는 거의 모든 포유동물 세포에 독성작용을 나타낸다.

그리고 디프테리아의 특징은 환자의 목에 **위막(pseudomembrane)**이 형성되는 것이 특징이다. 비록 세균은 조직으로 침입할 수 없지만 강력한 체외독소는 체내에 분산되어 심한 증상을 나타낸다(그림 17-5).

증상은 발열, 기침, 인후염, 임프선종대, 편도선에 위막(pseudomembrane)을 형성한다. 합병증은 심내막염, 마비, 신장장해를 유발하며 질식에 의한 사망을 초래할 수 있다. 예방을 하기 위하여 DPT백신을 접종함으로써 디프테리아 발생빈도를 급격히 줄일 수 있다. Schick test를 통하여 디프테리아의 면역 정도를 알 수 있다. 디프테리아의 치료에는 항독소(antitoxin)를 정맥주사 하거나 근육주사를 한다. 디프테리아의 감염증을 제거하기 위하여 penicillin과 erythromycin을 병행 치료함으로써 효과를 증진시킬 수 있다.

[a] 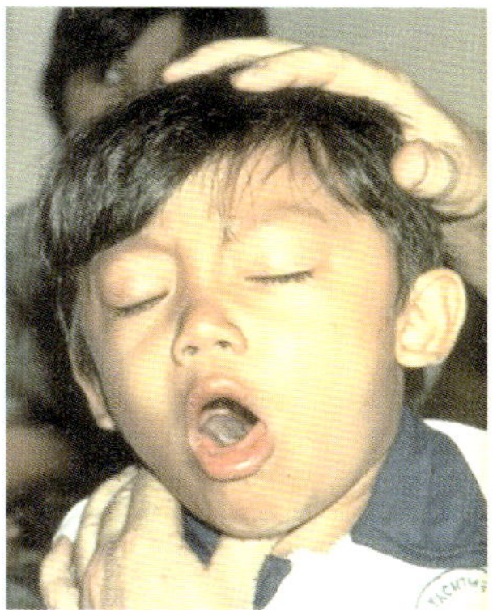 [b] 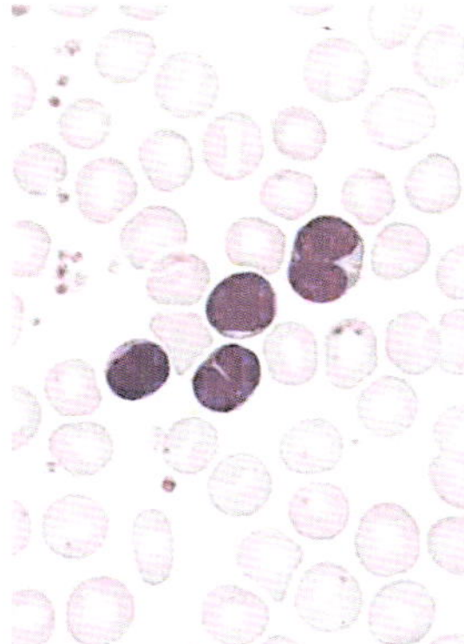

그림 17-6. a. 백일해환자의 기침배양
b. 백일해 환자 혈액에서의 림프구 증가증

4) 백일해(Pertusis, Whooping Cough)

백일해는 일명 whooping cough이라고 하며 그람음성구간균이고 협막을 갖는 **백일해균**(*Bodetella pertusis*)의 감염에 의해 유발되며 특유한 기침발작을 특징으로 하는 질환이다. 감염경로는 감염된 사람의 호흡기 비말이 공기를 통하여 전파된다. 백일해균은 절대호기성이며 Pertussis toxin을 분비한다. 백일해의 증상은 콧물, 미열(102°F), 심한 기침, 호흡곤란, 설사, 구토를 동반한다. 그리고 약 4주째는 점차 회복되어 기침정도가 약해진다. 백일해균은 조직에 침투하지 않지만 기관지내 섬모에 부착되어 있으며 그곳에서 발견된다. 합병증으로는 폐렴, 경련, 코피, 중이염을 유발할 수 있다. 진단은 인후에서 가검물을 채취한 후 Bordet-gengou 배지에 배양을 하며 형광항체반응, 항혈청에 의한 응집반응을 이용한다. 치료는 tetracycline, chlorampenichol 그리고 erythromycin 등을 이용하면 세균을 제거하는데 효과적이다. DPT백신으로 백일해를 예방할 수 있으며 발병율을 상당히 감소시킬 수 있다(그림 17-6).

5) 결핵(Tuberculosis)

결핵은 *Mycobacterium tuberculosis*에 의해 유발되는 전염성 질병이다. 결핵균은 절대 호기성이며 가느다란 간균이며 염색한 후에도 산에 의하여 탈색되지 않는 항산성 특성을 갖는다. 이 세균은 느리게 자라(세대교체가 20시간) 때로 섬유모양을 형성하며 덩어리로 성장하는 경향이 있다. 결핵은 전세계적으로 연간 약 500만 명의 새로운 환자가 발생하며 감염경로는 감염된 보균자로부터 감수성이 있는 사람에게 비말을 통해 옮겨진다. 결핵은 오염된 음식의 섭취로 전염될 수 있고 *M. tuberculosis* 또는 *M. bovis*에 감염된 우유를 섭취함으로써 발생된다. *M. tuberculosis*의 주요 침입경로는 소화기계 보다는 호흡기계를 통하여 이루어진

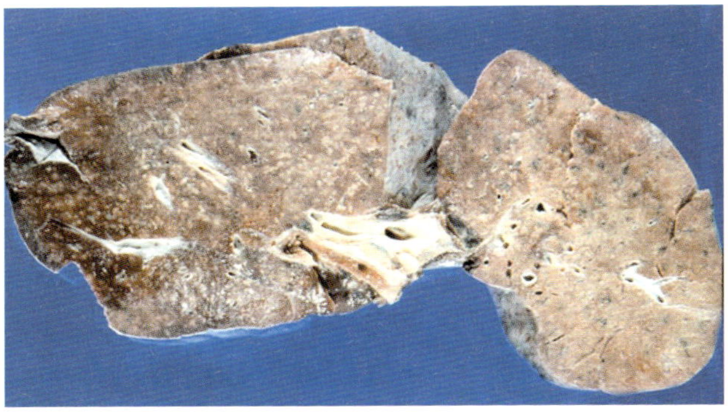
[a]

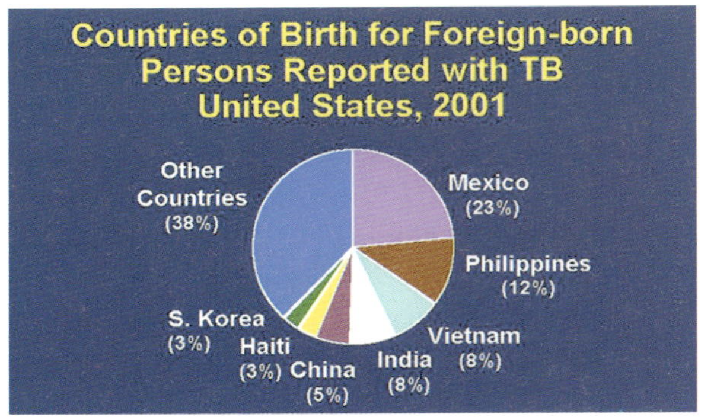

[b]

그림 17-7. a. 결핵으로 감염된 병소(Lung) b. 국가별 신생아 Tb 감염율(2001년)

다. 사실 이런 세균들은 건조된 공기에서 몇 주간 살 수 있으며 소독제와 방부제 그리고 항균제와 햇빛에 내성을 갖는다. 그러므로 감염된 물질을 다룰 때 주의해야 한다.

M. tuberculosis 에 감염되면 삼출물이 형성되며 조직의 중심부가 농(pus)으로 채워지며 치즈모양으로 나타난다. 치즈모양의 종양이 치료된다면 석회화(calcification)가 되어 X-ray 상으로 나타난다. 결핵의 증상은 식욕부진, 피로, 체중감소, 미열, 기침 늑막통 그리고 혈담 등이다. 또한 결핵은 면역성이 떨어진 노인과 영양결핍 사람에게서 재발된다.(그림 17-7)

결핵의 진단은 X-ray를 이용한 흉부촬영, tuberculin반응, 결핵균 배양으로 가능하다. 치료는 PAS, streptomycin, isoniazid, rifampin의 약제를 병용하여 이용하면 효과적이다. BCG(Bacillus of Calmette and Guerin) 백신의 피내 접종으로 면역이 될 수 있다. BCG백신의 광범위한 사용으로 결핵 발생률을 상대적으로 낮출 수 있다.

6) 세균성 폐렴(Pneumonia)

폐렴은 일명 pneumonitis, bronchopneumonia라고 하며 폐포(alveolus) 또는 폐간질(pulmonary stititum)에 생기는 염증성 폐질환을 의미한다. 세균성 폐렴은 *S. pneumonia, H. influenzae, S. aureus, Legionella pneumohila, Mycoplasma pneumonia* 그리고 *K. pneumonia* 등이 관여한다. 특히 그람음성 세균에 의해 발생되는 폐렴은 면역성이 떨어진 당뇨병이나 알코올 중독 또는 약물남용 같은 환자에서 쉽게 발생한다. 폐렴을 일으키는 대부분의 미생물은 구강과 인후에서 정상적으로 존재하는 기회 감염균이다. 일반적으로 의사들은 증상, 병역 그리고 객담가검물의 현미경 조사를 근거해 최상의 진단을 한다. 증상은 기침, 오한, 발열, 혈담, 흉통, 호흡곤란, 두통, 전신권태감을 나타내며 치료는 원인균을 분리 동정하여 항생제를 투여하는 것이 원칙이다.

(1) 폐렴구균성 폐렴(*Pneumococcal pneumonia*)

성인에게 폐렴을 유발하는 가장 일반적인 균은 *Streptococcus pneumoniae* 이며 일명 폐렴쌍구균성 폐렴이라 한다. *S. pneumoniae*는 그람양성, 쌍구균을 형성하며 탐식작용에 저항하

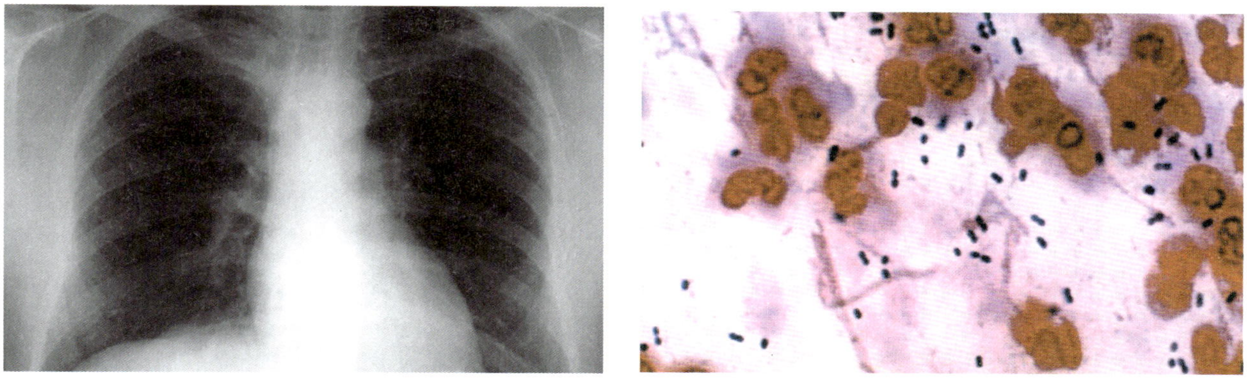

그림 17-8. *Streptococcus pneumoniae* pneumonia의 X-ray 사진 및 그람 양성 쌍구균

는 협막을 갖는다. 이런 협막은 폐렴구균을 83개의 혈청형으로 분류시키는 기준이 된다. 폐렴구균성 폐렴 및 세균성 폐렴은 기관지와 폐포에서 발생한다. 증상으로 열, 호흡곤란, 가슴통증이 있으며 혈관이 팽창되며 폐포는 약간의 적혈구, 다형핵 림프구들과 조직액으로 채워진다. 객담은 종종 기침으로 인해 폐에서 올라온 피가 섞여 있다. 폐렴구균은 폐를 둘러싼 늑막강과 혈류와 경우에 따라 뇌막을 침입 할 수 있다.

초기 진단은 폐 안의 액체는 X-ray 상에서 음영을 나타내므로 흉부 X-ray 촬영을 한다. 또한 인후와 객담에서 폐렴균을 분리동정 함으로서 확정할 수 있다(그림17-8). 폐렴 쌍구균은 담즙 용해성 검사 및 optochin 시험을 함으로서 부분 용혈 연쇄상구균으로부터 구분할 수 있다. 이들은 혈청학적으로 분류할 수 있으며 항혈청을 이용한 협막팽창 시험(Quellung test)을 통하여 확인한다. 효과적인 치료를 위하여 penicillin을 이용한다. 그러나 penicillin에 내성인 폐렴구균이 출현하고 있다. 백신은 폐렴을 예방하는데 효과적이며 면역기능이 약한 노인과 같은 사람들에 대한 예방조치로서 이용한다.

(2) *Klebsiella pneumonia* 폐렴

*K. pneumonia*에 의한 폐렴은 세균성 폐렴의 약 1%에서 3%를 차지한다. *K. pneumonia*는 그람음성간균이며 협막을 갖고 있으며 건강인의 인후와 구강에도 정상적으로 상재한다. 이 세균은 만성적으로 쇠약하고 영양이 부족하여 면역기능이 떨어진 사람이나 알콜 중독자 및 암에 걸린 사람에서 주로 발생된다. 증상은 폐렴 쌍구균에서와 같이 비슷하나 폐종양이 생기고 영구적으로 폐를 손상시키는 특성을 갖고 있다. 치료하지 않는 경우 사망율은 약 85%이다. 따라서 조기 치료가 중요하며 진단은 신속한 세균배양을 하여 동정하는 것이 중요하다. 일반적인 치료는 cephalosporins와 gentamycin을 사용한다.

(3) 원발성 흉막 폐렴(Primary atypical pneumonia)

원발성 흉막 폐렴은 일명 cold pneumonia라고 하며 *Mycoplasma pneumoniae*에 의하여 발생되는 비특이성 자기제한적 폐렴이다. *M. pneumoniae*는 세포벽을 갖지 않으며 인공합성

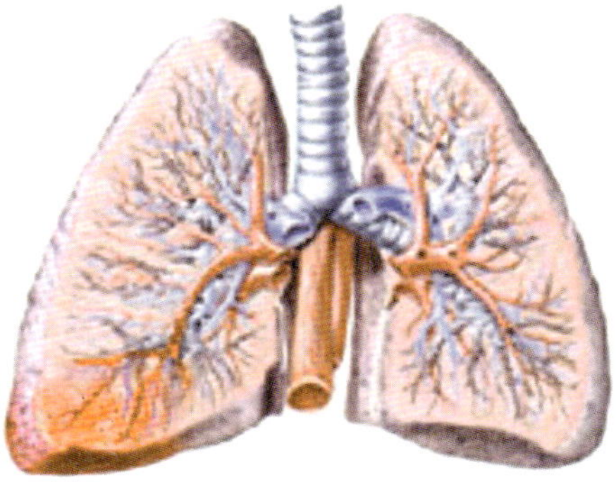
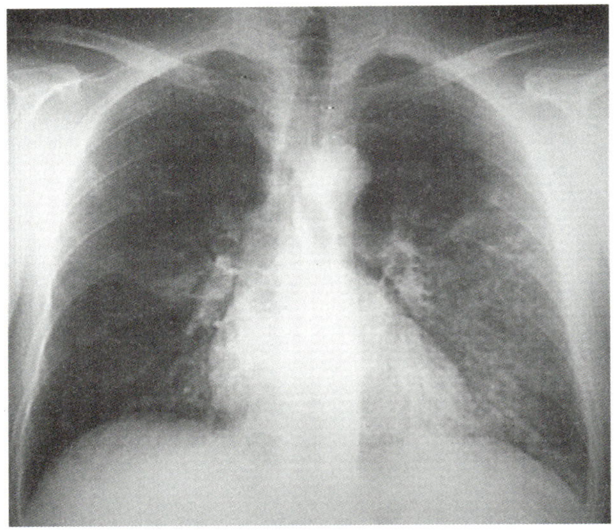

그림17-9. *M. pneumoniae* pheumonia의 모형도 및 X-ray 사진

배지에서 잘 자라지 않는다. 이런 특징 때문에 *M. pneumoniae*에 의해 발생된 원발성 흉막 폐렴은 종종 바이러스성 폐렴과 혼동된다. 이병은 풍토성이며 어른과 아이들에게 일반적으로 널리 나타나는 폐렴이다. 감염경로는 감염된 사람의 비말이 공기를 통하여 전파되며 Mycoplasma는 일반적으로 상부 호흡기계를 감염시키나 상대적으로 거의 폐렴으로 발전되지는 않는다. 증상은 미열, 기침 그리고 두통으로 walking 폐렴이 원인이며 사망율은 1% 미만이다(그림 17-9).

인후와 객담에서 분리된 *M. pneumoniae*는 말의 혈청과 효모 추출물이 함유된 배양액에서 증식하며 **fried egg** 같은 특징적인 집락을 형성한다. 이 집락은 일반적으로 매우 작기 때문에 확대경이나 현미경을 통하여 관찰할 수 있다. *M. pneumoniae*는 기니픽 적혈구에서 완전용혈(β-hemolysis)를 나타낸다. 진단은 한냉응집반응과 형광항체반응을 이용한다. Mycoplasma는 2주정도의 매우 느리게 성장하므로 진단하는데 문제가 있다. 따라서 최근에는 DNA-probe검사를 이용한다. 효과적인 치료를 위하여 tetracycline과 erythromycin을 사용한다.

7) 재향군인회병(Legionellosis)

최근에 밝혀진 폐렴의 형태 중 하나는 **재향군인회병** Legionellosis 또는 legionnaire's disease 이다. 재향군인회병은 1976년 미국의 필라델피아 재향군인회 모임에 참석했던 미국인 중에서 182명이 폐렴에 감염되면서 알려진 병이다. 이는 ***Legionella pneumophila*** 등에 의하여 발생한다(그림 17-10). *Legionella pheumophila*는 호기성 그람음성간균으로 일반배지에서 자라지 않는 영양 요구성이 까다로운 세균이다. Legionella 의 감염경로는 여름철에 급속한 수분증발이 일어나는 에어콘 냉각수에서 증식하여 수포와 함께 연무질(aerosols) 및

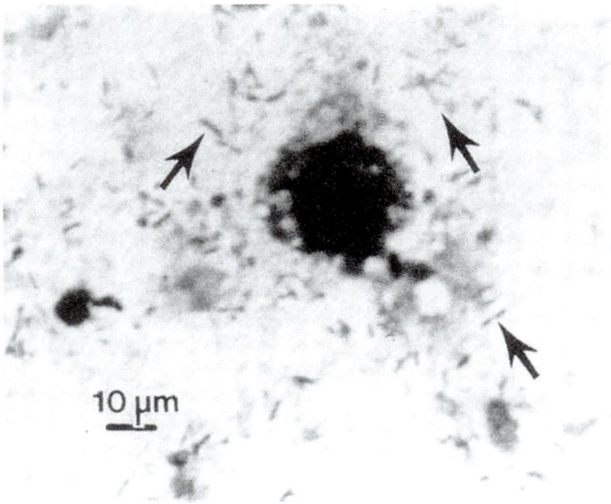

그림 17-10. 재향군인회병을 유발하는 *Legionella pneumophila*(TEM)

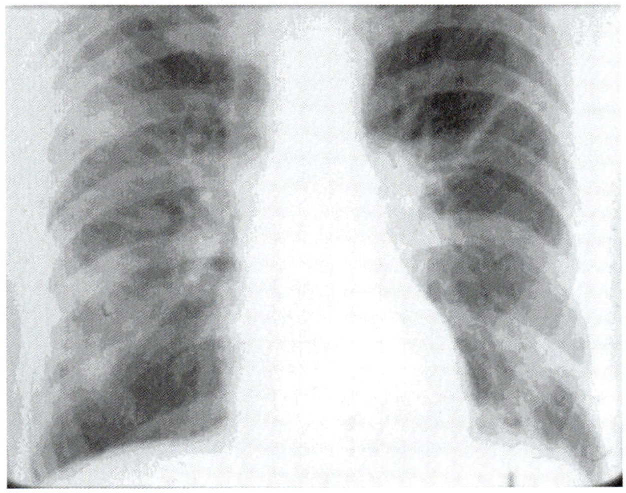

그림 17-11. 앵무새병에 대한 X-ray 사진

공기매체로 흡입에 의하여 감염된다. 증상은 41℃ 고열, 기침 그리고 일반적인 폐렴증상이 나타내고 급속히 악화되므로 강력한 집중치료가 필요하다. Legionelosis는 의식장애, 심부전 등을 동반하며 사람간에 전달은 없다. 그러나 심한 흡연자나 알콜 중독자들은 쉽게 감염된다. 진단은 charcoal-yeast extract 배지에서 배양, 형광항체법, DNA probe 등을 사용한다. 효과적인 치료를 위하여 erythromycin과 tetracyclin을 이용한다.

8) 앵무새병(Psittacosis, Ornithosis)

앵무새병이란 앵두새와 관련된 질병으로부터 유래되었다. 이 질환은 또한 비둘기, 닭, 오리, 칠면조 같은 다른 조류에서도 나타나므로 **조류병**(ornithosis)이라고도 한다. 앵무새병의 원인체는 *Chlamydia psittaci*이며 가금 중에 상재하는 그람음성 세포내 기생세균이다.

감염 경로는 새나 닭의 배설물로 오염된 먼지입자의 확산을 통해 새에서 인간의 호흡기를 통하여 전염된다. *C. psittaci*는 혈액을 통해 전신으로 확산되며 단핵구안에서 증식한다. 앵무새병의 일반적인 증상은 7~15일 정도 잠복기를 가지며 심한 경우 열, 두통, 기침 그리고 오한을 동반하며 호흡곤란, 발진을 나타낸다. 신경계에 감염되면 방향감각의 혼란과 정신착란을 유발한다. 진단은 부화란 또는 mice를 이용한 세포배양과 형광항체법을 이용한다. 인간과 동물의 앵무병을 치료하는데 tetracycline이 효과적이다. 항생제 치료를 하지 않은 경우 사망율은 약 20% 정도이다. TWAR(Taiwan, acute respiratory)라고 불리는 *Chlamydia psittaci*는 *Mycoplasma pneumoniae*와 유사한 호흡기계 질환을 유발한다. 이것은 *Influenza virus*처럼 폐렴을 야기한다(그림 17-11).

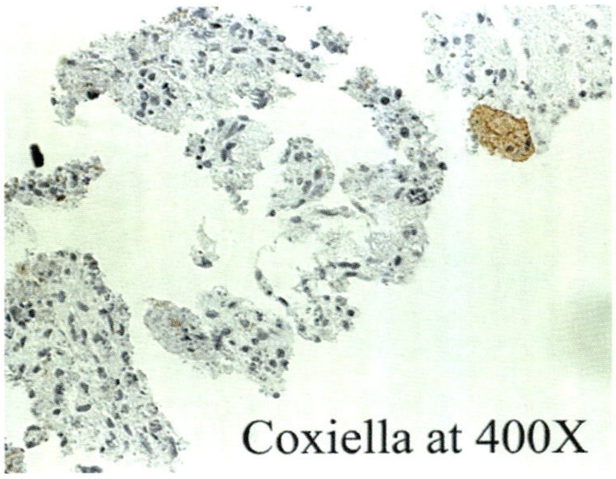

그림 17-12. 태반조직에서의 *Coxiella burnetii*(400x)

9) Q열

Q열은 1937년 오스트레일리아의 퀸즐랜드(Queensland)에서 발생한 계기로 명칭이 붙여졌으며 세포내 기생하는 *Coxiella burnetii*에 의하여 발생된다. Q열은 절지동물에 직접적으로 물려 동물간에 전이되며 일반적으로 사람에게 전파하는 것은 가축의 진드기 때문이다. 가축의 진드기는 처음에 건초를 통해 병을 퍼뜨리며 미생물은 감염된 가축의 변, 우유, 요 등으로 방출된다. 감염경로는 가축의 배설물로 오염된 먼지입자를 흡입함으로써 사람에게 전파된다. 소량의 미생물을 흡입해도 충분히 감염될 수 있다. 증상은 1~2주간의 연속된 열, 오한, 가슴통증, 심한 두통 그리고 폐렴을 수반한다.

발열시기에 리케치아가 분리되고 회복기에는 특이하게 보체결합항체가 나타나지만 다른 리케치아증과는 달리 발진을 보이지 않는다. Q열의 가장 심각한 합병증은 심내막염으로 Q열의 환자 약 10% 정도만이 발생된다. 초기감염에서 심내막염이 나타나기까지는 약 5~10년이 걸린다. 진단은 세포배양을 하거나 혈청학적 검사, 보체 결합시험을 한다. 예방을 위하여 백신이 이용되며 치료는 tetracyclin이 가장 효과적인 치료제이다(그림 17-12).

4. 호흡기계의 바이러스성 감염

1) 바이러스성 폐렴

바이러스성 폐렴은 감기나 수두의 합병증으로 나타날 수 있다. 많은 장내 바이러스들은 바이러스성 폐렴을 일으킨다. 그러나 실험실에서 바이러스에 대한 적정한 검사 시스템이 갖추어져 있지 않으므로 바이러스성 폐렴은 거의 1% 이하로 알려져 있다. 원인을 알 수 없는 폐렴의 경우에 *Mycoplasma pneumonia*가 아니라면 바이러스성 폐렴으로 가정한다. ***Respiratory Syncytial virus***는 유아에게 바이러스성 호흡기병을 일으키는 일반적인 원인체이다. 이것의 이름은 세포배양에서 세포융합을 일으키는 특성 때문에 지어진 것이다. 감염경

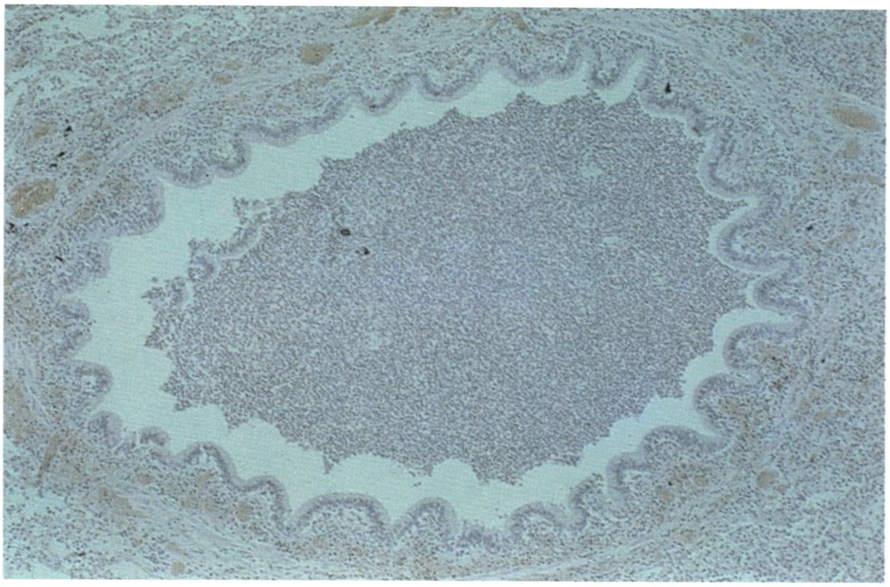

그림 17-13. 바이러스성 폐렴의 조직세포

로는 감염된 사람의 비말이 공기를 통하여 전파된다. 증상은 기침과 몇 주간 이어지는 천식이며 충분히 치료한다면 치사율은 1~2%정도 이다. 치료는 항바이러스성 약제인 ribavirin이 심각한 증상을 치료하는데 효과적이다(그림 17-13).

2) 독감(Flu)

전세계적으로 유행하는 독감(유행성 독감)은 **flu virus**라고 하는 **myxovirus**에 의하여 발생되며 일반감기와 비교했을 때 더욱 심하고 고통스러운 질병이다. 독감의 감염경로는 감염된 사람의 호흡기로부터 방출된 공기 중 flu virus를 함유하고 있는 비말을 흡입함으로써 다른 사람에게 감염된다. 증상으로는 오한, 열, 두통 그리고 근육의 통증을 동반하는 전신성 질병이다.

독감 바이러스는 그들의 단백질 항원에 따라 많은 그룹으로 분류한다. 주요 그룹은 A, B, C형이 있으며 A형 virus는 보다 빈번하고 광범위하게 유행하며 항원성이 쉽게 변이하여 주목을 받고 있다. B형 virus는 순환하지만 A형보다 기간이 길며 특정지역에 한정적이고 보다 약하다. C형 virus는 드물게 발생한다. 항원의 다양성 때문에 백신을 개발하는데 어려움이 따른다. 그러나 최근에는 유전자중 세균 DNA에 삽입하여 독감 바이러스 항원을 다량으로 신속하게 생산할 수 있다. 이러한 백신은 일반적으로 70~90% 의 효과를 나타낸다. 그러나 보존기간은 3년을 넘어서는 안 된다.

매년 독감이 유행하는데 사망율은 1%이하로 높지 않다. 사망자는 면역성이 약한 어린아이나 노인이다. 그러나 많은 사람이 심한 독감에 걸리면 사망자의 수가 종종 높아지는데, 사망원인은 독감 바이러스가 아니라 *S. aureus*와 *S. pneumonia*와 같은 2차 세균감염 때문일 때

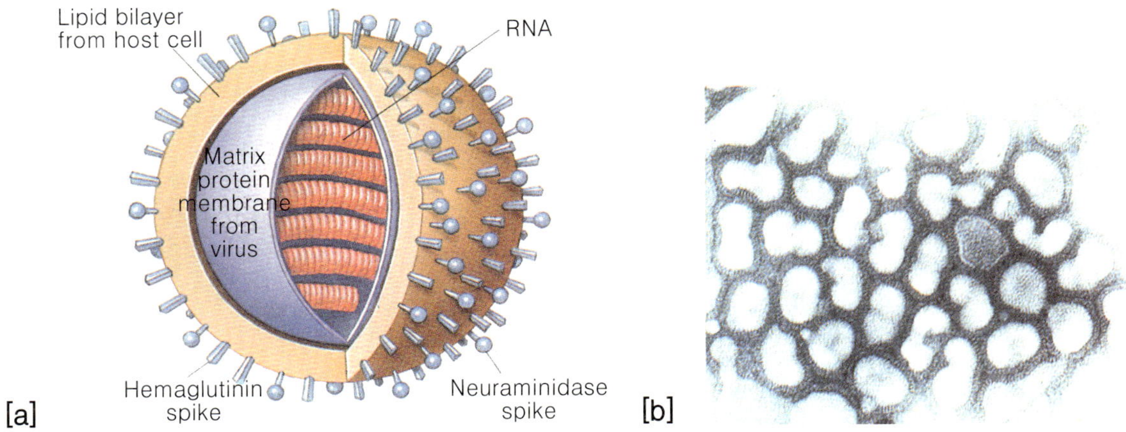

그림17-14. a. *Influenza virus*구조
b. EM에서의 *Influenza virus* type A

그림 17-15. Pilonaviridae *Rhinovirus*

가 많다. 예방을 위하여 적절한 백신을 이용하여 유행성 감기를 줄일 수 있다. 치료는 심신의 안정과 더불어 해열제, 진정제 등을 적절하게 사용하며 대중요법이 주요치료법이다. 항바이러스성 약제인 amantadine과 prophylactic을 이용하면 효과적이다(그림 17-14).

3) 감기(Cold)

감기(Cold)는 모든 질병의 근원이 되기도 하는데 가장 감염되기 쉬운 질병 중 하나 이다. 일반적으로 *Rhinoviruses*에 의하여 유발되며 감염경로는 감염된 사람의 비말이 공기를 통하여 전파된다. 증상은 심한 인두통, 기침, 코막힘, 재채기, 콧물, 열, 오한 그리고 근육통의 이 특징이며 치료가 늦어지면 면역성이 떨어져 다양한 질병이 야기될 수 있다. 진단은 의사의 진찰이 중요하며 치료는 조기에 하는 것이 중요하며 휴식과 충분한 수분보충이 효과적이다(그림 17-15).

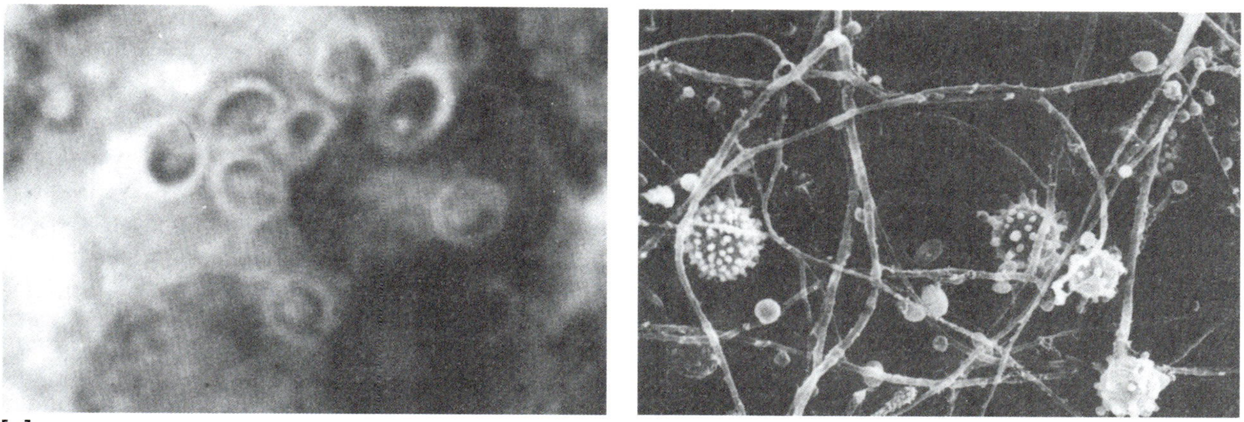

[a] [b]

그림 17-16. *Histoplama capulatum*(이형진균)
a. 조직에서 성장한 전형적인 효모양 형태　b. 토양속에서의 선상의 아포형성균

5. 진균성 질환(Disease caused by fungal pathogens)

1) 히스토플라즈마증(Histoplasmosis)

히스토플라즈마증은 결핵과 유사한 진균성 질환중 하나이다. 히스토플라즈마증은 *Histoplasma capsulatum*에 의하여 발생되며 이 병원체는 전신의 세망내피계 세포에 증식하여 종양을 유발한다. 최근에 513건이 보고되었는데 미국의 403건이 미네소타, 아이오와, 미소우리, 아라바마주 강변에서 발생된 풍토병이다.

감염경로는 새들의 배설물에 의하여 발생되며 오염된 공기입자를 흡입함으로써 사람들에게 전염된다. 증상은 미약하거나 감기증세와 비슷하다. 그러나 신체의 전신에 침투하면 호흡곤란과 함께 간비종(hepatosplenomegaly)이 치명적으로 발달할 수 있다. 진단은 임상증세, 병력, 보체 결합반응과 함께 조직검체에서의 미생물 분리동정이 필수적이다. 치료는 amphotericin B와 ketoconazole을 이용함으로써 효과적이다(그림 17-16).

2) 콕시디오이데스 진균증(Coccidioidomycosis)

Coccidioidomycosis는 특정지역에서 발생하는 진균성 폐 질환이며 이형진균인 *Coccidioides immitis*에 의한 감염증이다. 감염경로는 균류의 포자를 함유하고 있는 먼지입자를 흡입함으로써 일어난다. Coccidioidomycosis의 증상은 가슴통증과 열, 기침 그리고 체중감소 현상을 나타낸다. 그리고 치료 없이도 대부분 환자들은 몇 주 후면 회복된다. 감염된 사람 중 1% 미만이 폐렴으로 발전해 몸 전체로 퍼진다. 진단을 위해 미생물 분리가 필요하며 피내반응을 이용한다. 매년 미국에서 이병으로 약 50~100명이 사망하며 대부분 캘리포니아,

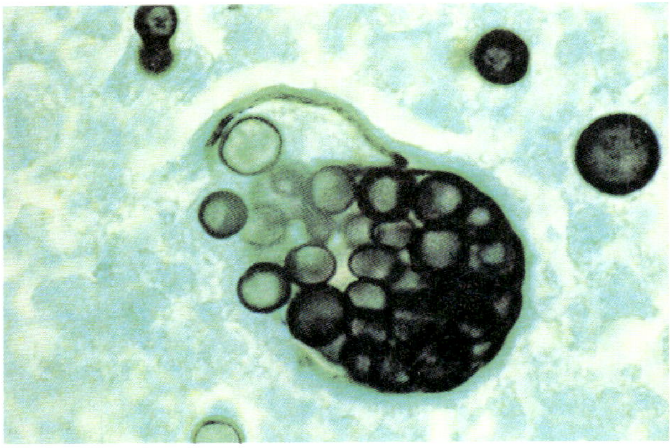

[a]

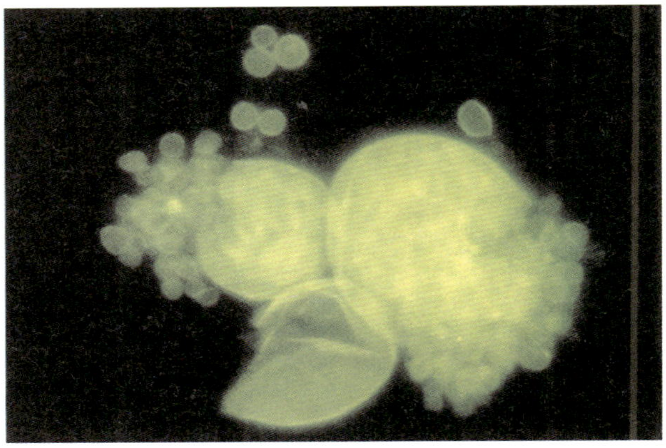

[b]

그림 17-17. Coccidioidomycosis ; *Coccidioides immitis*
a. Gomorie's methenamine silver염색(Lung, 1250x)
b. calcofluor white preparation(1250x)

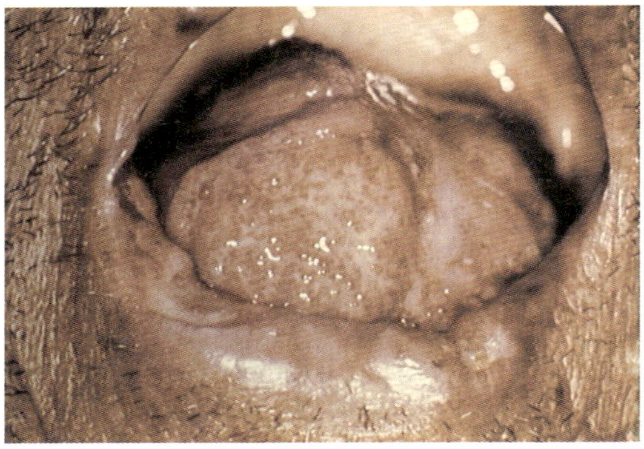

[a]

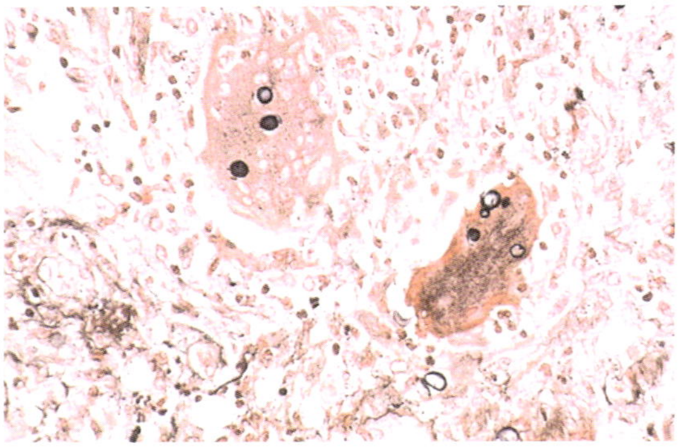

[b]

그림 17-18. a. Blastomycosis에 의한 buccal carcinoma
b. Blastomycosis에서의 조직세포

아리조나 사막지역에서 보고되며 다른 지역에서는 거의 없다. 최근에 백신이 연구되고 있으며 치료는 amphotericin B를 이용하며 독성이 덜한 ketocanazole과 같은 imidazole을 사용하기도 한다(그림 17-17).

3) 분아진균증, 북미분아구증(Blastomycosis)

Blastomycosis는 일반적으로 *Blastomyces dermatidis*에 의하여 발생되는 전신성질환이다. 이 균류는 미시시피 계곡 땅속에 분포하고 있다. 증상은 비교적 약하며 자기제한적이며 발열, 기침 등을 수반한다. 감염은 폐에서 시작하고 빠르게 전신으로 퍼진다. 일반적으로 피부궤양이 나타나며 종기가 넓게 퍼지며 조직 파괴가 일어난다. 진단은 농(pus)이나 생검(biopsy)검체로 부터의 미생물 분리가 중요하다. 효과적인 치료를 위하여 amphotericin B를 사용한다(그림 17-18).

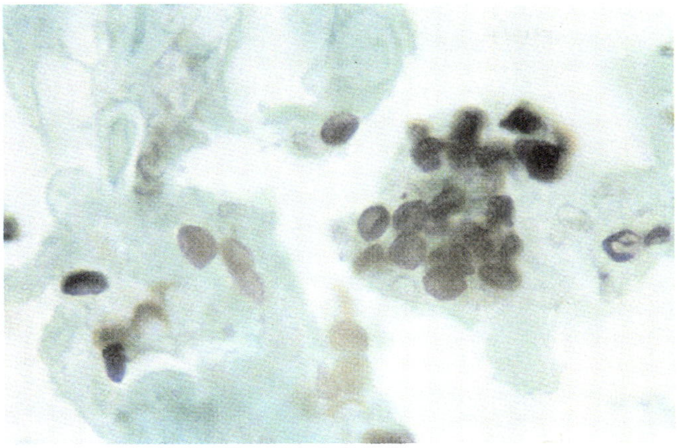

그림 17-19. *Pneumocytis carinii*

4) 기타

기타 많은 기회 감염 균류는 포자가 많이 방출될 때 특히 면역기능이 저하된 숙주에 호흡기 질병을 일으킨다. Aspergillosis는 *Aspergillus fumigatus*의 포자에 의해 유발되는 질환이다. 주로 기도감염에 의하여 기관지, 폐에 발생하는데 각막, 외이도, 손톱 등에 감염된다. 최근에는 화학요법제, 부신피질홀몬제, 항암제 사용한 환자에게 합병증을 유발하는 경향을 나타낸다. 증상은 면역기능이 약화된 노약자, 암, 당뇨환자 등에서 쉽게 발생된다. 치료는 amphotericin B 가 효과적으로 사용된다. Norcardiosis는 흙 속의 세균 *Norcardia asterides* 에 의해 발생되며 폐질환과 비슷하다. 이병은 일반적으로 심하지 않지만 미생물이 몸으로 퍼져 2차 감염을 한다면 매우 심각해 질 수 있다.

6. 원충류 질환

1) 카리니 폐렴(*Pneumocytis carinii* pneumonia)

카리니 폐렴은 원층류인 *Pneumocytis carinii*의 감염에 의하여 발생되는 비교적 희귀한 폐렴이다. 이병은 세계적으로 퍼져 있으며 에이즈환자와 같이 면역성이 약한 환자들에게 치명적으로 발생된다. 또한 장기이식을 받아 면역억제제 투여한 사람과 암으로 인해 면역력이 떨어진 사람들에게 나타난다.

원충류의 생활주기는 잘 알려져 있지 않으나 간호하면서 발생하는 것으로 보아 사람사이에 직접적인 접촉에 의해 전파된다는 것을 추측할 수 있다. 따라서 이런 질병에 감염된 환자는 격리하는 것이 중요하다. 증상은 마른기침, 호흡곤란, 청색증을 나타내며 폐에는 특이하게 거품이 많은 삼출액으로 가득 차 있다. 치료는 trimethoprim-sulfamethoxazole과 pentamidine isethionate를 사용하는 것이 효과적이다(그림 17-19).

chapter 18 소화기계의 감염질환

Gastrointestinal Tract Infections

1. 소화기계의 구조와 기능

대부분의 소화기 질병은 미생물이나 미생물의 독소가 포함되어 있는 음식물이나 음료를 섭취함으로서 발생한다. 그러나 청결한 위생, 완벽한 하수처리, 식수의 살균처리 그리고 음식물의 가열 또는 냉장보관 등은 음식물이 미생물로부터 오염되는 것을 차단할 수 있으며 이는 소화기관의 감염질환을 감소시킬 수 있는 중요한 방법이다.

소화기관은 입에서 시작하여 항문에 이르는 긴 근육성 소화관과 여기에 따르는 부속선으로 구성되어 있다. 음식물의 분해 흡수작용은 어느 특정한 곳에서 이루어지는 것이 아니고 긴 관을 지나는 동안 서서히 단계적으로 진행되는 현상으로서 각 기관마다 맡고 있는 분업화된 임무가 있으며 부위에 따라 명칭이 달라진다(그림 18-1). 입은 소화관의 첫 부분으로서 여기서는 음식물을 물리적으로 작은 덩어리로 부수는 일 즉 저작운동을 하여 타액선에서 분비된 타액과 음식을 섞어주는 역할을 한다.

음식은 연하 되기 위해 인두로 넘어가고 긴 식도를 거쳐 위(stomach)에 운반된다. 위는 음식물을 잠시 저장하면서 1단계의 소화작용을 진행시키고 내용물을 곧 소장(small intestine)으로 넘긴다. 소장에서는 소화 즉 분해가 완성되며 그 결과로 생긴 영양분을 혈관과 유미관 속으로 흡수하고 마지막으로 대장(large intestine)으로 옮겨진다. 대장에서는 비타민 및 기타 영양분 그리고 수분이 흡수되고 그 나머지 부분은 항문을 통해 몸밖으로 배출된다. 부속기관은 3쌍의 타액선, 간 및 췌장이 있으며 이들은 효소를 분비하여 소화를 촉진시키는 역할을 한다.

소화기관의 기능은 음식물을 소화시키는 것 즉 음식물을 신체 내 세포에 의해 흡수시키고 사용될 수 있는 작은 분자로 분해시키는 것이다. 타액 속의 효소와, 위장 효소, 췌장 효소, 장내효소, 담낭의 담즙의 연합 작용이 섭취된 영양분을 소화의 최종 산물로 전환시킨다. 따라서 탄수화물은 단당류로, 지방은 지방산과 글리세롤로, 단백질은 아미노산으로 분해된다. '흡수'라는 과정 속에서, 이러한 소화의 최종 산물은 소장으로부터 혈액 혹은 림프를 통해 신체의 각 세포로 보내진다.

소화되지 못한 배설물은 직장에 저장되었다가 항문을 통해 체내 밖으로 배출된다. 배설물에는 장내 병원균들이 함유되어 있으며, 이들이 음식물과 식수로 오염되는 것을 차단할 필요가

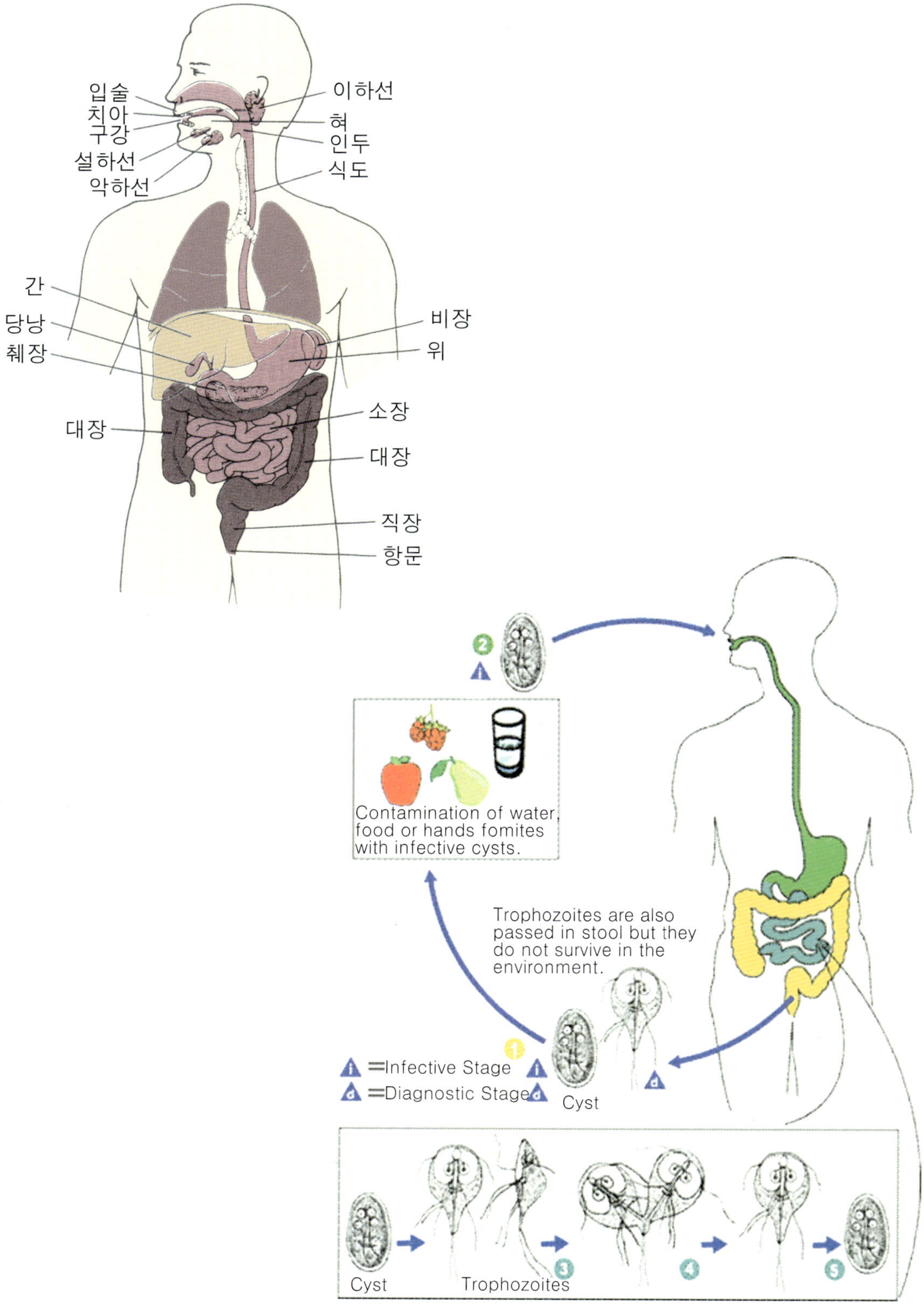

그림 18-1. 소화기계와 그 부속기관 및 감염경로

있다. 위에서 분비되는 pH 2~3의 위산과 장에서 분비되는 효소들은 음식물과 함께 흡수된 미생물의 수를 현저하게 감소시킨다. 그러나 세균 중 아포를 갖는 것은 위산, 효소 등에 저항하여 살아남는 것도 있다.

2. 소화기계의 정상 상재균

포도당을 사용하여 젖산을 생성하는 포도상구균이 구강내 여러 곳에서 발견되듯이 세균은 소화기관내 정상적으로 그리고 다량으로 존재하고 있다. *Streptococcus salivarius*는 혀의 표면에 존재하며, *S. mitis*는 대부분 뺨의 안쪽에, *S. sanguis*는 치아에 존재한다. Spirochetes, Bacteroides와 Fusobacterium과 같은 편성 혐기성균은 잇몸과 치아 사이의 공간에 상주한다.

위장과 소장에는 위에서 생산되는 염산과 소장을 통한 음식물의 빠른 이동으로 인해 상대적으로 적은 수의 미생물이 존재한다. 그와는 반대로 대장에는 수많은 미생물이 함유되어 있다(배설물 총량의 40%가 미생물 세포물질이다). 대장내 서식하는 세균의 대부분은 Lactobacillus와 Bacteriodes 속의 혐기성 균과 *E. coli*, Enterobacter, Klebsiella, Proteus와 같은 통성 혐기성균으로 이루어져 있다. 이러한 세균의 대부분은 음식물의 분해를 촉진하며 일부 세균은 니아신, 비타민 B_1, B_2, B_6, B_{12},엽산, 비타민 K와 같은 유용한 비타민을 합성한다. 또한 체내효소에 의하여 소화된 음식은 수많은 장내 상재균의 지속적인 성장을 유지시킨다. 세균과 음식물의 상호 협동작용은 정상 상재균이 병원성 미생물의 소화관내 침입을 방어한다.

3. 구강 감염증

구강이란 입안의 공간으로 앞쪽은 입술에서 시작되고 뒤쪽은 구협에서 인도와 이어져 있으며 위는 경구개, 연구개 및 상치열로 아래는 혀와 하치열, 측면은 볼로 싸여 있다. 구강의 기능은 저작, 구강소화, 미각 등 음식물에 관련되는 것 외에 어음의 구성을 비롯하여 침샘의 내분비작용이나 호흡 등에도 관여하고 있다. 구강의 질환으로는 선천적 기형으로 토순(언청이)과 구개파열을 들 수 있는데, 이것은 유전과 관련이 있으며 흡수력 부전으로 영양장애나 언어장애가 생긴다. 외상으로는 화상에 의한 감염증이 있으며 염증에는 **구내염**, **유행성 이하선염**, **화농성 이하선염** 등 **타액선염증**이 있다.

종양으로는 **치육종**, **피상낭종**, **에나멜 상피종**, **치아종**, **설암**, **구개암** 등이 있다. 이러한 질환들을 예방하기 위해서는 항상 구강을 청결하게 해야 한다. 먼지가 많은 공기를 흡입하지 않도록 하고, 화학물질의 흡입도 점막을 자극하여 염증을 일으키므로 피해야 한다. 또 비염이나 비용(코버섯), 부비강염, 또는 아데노이드 등과 같이 코가 막히는 증세를 일으키면 입으로 호흡하게 되므로 이러한 질환을 치료해야 한다.

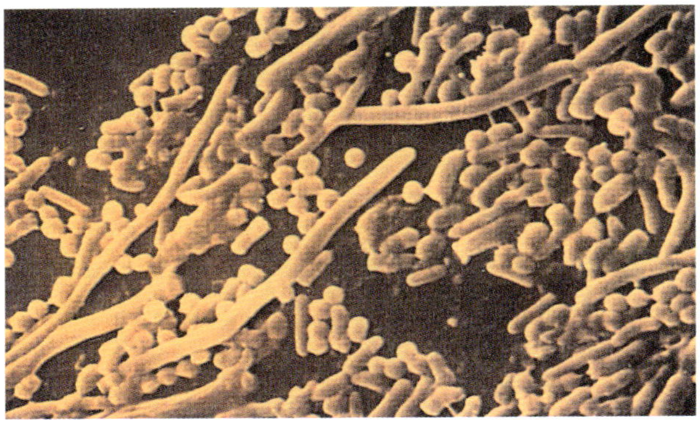
[a]

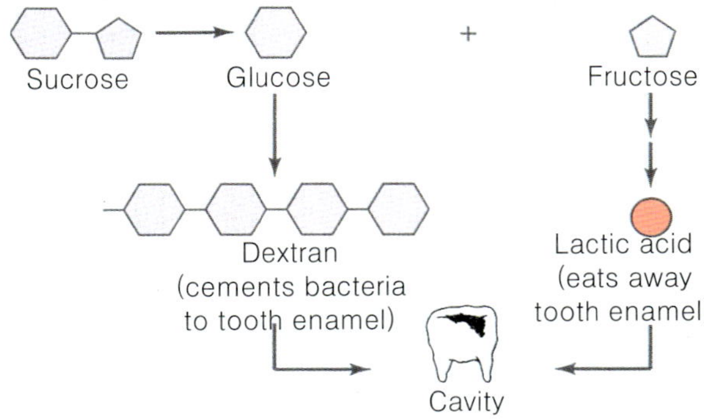

[b]

그림 18-2. 치석(Dental plaque) 및 치아우식증
a. 치석에 축적된 다양한 미생물
b. 치석에 있어서 *S.mutans*와 자당과의 관계

1) 치아우식증(Dental caries)

치과질환 중 가장 대표적인 질환의 하나인 **치아우식증**은 흔히 **충치**라고 불리운다. 치아우식증은 치아 경조직이 세균에 의해 용해 또는 파괴되어 점차 통증을 나타내다가 치아를 잃게 되는 하나의 세균성 질환이다. 충치는 전세계 인류에게 가장 흔한 만성질환으로 시대에 따라 점차 증가하는 현대병의 하나이기도 하며, 문명과 매우 깊은 관련성이 있어 선진국에서의 이환율이 높다. 우리나라에서는 영구치의 치아우식증 이환율이 약 80%로, 한사람이 2~3개의 치아우식증을 갖고 있는 셈이며, 구강보건의 양호한 상태는 도시, 농촌지역, 해안지역 순이다. 치아우식증의 발생은 구강 보건상태에 따라 비례하며 가정에서의 치과상식 정도에 따라 차이가 있어 무관심한 가정에서의 치아우식증 발생율은 확실히 높다.

치아우식증의 원인은 구강 상재균에 의한 감염성 질환으로 보고 있다. 치아우식증의 원인이 되는 것은 **치석**으로서 이것은 점액소나 탈락상피세포, 세균 등으로 이루어져 있으며 점착성이 강하여 치아 표면에 잘 부착되어 양치질이나 칫솔로는 쉽게 제거되지 않는다. 치석에는 세망상구조내에 작은 간균과 구균이 섞여 있는데 특히 연쇄상구균과 젖산균이 많다. 현재 가장 유력한 치아우식증의 원인균으로 밝혀지고 있는 연쇄상 구균은 sucrose를 분해하는 능력을 가지고 있으며, 분해된 dextran은 불용성으로 끈적거리는 점착성이 있어 치석이 치아표면에 잘 붙어 있게 한다. 연쇄상구균은 sucrose로부터 유기산과 치석 형성에 필수적인 불용성 다당류를 합성한다. 때문에 sucrose는 치아우식과 밀접한 관련성을 가지고 있다.

치석 중에는 *S. mutans*, *S. sangus* 그리고 *S. salivarius* 등의 균이 분비하는 산에 의해 치아표면에 화학적 탈회 현상이 일어나기도 한다. 증상은 치통(toothache)과 치아에 구멍(holes in the tooth)이 나는 것이 특징이다(그림 18-2).

치아우식증은 아프기 전에 치료해야 한다. 심한 치통을 느낄 때는 이미 우식이 에나멜질을 거쳐서 상아질 심부로 진행되어 신경과 혈관이 있는 치수를 자극하여 염증을 유발시킨 상태

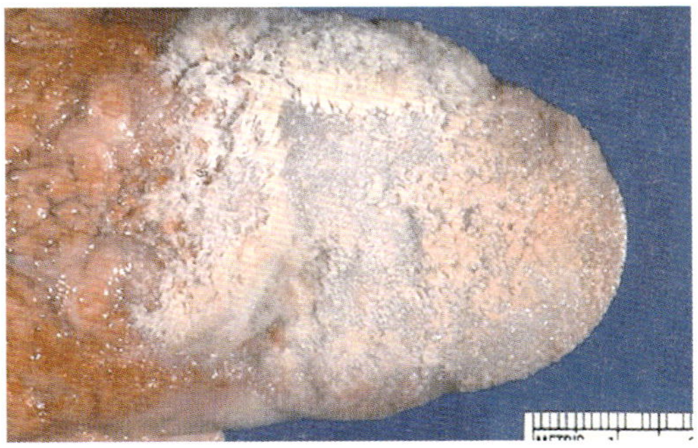

그림 18-3. 면역결핍숙주에서의 아구창
(Oral thrush : candidiasis)

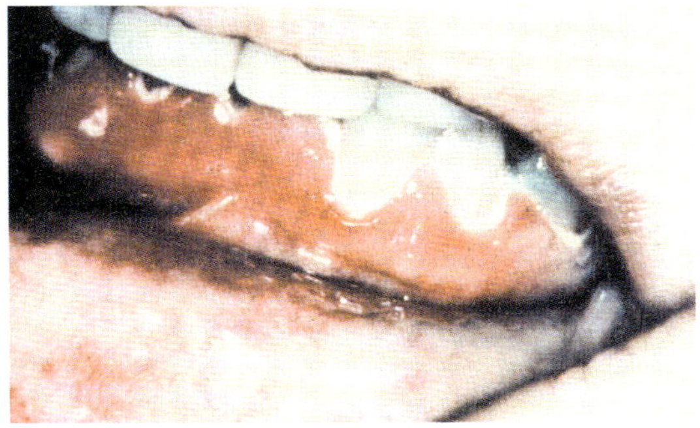

그림 18-4. 치주질환에 의한 치아 및 뼈의 붕괴
(Periodontitis)

이므로 부득이 치수를 제거하여 죽은 치아로서 신경치료까지 병행하여야 한다. 그러나 이것도 염증성의 농이 치근단 밖으로 파급되어 치주염으로 치아가 솟고 씹을 수 없게 되면, 이때는 충치 치료시기를 놓친 경우로서 부득이 발치 하여야만 한다. 그러므로 치아우식증은 아프기 전, 치석을 만드는 설탕섭취를 제한함으로써 예방될 수 있으며 규칙적인 양치와 정기적인 치과치료를 통하여 치과질환을 예방하고 조절할 수 있다. 치료는 불소를 이용하며 치아우식증이 진행하는 것을 차단해야만 하며 합병증을 예방하여 치아를 보존해야 한다. 또한 적당한 치과관련 교육도 치아우식증을 예방하는 최선의 방법이 될 수 있다.

2) 아구창(Thrush)

아구창(trush)은 일명 oral candidiasis 라고 하며 *Candida albicans*와 같은 효모양 진균에 의해서 야기되는 구강감염증이다(그림 18-3). 증상은 입술과 구강점막에 하얀치즈 모양의 백색막을 형성하며 이 백색막은 환자가 섭취하는 음식물의 색깔에 따라서 적색, 청색, 황색, 흑색을 띨 수도 있다. 또한 음식물을 삼킬 때 통증을 나타낸다. 이 백색막들은 쉽게 분리할 수 있는데, 이를 현미경으로 관찰해 보면 진균과 비슷한 분아포자나 가성균사를 발견할 수 있다. 아구창은 신생아나 허약자에게서 많이 발생하며 진단은 의사의 소견으로 충분하며 드물게 생검을 하여 현미경 관찰을 한다. 치료는 nystatin, clotrimazole, fluconazole 등이 효과적이다. 악성 종양이나 중증 당뇨병 혹은 면역결핍성 증후군에 걸려 있는 환자에게서 아구창이 특히 잘 발생하는데 이때 아구창의 치료는 원인질병이 치료되지 않는 한 치료가 잘 되지 않는다. 또 아구창은 자궁이나 남성 성기 등에도 발병하는 경우가 많은데 이런 경우의 아구창 치료는 전신치료와 병행해서 시행하여야 치료효과가 있다.

3) 치주염(Periodontitis)

충치를 피할 수 있었던 사람일지라도 나이가 들면 치주질환에 의해 치아를 상실할 수 있다(그림 18-4). 치주질환이란 잇몸, 지지골격, 치주인대, 시멘트질의 염증반응과 변성에 의해 특징지어지는 상태를 일컫는 총체적인 용어이다. 감염경로의 정확한 기전은 불분명하지만 이

질환은 아마도 잇몸 틈 속에 자라는 세균에 의해 시작된다. 어떤 경우에는 잇몸 틈새 내에 침전되어 있는 치석이 염증반응을 일으킨다. Actinomyces, Nocardia, Corynebacterium 종이 치석 형성에 관여한다. 증상은 잇몸종창, 잇몸의 출혈, 악취를 나타내며 결국 종양, 뼈의 붕괴, 조직괴사를 유발한다. 진단은 치과의사의 소견을 중심으로 X-ray검사를 이용한다. 치료는 정확한 원인을 제거하여 염증을 감소시키는 것이 목표이다. 치주염은 칫솔질, 치실질과 치석 제거에 의해 억제될 수 있으며 penicillin과 tetracycline을 사용함으로써 효과를 나타낸다.

4. 세균성 식중독

세균성 식중독은 세균 또는 세균이 생산한 독소를 식품과 함께 섭취했을 때 발생하는 중독증상을 말한다. 식품 속에서 증식한 다량의 세균(10^6~10^9개)이 식품과 함께 장관에 침입하여 그곳에서 계속 증식하면서 세균 또는 체내독소가 장관벽에 작용하여 증상을 일으키는 경우와, 식품 속에서 증식하면서 체외독소(exotoxin)를 생산하여 세균의 존재 여부에 관계없이 독소를 섭취함으로써 중독증상을 일으키는 경우가 있다.

Vibrio parahemolyticus, Salmonella, E.coli, S.aureus, Clostridium botulinum 등이 대표적인 원인균이다.

1) 포도상구균에 의한 식중독

위장염의 가장 흔한 원인은 포도상 구균에 의한 식중독이다. 이것은 ***S. aureus***에 의해 생성된 장독소(enterotoxin) 섭취에 의해 발병하는 중독증상이다. 포도상 구균은 열에 매우 강하며 또한 건조와 방사선에 저항성이 있으므로 피부 표면에서 생존 가능하다. 높은 삼투압에 대한 저항성을 가지기 때문에 절인 햄과 같은 음식물 속에서도 성장 할 수 있다. 만약 이 미생물이 음식물 내에서 자라게 된다면 그들은 번식하여 장독소를 음식물 내로 분비한다.

장독소(enterotoxin)는 열에 안정하며 끓는 물 속에서도 30분간 안정하다. 따라서 일단 독소가 만들어지면 음식물이 재 가열될 때 비록 세균체는 사멸될지라도 독소는 파괴되지 않는다. 감염경로는 포도상 구균에 오염된 음식물을 섭취한 후 1~6시간 이후에 나타나며 증상으로는 복통, 오심, 구토와 설사의 증상을 나타낸다. 포도상 구균에 의한 식중독의 발생빈도는 25%를 차지한다. 장독소를 생성하는 *S. aureus*는 종종 음식물을 취급하는 사람의 손을 통하여 음식물을 오염시키고 감염의 원인이 된다. 포도상구균에 의한 식중독의 예방책은 장독소를 생성하는 포도상구균의 오염과 충분한 성장을 억제하기 위하여 식품생산의 철저한 관리와 적정한 보존이 중요하다(그림 18-5, 6).

진단은 Stool culture를 통하여 *S. aureus*를 신속하게 분리동정 하는 것이다. 치료는 설사와 구토에 의해서 손실된 수분과 전해질을 보충해야 한다. 오심과 구토 때문에 입으로 물을 먹일 수 없는 설사를 동반한 환자는 정맥주사를 통하여 보충할 수 있다.

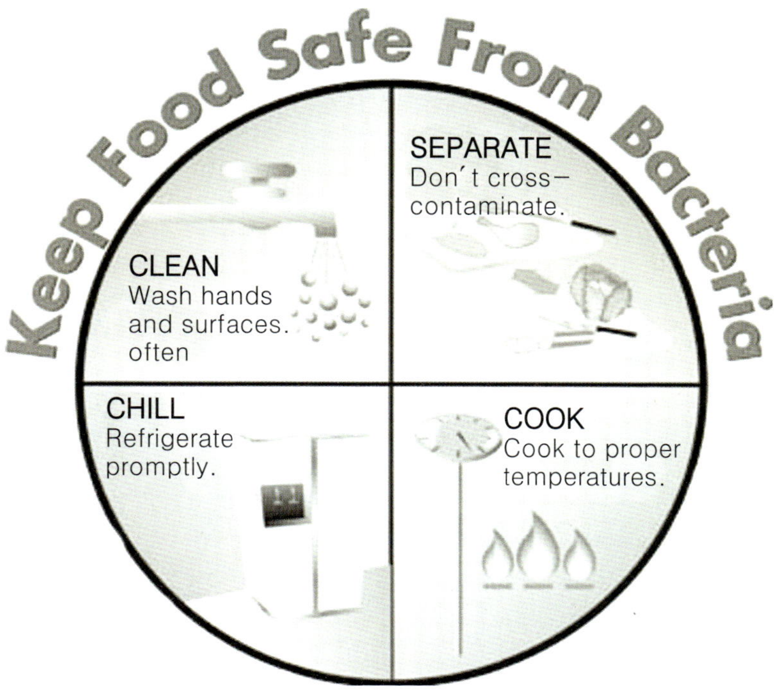

그림 18-5. 세균성 식중독을 예방하기 위한 식품처리

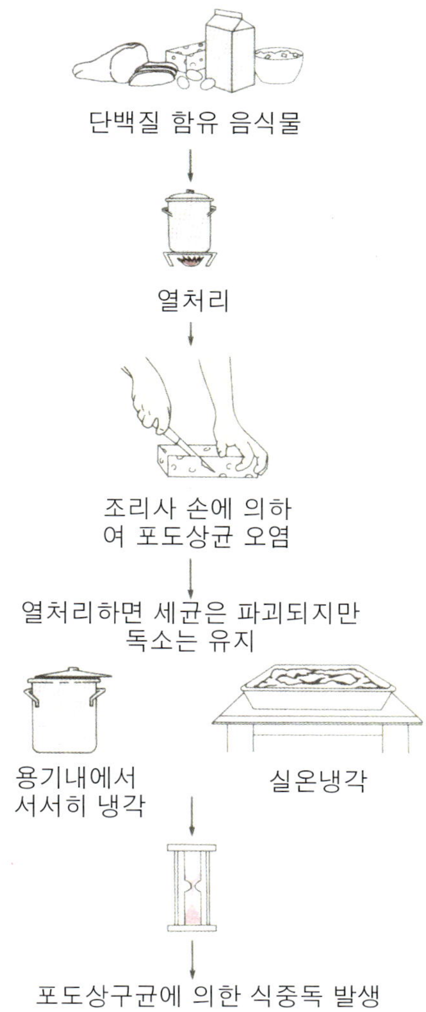

그림 18-6. 포도상구균에 의한 식중독 발생기전

2) 살모넬라 식중독

일명 *Salmonella enterocolitis*라고 하며 그람음성세균인 Salmonella에 의하여 야기되는 소장내 감염증을 의미한다. 감염경로는 오염된 음식물과 물을 섭취함으로써 감염된다. 감염된 지 4~48시간의 잠복기를 가지며 1~2주 지속되는 급성질병이다. 증상은 복통, 설사, 구토, 오심, 열, 근육통을 나타낸다. 진단은 신속하고 정확한 Stool culture, Widal test와 한냉응집소검사와 같은 혈청학적 방법을 이용한다. 치료는 설사에 의하여 손실된 수분과 전해질 보충이 중요하며 항생제는 chloramphenicol, amonobezyl penicillin, tetracyclin 등이 사용된다(그림 18-7).

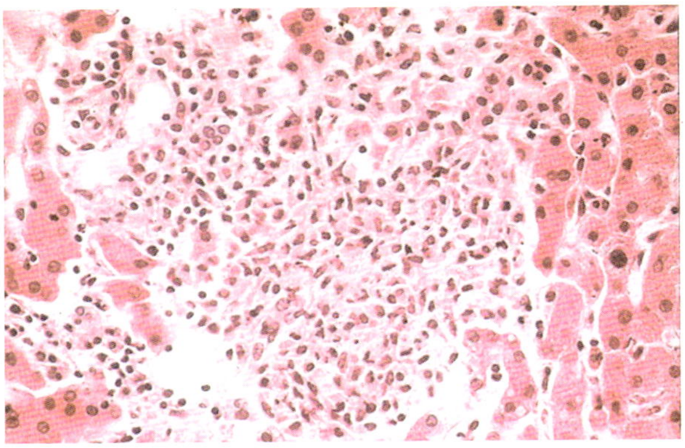

그림18-7. Salmonellosis에 의한 granulosis

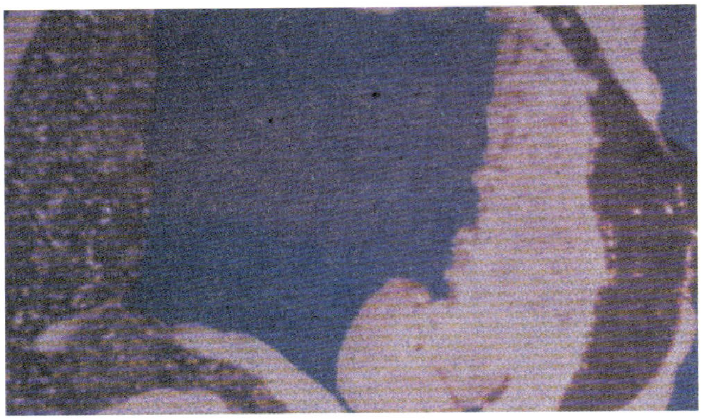

그림 18-8. *Shigellosis(장관내 혈액으로 가득참)*

3) 세균성 이질(Shigellosis)

세균성 이질은 일명 bacillary dysenteria라고 하며 *Shigella* 속 통성 혐기성균에 의해 유발되는 급성 설사질환이다. 병원성 *Shigella* 속에 *S. dysenteriae, S. flexneri*와 *S. boydii, S. sonnei* 등이 있으며 이들 세균은 오직 사람의 장관내에서만 서식하여 병원성 *E. coli*와 매우 유사하다. 선진국에서 가장 흔한 *S. sonnei*는 상대적으로 가벼운 이질을 야기 시키며 반면에 후진국에서 유행하는 *S. dysenteriae*에 의한 감염은 심각한 이질과 쇠약을 유발한다. 감염경로는 분변에 오염된 식품이나 물 등을 통한 전파와 오염된 손과 물건을 접촉함으로써 감염된다. 증상은 소장 점막의 조직 파괴를 일으켜 대변에 혈액과 점액이 수반되는 심각한 설사를 일으킨다. 뿐만 아니라 복통과 발열후증(tenesmus)을 수반한다. *S. dysenteriae*는 심각한 사망율에 이르게 하며 열대 지역에서의 사망율은 훨씬 더 높아서 20%에 이른다. 치료는 수분과 전해질의 보충이 필요하며 gentamycin, kanamycin, cephalosporin, ampicillin, chloramphenicol 등이 사용된다(그림 18-8).

4) 콜레라

일명 *V. cholerae* 또는 Vibrio라고 하며 약간 구부러지고 하나의 극모를 가지고 있는 그람음성 콤마형 간균인 ***Vibrio cholerae***에 의하여 야기되는 설사를 동반한 급성 질병이다. 위생이 불결하거나 전쟁, 기근이 있을 때 특히 유행하며 감염경로는 오염된 음식물이나 물을 섭취함으로서 전파된다. *V. cholerae*의 A type은 조개류와 관련되어 있으며 특히 생굴과 관련이 있다. 콜레라는 백신을 주사함으로서 예방될 수 있으나 콜레라 유행지역의 여행자는 음식물과 물의 섭취에 절대 주의를 기울여야 한다. 증상은 "Rice water"와 같은 설사, 탈수, 오심, 구토, 복통, 갈증과 피부건조가 특징이다. 진단은 Gram stain, TCBS를 이용한 Stool culture, Blood culture를 이용한다. 치료는 설사를 통하여 손실된 전해질과 수분의 보충이 필수적이며 tetracycline, chloramphenicol 등이 효과적이다(그림 18-9).

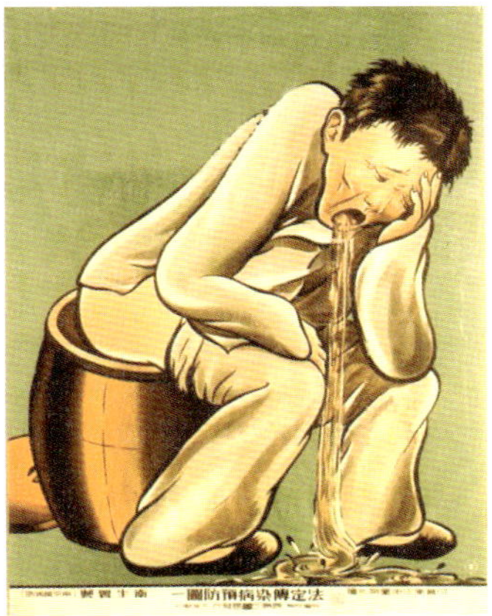

그림 18-9. 콜레라환자(심한탈수)

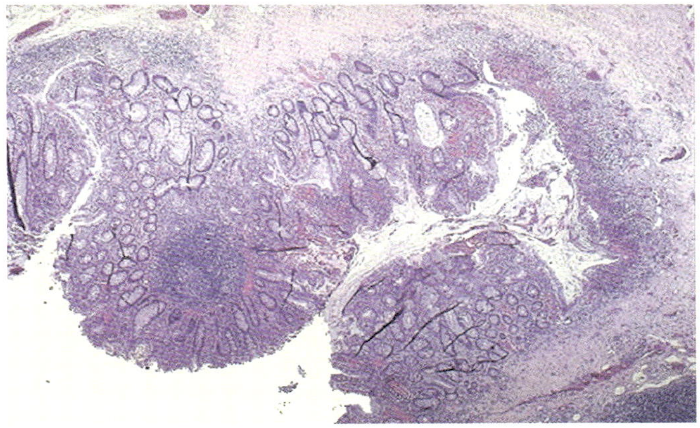

그림 18-10. *E. coli*에 의한 장염의 염증성세포

5) 장염비브리오(*Vibrio parahaemolyticus*)에 의한 위장염

Vibrio parahaemolyticus는 1950년 일본에서 처음으로 병원균으로 판명되었다. 이 균은 형태학적으로 *V.cholerae*와 유사하나 호염성이며 최적 성장을 위해 2~4%의 Nacl을 필요로 한다. 이 균은 일본 및 동남아시아 내에서 해마다 수 천건의 사례가 발표될 만큼 일반적인 장염의 원인균이다.

감염경로는 오염된 물과 음식물을 섭취함으로써 전파되며 새우, 게와 같은 갑각류가 *V. parahaemolyticus*에 의해 야기되는 장염과 관련이 있다. 증상으로는 위장의 타는 듯한 느낌과 복통, 구역질 그리고 콜레라의 증상과 같은 수분 함량이 높은 심한 설사를 보인다. 이 세균은 용혈독소를 분비함으로써 심근에 작용하여 심부전으로 치명적일 수 있다. 이 미생물은 또한 오염된 대합과 굴을 접촉하였던 상처 부위의 피부 질환을 야기 시키는 것으로도 알려져 있다. 잠복기는 보통 24시간 이하이다. 일반적으로 몇 일 이내에 회복이 되며 사망율은 낮다. 치료를 위하여 수분과 전해질의 보충과 함께 tetracycline과 chloramphenicol 을 이용한다.

6) *Escherichia coli* 위장염 (Traveler's diarrhea, 여행자 설사)

일명 Diet-traveler's diarrhea 라고 하며 **Traveler's diarrhea**는 개발도상국을 방문하는 여행객에서 발생되는 설사증을 의미한다. 여행자 설사증은 주로 장독소를 생성하는 *Escherichia coli*에 의하여 발생되며 감염경로는 오염된 물과 음식물을 섭취함으로써 전파된다. 원주민들은 어느 정도의 면역성이 발달한 관계로 여행자 설사증을 유발하지 않는다. 증상은 복통, 설사, 탈수를 나타내며 특히 어린이 환자한테는 심각한 결과를 초래한다. 또한 위경련을 일으키는 것도 또 다른 임상 증상이다. 치료는 전해질 균형유지와 적당한 수분을 보충하는 것이 중요하며 심각한 경우는 gentamicin과 amikacin 같은 적당한 항생제가 요구된다(그림 18-10).

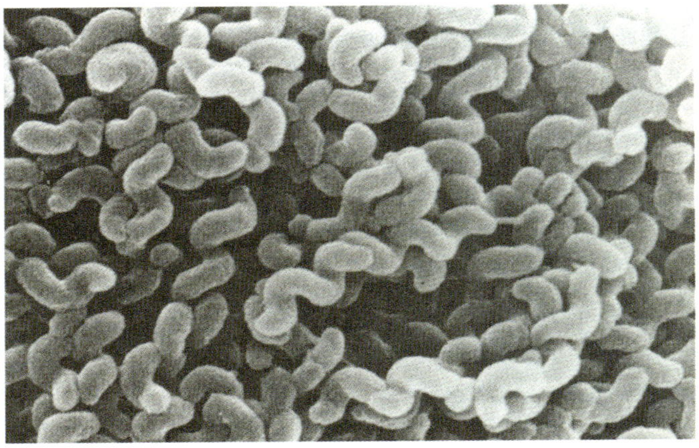

그림 18-11. *Campylobacter jejuni*(SEM 8600x)

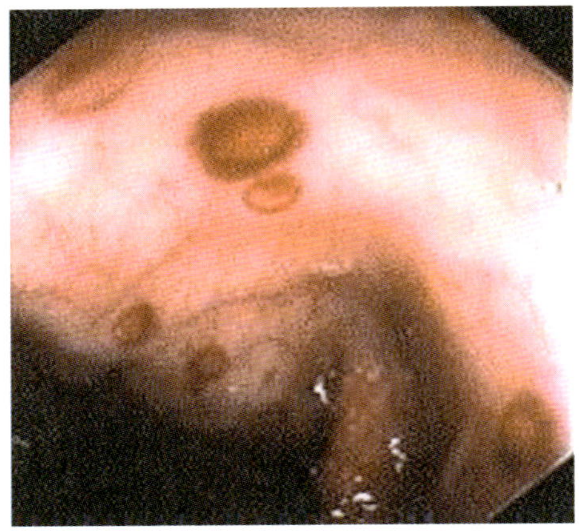

그림 18-12. *Yersinia enterocolitica에 의한 위장염*

7) Campylobacter에 의한 위장염

Campylobacter 위장염은 그람음성, 나선 형태의 ***Campylobacter jejuni***에 의하여 야기되는 장염을 말한다. 이 세균의 서식처는 Salmonella와 같이 그들은 특히 양과 소와 같은 동물의 소장 내에서 존재하는 정상상재균 이다. *Campylobcter jejuni*의 감염경로는 입을 통하여 감염하여 일과성 균혈증을 수반한 급성장염을 유발한다(그림 18-11).

Campylobacter의 분리와 동정을 위한 감별 배지가 1970년대 후반에 개발된 후로 그들이 인간 질병을 일으키는 흔한 원인균 이라는 것이 명백해 졌다. 증상은 발열, 복통, 혈액이 섞인 설사와 점액이 섞인 대변의 특징을 보인다. 보통 회복은 일주일 내에 이루어진다. 치료는 erythromycin과 tetracyclines을 이용하며 전해질 균형과 적당한 수액을 보충하면 더욱 효과적인 치료방법이 될 수 있다.

8) Yersinia 위장염

Yersinia 위장염은 그람음성소간균이며 가축의 소장에 서식하는 *Yersinia enterocolitica*에 의하여 발생한다. 감염경로는 오염된 음식물, 물, 우유, 야채 등을 섭취함으로서 전파된다. 이 세균은 저온성 균이기 때문에 냉동식품내에서 증식이 가능하며 37℃ 보다는 25℃에서 더욱 잘 자라는 특징을 갖고 있다. 증상은 설사, 발열, 두통, 복통 등이며 고통이 종종 심하여 맹장염으로 오진될 수 도 있다. Yersinia에 의한 위장염은 회복속도가 빠르기 때문에 특별한 치료 없이도 치유된다(그림 18-12).

9) Helicobacter pylori에 의한 위장염

*Helicobacter pylori*에 의한 위장염은 1983년 최초로 발표된 후 최근 위궤양(peptic ulcer)의 80% 정도를 차지한다. 감염경로는 오염된 식품 및 물을 섭취하므로써 발생된다. 증

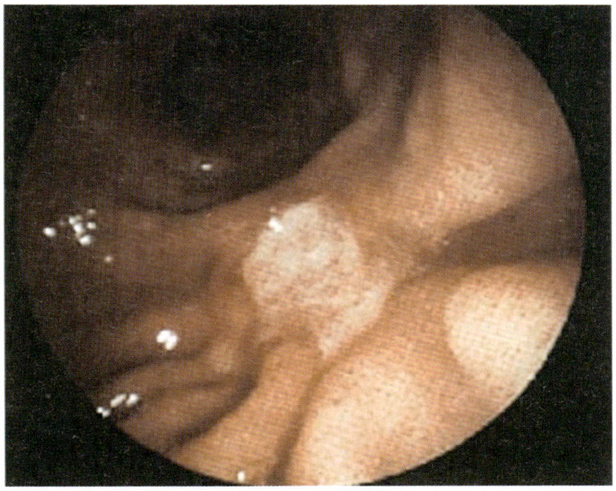
[a]

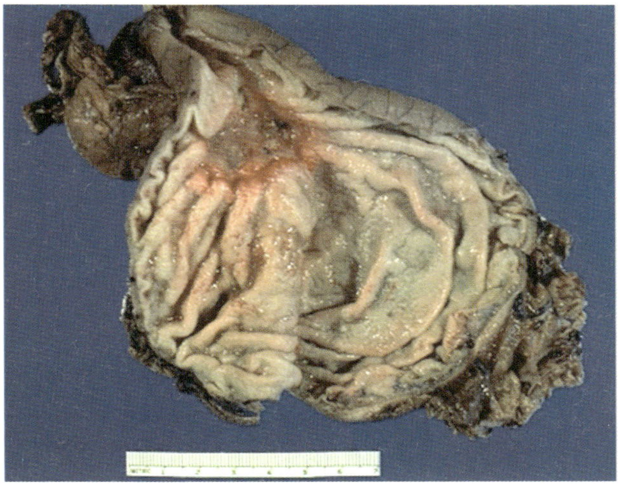
[b]

그림 18-13. a, b. *H.pylori* 에 의한 장염

상은 소화불량, 상복부 통증, 식욕부진, 오심, 구토, 체중감소 등을 나타내며 위궤양, 십이지장궤양, 장염, 장 선종(adonocarcinoma)을 유발한다. 진단은 위 생검(gastric biopsy), wartin-starry silver stain, urease test 등을 이용하며 치료는 clarithromycin, tetracycline, omeprazole 등이 효과적이다(그림 18-13).

5. 바이러스성에 의한 질병

1) 유행성 이하선염(Mumps)

유행성 이하선염은 일명 Epidemic parotitis라고 하며 유행성 이하선염 바이러스에 의하여 야기된다. 이 질병은 급성 전염성의 특징을 갖는 바이러스성 질병이다. 감염경로는 감염된 타액으로 오염된 물질과 직접 접촉하거나 호흡기 비말을 통하여 사람에게서 사람으로 전파된다. 감염된 지 약 12~24일 정도의 잠복기를 가지며 증상은 타액선의 종대, 열, 두통, 인후통증, 고환통증 등을 나타낸다. 또한 뇌막염, 난소염, 췌장염을 유발하기도 한다. 진단은 의사의 소견과 함께 세포배양 및 혈청학적 방법이 이용된다. 치료는 대중요법이 중심이다. 통증이 심할 때는 유동식을 하며 진통제를 복용한다.

유행성 이하선염에 대한 면역글로불린이 개발되었으나 아직 널리 이용되지는 않고 있다. 이 질병은 MMR(Measles-Mumps Rubella) 백신을 이용함으로써 예방할 수 있다(그림 18-14).

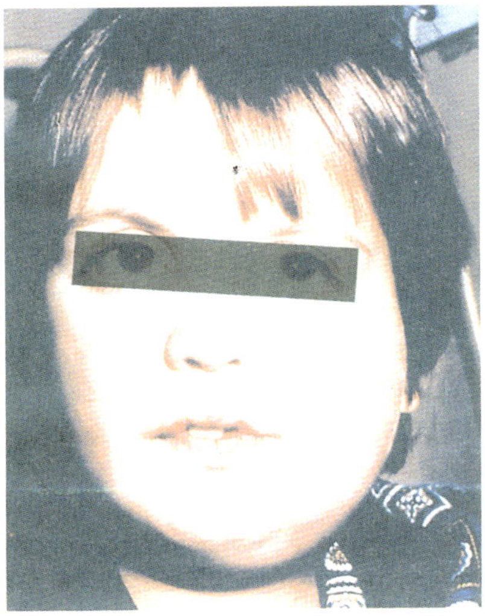

그림 18-14. 유행성 이하선염

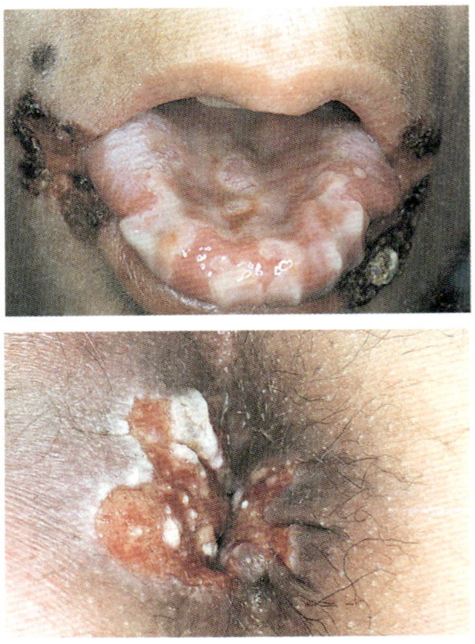

그림 18-15. *Cytomegalovirus* 에 의한 chlinic ulcers

2) *Cytomegalovirus*에 의한 감염증

Cytomegalovirus에 의한 감염증을 일명 colitis *Cytomegalovirus*, gastrointestinal CMV disease 라고 하며 CMV에 의하여 야기되는 위장염이다. *Cytomegalovirus*(CMV)는 그들의 독특한 형태로 인해 "올빼미의 눈"으로 알려져 있다. 한번 CMV에 감염된 사람에게는 일생동안 감염이 유지된다. 최근 연구에 의하면 혈액내의 대식 세포와 T 림프구내에서 잠복한다. 바이러스는 때때로 타액, 소변, 정액, 경부 분비액과 모유와 같은 체액 분비물에 잠복하기도 한다. 감염경로는 감염된 모체로부터 태반을 통과한 CMV가 태아에게 감염을 유발하고 키스와 개인별 접촉을 통해 전파된다. 정상인에 있어서 CMV감염은 증상을 나타내지 않지만 면역성이 약화된 노약자에게 열, 설사, 오심, 구토, 체중감소, swallowing 곤란, 위장출혈 등을 나타내며 신생아의 정신발달결여, 뇌성마비, 간질과 같은 선천성질환을 야기하기도 한다. 진단은 세포배양, 조직검사, IFA와 같은 혈청검사를 이용한다. 치료의 목적은 일반적으로 증상을 경감시키고 감염을 조절하는 것이다. 알파인터페론, ganciclovir, phosphonofomate, forscarnet가 효과적이다(그림 18-15).

3) A형 간염(Hepatitis A type)

A형 간염은 일명 급성 바이러스성 간염 A라고도 하며 A형 간염 바이러스에 의하여 야기되는 간염을 의미한다. 이 질병의 감염경로는 오염된 음식물과 물을 섭취함으로써 그리고 감염된 사람과의 접촉에 의하여 전파된다. 감염된 HAV는 소장관의 상피속에서 증식하며 최종적으로 바이러스 혈증을 유발하고 간, 신장, 비장에 퍼진다. 오염된 바닷물 속에서 사는 굴과 같

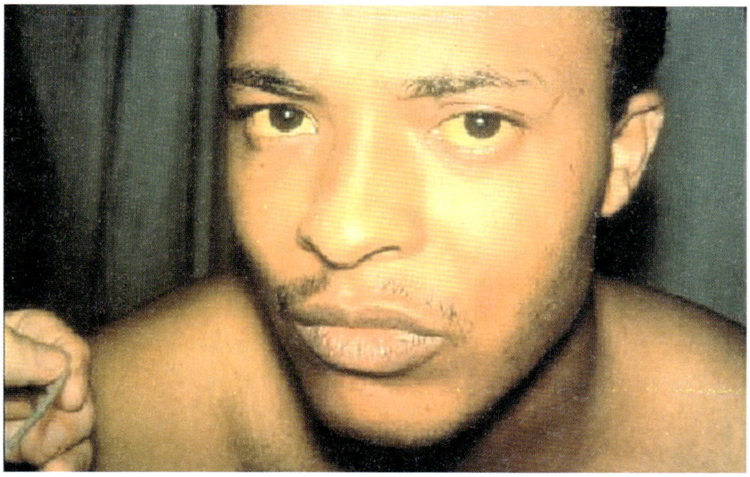

그림 18-16. A형간염환자의 황달

은 연체동물이 감염 원인이 된다. 적어도 HAV에 감염된 50%의 사람들은 증상이 관찰되지 않으며 특히 어린아이에게서 그렇다.

초기 증상으로는 식욕 부진(식욕 감소), 피로, 오한, 메스꺼움, 설사, 복부의 불쾌감, 발열, 한기와 더불어 눈과 피부에 황달(jaundice)을 보이며 2~21일간 지속된다(그림 18-16). 급성 질환은 항 HAV IgM의 검출로써 진단되는데 이는 이들 항체들은 감염후 약 4주 정도에 나타나고 감염 후 3~4달 정도에 사라진다. 진단은 GOT, GPT와 같은 간기능검사, IgG, IgM 검출을 위한 혈청학적검사 등이 이용된다. A형 간염에 대한 치료 및 예방에는 passive Ab, 백신을 이용하며 증상이 심하고 급성기일 때는 휴식이 추천된다. 급성 간염의 사람은 acetominophen(tylenol)을 포함한 간에 독성작용을 하는 alcohol도 절대적으로 피해야 한다.

4) 급성로타바이러스(위)장염

급성로타바이러스장염은 일명 "Norwalk virus disease"라고 하며 *human rotavirus*라고 하는 바이러스에 감염되어 발생된다.

Gastroenteritis를 유발하는 바이러스는 *Adenoviruses, Coxsachiviruses, Polioviruses, ECHO(enteric Cytopathogenic human orphan) virus* 등이 있지만 대부분은 *Rotavirus (Norwalk virus)*에 의하여 야기된다. 감염경로는 오염된 물과 음식물을 섭취함으로써 발생되며 유행시기는 주로 늦가을에서 겨울철 동안 유행하여 겨울철 설사질환의 80%를 점한다. 가성 소아콜레라, 급성 비세균성 위장염, 바이러스성(위)장염 이라고도 하며 쌀뜨물 같은 수액변을 보는 설사질환이므로 백리, 백색변성 설사증으로도 불린다. 잘 발생하는 층은 생후 6~24개월의 유아이고, 잠복기는 2~3일 이다. 증상은 구토증이 100%의 환자에서 나타나는데 이때 발열과 감기증상(20~40%)이 동반되는 것이 특징이다(그림 18-17).

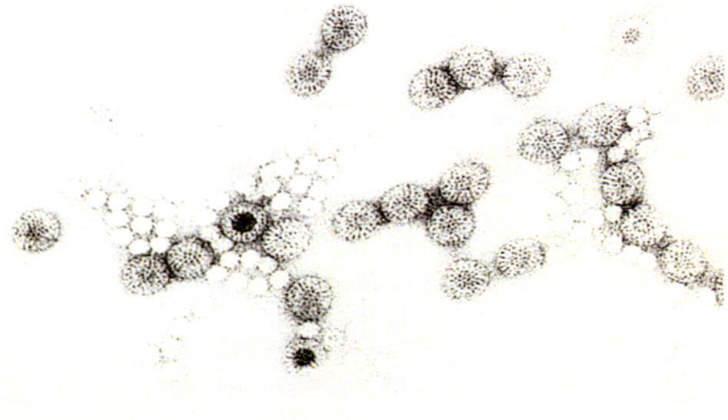

그림 18-17. 분변 내에서의 *Rotaviruses*

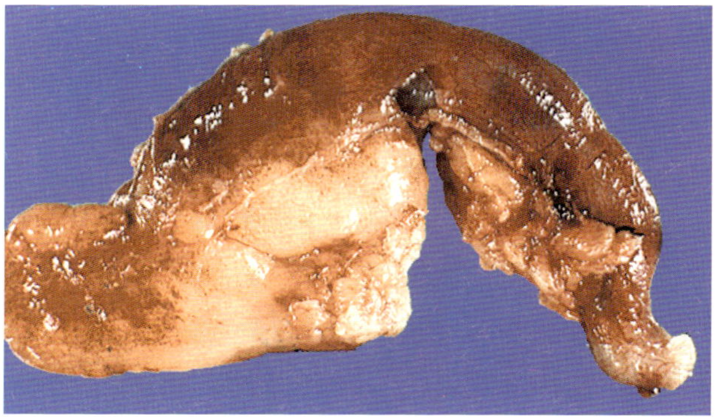

그림 18-18. 급성 충수염(Acute Appendicitis)

구토가 나타난 다음 약 48시간 후부터 쌀뜨물 같은 수액성 설사가 1주일 이상 지속되는데 이때 적절한 치료를 받지 않은 심한 환자에서는 탈수 및 전해질 이상을 일으키기도 하고, 더 심하면 쇼크를 일으켜 사망하기도 한다. 진단은 세포배양을 통하여 virus 분리 및 stool culture를 통하여 세균성질환이 아님을 증명하는 것도 로타바이러스에 의한 장염진단에 도움이 될 수 있다. 치료의 원칙은 탈수 및 전해질 소실을 교정하고 저 젖당유를 투여하는 식이요법이다. 탈수가 심하지 않으면 가정에서 경구 수액요법을 시행할 수 있으나, 중등도 이상의 탈수가 동반되었을때는 정맥 수액요법을 위하여 입원 치료가 필요하다. 항생제치료는 바이러스성 질병에 비효과적이다.

5) 충수염(Appendicitis)

충수염은 맹장 끝에 붙어 있는 약 5cm 길이의 충수돌기에 생기는 염증을 의미하며 맹장염, 또는 충수돌기염 이라고도 한다. 대부분의 경우 수술적 절제를 필요로 하는 급성 복부증을 일으키거나 가끔 증상이 재발되어 나나타는 경우가 있는데 이것을 만성 충수염이라고 한다(그림 18-18).

세균감염설, 바이러스 감염설, 알레르기설등 여러 가설이 있으나 아직 확정적인 것은 없다. 대부분 충수의 점막 하 림프조직(submucous lymphous tissue)이 지나치게 증식하거나, 분석(fecalith)으로 인하여 충수돌기가 폐쇄됨으로써 충수염이 발생한다고 생각되고 있다. 충수 림프조직의 지나친 증식은 급성기관지염, 홍역, 세균성 이질에 의한 전신적인 림프조직의 비정상적인 증식의 원인이 되기도 한다. 분석은 섬유소가 적은 저잔류식을 주로 하는 경우에 흔히 발생한다. 그외에도 이물질, 기생충, 종양에 의한 충수의 폐쇄가 충수염의 원인이 되기도 한다. 수술적 충수 절제가 치료의 원칙이다. 그러나 파열이나 복막염, 농양 등의 합병증이 생긴 경우나 즉각적인 수술이 불가능할 때에는 탈수나 전해질 의 이상 등을 교정하며, 항생제 투여와 동시에 환자의 머리를 높게 하고 위관외의 통로를 통하여 위의 내용물을 빨아내는 등의 보존적인 치료를 한 다음 수술적인 충수 절제를 해야 한다.

[a] [b]

그림 18-19. *Entamoeba histolytica*(trichrome stain)
a. Trophozoites(2000x) b. Cyst(1250x)

6. 원충에 의한 질환

1) 아메바성 이질

아메바성 이질은 이질아메바(*Entamoeba histolytica*)가 주로 대장에 감염함으로써 발생되고 대장점막에는 특유한 궤양성 병변을 형성하는 질환이다. 감염경로는 오염된 물과 음식물을 섭취함으로써 감염된다. 이질아메바는 대장과 종말부 특히 맹장에서 많이 기생하고 있다. 주로 포낭형이 음식물과 함께 장에 도달하여 체내에서 영양형이 된다. 영양형은 점막 하에서 증식하여 점막하농양 그리고 횡격막을 지나 아메바성 폐농양 등을 형성하는 경우가 있다.

증상은 감염 후 며칠 지나서 발증하는 경우가 많다. 급성기에는 복통을 동반하는 점액성, 혈성의 설사가 하루에 몇 회에서 수 십회에 이르고 변은 이 증상에 특유한 샤르코-라이덴 결정(charcot-leyden crystal)을 함유하여 딸기 젤리 모양을 나타낸다. 대부분의 증례에서는 몇일 내지 수주일 후에는 자연히 증상이 소실되어 만성기로 이행하고 그후 주기적으로 악화되었다가 가벼워지는 현상이 되풀이 된다(그림 18-19).

진단은 신선한 변을 현미경으로 검사하거나 대장점막에 대한 생검으로 이질아메바를 증명한다. 합병증은 천공, 국소농양이나 복막염을 일으키는 경우가 있는데 천공은 맹장에 많다. 장관감염의 급성기 치료에는 metronidazole, quinacrine 그리고 furazolidone 등이 효과적이다.

2) 람블편모충증(Giardiasis)

람블편모충증은 사람의 장관에 감염하는 편모충의 하나이며 영양형과 포낭형이 있다. 람블편모충증(Giardiasis)은 *Giardia lamblia* 편모충에 의하여 야기되는 소장의 감염질환 이다. 감염경로는 오염된 물이나 음식물을 섭취함으로서 발생되며 야영자 또는 여행자 등이 감염위험집단이다. 증상은 설사, 복통, 복부 포만감, 식욕감퇴, 구토, 두통, 미열 등이 있으며 7~14

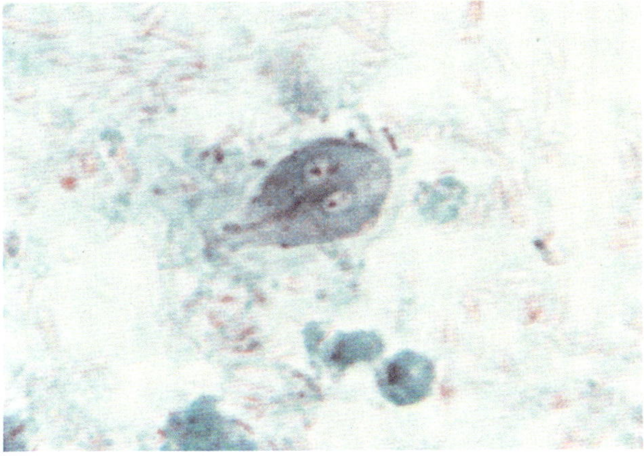

[a]

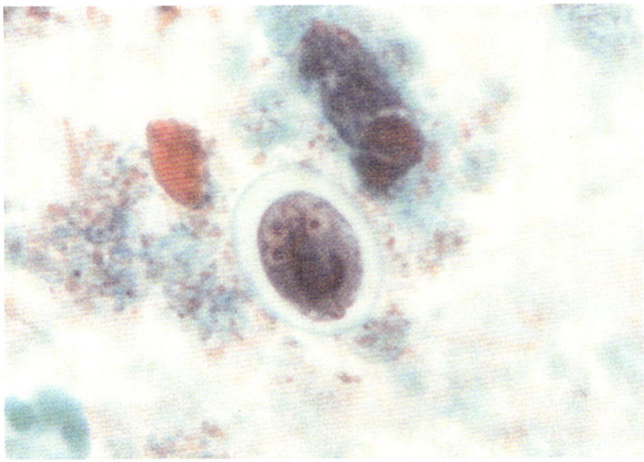

[b]

그림 18-20. *Giardia lambria*

a. Trophozoites(trichrome stain 2500x) b. Cyst(trichrome stain 2000x)

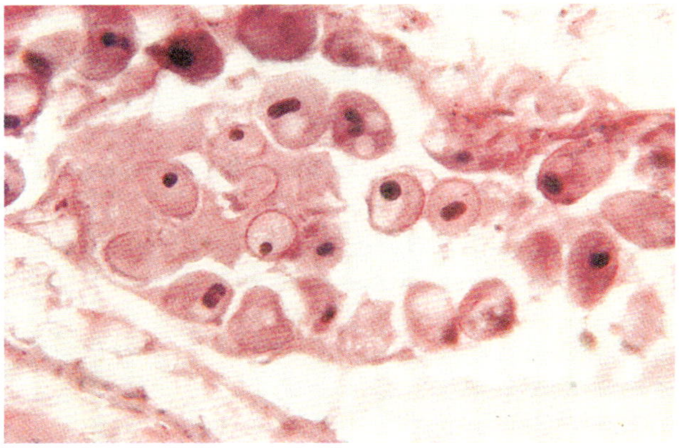

[a]

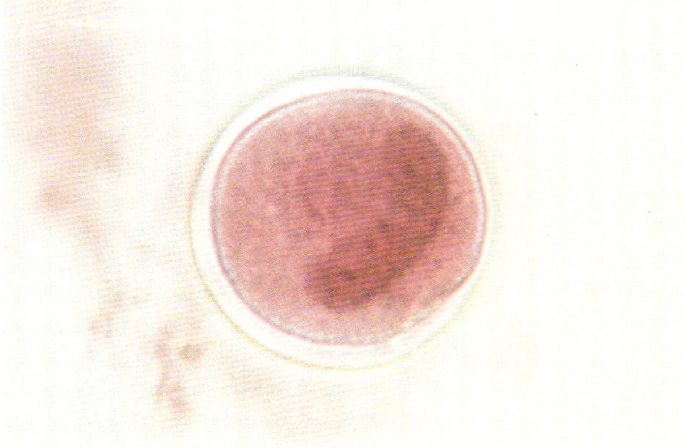

[b]

그림 18-21. *Balantidium coli*

a. Trophozoites(HE stain 225x) b. Cyst(carmine stain 1200x)

일 지속된다. 진단은 설사변에서의 영양형, 포낭형 관찰, EIA 혈청학적 검사, 조직의 생검을 이용한다. 치료는 metronidazole, quinacrine을 사용하며 furazolidone은 일반적으로 어린이 치료에 이용된다(그림 18-20).

3) 대장 발란티듐증(Balantidiasis)

장관강에 기생하는 원충인 **대장 발란티듐**이 장관벽에 침입하여 바닥이 깊은 프라스코 모양의 궤양을 형성하고, 설사, 혈변이 일어나는 질환을 발란티듐(성)이질이라고도 한다. 감염은 포낭형에 의하지만 영양형으로도 일어날 수 있다. 돼지에서 많이 볼 수 있으므로, 돼지와 접촉할 기회가 많은 사람은 주의해야 한다. 진단은 설사 등에서 영양형, 검출하는 것에 의한다. 치료는 metronidazole, tinidazole, quinacrine 등을 사용함으로써 효과적이다(그림 18-21).

chapter 19

비뇨생식기계와 성매개 감염질환

Genitourinary Tract and Sexually Transmitted Disease

1. 비뇨생식기계의 구조와 기능

1) 비뇨기계

소변을 분비하는 신장(kidney)과 소변을 운반하여 몸 밖으로 배설하는 요도(urinary tract)를 합쳐서 비뇨기계(urinary organs)라고 한다(그림 19-1). 신장은 후복막강의 위쪽 즉 제11 흉추골에서 제3요추골 정도까지의 높이에 좌우 1쌍이 있는 완두콩 모양의 장기이다.

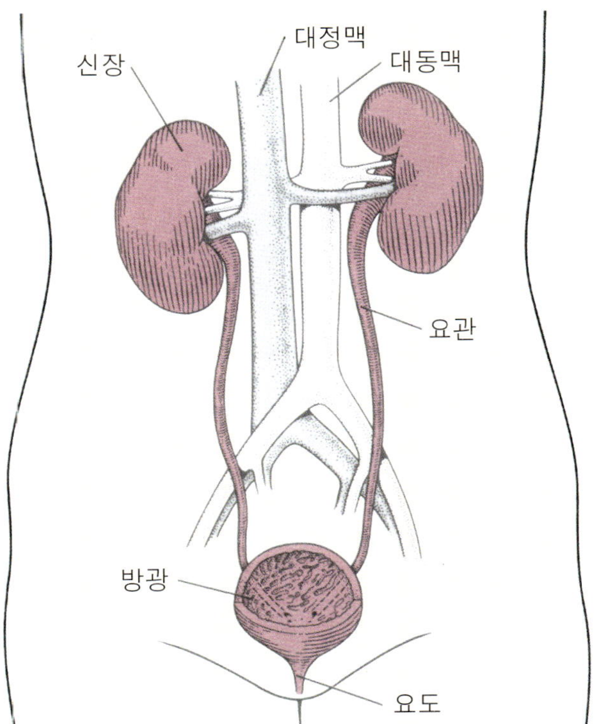

그림 19-1. 비뇨기계의 기관

신장의 기능단위는 네프론(nephron)이며 사구체(glomerulus), 근위세뇨관(proximal convoluted tubule)및 헨레고리(Henles's loop), 원위세뇨관(distal convoluted tubule)과 집합관(collecting tube)으로 이루어져 있다. 신수질(renal medulla)의 집합관에서 분비된 소변은 신배(calyx)를 거쳐서 신우(renal pelvis)에 저류된 뒤에 요관(urethra)을 지나 방광(urinary bladder)으로 운반된다. 신장에서 방광으로 합류하는 요관까지를 상부요로(upper urinary tract)라 하며 그것으로부터 아래쪽의 방광과 요도를 하부요로(lower urinary tract)라고 한다. 방광은 몸 안에 있는 소변의 저장소이며 방광에 저장된 소변은 요도 괄약근의 배뇨 운동으로 요도에서 배설된다. 15~20㎝에 달하는 남성요도에 비하여 여성요도는 3~4㎝이다.

여성에서는 요도에서 오직 소변만 방출하지만 남성에서는 요도를 통해 소변뿐 아니라 생식에 관련된 체액까지 방출한다. 이러한 비뇨기계의 통로는 감염을 방지할 수 있는 특징을 가진다. 세뇨관이 방광으로 들어가는 곳에는 밸브가 있어서 소변이 신장으로 역류하는 것을 막아준다. 이러한 기전은 신장이 감염되는 것을 막아주는데 도움이 된다. 소변의 산도는 보통 산성을 띠고 있어 항미생물작용을 하며 소변이 밖으로 강하게 방출되는 것은 미생물의 감염을 차단하는데 중요한 역할을 한다.

2) 생식기계

사람은 남녀가 각각 다른 형태의 생식기 즉 성기를 갖고 있다. 생식기관은 일반적으로 외부에서 육안적으로 관찰되는 외부생식기와 외부에서 관찰할 수 없는 내부생식기가 있으며 생식기관에는 성교시 사용되는 성기와 생식작용에 작용하는 내성기, 생식선 및 부속기관으로 구성되어 있다.

(1) 남성생식기

남성생식기는 고환, 부고환, 정관, 정낭, 전립선 등으로 구성되어 있다. 고환은 음낭 속에 좌우 1쌍이 있고 타원형으로 구성된 일종의 생식선에 해당된다(그림 19-2). 고환은 치밀한 결합조직으로 싸여 있으며 내부는 미세소관으로 구성된 정세관으로 이루어져 있다. 이곳에서는 계속적인 정세포의 분열에 의해서 정자(spermatozoa)가 형성되어 고환에 부착되어 있는 고환 망 및 고환 수출관을 거쳐 부고환에 이르게 된다. 정자가 지나가는 미세한 관이 나선상으로 얽혀 있는 부고환은 정자가 장시간 저장되는 기관으로 두부, 체부 및 미부로 구성되어 있고 미부에서 정관으로 이행되어 연결된다.

정관은 부고환의 미부에서 시작하고 음낭 속에서 상행하여 서혜관을 지나서 방광의 바깥쪽에서 방광의 하부 뒤쪽에 이르게 되며 여기에는 정낭이 팽대되어 있어 이를 정관팽대부라 한다. 정관의 팽대부는 정낭의 배출관과 합하여 사정관에 연결되며 사정관은 전립선의 중앙을 지나는 요도에 개구된다. 정낭은 방광의 뒤 하측에 위치한 주머니 모양의 장기로 정자에 영향을 공급하는 정액을 분비하며 정자를 저장하는 곳은 아니다. 전립선은 음경의 상단에 위치한 밤톨 모양의 장기로 이곳에서 요도와 사정관이 만나 음경내로 요도가 연결되는 부위이다. 전

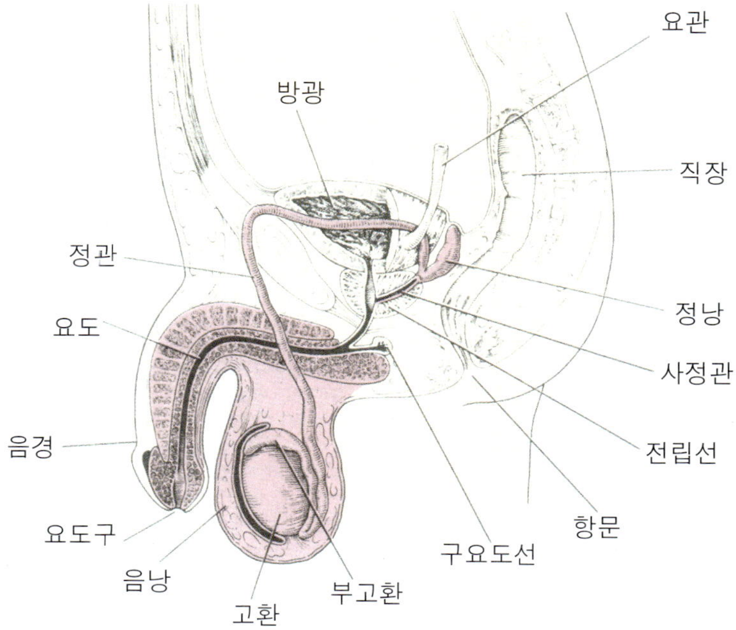

그림 19-2. 남성의 생식기관

립선은 포상관선으로 이곳의 분비물이 일부 정액을 형성하는데 정액의 특이한 냄새가 바로 이 분비물의 냄새이다. 전립선의 분비물은 전립선내의 요도에 20~30개의 배출관에 의해 배출된다.

(2) 여성생식기

여성생식기는 질과 질에 연결되는 자궁, 난관 및 난소 등으로 구성되어 있다(그림 19-3). 이곳은 주로 난자의 생성과 운반 및 수정이 일어나서 태아가 착상되고 출산 전까지 성장하는 기관이다. 질은 그 벽이 근육으로 구성되어 있고 내부는 주름이 많은 점막으로 되어 있으며 수축과 확장이 용이한 7~8㎝의 편평관상으로 되어 있다. 아래쪽은 외음부에 열려 있고 위쪽은 자궁의 경부를 에워싸며 자궁과 연결되어 있다.

자궁은 소골반 속에 위치하며 앞쪽에는 방광, 뒤쪽에는 직장이 놓여 있고 아래쪽은 자궁경부를 통해 질과 통하고 있으며 가지 모양으로 전후가 편평하고 앞쪽으로 만곡되어 있다. 자궁 내부의 공간을 자궁강이라고 하고 내면은 자궁점막으로 덮여 있는데 이것은 월경주기에 따라 조직의 변화가 일어나며 월경기에는 탈락되기도 한다. 자궁점막 아래쪽은 두꺼운 자궁근막인데 민무늬근으로 구성되어 있고 임신시에는 자궁근막은 백지장처럼 엷게 팽대되기도 한다. 자궁은 위쪽으로부터 자궁저, 자궁체 및 자궁경부로 나눌 수 있고 자궁체의 자궁점막은 수정난이 착상되는 곳이며 자궁경부는 가늘고 긴 자궁경관을 이루며 외 자궁구로 질과 통하고 있다.

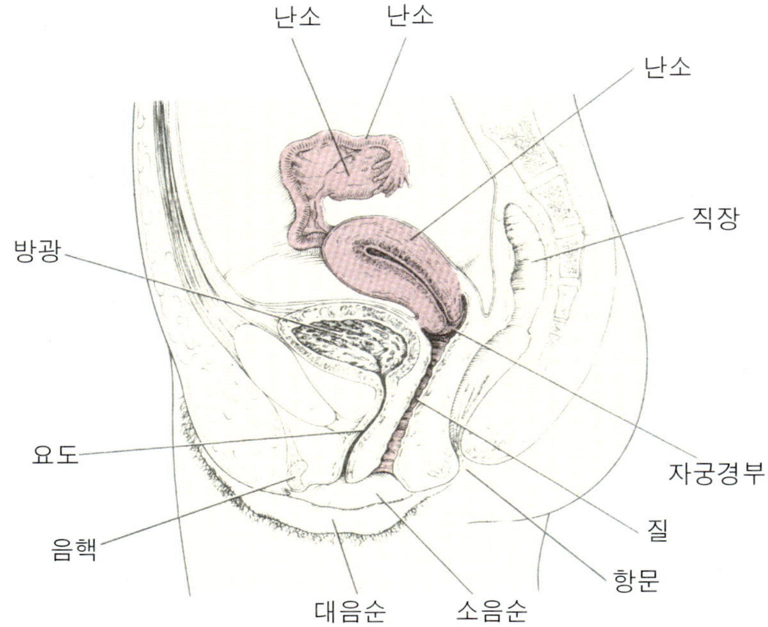

그림 19-3. 여성의 생식기관

난관은 난소에서 생성되는 난자를 자궁으로 운반하는 가느다란 관이며 나팔 모양이어서 나팔관이라고도 한다. 길이가 약 10㎝정도이며 4부분으로 구별된다. 자궁에 부착되는 난관협부와 이것이 점차 지름이 커져 팽대되는 난관팽대부, 난관누두 그리고 난소에 근접되어 있는 난관체부로 나누어지며 난관팽대부에서 난자와 정자가 만나 수정이 일어난다.

난소는 자궁의 양 옆에 새알 크기의 기관으로 1쌍이 놓여 있으며 난관 아래에 위치하고 있다. 난소는 난소기질과 난자를 포함하는 여러 가지 크기의 난포 등으로 구성되어 있으며 난포는 증식되거나 증대되어 난포에서 난소 밖으로 난자를 배출하는 것을 배란이라고 하는데 배란된 난자는 난관에 들어간다. 이때 난자가 배출된 난포를 황체라고 한다. 이와 같이 난소내에 수많은 난포황체 등 그 구성이 다양하다. 난소의 난포에서는 여성 호르몬 에스트라디올(estradial), 황체에서는 프로게스테론(progesterone)등 호르몬이 분비된다.

2. 비뇨생식기계 정상 상재균

신장과 방광의 대부분 비뇨기관(신장)에서는 정상적으로 무균상태이다. 그러나 요도에는 Streptococcus, Bacterioides, Lactobacillus, *E.coli*, Spirochetes, Candida 등 많은 균들이 존재한다. 소변은 요도를 지나면서 곧 오염된다. 여성의 생식계에서는 질내 균들이 성 호르몬에 의해서 영향을 많이 받는다. 예를 들어 태어난 후 몇 주 내에 여자 유아의 질에서는 Lactobacillus가 상재한다. 이 Lactobacillus는 에스트로겐이 모체에서 태아의 혈액으로 전해져 글리코겐이 질에 축적되게 하므로 잘 자라게 된다. Lactobacillus는 glycogen을 lactic acid로 변화시켜서 질의 산도가 pH 4.4~4.6으로 유지하게 한다. 그 결과 침입한 미생물의 증식을 억제하며 질에서는 산성에 내성을 가진 균만이 살 수 있도록 조건을 조성한다. 에스트로겐의 생리적 효과는 출생 후 점차 감소되고 Corynebacterium과 다양한 구균, 간균의 세균들이 점차 우세한 종류로 자리잡는다.

질의 산도는 사춘기 때까지는 중성을 유지하다가, 사춘기 때 에스트로겐이 증가하고 Lactobacillus가 다시 우세해져서 질은 다시 산성이 된다. 생식이 가능한 시기가 되면 다른 세균이나 효모들도 일부를 차지한다. 성인이 되면 글리코겐이 감소되고(경구 피임약, 임신 등에 의해) 항생제 사용으로 정상상재균이 불균형되면 질염(Vaginatis)이 발생된다. 여성이 폐경기에 접어들게 되면 에스트로겐 양은 다시 감소하고 균들도 아이 때처럼 돌아가며 산성에서 다시 중성이 된다.

3. 비뇨기계 감염

1) 세균매개 감염증

대부분의 비뇨기계 질병은 기회감염이며 병에 걸리기 쉬운 인자들과 관련되어 있다. 신경계의 문제, 임신중독증, 당뇨병, 암이나 신장결석과 같은 질병은 비뇨기계 감염을 유발하는 원인이 된다. 특히 여성의 경우는 항문과 뇨도가 가까이 있기 때문에 요도가 장내 세균에 의해 감염되는 일이 자주 일어난다. 자주 감염되는 세균에는 *E. coli*, Proteus, Staphylococcus, Pseudomonas, Enterococcus등이 있다. Pseudomonas에 의한 감염은 어느 부위에서든 치료하기가 매우 까다롭다. 진균류인 *Candida albicans* 또한 요도감염을 일으키는 기회감염균류이다. 감염이 발생되면 보통 감염된 조직에 염증을 일으키며 요도에 일어나는 염증을 요도염, 방광에 일어나는 염증은 방광염, 요관에 일어나는 염증은 요관염이라 한다. 하부 비뇨기계 감염이 가장 위험한 이유는 침범한 미생물이 신장까지 침투하여 신우신염을 유발할 수 있기 때문이다.

신장은 때때로 온몸을 침범하는 세균에 의해서도 감염이 된다. 신장은 그런 것에 의해 감염되었을 때 밖으로 배출되는 소변에서 세균들을 확인할 수 있다. 비뇨기계의 많은 질병들이 원내감염에 의하여 야기되며 모든 원내감염의 약 35%가 비뇨기계에서 일어난다. 방광이나 전립선의 수술도 방광과 요도를 감염시키는 원인 중 하나이다. 대장균은 비뇨기계 감염의 절반 이상을 일으킨다.

(1) 요도염(Urethritis) 및 방광염(Cystitis)

요도염은 뇨도에 세균이 감염되어 발생한 염증반응을 의미하며 방광염은 방광에 염증이 생기는 것인데 매우 흔한 질병이며 특히 여성에서 많이 나타난다. 감염경로는 성교나 부주의한 개인 위생에 의하여 발생된다. 증상으로는 심한 통증과 함께 배뇨곤란, 빈번한 배뇨, 혼탁뇨,

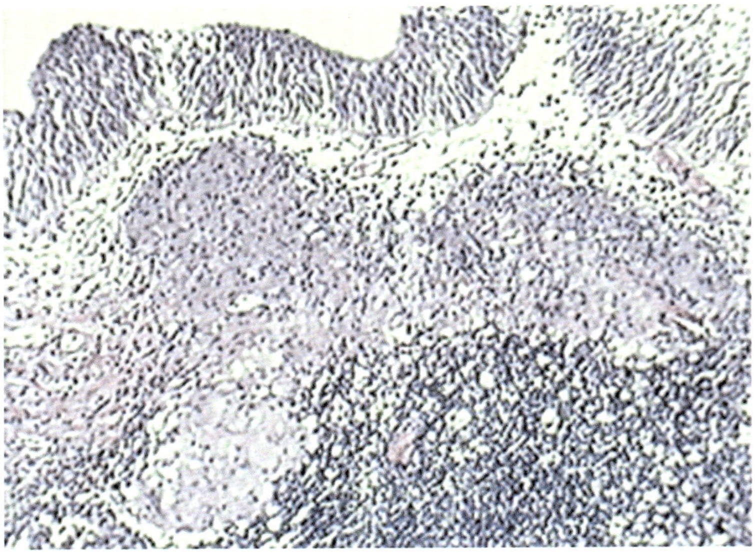

그림 19-4. 방광염(Cystitis)

성교시 통증, 피로, 열, 오심 등이 특징이다. 합병증으로는 신우신염, 급성 신장장애를 유발할 수 있다. 여성의 요도는 그 입구 주위에 많은 미생물들이 존재하고 여성의 요도는 남성의 것보다 짧으므로 미생물들에 의해 더 쉽게 감염될 수 있다. 남성에게 있어서 방광염은 소화기계나, 신장, 요도 등의 감염과 관련이 있다. 남성과 여성 모두 방광염에 관련된 세균은 *E. coli*, *P. vulgaris*, *P. aeruginosa* 등이 있다(그림 19-4).

진단은 요분석시험(백혈구 수 및 적혈구 수 증가)과 요배양을 통하여 확인한다. 방광염 치료는 어떤 세균이 감염되어 있는지에 따라 달라진다. 일반적으로nitrofurantoin, nalidixic acid, sulfa drug, amoxicillin, cephalosporins, doxycycline 등 다양한 항생제가 비뇨기계 하부 감염증을 치료하는데 사용된다.

(2) 신우신염(Pyelonephritis)

방광염이 완전히 치료되지 않는 경우에는 신우신염으로 발전할 수 있다. 신우신염은 네프론과 요도의 입구와 연관되어 있는 신장의 한쪽이나 양쪽에 염증이 생기는 것을 말한다. 여성의 경우 주로 하부 비뇨기계에서 감염이 시작된다. 감염경로는 비뇨기계 감염의 결과와 방광에서 신장으로의 소변역류에 의하여 발생되는데 약 75%가 *E. coli*에 의한 것이다. 신우신염을 일으키는 다른 종류의 세균에는 장내세균, *Proteus*, *P. aeruginosa*, *S. pyogenes*, *Staphylococcus* 등이 있다. 신우신염은 만성이 될 수도 있으며 남성이나 어린 여성보다는 성인여성에게서 자주 나타낸다. 증상으로는 요통, 복통, 발한, 구토, 오심, 피로, 배뇨시 통증, 빈뇨, 혼탁뇨, 심한 악취뇨 등이 특징이다. 합병증으로는 회음부 농양, 패혈증, 신장장애 등이 유발될 수 있다. 진단은 요화학검사, 요배양, 혈액배양 등이 이용되며 치료는 보통 방광염에 쓰이는 항생제들이 신우염의 치료에도 사용된다(그림 19-5).

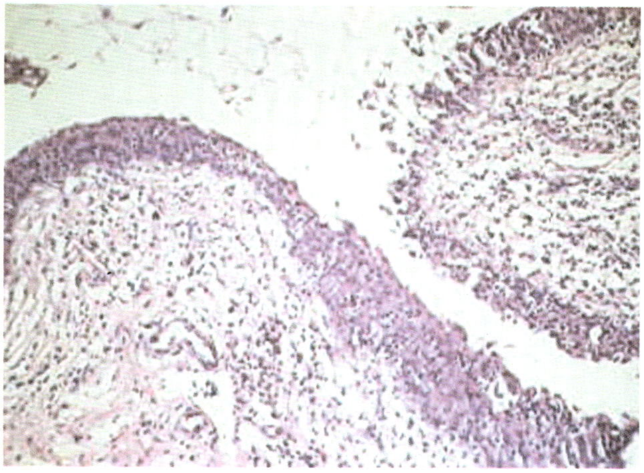

그림 19-5. 만성신우신염 조직세포 (Chronic pyelonephritis)

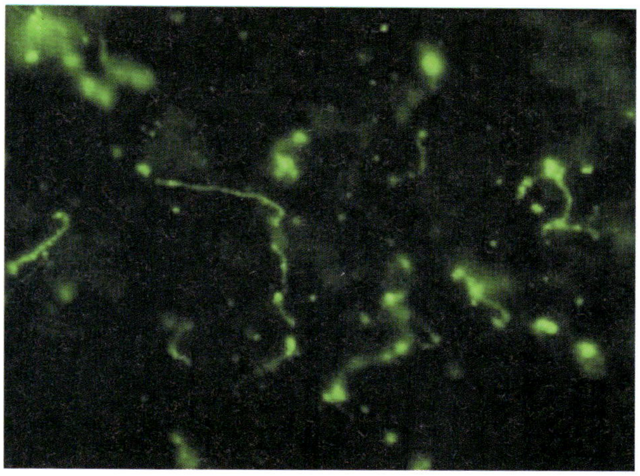

그림 19-6. *Leptospira interrogans*(FA stain)

(3) 렙토스피라증(Leptospirosis, Weil's disease)

렙토스피라증을 일으키는 미생물은 *Leptospira interrogans*이다. 렙토스피라는 나선형으로 암시야 현미경에서 매우 잘 보인다. 이는 절대 호기성 미생물이므로 토끼 혈청을 공급해주는 다양한 인공합성배지에서 잘 자랄 수 있다. 렙토스피라증은 넓은 범위의 포유동물에서 나타나는 질병이고 그 미생물은 감염된 동물의 소변에서 검출된다. 감염경로는 동물소변에 의해서 오염된 물과 접촉한 사람과 동물들은 점막을 통해서 감염된다(그림 19-6).

잠복기는 2일에서 26일이며 증상은 오한이나 고열이 나며 마른기침, 구토, 설사, 결막염, 두통과 근육통을 동반하며 비장, 간장, 림프절 확대, 피부발진의 특징을 나타낸다. 치사율은 10% 보다 적으며 신장의 손상이 사망 이유 중 가장 일반적인 원인이다. 합병증으로는 수막염과 심한 출혈이 유발된다. 진단은 백혈구수 계산(보통 10,000이하), 요화학검사, creatinin kinase검사, 배양검사, 혈청학적방법을 이용한 항체검출, 암시야검경, silver 염색, 형광항체법, 혈액으로부터 세균의 분리 등이 이용된다. 렙토스피라증을 치료하는 방법은 보통 만족스럽지 않는데 그 이유는 부분적으로 그 병의 발견이 종종 늦어지기 때문이다. 보통 penicillins, tetracyclines, chloramphenicol, erythromycin등이 이용된다.

(4) 사구체신염(Glomerulonephritis, Bright's disease)

사구체신염(브라이트 질병)은 신장의 신사구체에 염증이 생기는 것을 말한다. 신사구체는 모세혈관으로서 신장을 지나는 혈액을 여과하는 것을 도와준다. 신사구체 신염은 면역복합질병(immune complex disease)이다. 대부분의 경우 베타-용혈성의 연쇄상구균(*S.pyogenes*)에 의하여 유발된다. 용해성의 연쇄상구균 항원은 특별한 항체와 결합하여 항원-항체 복합체를 형성하며 이는 보체와 반응한다. 그 복합체는 사구체에 축적되어 있다가 염증을 일으켜서 신장의 손상을 초래한다(그림 19-7).

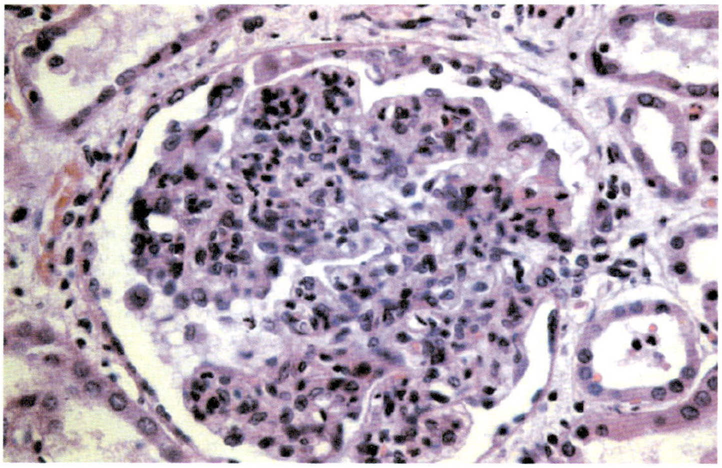

그림 19-7. 급성 사구체신염 조직세포

사구체 신염의 증상은 체중감소, 두통, 발열, 혈압증가, 소변내 단백질과 적혈구 포함 등으로 혼수상태가 될 수 있으며 좀 더 심할 경우 사망까지 초래할 수 있다. 그러나 적절한 치료시 대부분은 완전히 회복이 된다. 합병증은 만성 신장장해, 고혈압, 심장장해, 폐부종 기타 감염에 대한 감수성 증가를 야기한다. 진단은 비정상의 cast, prorein에 대한 요분석, 흉부 X-ray촬영, 신장 생검을 이용할 수 있다. 치료는 염, 수액, 단백 그리고 기타 필요한 물질의 보충이 필요하며 항생제는 penicillin과 chloramphenicol을 사용한다.

4. 생식기계 감염

1) 세균매개 감염증

대부분의 생식기계 질병들은 성행위에 의해서 전파되므로 성적 전파 질병(sexually transmitted disease STD)이라 하며 또는 성병(venereal disease VD)라고도 한다. 이러한 질병들의 대부분은 항생제를 이용해서 조기에 치료를 할 수 있으며 콘돔을 사용해서 대부분의 성병을 예방할 수 있다.

(1) 임질(Gonorrhoeae)

임질은 그람음성균인 *Neisseria gonorhoeae*(그림 19-8)에 의해 발생하는 성병이다. 임질은 A.D. 150년에 그리스의 의사인 Galen에 의해서 발견되고 그 이름이 붙여졌다. 현재 그 발병수는 오랫동안 급격히 증가하다가 점차 감소하는 추세이다(그림 19-9). 미국에서는 매년 약 백만 건이 CDC에 보고되고 있으며 실제로는 약 3~4백만이라고 추정하고 있다. 이중 약 60% 이상이 15~24세 집단에서 나타나고 있다. 감염경로의 대부분은 성접촉에 의하여 발생되며 세균이 질, 구강, 항문 등에 감염된다.

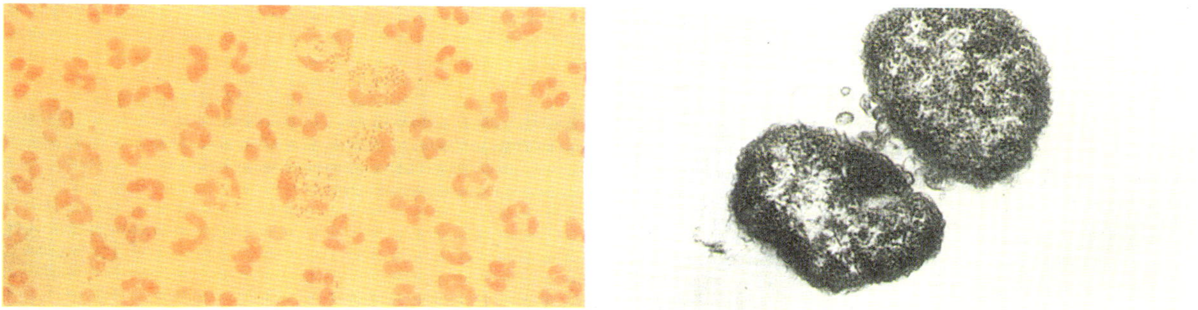

[a] [b]

그림 19-8. ***Neisseria gonorrhoeae***

a. 백혈구 세포질 내 그람음성 쌍구균　　b. 쌍구균의 내부구조(TEM, 40,000×)

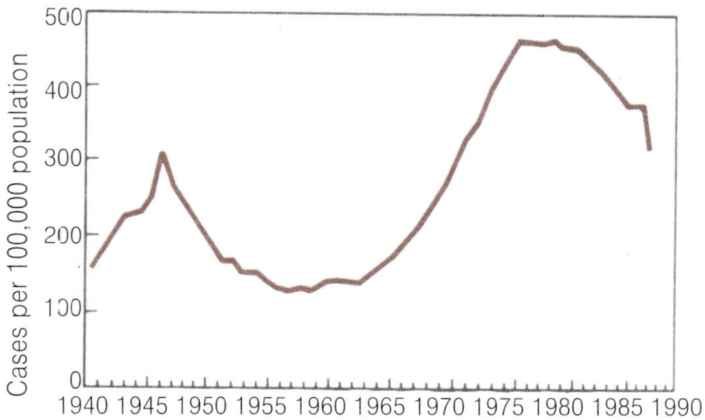

그림 19-9. 임질의 발생빈도

감염경로는 임질균이 섬모를 통해 점막세포에 부착함으로써 감염된다. 점막세포는 구강-인두 부위나, 눈, 관절, 대장, 남성과 여성의 성기, 사춘기 여성의 외부 성기 등에 존재한다. 균이 침입하면 염증이 생기고 백혈구가 염증이 유발된 부위로 이동하여 농(pus)이 형성된다. 남성에 있어서 한번 노출되면 20~35% 정도가 임질균에 감염된다. 그러나 여성은 60~90%가 한 번의 노출에 의해 감염된다.

남성의 증상은 배뇨시 고통스럽거나, 요실금, 빈뇨, 다량의 농(pus) 분비가 특징이며 감염된 남자의 약 80%가 몇 일 후에 이와 같은 증상들을 보인다(그림 19-10(a)). 항생제 치료전 몇 일 동안은 이러한 증상들이 몇 주 동안 지속된다. 치료되지 않은 경우 불임과 같은 합병증도 유발할 수 있다. 여성의 경우 병이 진행된 후 골반염(PID) 때문에 복부에 통증이 올 수 있다. 골반염(PID)의 원인은 임질균에 의해서만 일어나는 것이 아니고 종종 클라미디아균과 동시 감염일 때 발생되기도 한다.

난관염(salpingitis)이 생기면 난관이 막혀서 난자가 난소에서 자궁으로 이동할 수 없으며 따라서 불임이 된다. 그러한 불임의 경우 약 20% 만이 수술로 치유될 수 있다. 또한 수정란의

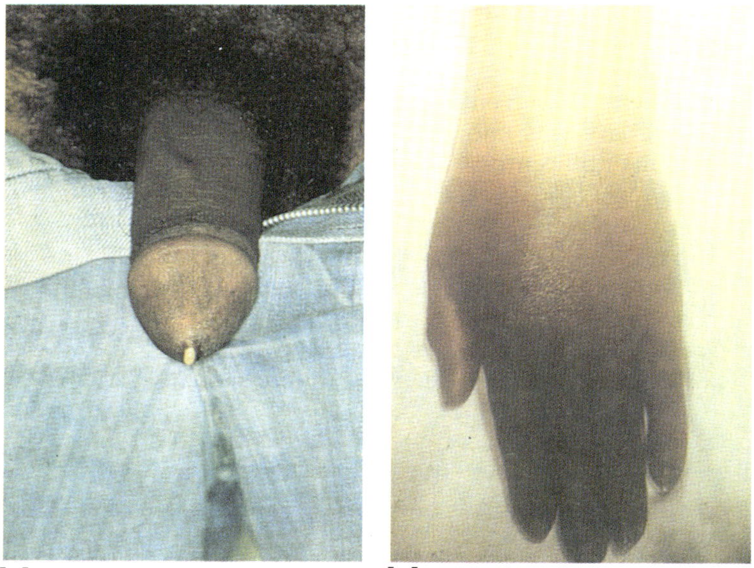

[a] [b]

그림 19-10. a. 임질에 의한 농(pus)분비 b.임질에 의한 관절염

착상이 자궁이 아니라 난관에서 일어날 수도 있다. 이를 자궁외 임신이라고 한다. 진단은 gram염색, 뇨도분비물, 직장 및 인후검체의 배양검사가 이용된다. 치사율은 약 1% 미만이고 사망하는 경우는 보통 치료를 방해하는 오진에 의해 나타난다. 골반염의 치료는 erythromycin, cefpodoxim proxetil, cephalosporin, spectinomycin, ciprofloxacin 등이 이용된다.이러한 결합은 임질균이나 클라미디아균 모두에 작용한다.

남성과 여성의 경우 모두에서 치료되지 않은 임질은 매우 심각하게 발전하여 관절염, 심내막염, 뇌막염 등의 합병증을 유발할 수 있다. 임질성 관절염은 임질균이 관절액에서 증식하므로써 발생되며 약 1%의 임질의 경우에서 나타난다. 감염된 관절은 보통 손목, 무릎, 발목 등에서 나타난다(그림 19-10(b)). 증상을 나타내지 않는 여성이 출산한 경우 신생아의 눈에 임질균이 감염되는 경우가 있다. 실명되는 것을 예방하기 위해 1% $AgNO_3$나 erythromycin sulfate로 닦아낸다. 만일 산모가 임질로 나타나면 페니실린을 근육주사로 놓을 수 있다. 임질은 재감염에 대한 면역성이 생기지 않는다.

페니실린은 수 십년 동안 임질에 대한 효과적인 치료법이었지만 페니실린에 내성을 가진 세균의 출현으로 점점 투입량이 증가하고 있다. 페니실린에 대한 내성은 보통 penicillinase에 대한 유전자를 가지고 있으므로써 나타난다. Penicillinase에 관한 유전자는 세균의 염색체나 플라스미드에 의해 전달된다. 임질균이 그러한 플라스미드를 가지고 있다는 사실이 1976년에 처음 발견되었다. 임질균에 대한 항생제 내성은 최근에 매우 위험한 수준까지 증가하였다. 클라미디아와 동시에 감염되는 경우 항생제 치료는 항클라미디아 항생제까지 포함해야 한다.

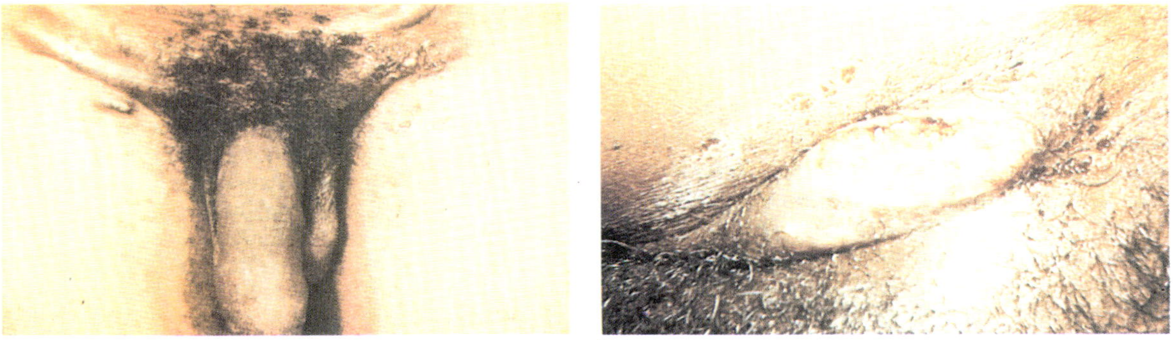

[a] [b]

그림 19-11. *Chlamydia trachomatis*에 의한 lymphogranuloma

(2) 비임균성 요도염(NGU : Nongonococcal Urethritis)

비임균성 요도염(NGU) 또는 비특이성 요도염(NSU : Non Specific Urethritis)는 *N. gonorrhoeae* 외에 다른 세균에 의해 발생되는 뇨도의 염증질환이며 감염경로는 대부분 성 접촉에 의하여 발생된다. 외상이나 화학물질(알콜이나 특정 화학치료요법 물질)들도 비임균성 요도염을 일으킬 수 있지만 비임균성 요도염의 증상은 남성에게 배뇨시 약간의 통증과 분비물을 분비한다. 여성에서는 증상이 거의 나타나지 않기 때문에 대부분 적기에 치료가 이루어지지 않는 경우가 많다.

합병증은 흔하지 않지만 매우 심각할 수 있다. 남성의 경우에는 부정소의 염증으로 발전할 수도 있다. 여성에서는 난관의 염증이 불임을 유발시킬 수도 있다. 난관염의 약 60% 정도가 클라미디아 감염에서 유발된다고 생각된다. 아마 NGU와 관련된 가장 일반적인 세균은 *Chlamydia trachomatis* 이다. 임질에 감염된 많은 사람이 클라미디아에 동시에 걸리는 경우가 많다. *C. trachomatis*는 성 접촉을 통해 감염되는 성병성 림프육아종(그림 19-11)과 트라코마(눈에 감염)를 일으킨다. 임질처럼 *C. trachomatis*도 출산시 신생아의 눈에 감염될 수 있다.

클라미디아는 세포내에 감염되는 그람음성세균이다. 클라미디아에 의해 생긴 증상이 비교적 미약하고 무증상이라 해도 여성의 경우 난관염까지 일으키는 정도가 되면 불임을 초래할 수도 있다. *N. gonorrhoeae*와 *C. trachomatis* 외에도 다른 균들이 NGU를 일으킬 수도 있다. 그 다음으로 요도염과 불임의 주요 원인이 되는 것은 *Ureaplasma urealyticum* 이다. *Mycoplasma hominis*도 보통 정상적인 질에서 존재하지만 난관염을 때때로 일으킬 수 있다. 클라미디아와 마이코플라즈마 감염증 치료는 tetracyclines, doxycycline 그리고 erythromycin 등이 이용된다.

(3) 매독(Syphilis)

매독에 관한 가장 초기의 보고는 유럽에서 15세기말이었다. 이는 콜럼부스가 신대륙으로부터 돌아온 때와 일치하므로 매독이 그 선원들에 의해서 유럽으로 전파되었다는 가설이 있다.

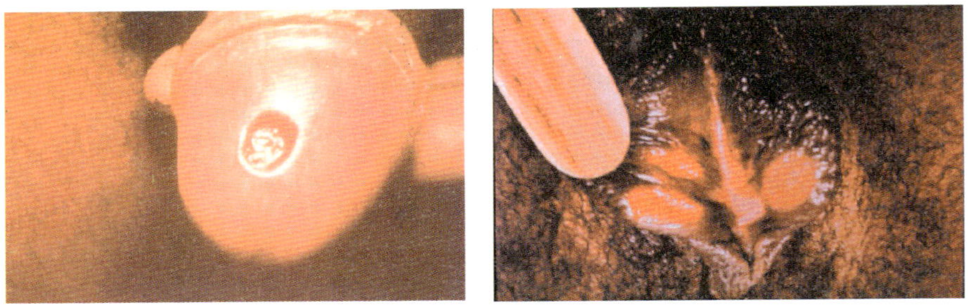

그림 19-12. 매독에 의한 1기 Chancre

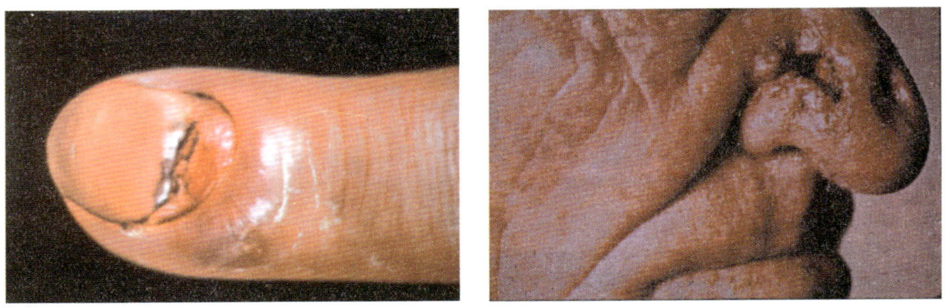

[a] [b]

그림 19-13. a. 2기 매독증상(Papular rash) b. 3기 매독증상(Gumma)

매독이 가장 많이 발병되는 연령은 성적활동이 가장 왕성한 20~39세의 집단이다. 남성 동성애자들 사이의 발병율은 보통의 집단보다 25~30배정도 높다.

매독의 원인균은 나선균인 *Treponema pallidum*이며 이 균은 비소, 비소 화합물, 수은 복합물과 건조, 가열 등에 의해 쉽게 파괴되는 특성을 갖는다. 감염경로는 성적 접촉과 선천성감염에 의해서 이루어지며 성기나 다른 신체부위를 통해 감염된다. 잠복기는 대략 3주이지만, 2주에서 여러 달까지 다양하다.

초기 단계의 증상은 감염부위에 작고 단단한 하감(chancre)으로 나타난다(그림 19-12). 하감은 통증이 없고 중앙부위에 혈장분비물이 형성된다. 이 경우 감염성이 높고 암시야 현미경에서 보면 스피로헤타를 발견할 수 있다.

제 1단계 후 몇 주가 지나면 이 병은 제 2단계로 발전하는데 주로 피부에 다양한 발진이 나타난다(그림 19-13(a)). 또 다른 증상으로는 머리가 한 움큼씩 빠진다거나 기분이 불쾌하고 약한 미열이 나타난다. 홍진은 피부전체에 넓게 퍼지며 입안의 점막이나 인두, 골반에서도 발견된다. 이 단계에서 홍반이 나타나는 부위에는 많은 스피로헤타가 나타나고 이들은 매우 감염성이 높다.

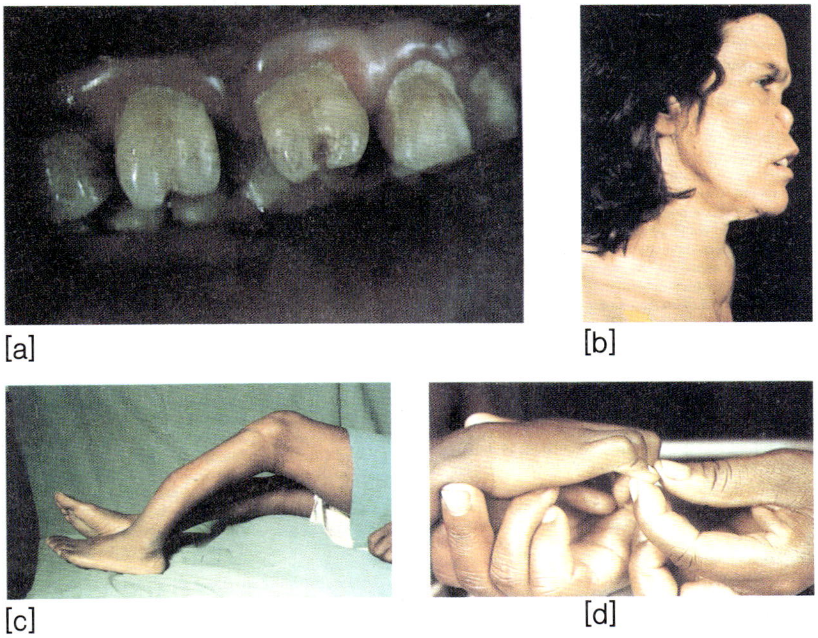

그림 19-14. 선천성 매독징후

a, Hutchinson's teeth　　b. saddle-nose

c, saber shin, arching　　d. deformation of hands

치과의사들이나 다른 의료계 종사자들이 이런 부위에서 나오는 액체에 접촉하게 되면 스피로헤타들이 피부를 통해 침범하므로 쉽게 감염될 수 있다. 3차 매독의 대부분 증상은 고무종(gumma, granulomas)으로 나타나는데 이는 손상부위나 피부의 겉부분에 마치 고무덩어리처럼 조직이 뭉치는 증상이다(그림 19-13(b)). 때때로 중추 신경계에 침입하여 청각장애나 실명 또는 입천장에 구멍이 뚫려서 말을 하지 못하는 언어장애, 정신이상, 기형 등 매독의 최종단계를 유발한다.

가장 치명적이고 위험한 형태의 매독 중 하나는 태반을 통하여 모체로부터 태아로 전염되는 선천성 매독(Congenital syphilis)이다. 선천성 매독은 정신발달의 손상, 기형을 가져오거나 다른 신경계에서의 증상들은 매우 심각한 결과를 가져온다(그림 19-14). 1단계 또는 2단계에서 임신을 하면 사산하기 쉽다. 진단은 매독균은 인공합성배지에서 자라지 않기 때문에 진단하기 위한 가장 좋은 방법은 손상부위나 감염부위의 림프절 등에서 분비되는 삼출액을 검사하는 것이다. 매독균은 잘 염색되지 않고 그 지름이 광학 현미경에서 볼 수 있는 한계인 약 0.2nm 정도밖에 되지 않으므로 암시야 현미경을 이용한다. 또한 FTA-abs, TPHA, VDRL과 같은 혈청학적방법을 이용한다. 치료시 penicillin, doxycycline, benzathine-penicillin 등은 체내에서 2주 정도 지속되고 작용하므로 많이 사용된다.

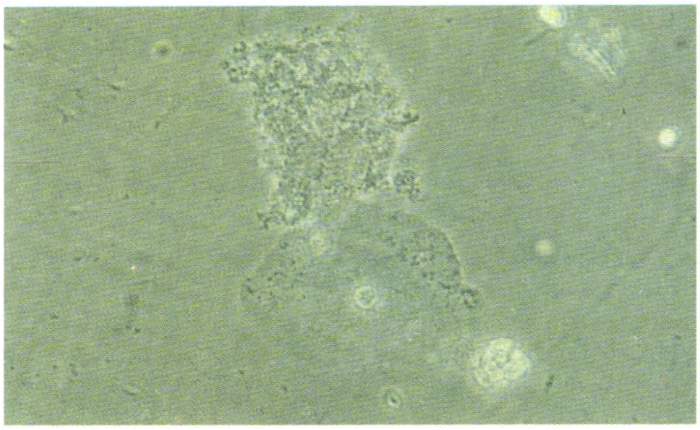

그림 19-15. Gardnerella감염에 의한 Clue cell

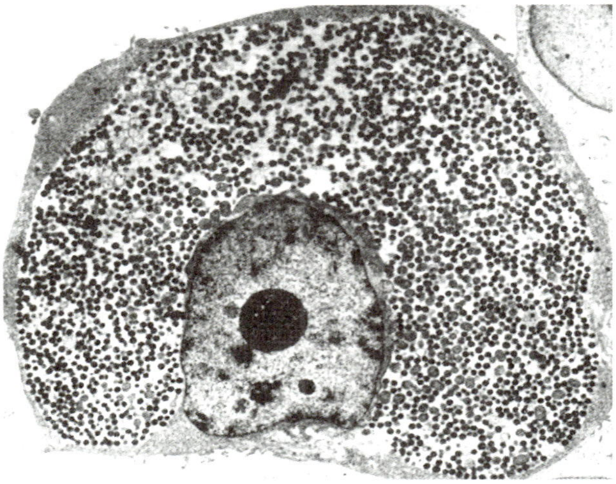

그림 19-16. *C. trachomatis* 감염세포

(4) 가드네렐라 질염(Gardnerella Vaginitis)

여성생식기는 다양한 미생물에 의해 감염되기 쉽다. 질염은 균류인 *Candida albicans*, 원생동물인 *Trichomonas vaginalis* 또는 세균인 *Gardnerella vaginalis* 등에 의하여 발생되며 가드넬라 질염은 가장 흔한 질염 중 하나이다. *C. albicans*에 의한 감염은 보통 기회감염이고 반면 *T. vaginalis*와 *G. vaginalis*에 의한 감염경로는 성적접촉에 의해 전염되는 병이다. *G. vaginalis*에 의한 질의 감염은 비특이적인 질염이다. 이것은 질의 산도가 5보다 높은 경우에 일어난다. 증상은 미약하거나 무증상이며 질에서 생선냄새가 나는 거품같은 물질이 분비된다. 진단은 생선 냄새에 그 기본을 두며 질의 산도 상태, 현미경 상에서 분비물 내에 clue세포를 증명함으로써 가능하다(그림 19-15).

Clue 세포의 특징은 gram음성간균인 *Gardnerella vaginalis*가 질을 구성하고 있는 상피세포 표면을 덮고 있다. 치료는 metronidazole을 이용하며 이는 질내 혐기성 세균을 제거하며 반면에 lactobacilli는 질내 재분포 하도록 허용한다.

(5) 성병성 림프육아종(Lymphogranuloma venereum:LGV)

트라코마와 NGU를 일으키는 *Chlamydia trachomatis*는 성병성 림프육아종(LGV)도 일으키며 이 병은 열대지방에서 발견되는 질병이다(그림 19-16). 감염경로는 성 접촉에 의하여 전파되며 주로 림프조직을 침입하여 감염시킨다. 7일 내지 12일 정도의 잠복기를 거친 후 증상은 성기의 궤양, 서혜부 림프절의 종대, 서혜부 림프절로부터 농분비, 대변내 혈액의 포함 등을 나타낸다. 합병증은 직장협착, 상피증(elephantiasis)이 발생될 수 있으며 극히 드물게 뇌염을 유발하기도 한다. 진단은 생검(biopsy) 후 염색, 배양, 간접형광체법, LGV에 대한 혈청학적방법이 이용된다. 치료는 tetracycline, doxycycline, erythromycin 그리고 여러 가지 항생제를 사용함으로써 효과를 나타낸다.

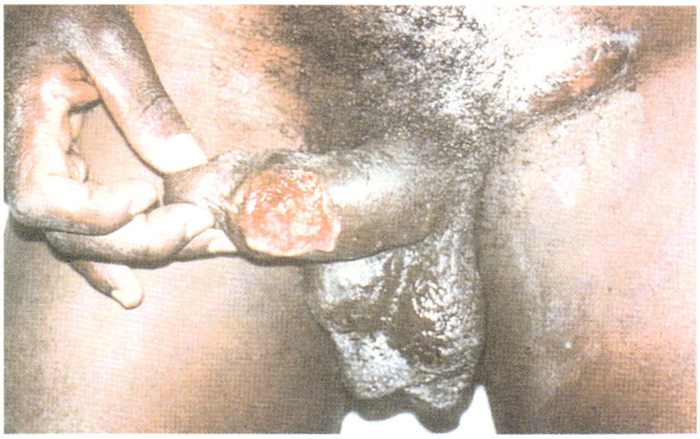

그림 19-17. *Haemophilus ducreyi* 감염에 의한 Chancre

(6) 연성하감 과 서혜부육아종 (Chancroid, Soft chancre and Granuloma inguinale)

연성하감과 서혜부 육아종으로 알려진 STD는 종종 열대지방에서 매독보다 더 흔히 나타나는 질병이다. **연성하감**(chancroid)은 그람음성간균인 *haemophilus ducreyi*에 의하여 야기되며 감염경로는 성 접촉에 의하여 전파되며 개발도상국에서 많이 발견된다. 증상은 1~2주의 잠복기를 거친 다음에 나타나며 구진(papule), 궤양, 통증 등이 특징이다. 진단은 세균배양 및 혈청학적방법을 이용한다. 치료는 azithromycin, ceftriaxone, cifrofloxacin 그리고 erythromycin 등이 효과적이다(그림 19-17).

서혜부 육아종(granuloma inguinale)은 성기 주변에 염증이 생기는 하감의 종류이다. 이는 연성하감이나 1차 매독과 쉽게 혼동될 수 있으며 이 질병은 인도, 아프리카, 캐리비안, 동남아시아에서 가장 흔한 질병이다. 감염경로는 남자의 동성간의 성교가 가장 유력한 서혜부 육아종의 원인이 된다고 보고 있다. 또한 이 질병은 미국의 흑인 군인 사이에서 새롭게 발견되는 성병의 2~3%를 차지하고 있다.

원인균은 그람음성의 특징을 나타내는 *Calymmatobacterium granulomatis*이며 협막(capsule)으로 싸여있는 *Klebsiella pneumoniae*와 매우 비슷하다. 증상은 성기주변에 구진(papule), 미란(erode), 성기주변의 변색, 결절(nodule) 등이 특징이며 치료되지 않은 경우 성기주변조직의 파괴와 절단이 초래된다. 진단은 매독 검출시와 같이 혈청학적검사를 이용한다. Gentamycin과 chloramphenicol이 치료에 선택되며 tetracycline과 streptomycin 또한 효과적이다.

(7) 전립선염(Prostatitis)

남성의 전립선염(prostatitis)은 주로 성접촉 후 전립선에 Staphylococcus, Streptococcus, *E. coli*, *Pseudomonas aeruginosa* 등 다양한 세균이 감염된 염증성 질환이다. 증상은 오한과 하부요통, 회음부통증, 미열, 혈뇨, 배뇨곤란, 빈뇨 등이 있으며 합병증은 만성 전립선염,

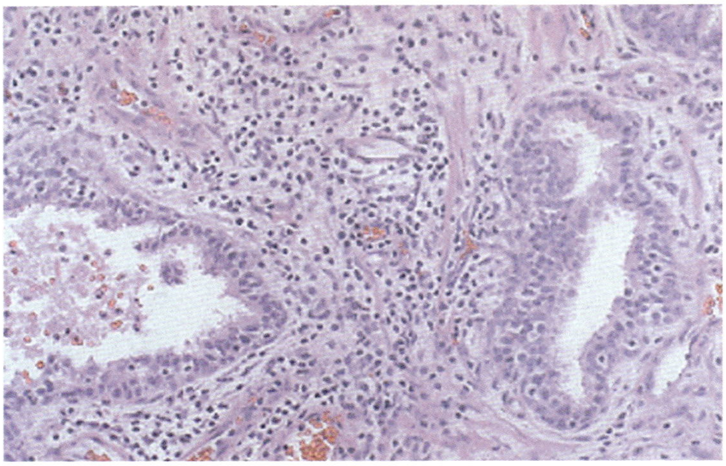

그림 19-18. 전립선염의 조직세포

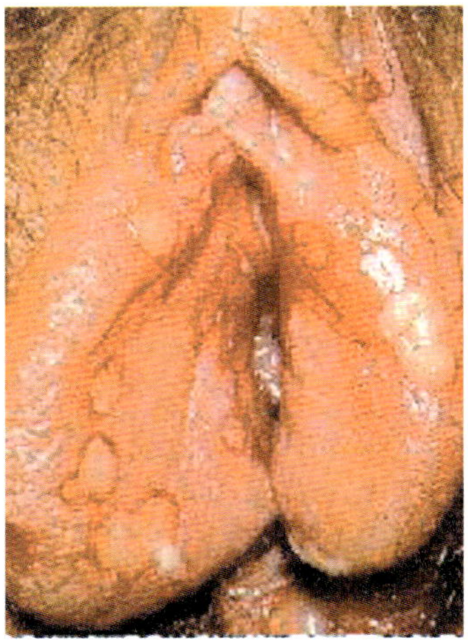

그림 19-19. 음부포진(Genital herpes)

전립선 종대에 의한 소변정체, 요도협착 등이 유발될 수 있다(그림 19-18). 진단은 소변내 염증세포를 확인하는 것이 중요하며 요분석시험, 요배양검사를 한다. 치료는 선택된 항생제나 화학요법제를 사용하며 대부분 trimethoprim-sulfamethoxazole, fluoroquinolone, tetracycline 등이 효과적이다.

2) 바이러스성 매개질환

(1) 음부포진(Genital herpes)

음부포진은 *herpes simplex virus* 제 2형이 주원인이나 제 1형도 원인이 될 수 있다(그림 19-19). 음부포진의 감염경로는 성 접촉에 의하여 바이러스가 전파된다. 증상은 가볍게 진행되지만 때로는 심할 수 도 있다. 여성들에서 herpes 감염의 기본적인 부위는 자궁경부이지만 질에 관계될 수도 있다. 처음 발진이 치유된 후에 바이러스는 척수후근 신경절(ganglion of spinal dorsal root)에 잠복해 있다가 과로, 일광욕, 기타의 원인으로 다시 발진이 발생한다. 수 개 내지 수 십개의 수포가 홍반 위에 발생하여 가피를 형성한 뒤 치유된다. 한 번 감염된 뒤에 재발하지 않는 경우도 있고 오랜 시간(10여년 이상)이 지난 뒤에 재발하는 경우도 있다. 신생아(neonate)는 *herpes simplex virus* 감염으로 60%정도가 치명적이며 그중 살아남는 아기는 실명이나 정신이상을 나타낼 수 있다. 따라서 임산부는 분만시기가 가까워지면 이 질환의 재발여부를 항상 조심하고 재발된 경우에는 정상분만보다는 제왕절개분만이 효과적이다. 여성에서는 자궁경관암(carcinoma of cervical canal)의 원인이 되기도 하므로 특히 주의하여야 한다.

진단은 수포분비물을 이용한 virus culture, PCR을 이용하여 *herpes simplex virus* DNA 증명, tzanck test를 이용한다. 치료는 청결이 가장 중요하며 칼라민연고(calamine lotion)또는 기타 방법으로 건조시키는 것이 원칙이다. Acyclovir, foscarnet(foscavir) 등 항바이러스 제제가 효과적이며 국소적으로 유용한 약물도 여러 가지가 있다.

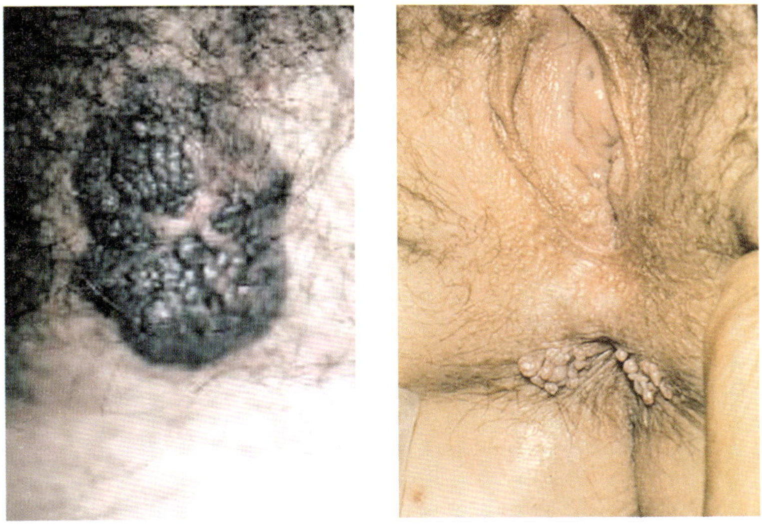

그림 19-20. 음부 및 항문 사마귀(Genital warts : Condyloma)

(2) 음부사마귀(Genital warts)

음부사마귀(genital wart)는 바이러스에 의한 질병이며 일명 penile warts, venereal warts, condyloma라고도 한다(그림 19-20). 음부사마귀의 감염경로는 성접촉을 통하여 이루어지며 원인 바이러스는 70가지 이상의 *Human Papilloma viruses*가 작용한다. 증상은 성기 위에 사마귀(warty), 성기의 통증, 성기주변의 콜리플라워(cauliflower), 음낭, 성기의 가려움증, 비정상 질 출혈 등이 특징이며 합병증으로 자궁경부암을 유발하기도 한다. 음부사마귀 감염에 대한 정확한 진단은 아직 없지만 형태적인 특성을 통해서 쉽게 알 수 있다. 치료는 물리적인 제거방법과 함께 trichloroacetic acid, podophyllum, liquid nitrogen을 이용한다.

3) 진균성 매개질환

(1) 음부 캔디다증

*Candida albicans*는 종종 입안의 점막이나 소화관, 생식요도관 등에 감염되는 효모와 같은 균류이다(그림 19-21). 감염은 항생제나 다른 요소에 의해서 면역성이 약해졌을 때 *C. albicans*는 과성장하여 기회감염을 나타낸다. 이는 남성에서의 NGU나 질염의 가장 흔한 원인이 되는 외음질 캔디다증을 일으키기도 한다. 모든 여성들의 약 75% 정도가 적어도 한번의 감염은 경험이 있다. 외음질 캔디다증의 증상은 마치 아구창의 것과 매우 비슷하지만 발진과 더불어 더 심각하게 가렵거나 부어오르고 두껍고 노랗고 치즈 같은 분비물이 나오며 효모 같은 냄새가 난다. *C. albicans*은 기회감염균이며 경구피임약을 사용하거나 임신을 했을 경우 감염되기 쉽다. 이러한 원인들은 질 내의 글리코겐을 감소시키기 때문이다. 당뇨병과 광범위의 항생제를 사용하게 되면 또한 *C. albican*에 의한 질염을 비롯한 2차감염을 유발한다. 진단은 KOH 검사, 염색, 배양, 생화학검사, IFA 등을 이용하며 치료는 nystatin, cltrimazole, miconazole, ketoconazole를 이용하여 효과를 나타낸다.

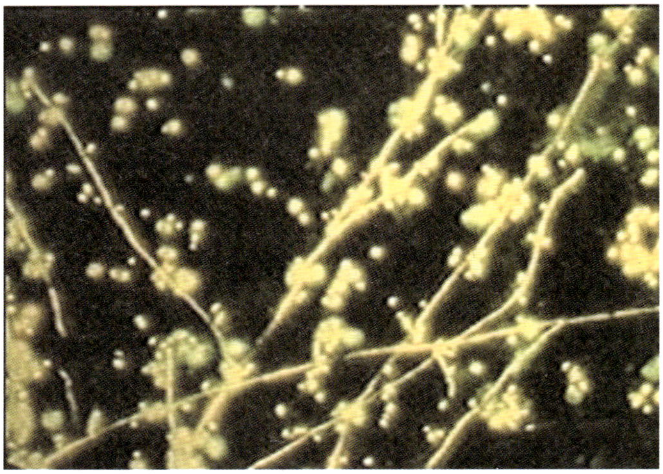
[a]

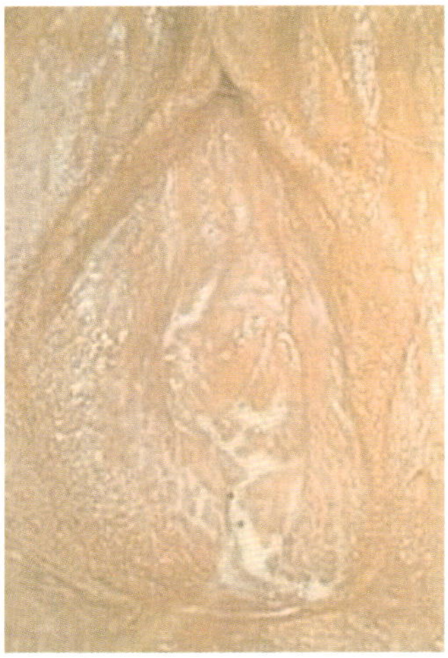
[b]

그림 19-21. 캔디다증

a. Candida fluorescent 염색　　b. 질분비물

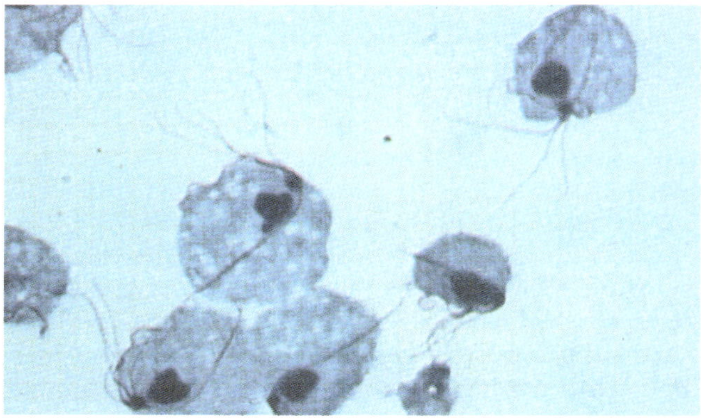

그림 19-22. *Trichomonas vaginalis*

4) 트리코모나스증(Trichomoniasis)

트리코모나증은 일명 Trichmonas vaginitis, Trich 라고 하며 *Trichomonas vaginalis*에 의해서 야기되는 염증성 감염증이다(그림 19-22). 감염경로는 주로 성 접촉에 의하여 전파되며 증상은 여성인 경우 성교시 불편, 질 소양감, 초록색과 노란색의 대하, 안쪽 넙적다리 소양감, 냉증이 특징이다. 남성인 경우 배뇨 및 사정 후 통증, 요로 소양감, 요도로부터의 분비물이 특징이며 합병증으로 전립선염을 유발하기도 한다. 진단은 wet smear 및 pap smear에서의 *T. vaginalis* 증명 및 인공합성배지에서의 배양을 이용한다. 치료는 metronidazole이 주로 이용되며 주의사항으로는 alcohol을 피해야 한다.

chapter 20 중추신경계의 감염질환
Central Nervous System Infection

1. 중추신경계의 구조

중추신경계(central nervous system)는 뇌와 척수로 이루어진 신경기능의 중추부이다. 중추신경계에는 지각성 및 운동성 말초신경(peripheral nerve)의 연결에 의하여 신경정보의 전달이 일어나며 뉴런의 복잡한 회로에 의한 정보처리가 일어나는 것이 특징이다. 또 외부환경이나 내부환경으로부터의 자극에 대응하여 정상적인 신경기능을 유지하고 있다(그림 20-1).

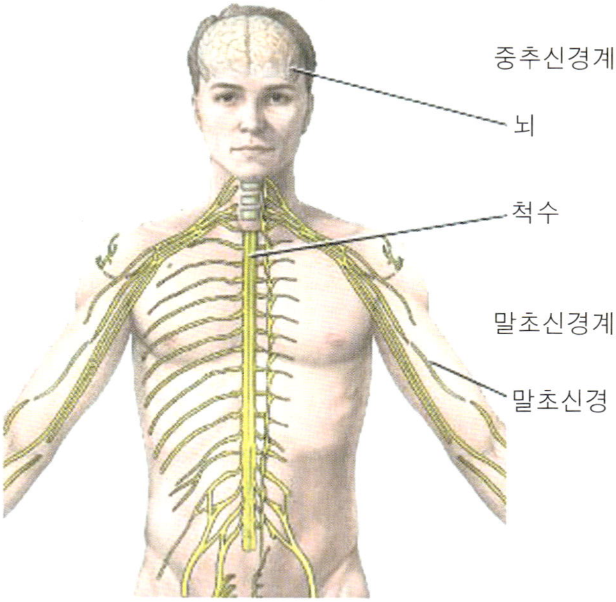

그림 20-1. 중추신경계의 구조

중추신경계는 주로 신경세포와 신경교세포의 신경조직으로 이루어진다. 신경세포체 주위에는 신경세포의 수상돌기(dendrite), 축삭(axis cylinder)이나 신경교세포의 돌기가 복잡하게 얽혀 망을 이루는데 이것을 신경망(neurophil)이라 한다. 신경세포는 자극을 받으면 흥분하고 축삭을 거쳐 다른 신경세포로 자극을 전달하는데 자극을 전달하는 것을 **시냅스**라고 한다.

뇌와 척수는 2개의 피막으로 보호되며 외피는 뼈로 이루어져 있으며 두개골은 뇌를 감싸고 척추골은 척수를 감싼다. 뇌척수경막(dura mater)은 가장 끝에 있는 층이며 지주막(arachnoid membrane)은 뇌척수경막과 유막(pia mater)사이에 놓여있다. 유막은 뇌와 척수 바깥 표면에 붙어 있어서 혈관을 포함한다. 지주막과 유막사이에는 뇌척수액(cerebrospinal fluid)을 함유하고 있는 지주막하강(subarchanoid space)이 있다. 뇌척수액은 또한 뇌와 척수를 감싸므로써 충격완화 및 보호를 한다. 뇌척수액은 원칙적으로 무균상태이다. 그러나 일부 병원 미생물은 중추신경계에 침입하여 질병을 유발하기도 한다. 따라서 뇌척수액의 분석은 질병의 원인, 징후 그리고 치료효과를 판단하는데 도움을 준다.

2. 중추신경계의 방어

뇌와 척수는 2개의 피막으로 보호되며 외피는 뼈로 구성되어 있다. 두개골은 뇌를 감싸고 척추골은 척수를 감싼다. 이러한 구조적 특징은 중추신경계가 미생물의 전신적인 확산에 대항하여 인체를 효과적으로 보호하는 물리적 방어벽(physical barrier)역할을 할 수 있도록 한다. 만약 중추신경계에 감염이 이루어진다면 이는 방어체계인 물리적 방어체계의 장애와 관련이 된다. 중추신경계의 감염은 광범위한 질환을 유발한다. 두개골의 장애와 혈액, 뇌 방어벽의 장애와 같은 외상은 종종 중추신경계의 감염과 연관된다.

3. 중추신경계의 감염질환

1) 바이러스에 의한 질병

(1) 광견병(Rabies)

광견병(rabies)은 거의 모든 포유동물을 침범하는 중추신경계(central nervous system)의 바이러스 감염증이다. 이 병에 걸리면 연하근 경련을 일으켜 물만 보아도 무서워하기 때문에 **공수병**이라고도 한다. 감염경로는 감염된 분비물이나 타액에 의하여 전파되며 발병한 동물에게 물려 감염되는 일이 많다. 광견병 바이러스는 RNA바이러스로 분류학상 *Rhabdovirus*에 속한다. 광견병에는 야생동물, 스컹크, 여우, 미국너구리, 몽구스(mongoose), 늑대, 박쥐 등 사이에서 유행하는 **야생동물 유행형**과 그것이 예방접종을 맞지 않은 가축에게 파급되어 개, 고양이 사이에서 유행하는 **도시형**이 있다. 사람은 대부분이 개에게서 감염되는데 동유럽에서는 늑대, 남아프리카와 카리브해의 여러 섬에서는 몽구스, 서유럽에서는 여우, 라틴아메리카에서는 흡혈박쥐가 감염원이 되는 경우가 있다. 광견병에 걸린 동물의 침샘에 함유된 병원바이러스가 교상부위의 근조직에서 증식해서 그곳에 분포되어 있는 신경, 특히 자율신경섬유(autonomic nerve fiber)의 축삭(axis cylinder)을 통해 중추신경계로 침입한 후에 발병하는 것으로 여기고 있다. 잠복기는 최저 6일에서 최고 23개월까지 다양하나 평균 3~6주이다.

증상은 빛과 소리에 민감해지고 동통, 발열, 두통, 감각과민증(hyperesthesia), 침을 흘리는 유연증 등을 나타낸다. 이 감각과민증이 진행하면 근경련(muscle spasm)과 함께 광견병 특유의 흥분기로 접어든다. 합병증은 *rabiesvirus*에 대한 allergy가 유발될 수 있다. 진단은 형광항체검사나 necropsy를 이용할 수 있다. 치료는 개, 고양이, 박쥐 등에 물렸을 때는 제일 먼저 광견병에 대한 치료여부를 결정해야 한다. 물은 동물을 즉시 붙잡아 약 10일간 격리시켜 관찰한 뒤 아무 탈이 없으면 광견병에 대한 치료는 필요 없다. 그러나 이 기간 동안에 동물이 죽거나 동물의 침에서 광견병 바이러스가 발견되면 곧 치료를 해야 한다. 물린 부위를 비눗물로 반복하여 깨끗이 닦아낸 뒤 광견병 바이러스 억제 작용을 하는 benzalkonium 1%용액으로 씻어낸다. Human rabies immune globulin의 수동면역으로 치료하는 것이 효과적이다(그림 20-2).

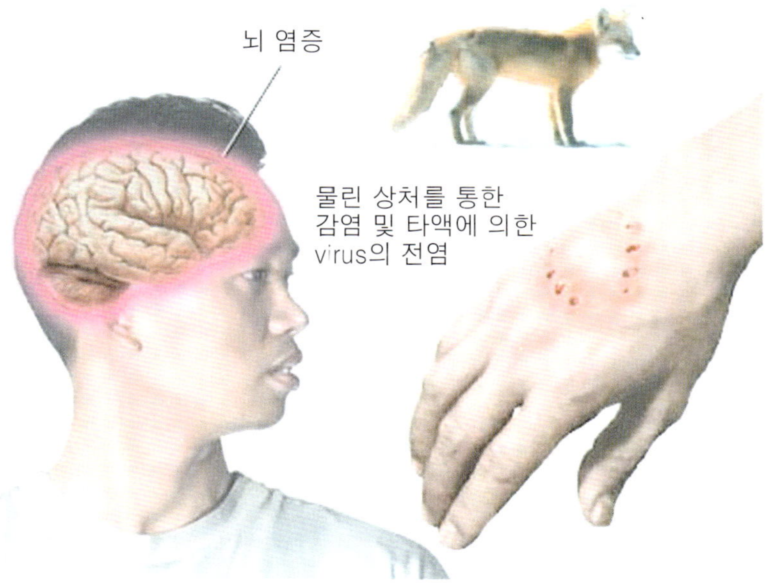

[a]

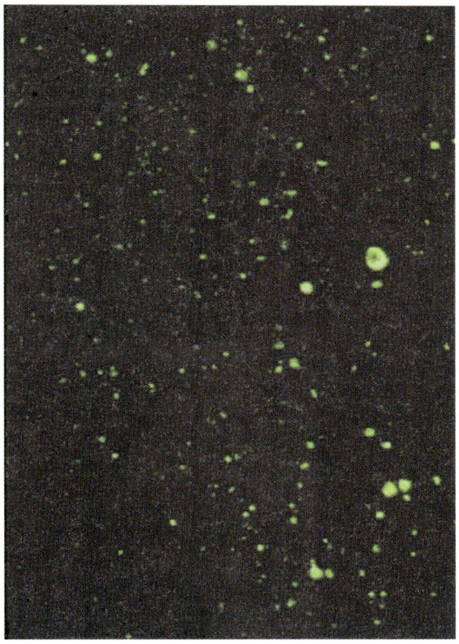

[b]

그림 20-2. 광견병

a. 광견병 감염경로　　b. 형광항체법에 의한 양성반응

(2) 회백수염(Poliomyelitis)

회백수염(poliomyelitis)은 *poliovirues*의 감염에 의해 뇌간이나 척수전각(spinal ventral horn)의 운동신경 세포가 파괴되는 것이 특징이며 장애가 일어난 신경세포가 지배하는 근육의 이완성 마비와 위축을 일으킨다. 감염경로는 확실히 알려진 바 없으며 자가면역반응 또는 골격근의 바이러스 감염에 의하여 야기되는 질병으로 생각한다. 가장 빈번하게 발생되는 연령은 5~10세와 50~70세의 면역성이 약한 그룹이다.

증상은 피로감, 발열, 두통, 인두통, 오심, 구토, 근육통 등의 증상이 나타나는데 이중 1~2% 만이 마비의 증상을 나타낸다. 회백수염의 발생율은 특히 어린이들 사이에서 높기 때문에 이 질병을 일명 **소아마비**라고도 한다. 합병증은 드물게 관련 악성종양, 심장질환, 폐질환으로 발전하는 경우도 있다. 예방에는 백신(vaccine)이 유효하다. 폴리오 백신(polio vaccine)에는 salk의 불활성 백신(inactive vaccine)과 sabin의 생 백신(live vaccine)이 있다. Salk와 sabin백신은 이 질병의 발생율을 감소시키는 데 공헌을 했다. 진단은 electromyography, 근육 MRI, 근육 생검, 혈청 creatinine, serum aldolase cpk 등을 이용한다(그림 20-3).

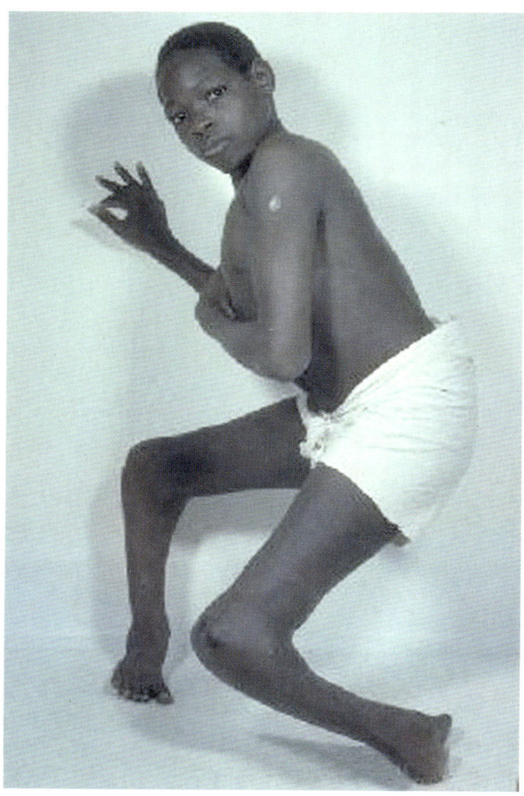
[a]

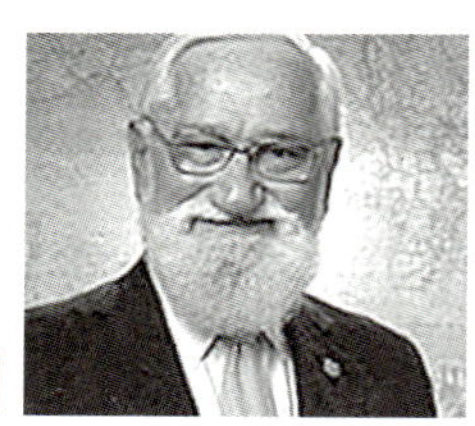
[b]

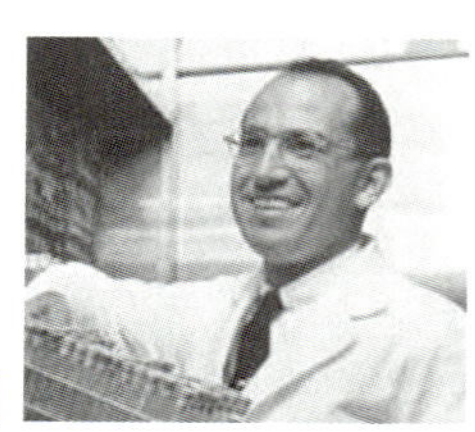
[c]

그림 20-3. a. 회백수염(Poliomyelitis)
b. Jonas Edward Salk
c. Albert Sabin

(3) 무균성 수막염(Aseptic meningitis)

무균성 수막염은 일명 sterile meningitis라고 하며 세균이 감염되지 않았음에도 두통, 발열, 뇌막의 염증을 동반하여 발생되는 수막염을 의미한다. 수막염 징후나 증상을 나타내는 무균성 수막염은 배양을 할지라도 세균이 증식되지 않는다. 무균성 수막염은 *Coxsakie virus*, *Echovirus*, *Herpes virus*, *Enterovirus* 등 다양한 바이러스에 의하여 뇌 및 중추신경계에 감염됨으로써 발생되며 유행시기는 여름에서 초가을에 감염빈도가 높다. 감염경로는 손에서 입으로, 기침의 비말, 오염된 공기를 통하여 전파된다.

증상은 두통, 발열, 목의 경직(stiff neck), 인후통증, 오심 및 구토, 오한, 발진, 근육통, 의식장애, 광선공포증을 나타내며 합병증으로는 드물게 뇌염으로 발달한다. 감염은 면역 결핍된 사람한테 더 오래 지속된다(그림 20-4). 진단은 세균의 배양, CSF의 세포계산, 세포배양 등을 이용하며 치료는 대중요법과 원인균에 대한 항생제요법이 있다. 대중요법으로 무균성 수막염의 경우 접촉한 가족의 예방에 주의하고 환자격리가 필요하다. 환자를 안정시키고 혈압, 호흡, 맥박, 의식상태를 파악하여 조치해야 한다. 수액요법을 통하여 뇌부종을 예방하며 항 경련제를 써서 경련을 예방한다. 열의 발생시 얼음팩을 하여 열을 낮추는 것이 중요하다.

(4) 뇌염(Encephalitis)

뇌염(encephalitis)은 감염에 의하여 야기되는 뇌(brain)의 염증을 말한다. 뇌염의 감염경로는 대체로 다양한 바이러스에 의하여 야기되며 곤충에 물리거나 오염된 물 또는 음식물을 섭취함으로써 감염된 사람의 호흡기 비말을 통하여 발생된다. 시골에서 arboviruses는 모기나 ticks에 의하여 전파된다. 원인 바이러스는 enteroviruses가 가장 흔하며 *Coxsakie virus*, *Poliovirus*, *Echovirus*, *Herpes simplex virus*, *West nile virus*, *Japanese*

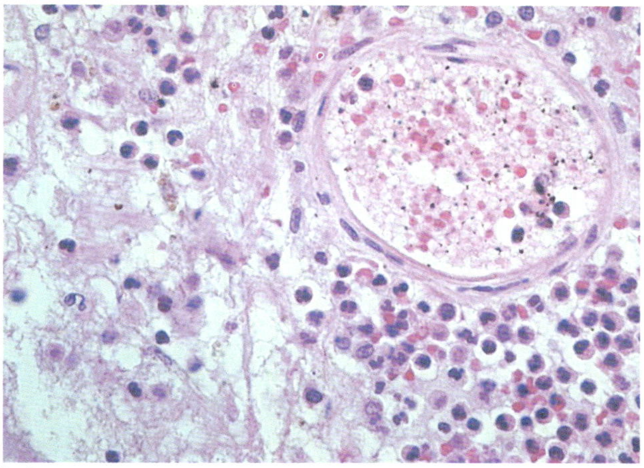

[a]

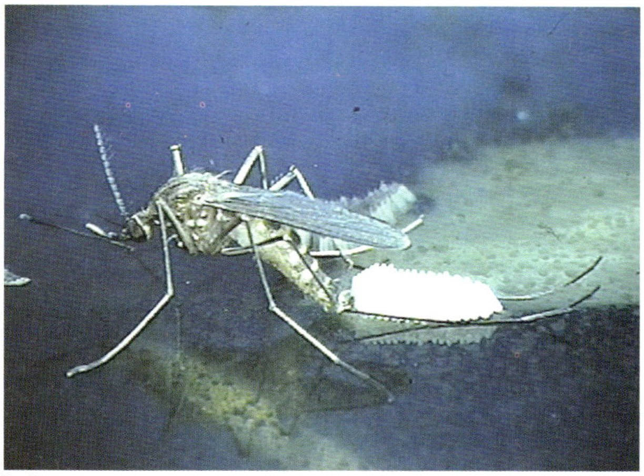

[b]

그림20-4. 무균성 수막염

a. Aseptic meningitis에 의한 백혈구 침윤(고배율) b. 일본뇌염모기

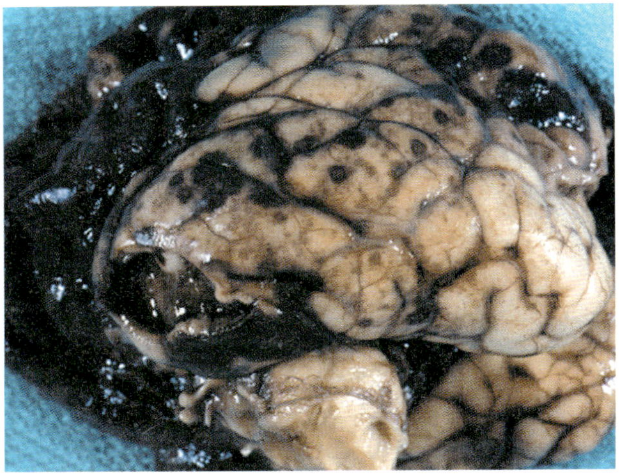

그림 20-5. *Herpes simplex virus*에 의한 뇌염(뇌출혈)

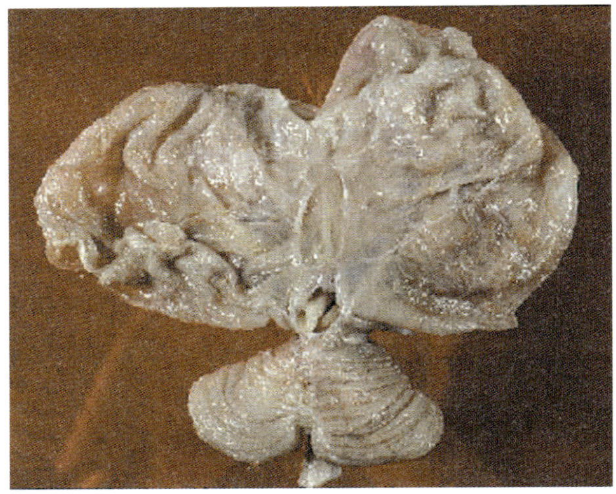

그림 20-6. 연쇄상구균의 수막염에 의한 뇌손상

encephalitis virus 등이 있다. 증상은 열, 두통, 구토, 광선공포증, 목의 경직, 기면, 의식장애, 심장발작, 혼수, 기억상실 등을 나타낸다. 심한 뇌염인 경우 감각, 시각, 언어의 기억장애와 경련발작, 마비 등을 유발한다(그림 20-5). 진단은 CSF의 세포계산, 혈청학적검사, EEG, brain MRI 등을 이용하며 치료는 발작을 억제하기 위하여 phenytoin을 사용하며 뇌부종을 감소하기 위하여 "steroid"와 같은 항염증약제를 사용한다. Acetaminophen은 발열, 두통에 효과가 있으며 임상의사의 처방이 중요하다. 대체로 절지동물 매개뇌염관리는 근본적으로 모기와 진드기 같은 절지동물을 감소시키거나 박멸하는 것이 중요하다.

2) 세균에 의한 중추신경계 감염증

(1) 세균성 수막염(Bacterial meningitis)

세균성 수막염은 *Neisseria meningitidis, Haemophilus influenzae, Streptococcus pneumonia, Escherichia coli, Cryptococcus neoformans, Staphylococcus aureus* 등에 의하여 유발된다. *N. meningitidis*에 의한 수막염은 주로 5세에서 40세 사이의 환자에서 발생된다. 세균성 수막염의 감염경로는 호흡기 또는 비말을 통해 혈관에 침범하며 그후 혈류를 타고 거미막하강(subarachnoid space) 뇌연막에 도달하며 염증을 일으킨다.

증상의 특징은 수막염 증세가 나타나기 전 수일 동안 상기도감염 또는 소화기계통의 증상만 계속되는 수가 있다. 이어 발열 외에 두통, 오심, 구토, 식욕저하, 경부강직, 발작, 혼수 등을 나타낸다. 이 질병은 주로 급성으로 진행되기 때문에 신속한 치료가 필수적이다. 합병증으로는 청력상실, 시력상실, 뇌수종이 유발될 수 있다. 진단을 위해서 뇌척수액 중에 미생물의 신속한 분리 및 동정이 중요하다(그림 20-6). 치료는 원인세균에 따라 항생제를 선택해야 하지만 대체로 penicillin이 효과적이다.

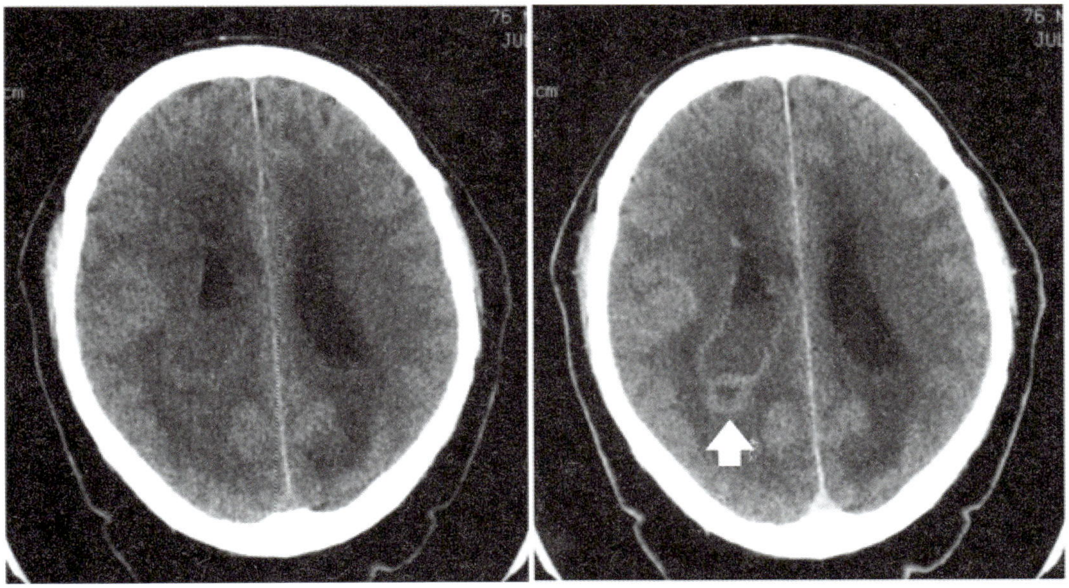

그림 20-7. 뇌농양의 CT Image

(2) 뇌농양(Brain abscess, Cerebral abscess)

뇌농양(cerebral abscess : brain abscess)은 뇌 실질 안에 침입한 세균이 화농성 염증을 일으켜 뇌 조직을 파괴한 상태를 말한다. 뇌농양은 *Actinomyces, Bacteroides, Fusobacterium, Haemophilus, Peptostreptococcus, Staphylococcus, Streptococcus* 등에 의하여 유발된다. 감염경로는 중이염(tympanitis), 유양돌기염(mastoiditis)에서 세균이 경뇌막(dura mater)을 거쳐 직접 두개골 안에 퍼져 측두엽(temporal lobe)에 농양을 형성하는 경우 또는 부비동염에서 이행한 세균이 전두엽에 농양을 형성하는 경우, 두개골의 개방성 외상에서 세균이 직접 침입하여 뇌 안에 농양을 형성하는 경우 등이 있다(그림 20-7).

증상으로는 구토, 발열 · 두통 · 오심, 목의 경직, 의식장애 등 다양한 신경계증상을 나타내며 합병증으로는 간질(epilepsy), 청력장애, 시력장애, 언어장애, 운동장애를 유발하며 생명을 위협할 수 있다. 진단은 CBC, 혈액배양, 흉부 x-ray촬영, EEG, 두개부 CT를 이용하며 치료는 원인세균에 따라 선택해야 하며 chloramphenicol, metronidazole 그리고 penicillin 등이 뇌농양을 치료하는데 효과적이다.

(3) 파상풍(Tetanus)

파상풍(tetanus)은 일명 Lockjaw라고 하며 중추신경계에 영향을 끼치는 *Clostridium tetani*의 독소에 의하여 야기되고 때로는 사망을 초래하는 질병이다. *C. tetani*의 포자는 흙 및 다양한 지역에 분포한다. 감염경로는 포자(spore)가 상처난 부위에 침입함으로써 감염이 시작되며 혐기성 상태에서 증식을 하고 tetanospasmin이라고 하는 신경독소를 생산한다. Tetanospasmin은 전신으로 퍼져서 파상풍 증상을 나타낸다(그림 20-8).

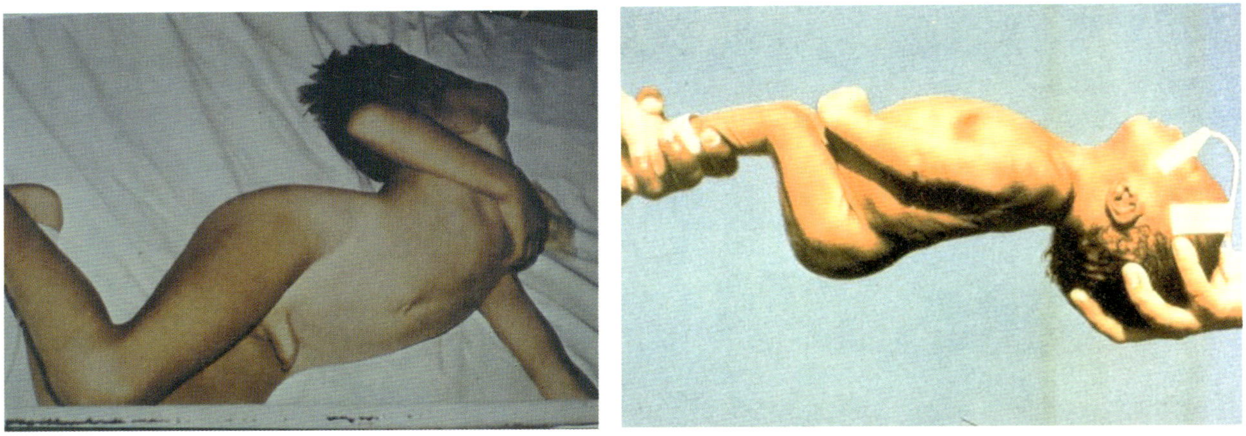

그림 20-8. 파상풍(Tetanus)

증상은 턱근육의 강직, 목근육의 강직, 가슴근육의 강직, 복부근육의 강직, 배측근육의 강직, 경련발작, 불안감, 발열 등을 나타내며 합병증으로는 기도폐쇄, 호흡억제, 심장결여, 폐렴 등을 유발할 수 있다. 진단은 파상풍에 대한 항체검사, 세균배양을 이용하며 치료는 파상풍균의 신경독소를 중화할 수 있는 파상풍항독소(tetanus antitoxin)를 주사함으로서 치료할 수 있다. 산소공급으로 호흡을 촉진하며 항생물질은 penicillin G의 근육주사가 이용된다.

(4) 보툴리누스 식중독(Botulism)

Botulism은 *Clostridium botulinum*에 의하여 드물게 야기되는 심각한 질병 중의 하나이다. 세균은 상처 난 부위를 통하여 감염되며 부적당하게 처리된 캔 제품과 부적당하게 처리된 식품 속에 서식한다. 감염경로는 *Clostridium botulinum*에 오염된 음식물을 섭취하거나 세균이 상처를 통해 침입하여 신경독소를 생성하는 경우에 발생된다. 증상은 저작운동곤란, 언어장애, 호흡근육마비, 오심, 구토, 복통, 복시, 호흡곤란 등을 나타내며 합병증은 신경계통의 기능장애가 유발될 수 있다. 진단은 stool culture, 의심되는 음식물검사, 혈액의 독소검사 등을 이용하며 치료에 있어서 botulinus 항독소주사와 함께 호흡곤란 환자는 응급실 후송이 추천되며 지속적인 호흡기능유지가 중요하다.

정제된 botulism toxin(일명 Botox)은 질병치료에 이용되는 첫번째 세균성 독소이다. 1989년 FDA는 과도한 근육수축에 의한 사시, 안검유착, 주름을 치료하는데 Botox를 사용하도록 허가했다. 수축된 근육에 소량의 독소를 주입하면 독소는 신경말단에 결합하며 근육수축 신호물질인 acethylcholine이 유리되는 것을 차단한다. 그러므로 Botox는 주입된 근육을 마비시키고 약화시켜 치료효과를 나타낸다(그림 20-9).

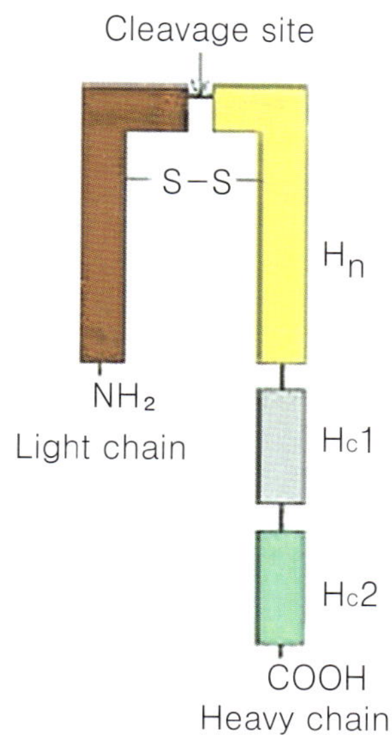

[a]

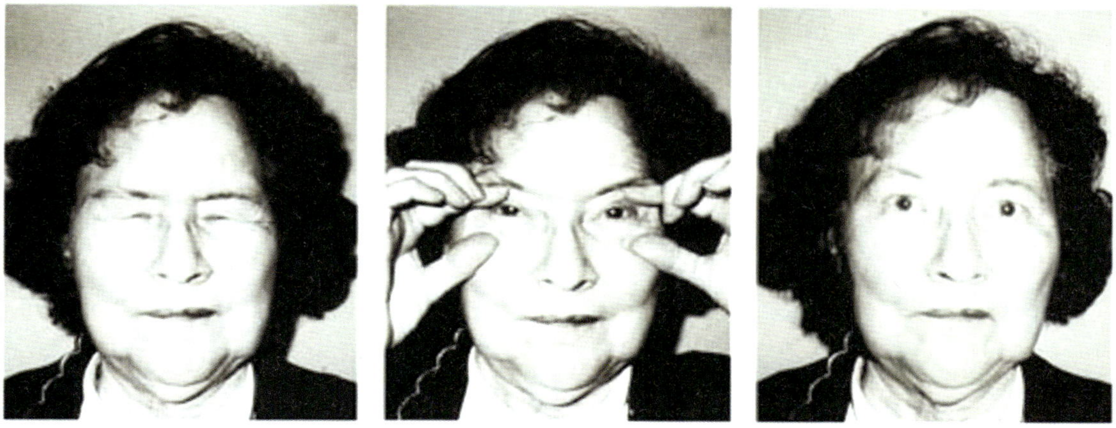

[b]

그림 20–9. a. Botulism 신경독소의 구조(신경독소 MW 150Kda)
b. 좌 · 중앙 : Botox 주입 전, 우 : Botox 주입 후

3) 진균류에 의한 중추신경계 감염증

(1) 맥각 중독(Ergotism)

진균류의 일종인 **맥각균**(*Claviceps purpurea*)의 포자가 바람이나 곤충에 의해 보리류(주로 라이보리)에 운반되어 자낭으로 들어가 그곳에서 성장하여 덩어리(sclerotium)가 된 것을 **맥각**이라 한다. 맥각중독의 감염경로는 맥각으로 오염된 라이보리로 만든 빵을 섭취하였을 때 발생된다. 증상은 구토, 설사 및 혈관변화에 따른 사지의 괴저(gangrene)가 일어난다. 또한 혼란, 경련 등의 중추신경장애를 일으키며 유산도 유발할 수 있다. 맥각에는 항아드레날린

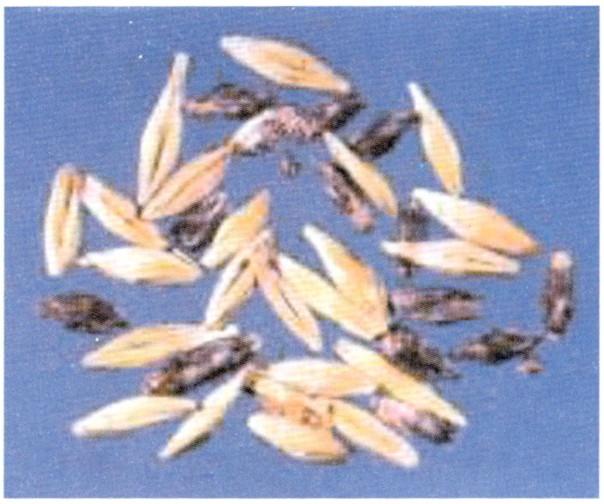

그림 20-10. 맥각과 Claviceps purpurea의 피자기

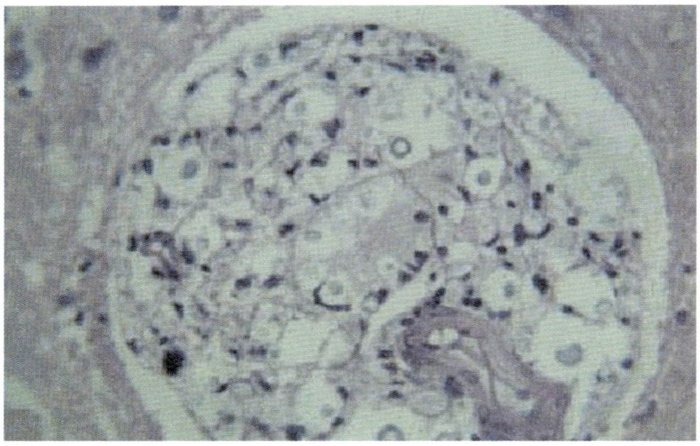

그림 20-11. 뇌조직에서의 Cryptococcal meningitis(HE염색)

(antiadrenalin)작용, 혈관수축 및 자궁수축작용 등의 여러 강력한 약리작용을 가진 에르고타민(ergotamine), 에르고톡신(ergotoxin) 및 에르고메트린(ergometrine) 등의 맥각 알칼로이드(ergot alkaloid)가 들어있고 그밖에 히스타민(histamine) 및 아세틸콜린(acetylcholine) 등도 있다. 환각제인 LSD(lysergic acid diethyl amide)도 그러한 유도체 중의 하나이다(그림 20-10).

(2) 크립토코쿠스성 수막염(Cryptococcal meningitis)

크립토코쿠스성 수막염은 *Cryptococcus neoformans* 감염에 의하여 발생되는 수막염이다. 증상은 두통, 복시, 어지럼증, 구토, 기억장애, 경련발작 등을 나타내며 목이 뻣뻣해지는 목의 강직(neck rigidity) 케르니히증상(Kernig's sign) 등의 뇌막자극 증상(meningeal irritaion symptom)이 특징이다. 진단은 뇌척수액(cerebrospinal fluid)에서의 림프구 증가, 단백질 증가, 당 감소가 특징적이다. 호지킨병(Hodgkin's diseas), 백혈병, 당뇨병, 교원병(collagen disease) 등의 환자에게서 잘 나타난다. 치료는 amphotericin B, flucytosine, miconazole 등이 효과적이다(그림 20-11).

4) 원충류에 의한 중추신경계 감염증

(1) 수면병(Sleeping sickness)

수면병은 일명 ***African trypanosomiasis***라고 하며 tsetse fly를 매개하여 *Trypanosoma*가 전파되는 전염성 질병이다. 질병의 특징은 뇌 및 뇌막에 염증을 일으키는 것이 특징이다.

수면병의 원인체는 *T. rhodesiense*와 *T. gambiense*의 두 종류가 있다. 감염경로는 감염된 파리에 물림으로써 사람에게 감염되며 증상은 림프절 종창, 두통, 발열, 발한, 불안초조, 야간 불면증, 기면 등을 나타낸다. 합병증은 운전 중 순간수면, 신경장애가 유발될 수 있다. 진단은 말초혈액 도말에서의 trypanosoma 증명, ESR 증가, albumin 감소, globulin 증가, 적혈구 감소, 혈청학적 검사 등이 이용되며 치료는 suramin(antrypol), melarsoprol, pentamidine이 효과적이다(그림 20-12).

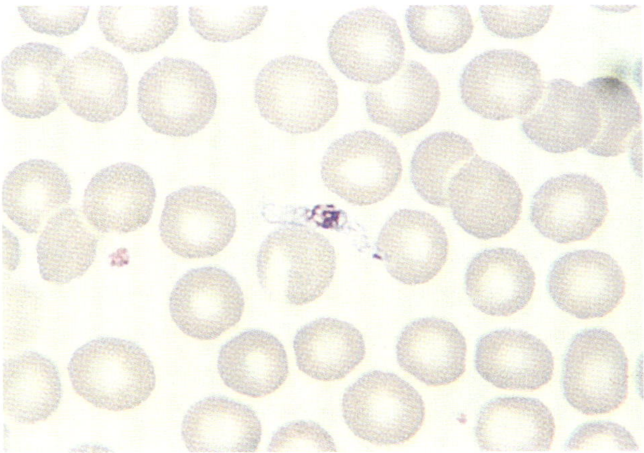

[a]

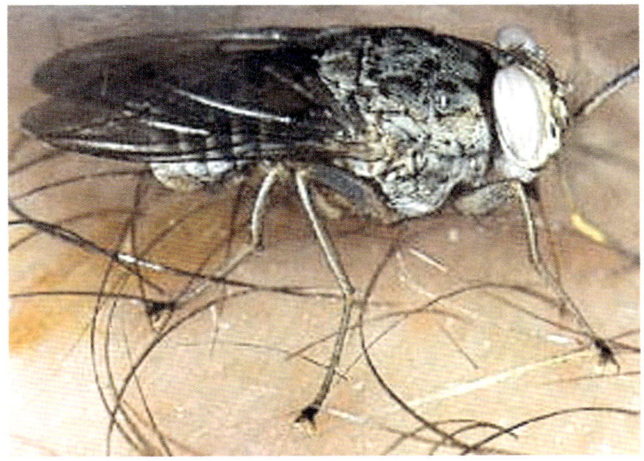

[b]

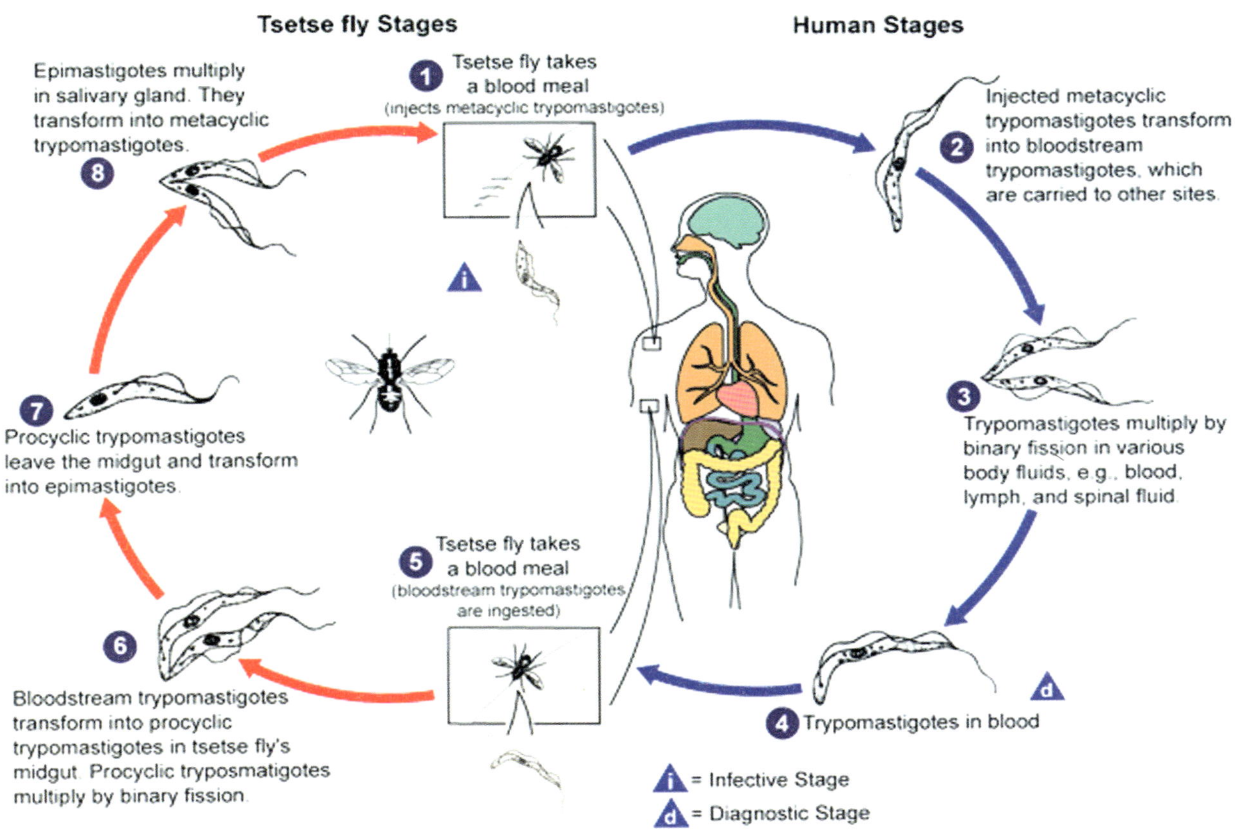

[c]

그림 20-12. a. *Trypanosoma gambiense*(giemsa stain, 125X)
b. Tsetse fly
c. Tsetse fly life cycle

chapter 21 눈, 귀의 감염질환

Disease of the Eye, Ear

1. 눈의 구조(그림 21-1)

눈의 가장 바깥쪽은 투명한 무혈관 조직으로 흔히 검은 동자가 있다. 기능은 안구를 보호하는 방어막 역할과 광선을 굴절시켜 망막으로 도달하는 창의 역할을 한다. 각막은 안구를 싸고 있는 공막의 연속이며 전면 돌출부를 각막정이라 하고 각막의 가장자리는 결막으로 연결된다. 공막은 불투명하나 각막은 투명하기 때문에 이를 통하여 홍채나 동공을 밖에서 관찰할 수 있다.

홍채(Iris)는 각막과 수정체 사이에 위치하며 홍채의 색은 인종별, 개인별로 차이가 있을 수 있다. 색소가 많으면 갈색, 적으면 청색으로 보인다. 홍채의 기능은 빛의 양을 조절하여 조리개 역할을 한다.

동공(Pupil)은 홍채의 중앙부위를 말하며 사진기의 조리개와 같은 역할을 한다. 안구 안으로 들어가는 광선량을 조절함과 동시에 가까운 물체를 볼 때에는 작아져서 명료하게 한다.

수정체(Lens)는 각막 뒤쪽의 후방 속에 있고 초자체로 경계가 된 렌즈와 같은 모양의 것으로 각막과 함께 광선을 굴절시켜 망막 위에 상을 맺게 한다. 수정체의 빛깔은 나이와 함께 황색조를 띄며 수정체가 병적으로 혼탁된 것을 백내장이라고 한다.

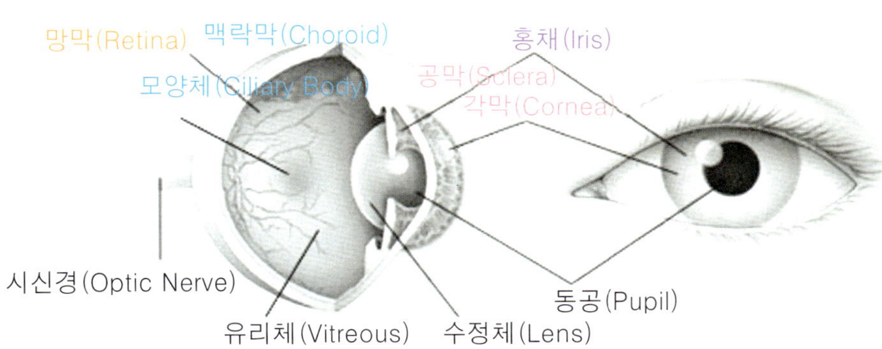

그림 21-1. 눈의 구조

망막(Retina)은 안구 후방의 2/3를 덮고 있으며 투명한 신경조직으로 구성되어 있다. 망막은 카메라의 필름에 해당되는 부위이며 눈으로 들어온 빛이 최종적으로 도달하는 곳이므로 망막의 시세포들이 시신경을 통해 뇌로 갈 수 있도록 신호를 보내는 역할을 한다.

황반부(Macular)는 막정이라 하며 각막의 가장자리는 결막으로 연결된다. 이 부위는 빛이 들어와서 초점을 맺는 장소를 말한다. 이 부위는 망막이 얇고 색을 감지하는 세포인 추체가 많이 모여 있다. 황반부의 시세포는 신경섬유와 연결되어 있으므로 시신경을 통해 뇌로 영상 신호가 전달된다.

2. 눈의 방어기구

눈의 방어기구는 눈썹, 눈물, lysozyme, Ig A 등이 작용한다. 눈썹은 침입하는 미생물을 여과하는 작용을 하며 눈물은 수세작용을 한다. 그 외에도 눈물은 lysozyme, Ig A를 포함하고 있기 때문에 침범한 미생물을 파괴하여 방어작용을 한다.

3. 눈의 감염질환

1) 결막염(Conjunctivitis) (그림 21-2)

일명 Pink-eye라고 하는 결막염은 각막을 감싸는 결막의 염증 또는 감염증을 의미한다. 바이러스, 세균, Chlamydia, 기생충 등에 의하여 발생되며 주로 바이러스에 의하여 야기된다. 또한 기타 결막염 원인은 알레르기반응과 화학물질에 노출되었을 때 발생된다. Pink-eye는 바이러스성 결막염을 의미한다. 이들 결막염은 매우 전염성이 크며 특히 어린이한테 전염성이 강하다.

결막염 원인 바이러스는 감기 원인 바이러스와 유사한 종류이다. 바이러스의 확산을 예방하기 위해서는 손 수세가 필수적이다. 증상은 증가된 눈물, 시각장애, 눈의 충혈(red eye), 눈

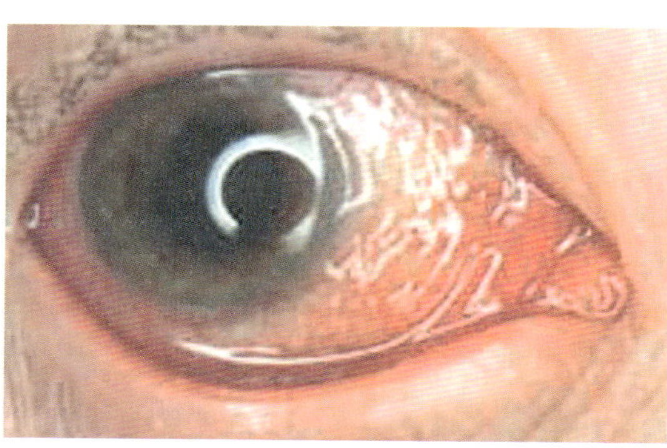

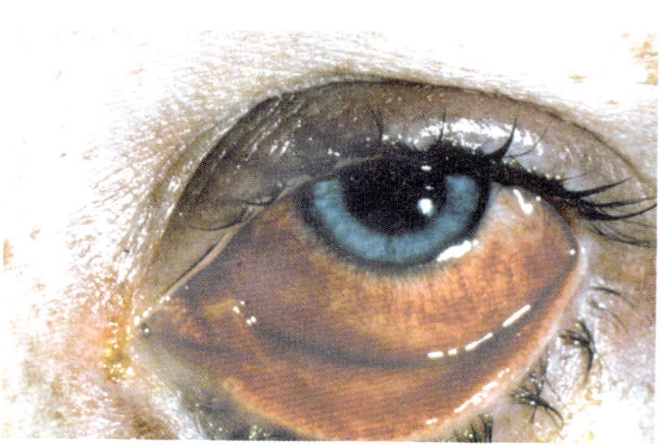

그림 21-2. 결막염 및 Pink eye

안쪽의 거칠거칠한 느낌, 눈의 소양감, 눈부심 등이 있으며 예방을 철저히 하지 않을 경우 가정, 학교에서 재감염 된다. 결막염 확산의 예방방법은 눈 주위를 만지지 않아야 하며 손을 수시로 닦는 것이다. 또한 화장품을 공동으로 사용하지 않아야 하며 수건이나 손수건을 공동으로 사용해서는 안된다. 진단은 눈검사(eye examination), 분석을 위한 검체배양, PCR 등을 이용한다. 결막염 치료는 원칙적으로 원인체에 따라서 치료하는 것이 효과적이며 sulfacetamide, polymyxin, neomycin, gentamycin, tobramycin, 인터페론, antiviral 약제 등을 안약(eye drops)으로 이용한다.

2) 신생아 결막염(Neonetal conjunctivitis : Ophthalmia neonatorum) (그림 21-3)

Newborn conjunctivitis, Ophthalmia neonatorum이라고 하는 신생아결막염은 자극, 눈물샘 막힘, 감염에 의해서 발생되는 신생아에서의 Red eye를 의미한다. 눈에 감염되어 지속적으로 손상을 끼치는 대부분의 세균은 *Neisseria gonorrhea*와 *Chlamydia trachomatis*이며 출산시 질을 통과할 때 감염된다. 드물게 *Hemophilus spp*, *Staphylococcus aureus*, *Streptococcus pneumoniae* 그리고 그람음성세균도 작용한다. 생식기감염 및 구강포진을 야기하는 바이러스가 신생아결막염과 심한 손상을 입히는 결막염을 유발할 수 있다. 이들 바이러스는 신생아가 모친의 질을 통과할 때 감염되며 Herpes conjunctivitis는 Gonorrhea와 Chlamydia에 의한 결막염보다 덜 심각하다.

증상은 충혈과 농양, 눈꺼풀 종대이며 Gonorrhoea에 의한 경우 각막관통, 눈의 구조 파괴 그리고 실명까지 초래할 수 있다. 합병증은 홍채염(iritis)과 chlamydial pneumonia를 유발할 수 있다. 진단은 기본 안과학적 검사, 각막궤양에 대한 slit lamp 검사, Gram stain 및 배양검사, PCR을 이용한다. 치료는 국소적인 항생제 안약(eye drops), 연고 그리고 심한 정도에 따라서 항생제 정맥주사를 이용하며 doxycycline, erythromycin, gentamicin, penicillin, tetracycline이 효과적이다.

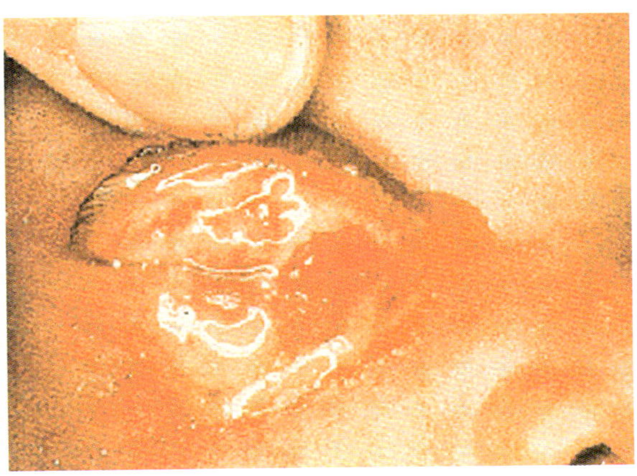

그림 21-3. 신생아 결막염

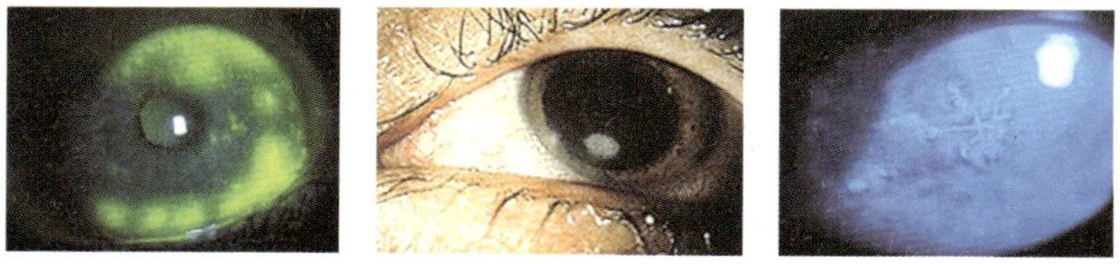

그림 21-4. 세균성 각막염 및 Herpes simplex keratitis

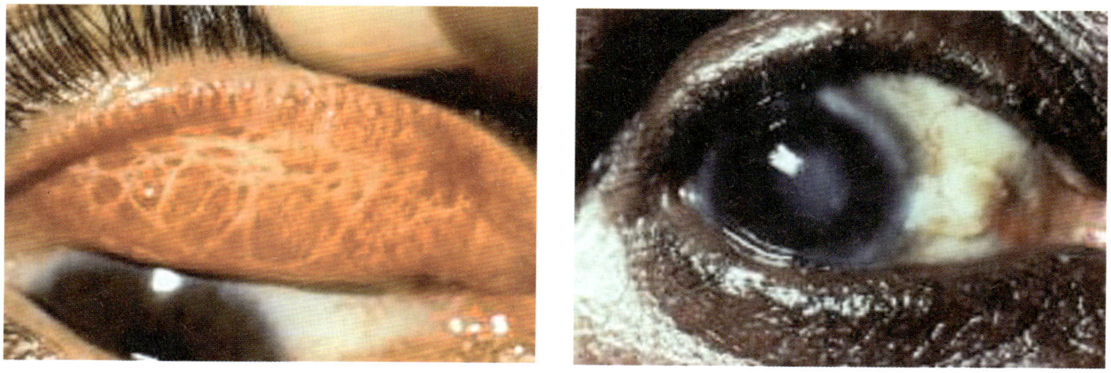

그림 21-5. 트라코마

3) 각막염(Keratitis) (그림 21-4)

각막염은 각막의 염증 및 감염증을 의미하며 interstitial keratitis와 keratitis sicca 등이 있다. 각막염은 세균, 바이러스, 진균, 기생충의 감염에 의하여 야기되며 vitamine A 결핍에 의해서 발생한다. 증상은 눈의 통증, 눈물 증가, 시각장애 등이 있으며 진단은 주로 의사의 진찰 소견을 근거로 한다. 감염의 확증을 위해서는 배양검사를 이용한다. 치료는 환자의 나이, 질병의 심각성 특히 약제에 대한 내성 등을 고려하여 항생제를 선택한다.

4) 트라코마(Trachoma) (그림 21-5)

일명 granular conjunctivitis, egyption ophthalmia라고 하는 트라코마는 *Chlamydia trachomatis*에 의하여 야기되는 염증성 감염증이다. 트라코마의 잠복기는 5~10일 정도이며 결막염은 천천히 진행된다. 감염은 감염된 사람과 직접 접촉함으로써 또는 환자의 분비물과 접촉하거나 환자가 사용했던 수건을 사용함으로써 발생된다.

증상은 결막염, 눈의 분비물, 눈꺼풀의 종대, 귀 부근의 림프절 종대 그리고 cloudy cornea가 특징이며 합병증은 속 눈썹의 변형, 심한 경우 실명까지 초래한다. 검체로부터의 항원 및 미생물 검출을 통하여 진단이 가능하며 치료는 erythromycin, doxycycline, sulfonamide, tetracycline이 효과적이다.

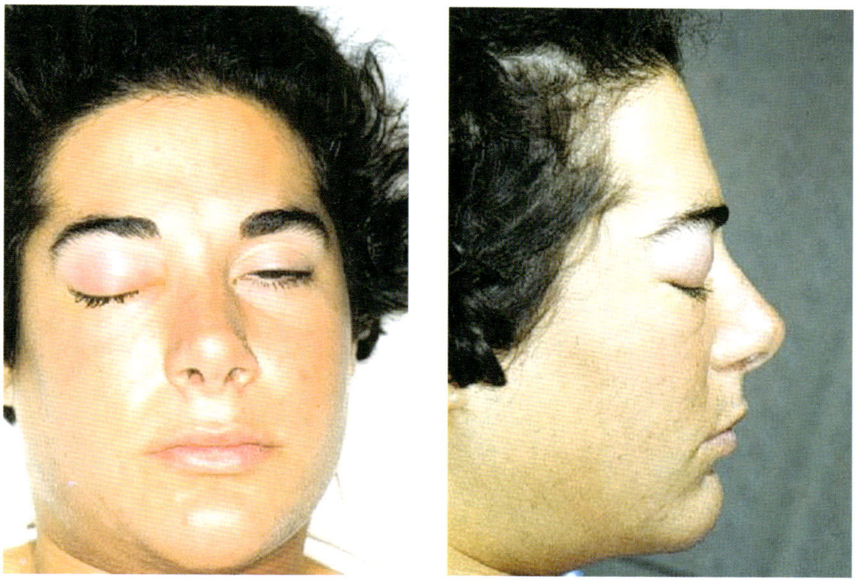

그림 21-6. 안와봉소염

5) 안와봉소염(Orbital cellulitis) (그림 21-6)

안와봉소염(Orbital cellulitis)은 눈 후면의 깊은 조직에 세균감염성 염증질환을 의미한다. 세균은 *Streptococcus pneumoniae*, *Hemophilus influenzae*, *Branhamella catarrhalis*, *Staphylococcus spp* 등이 작용한다.

증상은 미열, 눈의 통증, 눈꺼풀 종대, 시력감퇴 등이며 치료를 하지 않는 경우 orbital abscess, 수막염, 실명의 합병증까지 초래할 수 있다. 진단은 신속한 세균동정이 중요하며 항생제 감수성검사 결과에 따라 치료를 하며 erythromycin, doxycycline, sulfonamide, tetracycline 등이 효과적이다.

4. 귀의 구조(그림 21-7)

귀의 구조는 크게 외이, 중이 그리고 내이로 구분할 수 있다. 외이도란 연골로 형성된 귓바퀴와 귀지가 생기는 외이도로 이루어져 있으며 외이도는 바깥쪽 1/3의 연골부와 안쪽 2/3의 뼈부위로 되어 있고 연골부에 이구선, 피지선 등이 있다. 외이와 중이의 경계 부위에 고막이 있으며 고막의 안쪽을 중이라고 하는데 중이 안에는 아주 조그마한 3개의 뼈들이 있어 외이를 통해 들어온 소리가 고막을 진동시키면 소리를 내이로 전달하는 역할을 하고 있다. 마지막으로 내이는 소리를 감지하는 달팽이관과 몸의 균형을 담당하는 세반고리관이 있으며 세반고리관은 소뇌와 같이 작용하여 몸의 균형을 유지하게 되며 이 세반고리관에 이상이 있을 경우 현기증이 오며 몸의 균형에 이상이 초래된다.

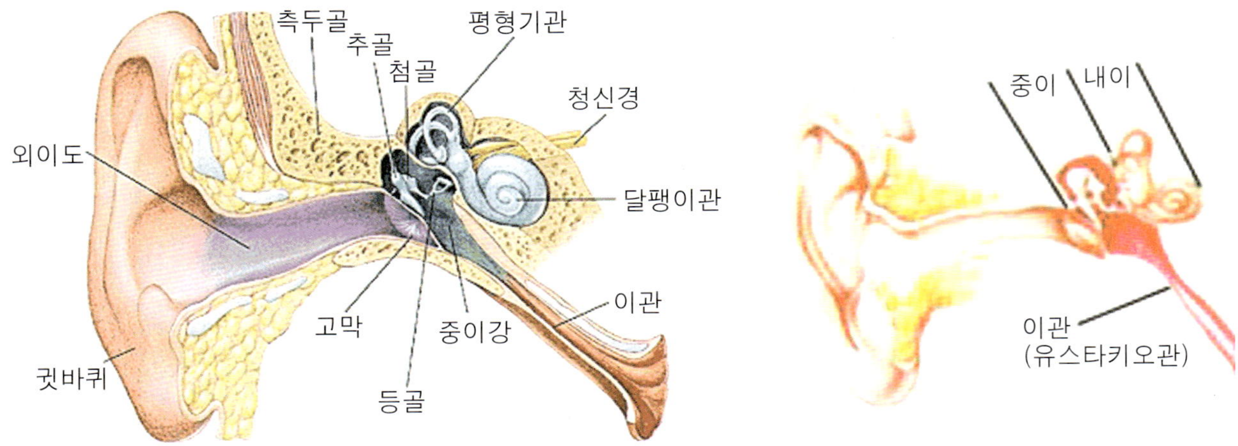

그림 21-7. 귀의 구조

귀의 기능은 소리의 감지와 몸의 평형유지를 담당한다.

이개는 음파를 모아서 외이도로 도입하는 집음관 역할을 한다. 외이도는 S자 모양으로 음파를 반사하여 고막쪽으로 보내는 공명기 역할을 한다. 정상인의 자연공명은 2000~3000Hz 정도에서 약 20데시벨로 가장 크다. 고막에 도달한 음파는 고막을 진동시키고 이소골에 전달된다. 고막은 음압을 늘리고 진폭도 늘리는데 저음이 고음보다 진폭이 크다. 고막결손 시 약 30데시벨 정도의 손실이 생기게 된다. 중이는 공기 중의 음파를 액체상태인 내이액으로 전도시킨다. 이소골 연쇄는 한쪽 창에만 음파를 전도하게 되어 저항을 줄이는 역할을 한다. 그래서 중이가 음압 변환기로서 존재한다고 하며 내이의 저항을 줄이는 역할을 한다. 중이의 한 부분인 구씨관은 중이강과 목 뒤의 비인강을 연결하는데 구씨관의 상부는 뼈로 구성되어 항상 열려 있으며 그 하부는 연조직으로 구성되어 평상시에는 닫혀 있는 상태이다.

구씨관은 고막을 중심으로 하여 외이와 내이의 공기압력의 균형을 이루어주는 역할을 하며 구씨관은 삼키는 운동이나 하품을 할 때 세 번에 한번쯤 열려서 외부 공기를 중이강 내로 받아들여 외부의 대기압과 평형을 이루게 한다. 이관은 고실의 환기, 기압유지, 중이의 병적 분비물의 배설작용을 한다. 이내근, 등골근, 고막장근 등은 강한 음에만 반사적으로 수축하여 강한 음에 의한 내이의 손상을 방지한다.

5. 귀의 방어기구

귀의 구조는 외이, 중이, 내이로 구성되며 좁은 통로로 되어 있기 때문에 감염이 용이하지 않다. 귀의 표면은 솜털로 덮혀 있으며 이는 침입 미생물을 여과하는 역할을 한다. 귀의 피부는 미생물 침입에 대한 일차 장벽 역할을 한다. 지방산, 점액질, Ig A 등 역시 귀의 방어작용에 중요하다.

6. 귀의 감염질환

1) 외이염(Otitis externa) (그림 21-8)

외이염은 외이에 자극과 감염에 의한 염증성질환이며 주로 10대 젊은 층에서 유발되며 오염된 수영장에서 감염된다. 증상은 귀의 통증, 소양감, 귀에서의 분비물 분비, 악취 등이 특징이며 귀에서 잡음발생, 열, 두통, 오한, 오심, 구토, 설사, 청각장애가 동반된다. 합병증은 신체의 다른 부위로 확산될 수 있으며 만성 외이염, 악성 외이염으로 발달할 수 있다. 외이염은 *Escherichia coli*, *Proteus spp*, *Streptococcus pyogenes*, *Staphylococcus aureus*, *Pseudomonas aeruginosa* 등의 감염에 의해서 발생된다.

진단은 배양검사, ESR, 귀의 CT 및 MRI 촬영을 이용한다. 치료는 ampicillin, ciprofloxacin, penicillin, chloramphenicol, erythromycin 등이 효과적이다. 예방은 습기에 노출된 후 귀를 완전히 건조시켜야 하며 오염된 물에서의 수영금지, 수영시 ear plug를 착용하면 효과적이다. 그리고 alcohol과 white vinegar를 1:1로 혼합하여 물이 들어간 귀에 몇 방울 떨어뜨려 세균의 증식을 억제시킨다.

2) 중이염(Otitis media) (그림 21-9)

중이염은 분비형 중이염, 장액 중이염, Glue ear라고 하며 중이의 염증성질환의 일반적인 용어이다. 중이염의 원인균은 *Streptococcus pneumoniae*, *Streptococcus pyogenes*, *Haemophillus influenzae* 등이 작용하며 증상은 열, 구토, 식욕감퇴, 심한 이통, 청각장애, 고막기능 감소 등이 특징이다. 합병증은 비염, 수막염, 경막하 농흉, 뇌농양, 누(sinus)혈전증을 유발할 수 있다. 진단은 이경(otoscope)을 사용한 직접검사, tympanometer와 원인균 검출을 위한 배양검사가 이용된다. 치료는 chloramphenicol, tetracycline, penicillin 등이 효과적이다.

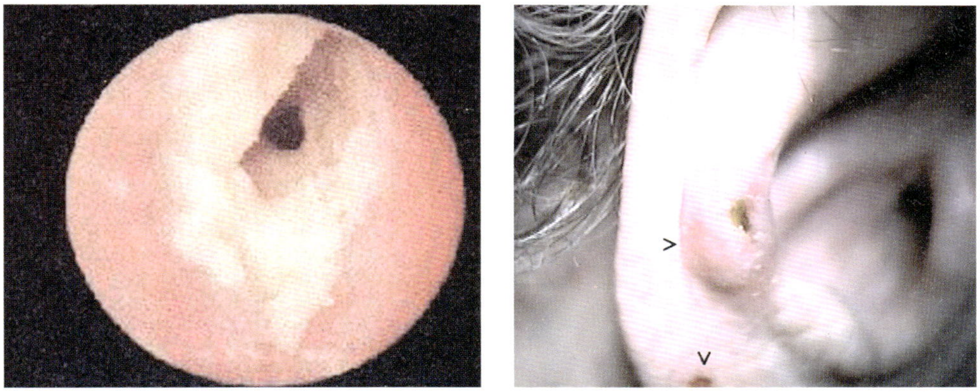

그림 21-8. 급성외이염(Acute otitis externa)

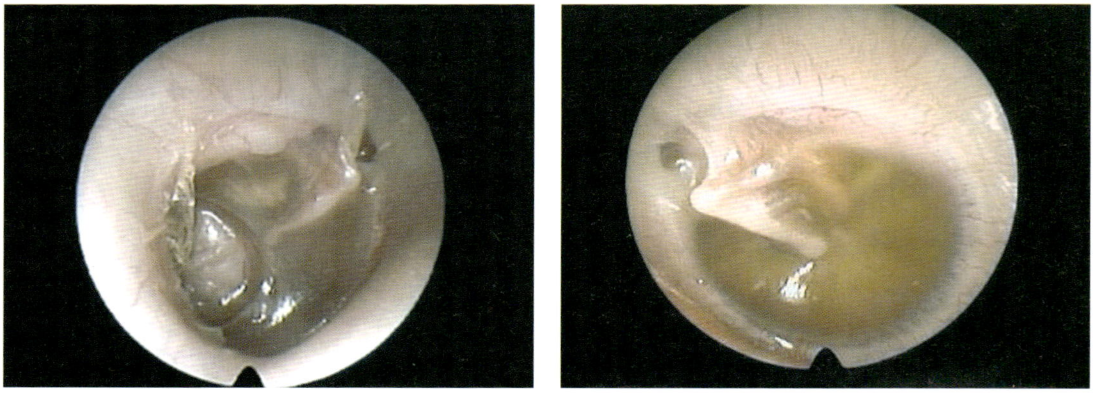

그림 21-9. 중이염(Otitis media)

3) 급성 중이염(그림 21-10)

급성 중이염은 고막 안쪽의 중이강 속으로 세균이 이관을 통하여 감염된 염증을 말한다. 증상은 통증, 귀울림과 약간의 난청이 동반되기도 한다. 그밖에 두통, 어지러움증 또는 소아에서는 식욕부진 등이 있을 수 있으며 귀 뒤쪽에서 압통을 호소할 때도 있다. 경우에 따라서는 고막의 팽창으로 작은 파열이 일어나 귀 밖으로 농이 흘러나오기도 하며 이때 환자는 오히려 통증이 사라지는 것을 느끼게 된다. 이 농은 처음에는 많으며 약 3~4일 또는 1~2주간 지속하기도 하나 점차 줄어든다. 또한 이때 생긴 고막 천공도 점차 크기가 작아져 나중에는 막히게 된다. 그러나 3개월 이상 계속해서 농이 나오면 단순한 중이강 내의 병변을 지나 합병증 또는 만성 중이염으로 이행하고 있는 것을 의심해야 한다.

감염은 소아 이관의 해부학적 구조가 성인과 다르기에 감기 또는 코 안에 염증이 있을 때 보다 쉽게 중이강 내부로 세균이 도달하기 때문이다. 또한 소아의 면역학적 구조 역시 성인과 다르기에 상기도 감염 등이 자주 걸리는 중요한 원인 중의 하나이다. 또한 소아에서 정상적으로 존재하는 코 뒤쪽에 위치한 편도조직인 아데노이드가 비대하거나 이곳에 염증이 자주 생기는 것도 또 다른 원인이다. 치료는 충분한 휴식과 함께 감기에 대한 조치를 취하면서 항생제와 소염제를 투여하면 효과적이다.

4) 삼출성 중이염

삼출성 중이염은 급성 중이염 후 발생하며 주로 소아에서 유발되는 중이염이다. 증상은 귀 안에 무엇인가 꽉 찬 듯한 압박감과 약간의 청력손실이다. 그 외에도 귀울림이나 가벼운 현기증이 동반될 경우도 있다. 원인은 감기나 코 알레르기 또는 코 뒤쪽의 편도선인 아데노이드 비대증이며 따라서는 이관이 코 뒤쪽으로 열리는 곳인 비인강에 혹이나 염증이 생겼을 때에도 발생할 수 있다.

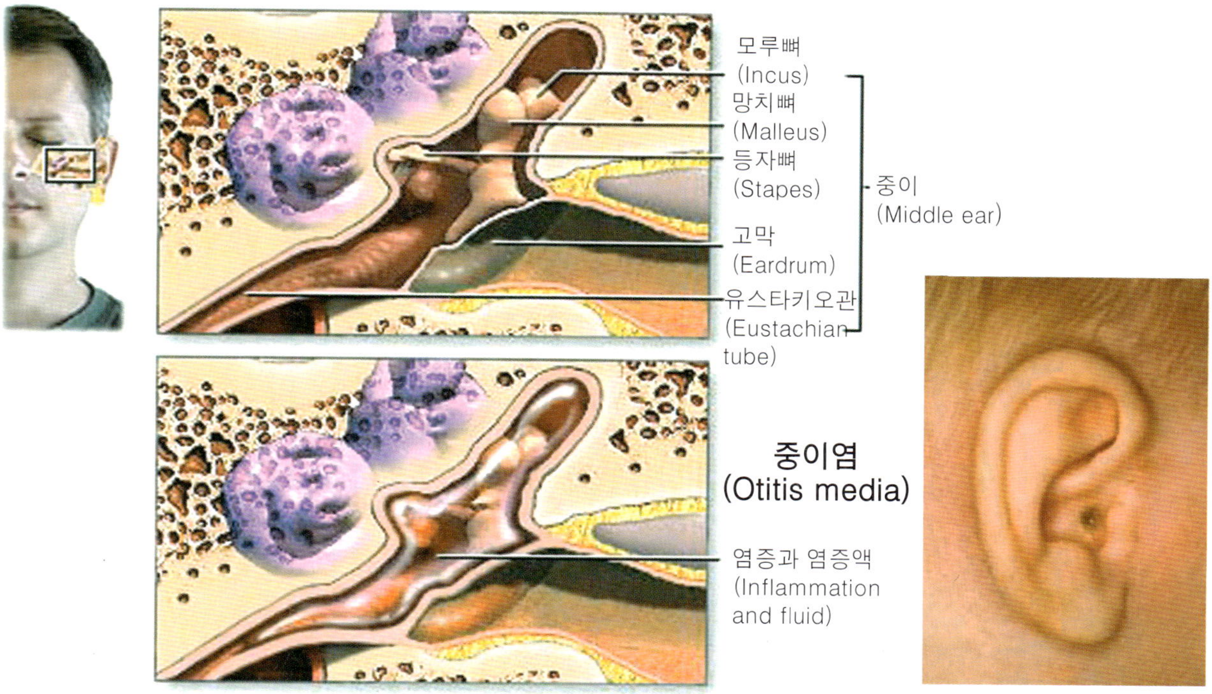

그림 21-10. 급성 중이염(Acute otitis media)

치료는 소아의 경우 약 70%에서는 일정 기간의 약물치료로 치유가 되나 약 30% 정도에서는 간단한 수술적 요법 즉 고막을 절개하여 고막 안의 염증액을 제거하고 작은 환기튜브를 고막에 꽂아 고막 안을 환기시키며 아데노이드가 원인이 되는 경우에는 이를 동시에 제거해 준다.

만약 적절한 치료를 받지 않아 고막 안에 염증액이 만성적으로 고여 있게되면 나중에 고막이 안쪽으로 끌려 들어가게 되거나 심하면 고막 안쪽 뼈에 들러붙게 되어 소리를 전달해 주는 고막 안의 작은 뼈가 손상되어 난청이 올 수도 있으며 더욱 진행하면 만성 중이염 또는 진주종성 중이염의 합병증을 유발 할 수 있다.

5) 만성 중이염

만성 중이염은 고막이 뚫어져 있고 귀에서 농이 나오며 청력이 떨어지는 질환이다. 급성 중이염을 앓고 난 후 뚫어진 고막이 아물지 않고 더욱 진행되기도 하나 그보다 많은 원인은 이 급성 중이염에서 이행한 삼출성 중이염이 적절히 치료되지 않아 생기는 것으로 알려져 있다.

고막 안에 염증액이 고이는 삼출성 중이염을 오래 앓았다던가 제대로 치료하지 않은 경우에 고막이 약해지게 된다. 이러한 상태에서 감기가 걸려 귀 안에 다시 염증이 생기거나 귀에 충격을 받게되면 고막이 뚫어지게 되어 고막 안쪽의 점막이 외부에 노출되게 된다. 이러한 경우 감기에 걸리거나 귀 안에 물이 들어가게 되면 고막 안에 염증이 생기는 만성 중이염으로 발달된다. 이와 같이 고막이 뚫어지지 않더라도 약해진 고막이 안쪽으로 끌려 들어가게 되면 유착성 중이염이 생기게 되며 더욱 심해지면 진주종성 중이염으로까지 진행할 수 있다.

단순히 고막만 뚫어져 있을 때에는 가끔씩 진물이 나오거나 약간 안 들리는 불편함 외에는 특별한 위험성이 없으나 심할 경우에는 안면마비, 심한 어지러움증 또는 청력을 완전히 상실할 수 있으며 뇌까지 진행하게 되면 뇌종양이나 뇌막염 등의 심각한 합병증이 올 수도 있다. 이러한 중증의 합병증은 일반적인 만선 중이염보다는 진주종성 중이염에서 발생빈도가 높기 때문에 진주종성 중이염이 있을 때에는 병의 정도와 수술에 대해 진단을 받아야한다.

6) 진주종성 중이염

진주종이란 피부조직이 비정상적으로 고막 안쪽에 존재하는 것을 말한다. 이것은 대개 진주알 처럼 작은 형태로 존재하는 것이 보통이나 점차 진행하게 되면 주위조직을 파괴하며 커지게 된다. 심한 경우에는 청력이 떨어지거나 어지러움증이 생길 수도 있으며 때로는 안면신경마비가 올 수도 있다.

이것은 코의 뒤쪽으로부터 귀 안쪽으로 연결되는 이관이란 구조물의 기능이 좋지 않기 때문에 생기는 경우가 대부분이다. 일반적으로 이관은 외부의 공기를 귀 안으로 전달해주는 역할을 하는데 알레르기나 축농증 등이 있을 때에는 기능이 떨어지게 된다. 이러한 과정이 수년간 계속되면 결국은 진주종으로 이행되게 된다. 물론 선천적으로 고막 안에 진주종이 있는 경우도 있기는 하지만 대부분의 진주종은 귀의 염증과 많은 관련이 있다.

대부분의 경우에는 처음에 악취가 나는 진물이 귀에서 나온다. 진주종이 점차 커지게 되면 귀 안에 압박감이 생기며 청력이 떨어진다. 경우에 따라서는 한쪽 얼굴의 마비가 생길 수도 있다.

또한 뼈를 포함한 주위조직을 파괴하며 진행하기 때문에 점차적으로 귀 안쪽으로나 뇌 부위로 퍼져갈 수 있다. 이럴 때 치료하지 않고 그냥 방치해 두면 청력을 완전히 잃을 수도 있고 뇌안에 고름이 잡히거나 뇌막염이 발생할 수도 있으며 아주 심한 경우에는 사망에 이를 수도 있다. 치료는 수술을 하여 진주종을 제거하며 적당한 약물치료를 병행한다.

7) 메니에르씨병

메니에르씨병은 달팽이관 내의 림프액 이상 때문에 생기는 질환이며 청력감퇴 및 어지러움증 그리고 귀울림이 특징이다. 또한 귀가 막히는 듯한 느낌이 동반되기도 한다. 이 질환을 유발하는 원인으로는 귀 안 구조의 이상, 중이염, 외상 또는 알레르기나 갑상선기능저하 등의 체질적인 요인이 있다.

청력감퇴는 가장 객관적인 증상으로 초기에는 저음을 잘 못 듣는 변동이 심한 신경성 난청으로 시작되다가 진행하면서 전반적인 청력이 떨어지게 된다. 대개는 한쪽 귀에만 생기지만 병이 심해지면 약 20% 이상에서 양측 귀에 올 수 도 있다. 환자들이 가장 고통을 받는 어지러움증은 발작적으로 나타나며 심한 경우에는 구토가 동반되기도 한다. 약 반수에서는 귀울림이 있으며 저음에서 고음까지 다양하게 나타날 수 있다.

전형적으로 환자는 귀가 먹먹해 지면서 귀울림이 시작되고 동시에 심한 어지러움증이 가라앉으면서 청력이 회복되는 것을 느끼게 된다. 진단은 여러 가지 청력검사 및 어지러움증 검사가 필요하며 치료는 식이요법과 약물투여 그리고 수술요법이 있다. 과다한 수분섭취를 피해야 하며 가벼운 운동이 도움이 된다. 약물로서는 이뇨제 및 진정제 그리고 항 히스타민제를 사용한다.

찾 아 보 기

『ㄱ』

가드네렐라 질염 / 332
가성균사 / 153
가수분해효소 / 58
가스괴저 / 273
가스소낭 / 53
가황색종세포 / 258
간균 / 42
감각과민증 / 339
감마선 / 87
감별 염색 / 36
감별배지 / 81
감별염색 / 108
감염 / 221
감염미생물 관리 / 83
감염세포 / 247
건열멸균 / 85
격벽 / 151
결막염 / 350
결핵 / 291
경자 / 160
계면활성제 / 92
고막 / 354
고무종 / 331
고세균 / 41
고압증기멸균 / 84
고온균 / 75
고환 / 320
골반염 / 144
골수염 / 137
공기균사 / 153
공수병 / 338
공여세포 / 104
관목티프스 / 149
광견병 / 338
광견병 바이러스 / 197
광자 / 32
광학 현미경 /29
구개암 /305
구균 /42
구내염 / 305
구진 / 255
균사 / 151
균사체 / 152
균사형 집락 / 152
그람 양성균 / 37
그람 염색 / 36
그람 음성균 / 37
그람양성 / 226
그람양성구균 / 118
극기정지기 / 79
극미세동물 / 16
근경련 / 339
근위세뇨관 / 320
급성 중이염 / 356
급성로타바이러스장염 / 315
기계적인 감염 / 232
기관지폐렴 / 130
기성 / 77
기회감염균 / 162
길항작용 / 214
꼬리 피막 / 184
꼬리섬유 / 184

『ㄴ』

나균 / 253
나선형 바이러스 / 176
나선형세균 / 42
나이팅게일 / 25
난관 / 322
난관누두 / 322
난관염 / 144, 327
난관체부 / 322
난관팽대부 / 322
난관협부 / 322
난균류 / 154

난포자 / 154
남성생식기 / 320
내장세포 / 53
네거티브 염색 / 35
네프론 / 320
농가진 / 255
뇌농양 / 343
뇌염 / 341
뇌척수경막 / 338
뇌척수액 / 338
뉴클레오 캡시드 / 174

『ㄷ』

다당체 과립 / 52
다면체 바이러스 / 177
단모균 / 45
단백외각 / 174
단백질이화작용 / 68
단순 염색 /36
단순포진 /261
담배모자이크 바이러스 /173
담자균류 / 152
담자포자 / 154
대상포진 / 190
대수증식기 / 79
대식세포 / 242
대장 발란티듐 / 318
대조 염색 시약 / 37
대조도 / 30
뎅기열 / 280
도말 / 35
독감 / 297
독력 / 221
독성 쇼크 증후군 / 228
독소원성 / 226
독혈증 / 226
돌연변이 / 95
동공 / 349
동물성 바이러스 / 174
동정 / 80
동화작용 / 55
디프테리아 / 290
디프테리아 독소 / 226

『ㄹ』

라임병 / 274
람블편모충증 / 317
레프로민 반응 / 254
렙토스피라증 / 325
록키산 홍반열 / 277
류마티스열 / 270
리보솜 / 52
리켓치아 / 15
림프구 / 242
림프절 / 242
림프절증 / 141

『ㅁ』

만성 중이염 /357
만성홍반 /141
말라리아 /282
말레이사상충 / 284
망막 / 350
매독 / 329
매독균 / 46
매염제 / 36
맥각 / 345
맥관염 / 149
메니에르씨병 / 358
메소좀 / 51
면역 침강반응 / 154
면역복합질병 / 325
면역성 / 184, 221
명명법 / 106
모낭성 농가진 / 255
무균성 수막염 / 341
무모균 / 46
무성생식 / 151
무황달성 렙토스피라증 / 142
물리적 방어벽 / 338
미생물 / 15
미생물 증식 / 83
미호기성 / 77

『ㅂ』

바이러스 / 15

바이러스 병원체 / 23
바이러스학 / 23
반크롭프트 사상충 / 284
발색단 / 35
발열물질 / 240
발열후증 / 310
발육형 파지 / 185
발적 / 240
발진열 / 276
발진티프스 /148
방광 / 320
방광염 / 323
방사선 / 87
방선균 / 257
방어기전 / 239
배지 / 80
백내장 / 349
백색반점 / 262
백선 / 264
백선균속 / 169
백일해 / 130
백일해균 / 291
변성 뉴우로파기아 / 192
병원감염 / 235
병원성 / 44
병원소 / 236
보균자 / 230
보체결합반응 / 154
보툴리눔 독소 / 227
복합배지 / 81
복합형 바이러스 / 177
부고환염 / 144
부종 / 240
분생자 / 153
분생자병 / 160
분아 진균증 / 167
분아포자 / 153
분절포자 / 153
불완전균류 / 152
붉은 집락 / 137
비뇨기계 / 319
비대 / 148
비말 / 190
비브리오 장독소 / 227
비장 / 242
비전리방사선 / 87
비정형폐렴 / 144
비특이 면역 / 239
빈호흡 / 149

『ㅅ』

사구체 / 320
사구체신염 / 131
사멸기 / 80
사상형 진균 / 152
산발적 / 235
산성 알코올 / 38
산성 염료 / 35
산욕열 / 269
산화제 / 92
산화환원효소 / 58
살균작용 /201
살해세포 /247
삼출성 중이염 / 356
삼투압 / 75
상부요로 / 320
상승작용 / 214
상피 / 251
상피조직 / 185
상피증 / 284
생검 및 조직병리검사 / 155
생물학적 감염 / 232
생식균사 / 153
서혜부 육아종 / 333
석탄산계수 / 88
석회화 / 292
선 페스트 / 272
선천성 매독 / 331
선택배지 / 82
설암 / 305
성 섬모 / 47
성병 / 326
성병성 림프육아종 /332
성적 전파 질병 /326
성홍열 /256, 290
세균 / 15, 115
세균바이러스 / 23

세균분류법 / 115
세균분열 / 78
세균성 바이러스 / 174
세균성 수막염 / 342
세균성 식중독 / 308
세균성 심내막염 / 270
세균성 이질 / 310
세균집락 / 82
세대시간 / 78
세망내피계세포 / 242
세포기생 / 80
세포내효소 / 58
세포독성 T 세포 / 248
세포독소 / 226
세포배양 / 179
세포병변효과 / 180
세포성 면역계 / 241
세포성 면역반응 / 247
세포성면역 / 239
세포외 효소 / 68
세포질 / 51
소각 / 85
소낭 / 160
소두증 / 263
소수성 / 50
소아마비 / 340
소포자균속 / 169
소화기관 / 303
속피부진균 / 152
송 / 106
수동면역 / 260
수두 / 190
수면병 / 346
수상돌기 / 338
수용세포 / 104
수정체 / 349
숙주 /236
숙주세포 /183
순수배양법 / 18
쉬겔라증 / 138
스파이크 / 176
습열멸균 / 84
시냅스 / 338
식물성 바이러스 / 174
신경독소 / 226
신경망 / 338
신근염 / 278
신배 / 320
신생아 결막염 / 144
신생아 폐렴 / 144
신수질 / 320
신우 / 320
신우신염 / 324
신장 / 319
심낭염 / 270
심내막염 / 137

『ㅇ』

아관강직 / 227
아구창 / 307
아급성 경화성 범뇌염 / 263
아메리카 트리파노소마증 / 282
아메바성 이질 / 317
아미노산 / 71
아포 염색 / 39
아포나 바이러스 / 90
안와봉소염 / 353
알데히드 / 92
알콜발효 / 66
암시야 집광렌즈 / 30
암시야 현미경 / 30
액체배지 / 80
앵무새병 / 144
야토병 / 271
약재내성 / 103
양막강 / 179
양모균 / 45
양수강 / 179
양충병 / 277
에나멜 상피종 / 305
에스트라디올 / 322
여과법 / 86
여과성 미생물 / 23
여드름 / 256
여성생식기 / 321
역학 / 234
연성하감 / 333

연쇄구균성 농가진 / 255
연쇄상구균 / 117
열사멸시간 / 84
열사점 / 84
염기성 염료 / 35
염기쌍 치환 / 99
영양균사 / 153
옵소닌 작용 / 245
외이도 / 353
외이염 / 355
외피 / 176
외피바이러스 / 177
요관 / 320
요도 / 319
요도염 / 323
용원성 세균 / 185
용원성 파지 / 185
용혈성 연쇄상구균 /290
원발성 흉막 폐렴 /293
원생생물계 /105
원위세뇨관 /320
원충 / 15
원핵세포 / 41, 205
원핵세포그룹 / 105
원형질막 / 50
위궤양 / 312
위막 / 290
유막 / 338
유사핵 / 51
유성생식 / 151
유성포자 / 154
유전자 / 98
유전정보 / 95
유주현상 / 135
유침유 / 30
유행성 / 235
유행성 이하선염 / 305
음부사마귀 / 335
음부포진 / 334
의학적 무균 / 237
이경 / 355
이명법 / 106
이분열 / 73
이성화효소 / 58
이염소체 / 52
이중나선 / 97
이차 전자 / 34
이형진균 / 153
이화작용 / 55
인 / 76
인공합성배지 / 80
인두염 / 289
인수 공통병 / 230
인터페론 / 212
인플엔자 바이러스 / 195
인후통증 / 262
일본뇌염 바이러스 / 192
일차 전자빔 / 34
임질 / 326
입자핵심부 / 174

『ㅈ』

자가면역반응 / 271
자궁경관암 / 334
자낭균류 / 152
자낭포자 / 154
자연발생설 / 16
자연살해세포 / 247
자유 전자 / 32
장관 캔디다증 / 166
장뇨강 / 179
장뇨막 / 179
장독소 / 226
장란기 / 154
장정기 / 154
장티푸스 / 275
재귀열 / 272
재생불량성 빈혈 / 210
재향군인회병 / 294
저온균 / 74
저온살균법 / 18, 85
전립선염 / 333
전사 / 98
전신성 캔디다증 / 166
전염성 단핵구증 / 188
전염성 단핵증 / 278
전이효소 / 58

전자 현미경 / 32
전자기 집광렌즈 / 33
전자빔 / 32
전자전달계 / 63
전자총 / 34
절대 혐기성 세균 / 77
절대세포내기생 / 173
절지동물 / 230
접합 / 101
접합균류 / 151, 154
정균작용 / 201
정상 상재균 / 15, 239
젖산발효 / 66
제거효소 / 58
조갑 / 264
조균류 / 151
조류병 / 295
조인자 / 77
주모균 / 45
주사전자현미경 / 33
주스 / 160
주혈흡충증 / 283
중금속염 / 34
중온균 / 75
중이염 / 355
중추신경계 / 337
중화반응 / 244
증균배지 / 82
지오트리쿰증 / 169
지주막 / 338
지주막하강 / 338
지질과립 / 52
지질다당체 / 49
지질의 합성작용 / 69
직접 형광항체법 / 155
진균 / 15, 151, 166
진균세포벽 / 157
진균증 / 151
진성균사 / 152
진정세균 / 41
진주종성 중이염 / 358
진피 / 251
진핵세포 / 41, 105
질병관리센터 / 235
질소 / 76
질염 / 144
집락 / 73
집합관 / 320

『ㅊ』

창상감염 / 140
척수전각 / 340
척수후근 신경절 / 334
천연두 / 259
체내독소 / 226
체액성 면역 / 239
체액성 면역계 / 241
체외독소 / 226
총모균 / 45
최고발육온도 / 74
최저발육온도 / 74
최저살균농도 / 215
최저억제농도 / 215
최적발육온도 / 74
축삭 / 338
충수염 / 316
치아우식증 / 306
치아종 / 305
치육종 / 305
치주질환 / 307
친수성 / 50

『ㅋ』

카리니 폐렴 / 301
캡시드 / 174
컴퓨터동정법 / 113
코로나 바이러스 / 193
코호의 가설 / 19
퀴닌 / 22
퀸즐랜드 / 296
크렙스회로 / 71
크립토코쿠스성 수막염 / 346
클라미디아 / 15
클론항체 / 24

『ㅌ』

타액선염증 / 305
탄소원 / 76
탈 수소효소 / 57
탈탄산반응 / 57
탐식세포 / 239
탐식액포 / 148
탐식작용/ 44
토가 바이러스 / 191
톡소플라스마증 / 281
톡스 / 226
통성 혐기성 세균 / 77
투과전자현미경 / 33
트리코모나증 / 336
특수 염색 / 39
특이 면역 / 239

『ㅍ』

파상풍 / 343
파상풍항독소 / 344
파아지타이핑 / 110
패혈증 / 140, 268
페놀과 페놀류 / 89
펩티도글리칸 / 204
편모 / 44
편모 염색 / 40
평판배지 / 82
폐 캔디다증 / 164
폐 페스트 / 272
폐간질 / 292
폐렴 / 292
폐포 / 292
포도상구균 / 116
포도상구균성 농가진 / 255
포자 / 152
포자낭 포자 / 154
포자낭병 / 154
포자는 발아 / 53
표면표지자 / 242
표재성 농피증 / 255
표피균속 / 169
푸른곰팡이 / 162
풍진 / 263
풍진 바이러스 / 197
퓨린과 피리미딘의 합성작용 / 72
프로게스테론 / 322
플라스미드 / 51
피부 캔디다증 / 164
피부 탄저병 / 254
피부각질증 / 157
피부진균증 / 169
피상낭종 / 305
필리 / 222
필상체 / 162

『ㅎ』

하이포아염소산 / 90
한천 / 80
한타 바이러스 / 194
할로겐 / 89
합성제제 / 201
합성효소 / 58
항독소 / 226
항산성 염색 / 36
항산성균 / 38
항산성염색 / 108
항생물질 / 201
항생작용 / 202
항생제 / 201
항세균제 / 157
항원 / 109
항체 / 109
핵 / 51
핵산 / 176
핵산 가수분해효소 / 97
헨레고리 / 320
헬리카제 / 97
혈전성 정맥염 / 157
혈청학적 / 109, 135
혐기성 / 77
혐기성 세균 / 81
혐기성 세균배양장치 / 81
혐기성 호흡 / 61, 65
협막 / 222
협막 염색 / 39
형광 색소 / 32

형광 현미경 / 32
형광항체법 / 272
형질도입 / 100
형질세포 / 243
형질전환 / 99
호기성호흡 / 61
호산성미생물 / 75
호염기성 세균 / 75
호흡기계 / 287
홍반 / 140
홍역 / 262
홍역 바이러스 / 195
홍채 / 349
화농성 이하선염 / 305
화학 종속 영양세균 / 76
화학요법 / 201
환원배지 / 81
환형구조 / 111
활성항균제 / 203
황달성 렙토스피라증 / 142
황반부 / 350
황열 바이러스 / 193
황화세균 / 53
회백수염 / 340
효모양 진균 / 152
효소 / 56
효소면역측정법 / 154
후막포자 / 153
후천성 면역결핍증 / 23
히스토플라스민 / 166
히스토플라즈마증 / 299

INDEX

『A』

acid–alcohol / 38
acid–fast stain / 36, 108
acid–fastness bacteria / 38
acidic dyes / 35
acidophilia / 75
acne / 256
Acne vulgaris / 256
Actinomyces israeli / 122
actinomycestes / 257
active site / 56
acyclovir / 190, 212, 260
ADCC / 247
adenocarcinomas / 185
adenosine triphosphate / 56
Adenovirus / 186
adherence / 222
adhesin / 130, 138
adriamycin / 206
aerial hyphae / 153
aerobes / 77
aerobic respiration / 61
Aeromonas / 138
Aeromonas hydrophila / 128
African trypanosomiasis / 346
AIDS / 15
Alexander Fleming / 22, 201
algae / 15
alveolus / 292
amination / 71
aminoglycoside / 140, 205
amniotic cavity / 179
amphitrichous / 45
Amphotericin B / 157
ampicillin / 138
anabolism / 55
anaerobes / 77
anaerobic incubator / 81
anaerobic respiration / 61
Anicteric leptospirosis / 142
animal virus / 174
animalcules / 16
Anopheles / 282
antagonistic / 214
antheridium / 154
anthropod / 230
anti–bacterial agents / 157
antibiotic agents / 201
antibiotics / 21
antibody / 109, 243
Antibody–dependentcellular cytotoxicity / 247
antigen / 109
antitoxin / 226
Antonvan Leeuwenhoek / 16
aplastic anemia / 210
arachnoid membrane / 338
archaeobacteria / 41
Arthrospores / 153
Ascospore / 154
aseptic meningitis / 143
aseptic technique / 20
asexual reproduce / 151
Aspergillosis / 301
Aspergillus / 152
Aspergillus fumigatus / 301
aspirin / 145
ATP / 56
atypical pneamonia / 144
autoimmune / 271
axis cylinder / 338
azlocillin / 209
Azoles / 157

『B』

B. fragilis / 128
Bacillus anthracis / 122
Bacillus cereus / 123
bacitracin / 211

bacteria / 115
bacterial colony / 82
bactericidal / 201
bacteriophage / 174
Bacteriophages / 182
bacteriostatic / 201
basic dyes / 35
Basidiospore / 154
basophiles / 75
benzacilline / 143
bimorphic / 153
binary fission / 73, 78
binomial nomenclature / 106
biopsy / 155
blastomycosis / 167
blastomyces / 153
Blastomyces dermatidis / 300
Blastomyces dermatitidis / 167
Blastomycosis / 300
Blastospore / 153
bleomycin / 206
blood agar plate / 82
Bodetella pertusis / 291
Bordetella / 129
Borrelia burgdorferi / 141
Borrelia hermsii / 141
Botulinum toxin / 227
Botulism / 344
Bradyrhizobium / 76
brain abscess / 343
broad spectrum antibiotics / 203
bronchopneumonia / 292
broth / 82
Brucella / 245
bubonic plague / 272
Burkitt's lymphoma / 278

『C』

C. jejun / 130
C. neoformans / 163
C. pneumoniae / 143
calamine / 260
calcification / 292
calyx / 320
Campylobacter / 312
Campylobacter jejuni / 312
campylobacter pylori / 142
Candida / 163
Candida albicans / 307, 323, 335
capsid / 174
capsule / 222
carbapenem / 209
carcinoma of cervical canal / 334
Carolus Linnaeus / 106
carrier / 230
catabolism / 55
Cellular immunity / 239
Cellular Immunosystem / 241
Centers for Disease Control / 235
central nervous system / 337
cephalosporin / 209
cerebral abscess / 343
cerebrospinal fluid / 338
Chaga's disease / 282
Chalmydospores / 153
chancroid / 333
charcoalyeast extract / 295
Chemoheterotrophs / 76
chemotherapeutic agent / 201
chemotheraphy / 201
chemotherpy / 21
chickenpox / 190, 260
childbed fever / 269
chitin / 152
chlamydia / 15, 144
Chlamydia psittaci / 144
Chlamydia trachomatis / 144
chloramphenico / 149, 211
chloramphenicol / 139
chlorhexidine / 89
choleratoxin / 138
chorioallantoic cavity / 179
chorioallantoic membrane / 179
Chromoblastomycosis / 169
Chromomycosis / 169
chromophore / 35
cifrofloxacin / 255

Cladosporium carrionii / 169
clarithromycin / 142
classification / 105
Claviceps purpurea / 345
clindamycin /132
clofazimine / 145
closedcircular / 111
Clostridiam perfringens / 124
Clostridium botulinum / 123
Clostridium difficile / 124
Clostridium tetani / 124, 227
CMV / 314
coccidioides / 153
Coccidioides immitis / 158
Coccidioidomycosis / 299
Coenzyme A / 57
Cofactor / 56, 57, 77
cold pneumonia / 293
collecting tube / 320
colony / 73, 81
Complex viruses / 177
compound microscopes / 29
Congenital syphilis / 331
conidiophore / 160
Conidium / 153
Conjunctivitis / 350
core / 174
corona virus / 193
Corynebacteria / 245, 252
Corynebacterium / 132
Corynebacterium diphteriae / 125, 226
counter stains / 37
Coxiella burnetii / 144, 296
CPE / 180
cryptococcosis / 163
Cryptococcus neoformans / 224, 346
CTP / 70
culture / 80
Cyanobacteria / 76
cystitis / 131
Cytidine Triphosphate / 70
cytokine / 243
Cytomegalo inclusion disease / 188
Cytomegalovirus / 186, 314
Cytopathic Effect / 180
Cytoplasm / 51
cytotoxic T cell / 248
cytotoxin / 130

『D』

dapsone / 145
darkfield condenser / 30
daunomycin / 206
Decimal reduction time / 84
defense mechanism / 239
dehydrogenation / 57
dehyrogenase / 57
dendrite /338
deoxyribonucleic acid /95
dermatomycosis /169
Dermatophytes /152
dermis / 251
dextrose aga / 171
Diettraveler's diarrhea / 311
dimorphic fungi / 153
dimorphism / 155
Diphtheria toxin / 226
Diphtheroid / 288
disinfection / 88
distal convoluted tubule / 320
Dmitri Iwanowski / 173
doxycycline / 143
droplet / 190
droplets / 260
dura mater / 338

『E』

E.coli / 131
eclipse phase / 184
edema / 240
Edward Jenne / 22
effect cell / 268
egyption ophthalmia / 352
electromagnetic condenser lens / 33
electron gun / 34
electrons beam / 32
encephalitis / 341

endemic typus / 276
endocarditis / 137
Endospore Stain / 39
endotoxin / 131
Enteric fever / 275
Enterobacter / 131
enterotoxin / 130
envelope / 176
Enveloped virus / 177
enzymesusbstrate complex / 57
epidemic / 235
Epidemic parotitis / 313
Epidemic typhus / 148
epidemiology /234
epidermis /251
Epidermophyton /264
epidymitis / 144
Epstein Barr Virus / 188
erythema / 140
erythema chronicum migrans / 141
erythrogenic toxin / 226, 290
erythromycin / 144
Escherichia coli / 311
estradial / 322
Ethambutol / 207
ethanbutol / 146
ethionamide / 145
eucaryotic cells / 105
exotoxin / 226
extracellular enzymes / 58

『F』

F.nucleatum / 129
facultative anaerobes / 77
FAD / 57
Fermentation / 65
fever / 240
filamentous colony / 152
Flagella Staining / 40
flavin adenidinucleotide / 57
flavin mononucleotide / 57
Florence Nightingale / 25
flu virus / 297
fluorochrome /3 2
Fluorocytosine / 157
FMN / 57
Fonsecaea, pedrosoi / 169
Fort Bragg fever / 142
frame sterilization / 85
Francesco Redi / 16
Francis Crick / 24
Francis Rous / 185
Frandois Jacob / 24
free electrons / 32
fried egg / 294
fungi / 15
Fusobacterium / 128

『G』

G.H. Hansen / 253
ganglion of spinal dorsal root / 334
Gardnerella vaginalis / 132
Gas gangrene / 273
generalized candidiasis / 166
generation time / 78
genital wart / 335
gentamycin / 140
genus / 106
geotrichosis / 169
Geotrichum candidum / 169
german measles virus / 197
germination / 53
Glue ear / 355
Glycocalyx / 44
Glycolysis / 59
GMS / 155
Gomori methenamine silver /155
Gonorrhoea / 351
Gonorrhoeqe / 326
gram positive / 226
Gram stain / 36
gram-negative / 37
gram-positive / 37
granular conjunctivitis / 352
granuloma inguinale / 333
Griseofulvin / 157

Griseofulvin / 212
gumma / 331

『H』

H.aegpticus / 133
H.ducreyi / 133
Haecke / 105
halophiles / 75
halophilic vibrio / 139
hanta virus / 194
Helical viruses / 176
helicase / 97
Helicobacter pylori /142
Hemagglutinin / 130
Hemophilus / 133
Hemophilus influenzae / 133
Henles's loop / 320
Hepatitis B virus / 188
herpes simplex virus / 334
Herpes viruses / 234
High frequency recombination / 101
histopathology / 155
histoplasma / 153
Histoplasma capsulatum / 166
histoplasmin / 166
HIV / 198
Human Papilloma viruses / 335
human rotavirus / 315
Humoral immunity / 239
Humoral Immunosystem / 241
hydrophilic / 50
hydrophobic / 50
hypa / 151
hyperesthesia / 339
hypha / 152

『I』

identification / 80
Ignatz Semmelweis / 83
image's contrast / 30
imidazole / 212
immersion oil / 30
immune complex disease / 325
immunity / 184
Immunoglobulin/ 243
Immunology / 22
impetigo / 255
impetigo albostaphylogenes / 255
impetigo follicularis Bockhart's impetigo / 255
impetigo streptogenes / 255
Inclusion / 52
infection / 221
Infectious Mononucieosis / 188, 278
inflammation / 239
INH / 146, 207
Inhibition Zone / 215
Interferon / 212
interstitial keratitis / 352
intestinal candidiasis / 166
intracellular enzymes / 58
intravenous / 179
invasive toxin / 131
Iris / 349
iritis / 351
isolation / 80
isoniazid / 146
Isoniazid /207
isonicotinic acid hydrazide / 146

『J』

Jacques Monod / 24
James Watson / 24
John Needham / 16
John Snow / 234
John Tyndall / 17
Joseph Lister / 83
juice / 160

『K』

K. pneumonia / 293
keratitis sicca / 352
Ketoconazole / 212
kidney / 319
Kirby–Bauer / 215
Klebseilla pneumoniae / 224
Koch's posturate/ 19

Kohler / 24
koplik's spots / 262

『L』

L. pneumophila / 134
Lactobacillus / 323
lactobacillus acidophilus / 126
Lazzaro Spallanzani / 16
Icteric leptospirosis / 142
Legionella / 245
Legionella pheumophila / 294
legionnaire's disease / 294
Lens / 349
lepromin reaction / 254
leprosy bacillus / 145
Leptospira interrogans / 142
Lipopolysaccharide / 49
liquid nitrogen / 189
Lister / 20
Listeria / 245
Listeria monocytogenes / 126
little box / 15
lockjaw / 227
lophotrichous / 45
Louis Pasteur / 17
LPS / 49
lyme disease / 274
lymph node / 242
lymphadenopathy / 141
Lymphedema / 286
lymphocyte / 242
lysogenic bacteria / 185
lysosomal enzyme / 144

『M』

macrolid / 211
macrophage / 242
Macular / 350
Martinus Beijerinc / 173
mater / 338
maximum / 74
MBC / 215
measles virus / 262
Measles / 264
media / 80
medical asepsis / 237
mesosomes / 51
metabolism / 55
methisazone / 260
Metromidazole / 213
metronidazole / 132
mezlocillin / 209
MIC / 215
microaerophiles / 77
microencephaly / 263
microorganism / 15
Microsporum / 264
Milstein / 24
minimal bactericidal concentration / 215
minimal inhibitory concentration / 215
minimum / 74
mitomycin / 206
MMR
mold / 152
mold like fungi / 152
molecular biology / 24
monoclonal antibody / 24
monotrichous / 45
Moraxella catarrhalis / 120
mordant / 36
mRNA / 24
MRSA / 209
Mucor / 158
Mump virus / 196
Mump / 264
muscle spasm / 339
mutation / 95
Mycobacteria / 245
Mycobacterium leprae / 145
Mycobacterium tuberculosis / 146
Mycoplama / 245
Mycoplasma / 50
Mycoplasma pneumoniae / 148
mycosis / 151
myecelium / 152
myelium / 152
myxovirus / 297

『N』

N. gonorrhoeae / 120
N. meningitidis / 121
nail plate / 264
Nalidixic acid / 208
narrow spectrum antibiotics / 203
negative staining / 35
Negative Staining for Capsules / 39
Neisseria / 120
Neisseria gonorhoeae / 326
nephron / 320
neurophagia / 192
neurophil / 338
neutoxin / 226
Newborn conjunctivitis / 351
Nitrofurans / 207
NK / 247
Nocardia asteroides / 127
Non specific immunity / 239
Non Specific Urethritis / 329
normal flora / 20
normal microflora / 15
Norwalk virus disease / 315
nosocomial infection / 235
novobiocin / 206
nucleo capsid / 174
nucleotide / 72

『O』

objective lens / 30
obligate anaerobes / 77
obligate cellular parasites / 80
obligate intracellular parasite / 173
ocular lens / 30
oligodynamic action / 91
omeprazole / 142
oogonium / 154
oomycetes / 151
Oospore / 154
Ophthalmia neonatorum / 351
optimal / 74
oral candidiasis / 307
Orbital cellulitis / 353
ornithosis / 295
Orthomyxovirus / 246
orynebacterium diphtheriae / 290
osmotic pressure / 75
osteomyelitis / 137
Otitis externa / 355
Otitis media / 355
otoscope / 355
Otto von Bollinger / 257

『P』

P. compacta / 169
P. dermatitidis / 169
P. verrucosa / 169
pain / 240
Papilloma virus / 189
papule / 255
paracoccidioides / 153
Paracoccidioides brasiliensis / 167
paramyxovirus / 196
passive immunity / 260
Pasteurella / 135
pasteurella pestis / 141
pathogenicity / 221
Paul Ehrlich / 21
PC / 88
Pelvic Inflamatory Pisease / 144
Penetration / 183
penicillin / 141
Penicillinase / 328
penicillium / 162
Penicillium notatum / 201
penicillius / 162
penile warts / 335
Pentamidine isethionate / 213
peptic ulcer / 312
peptidoglycan / 204
Peptostreptococcus / 115
pericarditis / 270
peritrichous / 45
phage typing / 272
phagocyte / 239
phagosome / 148

Phenol coefficient / 88
Phialophora pedrosoi / 169
phodophylin / 189
Photobacterium / 138
photons / 32
photophobia / 149
phycomycetes / 151
physical barrier / 338
pia / 338
PID / 144
pili / 222
pimple / 256
plague bacillus / 141
plant virus / 174
plaque / 254
plasma / 243
plasmid / 101
Plasmodium / 282
Plesiomonas / 138
Ployhedral virus / 177
Pneumocytis carinii / 301
pneumonic plague / 272
pneumonitis / 292
Polio virus / 199
poliomyelitis / 340
polyenes / 211
polymyxin B / 205
polysaccharide / 157
Polysaccharide Granules / 52
prednisone / 145
primary electron beam / 34
procaryotic cell / 105
progesterone / 322
prokaryotic cell / 41
prophage / 185
Propionibacterium acnes / 257
prostatitis / 333
protein coat / 174
Proteus spp / 135
prothetic group / 57
protozoa / 15
proximal convoluted tubule / 320
pseudo hyphae / 153
pseudomembrane / 290
Pseudomonas / 323
Pseudomonas aeruginosa / 136
pseudoxanthoma cell / 258
psittacosis agent / 144
Psittacosis Parrot / 144
pulmonary candidiasis / 164
pulmonary stititum / 292
Pupil / 349
pure culture / 19
pure culture method / 18
pyelonephritis / 131
pyrogens / 240

『Q』

Queensland / 296
Quinolones / 143, 208

『R』

R. prowazeki / 148
R. rickettsia / 149
R. tsutsugamush / 149, 277
rabbit fever / 271
rabies / 338
rabies virus / 197
red / 240
red−colonies / 137
refractive index / 30
relapsing fever / 272
renal medulla / 320
renal pelvis / 320
reporductive hyphae / 153
repressor / 184
RES / 242
resolution / 30
resolving power / 30
respiration / 61
Respiratory Syncytial virus / 296
Reticuloendotherlial cell /242
Retina / 350
Reye's syndrome / 260
Rhizobium / 76
Rhizopus / 158
Rhodococcus equi / 127

ribonucleic acid / 95
Rickettsia / 15
Rickettsia mooseri / 276
Rickettsia prowazekii / 276
Rickettsia rickettsii / 277
rifampicin / 206
rifampin / 145
rifamycin / 211
RNA / 95
Robert H whittaker / 105
Robert Koch / 18
rocky mountain spotted fever / 277
Rota virus / 200

『S』

S. epidermidis / 117
S.pyogenes / 290
sabouraud / 171
Salmonella / 245
Salmonella enterocolitis / 309
Salmonella typhi / 275
salpingitis / 144
salvarsan / 22, 201
scanning electron microscope / 33
Scarlatina / 256
Schick test / 290
Scopulariopsis / 163
scrub typhus / 149
secondary antibody / 32
secondary electrons / 34
SEM / 33
septicemia / 140
septum / 151
Serratia / 137
sex pili / 47
sexual reproduce / 151
sexually transmitted disease STD / 326
Shigella spp / 137
Shigellosis / 138
shingles / 261
Smallpox virus / 190
smear / 35
sore throat / 262
species, specific epithet / 106
Specific immunity / 239
spike / 176
spinal ventral horn / 340
spleen / 242
splenomegaly / 148
spontaneous generation theory / 16
sporadic / 235
sporangiosphore / 154
spore / 152
Sporothrix schenckii / 167
sporotrichosis / 265
sporulation / 53
SSPE / 263
staining / 35
Staphylococcal Toxin Shock Syndrome / 275
Staphylococci / 288
staphylococcus / 116
Staphylococcus aureus / 116
Staphylococcus epidermidis / 257
sterigma / 160
sterile meningitis / 341
sterilization / 17
stratum corneum / 157
Strep pharyngitis / 289
Strep throat / 256
streptococci / 222
streptococcus / 117
Streptococcus pneumoniae / 224
Streptococcus pyogenes / 226
Streptococcus salivarius / 305
streptomycin / 146
subacute bacterial endocarditis / 270
subacute sclerosing panencephalitis / 263
subarchanoid space / 338
sulfa / 144
Sulfonamides / 207
superficial pyoderma / 255
surface marker / 242
syndrome / 198
synergism / 214
synthetic drug / 21
synthetic medium / 80

『T』

tabacco mosaic virus /173
tachypnea / 149
tail fiber / 184
tail sheath / 184
tail tube / 184
taphylococcus saprophyticus / 117
Taxonomic Classification for Bacteria / 115
Taxonomy / 105
temperate phage / 185
tenesmus / 310
Tetanospasmin / 343
tetanus / 343
tetanus antitoxin / 344
Themal death point / 84
thrombophlebitis / 157
toxemia / 226
toxigenicity / 226
toxin / 226
Toxin shock syndrom / 228
Toxoplasma gondii / 281
trachoma / 144
transamination / 71
transcription / 98
transmission electron microscope / 33
transmission electronmicrograph / 34
Traveler's diarrhea / 311
Treponema pallidum / 143
Trichmonas vaginitis / 336
Trichophyton / 264
trimethoprim−sulfamethoxazole / 138
true bacteria / 41
true hyphae / 152
trush / 307
Trychophyton / 169
Trypanosoma / 346
tubercle bacillus / 146
tyndallization / 17

『U』

Ureaplasma urealyticum / 329
urethra / 320
urinary organs / 319
urinary tract / 319

『V』

V. cholerae / 138, 310
V. parahemolyticus / 139
V. vulnificus / 140
Varicella zoster virus / 190
Vavicella / 260
vasculitis / 149
vector / 232
vegetative hyphae / 153
vegetative phage / 185
Veillonella / 122
venereal disease VD / 326
vesicle / 160
Vibrio / 310
virion polymerase / 189
virulence / 221
virulent phage / 185
Volutin / 52

『W』

Weil's syndrome / 142
West Nile fever / 280
wound infection / 140
Wuchereria bancrofti / 284
Wuchereria malayi / 284

『Y』

Y. enterocolitica / 140
Y. pestis / 141
yeast / 152
yellow fever virus / 193
Yersinia enterocolitica / 312
Yersinia pestis / 224

『Z』

Zoonoses / 230
zooster / 190
zygomycetes / 151
Zygospore / 154